本书将带您快乐健康地度过孕产期

愿每一对夫妇都能拥有一个健康、聪明的宝宝

孕产妇保健全书

【最新修订版】

纪向虹 主编

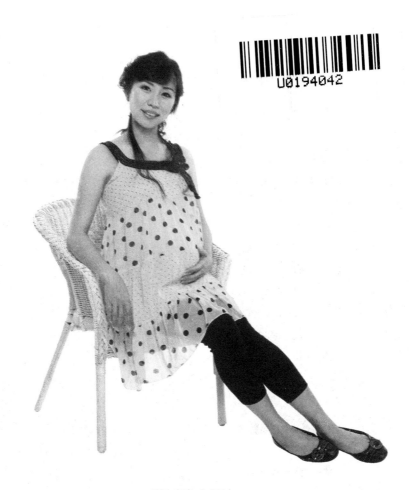

青岛出版社
QINGDAO PUBLISHING HOUSE

图书在版编目（CIP）数据

孕产妇保健全书（最新版）/ 纪向虹主编. — 青岛:青岛出版社，2008.4
ISBN 978-7-5436-4712-1

Ⅰ.孕... Ⅱ.纪... Ⅲ.①孕妇－妇幼保健－基本知识
②产妇－妇幼保健－基本知识 Ⅳ.R715.3

中国版本图书馆 CIP 数据核字(2008)第 037590 号

书　　名	孕产妇保健全书（最新版）
主　　编	纪向虹
副主编	徐风森　陶　红　王雪梅　张玉秋
	王　欣　王胜蓝　于世荣
出版发行	青岛出版社
社　　址	青岛市海尔路 182 号(266061)
本社网址	http://www.qdpub.com
邮购电话	13335059110　0532-85814750（传真）　0532-68068026
责任编辑	张化新　尹红侠
插　　图	司海英　徐雪茹
照　　排	青岛艺鑫制版印刷有限公司
印　　刷	青岛双星华信印刷有限公司
出版日期	2011 年 3 月第 2 版，2013 年 3 月第 14 次印刷
开　　本	16 开(700mm × 1000mm)
印　　张	33.5
字　　数	425 千字
书　　号	ISBN 978-7-5436-4712-1
定　　价	29.00 元

编校质量、盗版监督服务电话 4006532017　0532-68068670
青岛版图书售后如发现质量问题，请寄回青岛出版社出版印务部调换。
电话：0532-68068629

再版前言

女性是生命的缔造者,怀孕使年轻的夫妇多了一份做父母的责任和爱心。怀孕中的女性更需要珍视自己和宝宝的健康。怎样才能让准妈妈顺利、快乐、健康地度过孕产期,让宝宝正常发育,顺利出世,健康成长,是每一对夫妇普遍关心的问题。

本书通过通俗易懂的语言、诙谐活泼的漫画和亲切生动的版式,详细讲述了孕产妇保健知识和新生宝宝护理知识。本书内容全面,科学实用,细致新颖,是精心奉献给广大孕产妇的一本保健指导大全。

在本书孕前准备部分,讲解孕前健康饮食、孕前居家健康、孕前职场健康、孕前疾病用药、孕前运动健身、孕前心理健康、孕前优生知识和孕前胎教知识,指导年轻的父母为拥有一个健康聪明的宝宝做好各种准备。

在孕妇保健部分,针对怀孕十个月,在每个月份都详细讲述了小宝宝的发育状况和准妈妈的身体变化,为准妈妈的健康饮食、居家健康、职场健康、疾病用药、运动健身、心理健康和胎教等方面都给予体贴入微的指导。

在产妇保健部分,破除传统坐月子的各种陋习,详细介绍了新妈妈在产褥期科学护理方法,讲解了新妈妈产后疾病用药、居家健康、健康饮食、运动健身、心理健康等各种保健知识,同时指导新妈妈掌握正确的哺乳和断奶方法。

在新生儿护理部分,为年轻的父母详细讲述了新生宝宝的护理要点、新生宝宝常见问题与应对技巧等。

本书自2006年1月出版以来，深受广大读者的欢迎，年发行量在10万册以上，成为孕产育儿类全国畅销书。

为及时向广大读者提供最新的孕产保健和科学育儿知识，我们经多方征求意见，对本书进行了精心修订，增加了孕产期健康饮食、职场健康等内容，充实了孕产期运动健身、居家健康、心理健康、胎教以及新生宝宝护理与常见问题应对等内容，同时将本书内容结构与顺序编排得更加合理清晰，将每个专题内容讲解得更加轻松明了，以方便广大孕产妇阅读。

我们殷切希望本书能对年轻的准父母有所帮助，愿每一位育龄女性都能快乐健康地度过孕产期，愿每一对夫妇都能拥有一个健康、聪明的宝宝。

编　者
2008年4月

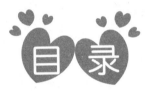

目录

Part 1 孕前准备

孕前健康饮食

1.准妈妈孕前优生饮食指导 2
2.准爸爸孕前优生饮食指导 3
3.孕前饮食细安排 4
4.准爸妈从孕前3个月开始加强营养 ... 4
5.准妈妈从孕前3个月开始补充叶酸 ... 4
6.准妈妈不要追求骨感美 5
7.不做体重超常的准妈妈 5
8.不做体重超常的准爸爸 5
9.过胖女性孕前饮食调整 6
10.准妈妈受孕前不宜多吃的食物 ... 6
11.能提高精子质量的食物 7
12.准爸妈要多吃抗辐射的食物 7
13.准妈妈和甜食说拜拜 7
14.先排毒再怀孕 8
15.准爸妈要戒喝可乐 9
16.准爸妈要戒酒 9
17.准妈妈不宜食用棉籽油 9
18.准爸妈尽量少在外面就餐 10
19.巧食补让准妈妈远离贫血 10

孕前居家健康

1.准爸妈在孕前要调养好身体 11
2.准妈妈孕前健康生活准则 11
3.营造整洁温馨的生活环境 12
4.准妈妈疲劳过度不利怀孕 12
5.孕前物质准备要齐全 12

6.孕前居家安全准则 12
7.准妈妈慎用洗涤剂 12
8.准爸妈要避免接触有害物质 13
9.受孕前要将宠物长期寄养或送人 ... 13
10.准爸爸要至少在孕前3个月
  戒除烟酒 14
11.准妈妈千万不要吸烟 14
12.准爸爸要注意防热 14
13.新婚燕尔不宜马上怀孕 15
14.避孕失败不宜继续妊娠 16
15.年龄会影响精子质量 16
16.准爸爸尽量少用手机 16

孕前职场健康

1.准妈妈受孕前就应回避的工作 ... 17
2.准妈妈孕前工作安全准则 17

孕前疾病用药

1.准妈妈在孕前应进行常规检查 ... 18
2.准妈妈在孕前应进行特殊检查 ... 19
3.准爸爸也要进行孕前检查 20
4.准妈妈受孕前要注射风疹疫苗 ... 20
5.准妈妈受孕前接种疫苗注意事项 ... 20
6.长期服用药物的妇女不宜
  立即怀孕 21
7.停用避孕药6个月后再怀孕 21
8.不久前受过X光照射的妇女
  不宜立即怀孕 22
9.早产或流产后不宜立即再孕 22
10.需暂时延后受孕的情况 22

11.受孕前准妈妈应彻底治疗的疾病 . 22

12.准妈妈要谨防神经管畸形 24

13.准妈妈要谨防弓形虫病 24

14.准妈妈要谨防风疹感染 25

15.准妈妈要谨防巨细胞病毒感染 ... 25

16.准妈妈要谨防单纯疱疹病毒 26

17.患糖尿病的准妈妈孕前注意事项 . 27

18.患心脏病的准妈妈孕前注意事项 . 28

19.患子宫肌瘤的准妈妈孕前
注意事项 28

20.准爸爸也不宜随意用药 28

21.准爸爸要提前治疗生殖系统疾病 . 29

22.来自丈夫的生育隐患 29

孕前运动健身

1.仔细安排孕前健身计划 30

2.孕前健身应避免颠簸 30

3.准爸爸应暂时告别骑车运动 30

孕前心理健康

1.做好怀孕的心理准备 31

2.准妈妈压力过大影响受孕 31

3.准爸爸也要保持好情绪 31

孕前优生知识

1.做一个周全的孕前计划 32

2.请医生做一次优生咨询 32

3.了解新生命是如何开始的 33

4.了解孕育宝宝的整个过程 33

5.生命的起始——精子和卵子 34

6.生育宝宝的最佳月份 34

7.排卵前后几天受孕几率最高 35

8.准妈妈要学会自测排卵日期 35

9.以受孕为目的的性生活
更需要性高潮 36

10.晚上 21～22 时受孕最佳 36

11.最好在夫妻生物钟都处在
高潮期时受孕 36

12.讲究同房体位可增加受孕机会 ... 37

13.若想怀孕莫用阴道润滑剂 37

14.准妈妈应及早诊断自己是否怀孕 .. 37

15.是什么决定了宝宝的性别 38

16.男性其实很"脆弱" 38

17.是谁在控制性别的天平 39

18.轻松计算预产期 40

19.预防"缺陷宝宝"的九大措施 ... 40

20.近亲结婚要不得 41

21.高龄准妈妈为何容易生傻孩子 ... 41

22.谨防先天愚型儿 42

23.谨防 18– 三体综合征 43

24.谨防唇裂和腭裂 43

25.谨防近视和远视 44

26.高危妊娠莫大意 45

27.女性不孕的主要原因 45

28.男性不育的主要原因 46

29.什么时候采用人工授精 46

30.什么时候采用试管婴儿技术 46

孕前胎教知识

1.真正的胎教要从孕前开始 47

2.胎教成功的秘诀 47

3.准爸妈良好的心理素质可为
胎教打下基础 47

4.准妈妈要怀着期盼的心理来
迎接新生命的降临 48

5.准妈妈在孕前要积极参加
胎教学校 48

6.让宝宝继承你的聪明才智 48

Part 2 孕妇保健

孕妈咪在第一个月(0~4周)

1.小宝宝的发育状况 50
2.准妈妈身体的变化 50
3.准妈妈孕一月注意事项 50
4.孕妈咪一月指南 51

孕一月健康饮食

1.准妈妈孕一月吃什么 52
2.孕妈咪一月营养要素 52
3.适合孕一月食用的食物 53
4.孕期莫忘继续补充叶酸 53
5.有助于补充叶酸的食物 54
6.有助于补充矿物质的食物 54
7.准妈妈可适当多吃的食物 55
8.准妈妈不宜过量吃的几种水果 56
9.准妈妈应少吃罐头食品 57
10.准妈妈应少吃方便食品 57
11.准妈妈不宜多吃油条 58
12.准妈妈只吃精米精面会
     造成营养缺乏 58
13.准妈妈要养成良好的饮食习惯 . 59
14.准妈妈饮食七忌 60
15.准妈妈偏食会造成营养失衡 ... 60

孕一月居家健康

1.孕早期居家注意事项 61
2.准妈妈最易忽视的健康营养素 ... 62
3.准妈妈着装要宽松舒适 62
4.孕妈咪美容要以健康为前提 63
5.孕妈咪个人护理细安排 64
6.孕早期应停止性生活 64

7.准妈妈要谨防煤气中毒 65
8.准妈妈要学会记录妊娠日记 65

孕一月职场健康

1.准妈妈怀孕后该如何工作 66
2.准妈妈孕期工作安全备忘录 66
3.准妈妈孕早期不宜使用电脑 66
4.准妈妈不宜从事某些化工行业 ... 67
5.准妈妈上下班安全策略 67

孕一月疾病用药

1.准妈妈应重视孕早期检查 68
2.准爸爸应陪护准妈妈做孕期检查 . 68
3.孕早期准妈妈需做的常规化验 ... 69
4.准妈妈要学会计算孕周 70
5.准妈妈该知道的数字 71
6.准妈妈要谨防宫外孕 72
7.准妈妈要警惕阴道流血 73
8.简单识别假孕的真面目 73

孕一月运动健身

1.适宜孕一月的运动 74
2.孕一月不适合进行的运动 74
3.孕一月运动安全准则 74

孕一月心理健康

1.准妈妈应重视心理保健 75
2.准妈妈要保持良好的心态 75
3.不良情绪对宝宝的影响 76

孕一月胎教知识

1.做好孕期的胎教计划 77
2.孕一月胎教方案 77
3.孕一月胎教重点 77
4.让宝宝的发育有一个好的开始 ... 77

5.让想象和憧憬开始最初的胎教 ... 77

孕妈咪在第二个月(5~8周)

1.小宝宝的发育状况 78
2.准妈妈身体的变化 78
3.怀孕两月的注意事项 78
4.孕妈咪二月指南 79

孕二月健康饮食

1.准妈妈孕二月吃什么 80
2.孕妈咪二月营养要素 80
3.适合孕二月食用的食物 81
4.应对早孕反应的饮食对策 81
5.准妈妈多吃鱼可以让宝宝更聪明 81
6.准妈妈多吃玉米有利胎儿健脑 ... 82
7.准妈妈补钙可多喝牛奶 83
8.准妈妈吃素不利宝宝眼睛发育 ... 83
9.准妈妈莫因孕吐而多食酸食 84
10.准妈妈多吃山楂易导致流产 84
11.发芽的土豆会让宝宝畸形 84
12.准妈妈饮水过多会加重水肿 85
13.白开水是准妈妈最好的饮料 85
14.准妈妈爱饮茶对宝宝不利 86
15.准妈妈要和咖啡说拜拜 87
16.准妈妈多饮汽水易患贫血和水肿 . 87
17.准妈妈切莫贪食冷饮 88
18.准妈妈要保证吃早餐 88
19.准妈妈要重视午餐的质量 89
20.准妈妈晚餐不宜多吃 89
21.准妈妈饥饱不一对宝宝有害 89

孕二月居家健康

1.准妈妈孕二月要谨慎护胎 90
2.准妈妈为何会出现早孕反应 90

3.早孕反应太剧烈应及早去医院 ... 91
4.准妈妈莫用药物止孕吐 91
5.八种方法对抗早孕反应 92
6.六种方法缓解孕期疲劳 93
7.准妈妈夏季注意事项 93
8.准妈妈冬季注意事项 95
9.准妈妈孕早期和孕晚期
　最好不要旅行 95
10.准妈妈开车安全守则 96
11.婚后第一胎不宜做人工流产 96
12.了解流产的预防措施 97
13.新婚初孕要注意预防流产 98
14.流产后的保健要点 99

孕二月职场健康

1.如何让怀孕期间的工作舒适轻松 .. 100
2.孕二月工作禁忌 100
3.工作中缓解早孕反应的方法 101
4.准妈妈在工作中应远离电磁辐射 .. 101

孕二月疾病用药

1.产前初诊检查项目 102
2.早孕诊断方法 103
3.准妈妈应避免进行Ｘ光检查 104
4.B超检查在产前诊断中的作用 104
5.准妈妈孕早期尽量避免做
　B超检查 106
6.准妈妈B超检查时间表 106
7.准妈妈应避免进行CT检查 107
8.高龄孕妇孕期应做哪些检查 107
9.准妈妈感冒发热对宝宝危害大 .. 108
10.注意预防先天性风疹综合征 ... 109
11.准妈妈切莫自行随意服药 110
12.远离会导致宝宝畸形的药物 ... 110

13.准妈妈应慎用中草药 112

14.准妈妈禁用清凉油、风油精 ... 112

孕二月运动健身

1.准妈妈运动好处多 113

2.适宜孕二月的运动 114

3.做一下舒缓的孕妇瑜伽 114

4.孕二月准妈妈运动要缓慢 115

5.从孕二月起准妈妈要避免
　剧烈运动 115

6.孕早期不宜做背部锻炼 115

孕二月心理健康

1.妻子怀孕后为何爱发脾气 116

2.妈妈快乐，宝宝才能健康 116

3.准妈妈应尽量保持心情舒畅 117

4.准妈妈的情绪变化牵动着
　宝宝的神经 117

孕二月胎教知识

1.孕二月胎教方案 118

2.孕二月的胎儿体操 118

3.恩爱的夫妻关系有助于胎教 118

4.为宝宝提供一个健康的
　居住环境 119

孕妈咪在第三个月(9~12周)

1.小宝宝的发育状况 120

2.准妈妈身体的变化 120

3.怀孕三月的注意事项 120

4.怀孕三月应该了解与准备的事 ... 121

5.准妈妈三月的种种不适 121

孕三月健康饮食

1.准妈妈孕三月吃什么 122

2.孕妈咪三月饮食原则 122

3.准妈妈切莫缺乏基本营养素
　——蛋白质 122

4.准妈妈多摄入"脑黄金"能让
　宝宝更聪明 123

5.准妈妈要摄入足够的热能 124

6.准妈妈要适量吃豆类食品 125

7.准妈妈不宜食用的食物 126

8.准妈妈喝骨头汤不宜熬太久 ... 126

9.小心菠菜中的草酸对宝宝不利 .. 127

10.准妈妈多吃桂圆易导致流产 ... 127

11.热性香料不利宝宝发育 128

12.准妈妈小心过敏食物 128

13.准妈妈禁食霉变食物 129

14.准妈妈喝蜂王浆
　不利宝宝发育 129

孕三月居家健康

1.准妈妈要养成良好的
　生活习惯 130

2.准妈妈做家务安全准则 130

3.准妈妈内衣的选择 130

4.准妈妈莫穿化纤类内衣
　以防皮肤病 131

5.准妈妈孕期不要穿高跟鞋 131

6.准妈妈穿着不要邋里邋遢 132

7.准妈妈孕期容貌为何变丑 132

8.做一个漂亮整洁的
　准妈妈 133

9.准妈妈靓肤秘诀 134

10.警惕化妆品中的有害成分 135

11.浓妆艳抹会害了宝宝 135

12.双胞胎准妈妈注意事项 136

孕三月职场健康

1.准妈妈孕三月工作禁忌 137
2.孕妈咪巧妙应对上下班难问题 .. 137
3.准妈妈应将工作压力
减少到最小 138
4.准妈妈应保持良好的职业形象 . 138
5.准妈妈尽量少用复印机 138
6.准妈妈要暂时冷落电脑 139
7.准妈妈用公共电话要注意卫生 .. 139
8.准妈妈莫在空调环境里呆太久 .. 139

孕三月疾病用药

1.到妇幼保健院建立保健卡 140
2.孕三月产前检查项目 140
3.会导致胎儿畸形的病毒感染 ... 141
4.准妈妈发热易使宝宝畸形 ... 142
5.准妈妈尿频怎么办 143
6.准妈妈腰痛怎么办 143
7.准妈妈妊娠剧吐怎么办 144
8.准妈妈谨防先兆流产 144

孕三月运动健身

1.适宜孕三月的运动 145
2.准妈妈运动健身注意事项 145
3.不宜做运动的孕妈咪 146
4.准妈妈不要过度运动 146
5.孕妈咪做做"门厅体操"运动 .. 146

孕三月心理健康

1.准妈妈要保持良好的情绪 147
2.准妈妈要对忧虑说不 147
3.准妈妈保持快乐心情的秘诀 148
4.准妈妈心态好,宝宝身心
才健康 148

孕三月胎教知识

1.孕三月胎教方案 149
2.了解聪明宝宝的脑发育过程 149
3.给予宝宝适当的物理刺激 149

孕妈咪在第四个月(13~16周)

1.小宝宝的发育状况 150
2.准妈妈身体的变化 150
3.怀孕四月的注意事项 150
4.孕妇咪四月指南 151

孕四月健康饮食

1.孕妈咪四月营养要素 152
2.孕妈咪四月饮食原则 153
3.适合孕四月食用的食物 153
4.孕中期准妈妈营养原则 153
5.准妈妈要注意适量补钙 154
6.准妈妈碘缺乏易导致孕产异常 ... 155
7.孕妈咪容易贫血要补铁 156
8.准妈妈莫忘适量补锌 157
9.准妈妈莫忘适量摄入维生素 A .. 158
10.准妈妈莫忘适量摄入维生素 B_1... 159
11.准妈妈莫忘适量摄入维生素 B_{12}... 159
12.准妈妈莫忘适量摄入维生素 B_6... 160
13.准妈妈莫忘适量摄入维生素 C ... 160
14.准妈妈莫忘适量摄入维生素 D ... 161
15.准妈妈莫忘适量摄入维生素 E ... 162
16.准妈妈莫忘适量摄入维生素 K ... 162

孕四月居家健康

1.准妈妈穿鞋有讲究 163
2.孕妈咪洗发有技巧 163
3.准妈妈腿抽筋要补钙和维生素 D . 164
4.准妈妈身体增重莫太多 165

5.掌握孕中期的正确睡姿 ………… 166

6.准妈妈孕期家务巧安排 ………… 166

7.孕中期的性生活原则 …………… 167

8.准妈妈尽量少乘电梯 …………… 167

9.准妈妈在冬季要加强保健 ……… 168

10.准妈妈出游做足安全准备 ……… 169

孕四月职场健康

1.准妈妈工作莫勉强 ……………… 170

2.孕中期准妈妈工作要注意安全 . 170

3.准妈妈工作期间应常活动 ……… 170

孕四月疾病用药

1.孕中期莫忘去做产前检查 ……… 171

2.孕四月进行唐氏综合征筛查 …… 172

3.唐氏筛查高风险应进行

　羊膜腔穿刺检查 ……………… 172

4.听一听小生命的心跳声音 ……… 173

5.准妈妈孕期莫做牙齿治疗 ……… 174

6.孕期常见的牙周问题 …………… 175

7.准妈妈孕期切莫拔牙 …………… 175

8.孕中期身体疼痛为哪般 ………… 176

9.准妈妈不宜盲目大量补充

　维生素类药物 ………………… 177

10.准妈妈切莫感染病菌 ………… 178

11.准妈妈为何会白带增多与

　外阴瘙痒 ……………………… 179

12.积极防治妊娠期滴虫性阴道炎 … 179

13.积极防治妊娠期真菌性阴道炎 … 179

14.准妈妈应注意预防便秘 ……… 180

15.准妈妈应重视下肢静脉曲张

　的治疗 ………………………… 181

16.准妈妈应重视腹泻的治疗 …… 182

17.妊娠期痔疮处理方法 ………… 182

18.准妈妈为什么会发生

　坐骨神经痛 …………………… 182

19.积极防治妊娠期糖尿病 ……… 183

孕四月运动健身

1.准爸爸多陪准妈妈散步 ………… 184

2.孕中期准妈妈可以去游泳 ……… 184

3.准妈妈要保证适量的有氧运动 . 185

4.孕中期运动要轻 ………………… 185

孕四月心理健康

1.准妈妈快乐心理调适 …………… 186

2.准妈妈要拒绝消极情绪 ………… 186

孕四月胎教知识

1.孕中期是进行胎教的最佳时期 .. 187

2.准妈妈爱学习，宝宝也进步 …… 187

3.带宝宝去大自然中接受美的熏陶 .. 187

4.让腹中的宝宝接受胎教 ………… 188

5.准爸爸是胎教的主力军 ………… 189

6.准爸爸和宝宝说说话 …………… 189

7.想象可让宝宝更漂亮 …………… 189

孕妈咪在第五个月(17~20周)

1.小宝宝的发育状况 ……………… 190

2.准妈妈身体的变化 ……………… 190

3.怀孕五月的注意事项 …………… 190

孕五月健康饮食

1.孕妈咪五月营养要素 …………… 191

2.孕妈咪五月饮食原则 …………… 192

3.适合孕五月食用的食物 ………… 192

4.准妈妈每天喝一点孕妇奶粉 …… 192

5.准妈妈营养补充小窍门 ………… 193

6.准妈妈不一定就要吃两个人的饭 .. 193

7.准妈妈营养过剩,宝宝会
变成"巨大儿"......................... 194
8.准妈妈体重增加莫太多 194
9.准妈妈切莫随意节食 195
10.准妈妈营养不良害处多 195

孕五月居家健康

1.准妈妈养猫会使宝宝畸形 196
2.准妈妈居室莫摆放花草 196
3.妊娠中期准妈妈穿衣有讲究 197
4.准妈妈巧妙避开电磁辐射 197
5.准妈妈切莫久看电视 199
6.准妈妈取暖莫用电热毯 199
7.准妈妈切莫久用电扇和空调 200
8.准妈妈睡觉莫长时间仰卧或
右侧卧 200
9.席梦思床垫不适合准妈妈使用 . 201
10.准妈妈每天争取睡午觉 201
11.准妈妈切莫久坐久站 202
12.准妈妈切莫坐浴 202
13.准妈妈要洗温水澡 203
14.准妈妈切莫久晒日光浴 203
15.准妈妈避免去拥挤的场所 203
16.孕期夫妻必须节制性生活 204
17.妊娠中期性生活注意事项 205
18.准妈妈应避免闻汽油味 205
19.准妈妈应避免噪音 206

孕五月职场健康

1.准妈妈要学会在工作中放松 207
2.准妈妈不可忽视自己的职业形象 . 207
3.准妈妈应适时停止工作 208
4.准妈妈工作应劳逸结合 208

孕五月疾病用药

1.准妈妈应重视胎儿出生前检查 . 209
2.准妈妈莫忘定期查宫高 209
3.准妈妈应重视自我计数胎动 210
4.准妈妈应进行神经管畸形筛查 . 211
5.准妈妈胀气怎么办 211

孕五月运动健身

1.准妈妈活动不宜太少 212
2.准妈妈游泳最好安排在孕五月至
孕七月 212
3.准妈妈强健踝关节运动 213
4.准妈妈强健腹背肌运动 213
5.准妈妈强健骨盆和腰肌运动 213
6.准妈妈增加产道肌肉弹性运动 ... 213

孕五月心理健康

1.妈妈情绪差,宝宝胎动多 214
2.妈妈情绪差,宝宝发育受影响 .. 214

孕五月胎教知识

1.教你几则胎教法 215
2.进行胎教时切莫累坏宝宝 216
3.准爸妈要对宝宝进行语言胎教 .. 216
4.准妈妈要给宝宝讲述
一天的生活 217
5.让轻柔的音乐带来愉快的情绪 . 217
6.准妈妈唱歌给宝宝听 218
7.准爸妈一起给宝宝进行
抚摩胎教 218

孕妈咪在第六个月(21~24周)

1.小宝宝的发育状况 219
2.准妈妈身体的变化 219
3.怀孕六月的注意事项 219

孕六月健康饮食

1. 孕妈咪六月营养要素 220
2. 准妈妈六月饮食原则 221
3. 适合孕六月食用的食物 221
4. 准妈妈预防黄褐斑必吃食物 221
5. 准妈妈水肿的饮食调理方法 223
6. 多盐饮食不利母子健康 224
7. 高脂肪饮食不利母子健康 224
8. 高糖饮食不利母子健康 225
9. 准妈妈不宜用沸水冲调营养品 . 225
10. 准妈妈进食切莫狼吞虎咽 226
11. 肥胖准妈妈要控制孕期饮食 ... 227
12. 准妈妈多吃核桃,宝宝更聪明 ... 227

孕六月居家健康

1. 准妈妈自己可以监测的项目 228
2. 孕六月准妈妈每周测一次体重 . 228
3. 孕中期准妈妈活动指南 229
4. 住高层的孕妈咪更要注重
   自我保健 230
5. 准妈妈洗脸美容有秘诀 230
6. 准妈妈洗澡有讲究 231
7. 准妈妈细心护理秀发 231
8. 美发用品有可能影响胎儿发育 . 232
9. 准妈妈要保证高质量的睡眠 232
10. 准妈妈要预防黄褐斑 232
11. 准妈妈为何出现妊娠纹 233
12. 减轻妊娠纹的方法 233
13. 准妈妈长痘痘怎么办 234
14. 准妈妈脸上为什么出现红血丝 .. 234

孕六月职场健康

1. 伏案工作的孕妈咪要经常
   伸展肢体 235

2. 孕妈咪争取少加班 235
3. 孕妈咪上班争取三餐定时吃 235

孕六月疾病用药

1. 准妈妈莫滥用滋补药品 236
2. 准妈妈不宜多服温热补品 237
3. 孕六月准妈妈应接受的
   产前检查 237

孕六月运动健身

1. 孕六月准妈妈健身注意事项 239
2. 准妈妈做做放松伸展运动 239
3. 做一做孕妇体操 240

孕六月胎教知识

1. 轻拍腹中的宝宝 241
2. 色彩环境能促进胎儿的发育 241

孕妈咪在第七个月(25~28周)

1. 小宝宝的发育状况 242
2. 准妈妈身体的变化 242
3. 怀孕七月的注意事项 242

孕七月健康饮食

1. 孕妈咪七月营养要素 243
2. 准妈妈七月饮食原则 243
3. 适合孕七月食用的食物 244
4. 准妈妈营养不良会影响宝宝
   未来寿命 244
5. 准妈妈应少吃动物肝脏 244
6. 准妈妈应少吃刺激性食物 244
7. 准妈妈不宜过多食用鱼肝油 245
8. 准妈妈服用人参有讲究 245

孕七月居家健康

1.准爸爸在孕期的责任 246
2.双亲与子女的血型 247
3.什么是母子血型不合 247
4.可能有母子血型不合的准妈妈
　怎么办 248
5.母子血型不合会造成新生儿
　溶血症 248
6.准妈妈孕期莫忘查血型 249
7.准妈妈不宜盲目保胎 249

孕七月职场健康

1.准妈妈工作累了要及时休息 250
2.从孕七月开始孕妇不应
　再值夜班 250

孕七月疾病用药

1.孕晚期应做的检查 251
2.准妈妈下肢浮肿巧应对 252
3.准妈妈下肢肌肉痉挛巧应对 252
4.准妈妈便秘巧应对 252
5.准妈妈心悸巧应对 253
6.准妈妈手腕疼巧应对 253
7.孕期可接种的疫苗 254
8.孕期不宜接种的疫苗 255
9.什么是妊娠性皮痒症 256
10.妈妈"瘙痒"，宝宝遭殃 256
11.准妈妈莫为减轻浮肿
　而用利尿剂 256

孕七月运动健身

1.准妈妈做一做水中运动 257
2.孕七月以后不宜多做运动 257

孕七月胎教知识

1.孕七月胎教方案 258
2.准妈妈读书给宝宝听 258

孕妈咪在第八个月(29~32周)

1.小宝宝的发育状况 259
2.准妈妈身体的变化 259
3.怀孕八月的注意事项 259
4.孕妈咪八月指南 259

孕八月健康饮食

1.孕晚期饮食指导 260
2.孕晚期准妈妈日常饮食要点 261
3.孕妈咪八月营养要素 261
4.准妈妈八月的饮食原则 262
5.适合孕八月食用的食物 262
6.孕晚期无须大量进补 262
7.对抗孕晚期水肿的食物 263
8.准妈妈多吃鱼可降低早产概率 . 263

孕八月居家健康

1.孕期常见生活保健误区 264
2.孕期腹痛的鉴别 265
3.孕晚期居家注意事项 265
4.准爸爸时常为准妈妈做按摩 266
5.哪些准妈妈不适合做家务 266
6.孕晚期学会腹式呼吸法 266
7.准妈妈妊娠晚期不宜远行 267
8.孕晚期宜采取左侧卧位 268
9.妊娠期乳头护理注意事项 268
10.妊娠晚期应为母乳喂养做准备 .. 269
11.妊娠期乳房保健注意事项 269

孕八月职场健康

1.孕晚期何时停止工作 271

2.需要马上停止工作的异常情况 . 271

3.坚持工作的准妈妈要警惕早产 . 271

孕八月疾病用药

1.孕八月产前检查项目 272

2.孕八月骨盆测量 272

3.孕晚期为什么会感到胃灼痛 273

4.准妈妈小心预防妊娠期高血压疾病 ... 273

5.宝宝为何早产 274

6.妊娠晚期会出现的异常情况 274

孕八月运动健身

1.孕晚期适宜的运动 275

2.孕晚期运动注意事项 275

3.适度运动有利分娩 275

孕八月心理健康

1.准爸爸的关怀会让准妈妈
  放松心情 276

2.准爸妈多谈论快乐的话题 276

3.帮准妈妈找回自信 276

4.准爸爸对准妈妈宽容些 277

5.产时心理保健应从孕期开始 277

孕八月胎教知识

1.经常抚摸胎儿益处多 278

2.训练宝宝的记忆 278

孕妈咪在第九个月(33~36周)

1.小宝宝的发育状况 279

2.准妈妈身体的变化 279

3.怀孕九月的注意事项 279

孕九月健康饮食

1.孕九月准妈妈的饮食对策 280

2.适合孕九月食用的食物 280

3.准妈妈吃巧克力，孩子笑更 80

4.孕妈咪九月营养要素 7

孕九月居家健康

1.保证孕晚期的睡眠质量 ....

2.每周监测孕妈咪体重增长
  是否正常 3

3.摸摸宝宝的胎位是否正常
                           8

4.孕晚期准妈妈干家务注
                      28

5.带你到产房看看

6.怀孕时间过长易导致
  胎儿畸变 ....

7.羊水的来源 ....

8.羊水的作用 ....

孕九月疾

1.孕九月应进行胎心

2.及时发现胎动异

3.孕九月查查胎盘
                    3

4.准妈妈要预防

5.准妈妈要注意
  危险信号 ......

6.谨防胎儿宫内

7.胎盘钙化表

8.如何监测胎

9.宝宝迟迟不

10.孕晚期

11.谨防胎

12.孕晚期

13.准妈

14.肥胖

15.矮小

16.脐带

17.安度过

1.分

2.分

3.分

1.分

2.分

3.分

4.分娩

5.分娩前

6.分娩前

7.待产中的

18.应对高危妊娠 298

孕九月心理健康

1.多 妈妈交流经验 299

多 良易导致孩子

.... 299

胎教知识

1.训练 ....

2.胎儿期 300

影响巨 宝宝一生

3.准妈妈的 300

4.母亲的情 会影响胎儿 . 301

5.母亲的爱 宝宝传递 ... 301

6.从孕期开始 发育得更好 . 302

良好的习惯

.... 302

孕妈咪在 (37~40 周)

1.小宝宝的发育

2.准妈妈身体的 303

3.怀孕十月的注意 303

.... 303

孕十月

怀孕十个月的饮食

前吃巧克力好 304

妈妈临产时要重视补充 ... 305

孕十月居家

前的物质准备 ......

.... 306

前的思想准备

.... 306

前的身体准备 307

前妈妈的准备 307

爸爸的准备 308

准妈妈贴心提示 308

的突发情况 309

8.准父母应当了解的数字 310

9.宝宝臀位要积极转向 311

10.孕妇临盆入院不宜

过早或过晚 311

孕十月运动健身

1.提肛运动有助分娩 313

2.接近预产期应控制运动强度 313

孕十月心理健康

1.准妈妈应注重分娩心理保健 314

2.了解分娩的应激反应 314

3.了解分娩时的生理和心理

反应特点 315

4.学习减轻分娩疼痛的心理疗法 . 315

5.让准妈妈获得社会和

家庭的支持 316

6.产妇临产时应克服恐惧 316

7.产妇待产时不宜精神紧张 316

孕十月胎教知识

1.孕十月胎教方案 317

2.剖宫产的小孩聪明吗 317

3.剖宫产孩子的训练 318

分娩时刻

1.丈夫是最佳的生产陪护人 319

2.丈夫应帮助妻子顺利生产 319

3.临产征兆 320

4.产程的三个阶段 321

5.产妇怎样配合接生 323

6.产妇在分娩时不宜大声喊叫 324

7.自然分娩好 325

8.阴道产的优缺点 326

9.剖宫产的手术指征 327

10.剖宫产的优缺点 328

11.无痛分娩的特点 329

12.无痛分娩是消除疼痛的
    自然分娩 330

13.笑气让分娩无痛 330

14.选择自然分娩、无痛分娩
    还是剖宫产 331

15.什么是导乐分娩 332

16.做会阴侧切有利顺产 332

17.分娩时为何要做会阴侧切 333

准妈妈营养菜谱

1.木耳肉丝蛋汤 334

2.番茄土豆牛肉汤 334

3.花生蹄花汤 334

4.什锦甜粥 335

5.鸡肉粥 335

6.八宝粥 335

7.虾鳝面 336

8.金钩嫩豇豆 336

9.蛋皮烧麦 336

10.银耳拌豆芽 337

11.猪肝拌菠菜 337

12.红烧栗子山药 337

13.茭白炒鸡蛋 338

14.橘味海带丝 338

15.蜜烧红薯 338

16.金针三丝 338

17.香椿拌豆腐 339

18.肉丝海带 339

19.炒腰花 339

20.什锦沙拉 340

21.贵妃牛腩 340

22.蚝油菜花 340

23.姜拌脆藕 341

24.炝肚丝 341

25.烧香菇鹌鹑蛋 341

26.清蒸大虾 341

27.甜椒牛肉丝 342

28.韭菜炒虾仁 342

29.木耳炒鲜鱿 342

Part 3 产妇保健

新妈妈产后护理

1.新妈妈产后两小时要留在
    产房内观察 344

2.新妈妈产后要在医院住多久 ... 344

3.产后多长时间为产褥期 344

4.新妈妈产后身体发生的变化 344

5.新妈妈在产褥期要把
    身体调养好 347

6.新妈妈在产褥期的注意事项 348

7.新妈妈产褥期五大保养要点 348

8.新妈妈产褥期四大护理误区 349

9.产后为何还会出现阵阵腹痛 ... 349

10.新妈妈不必对腹痛过于担心 ... 350

11.新妈妈恶露处置方法 350

12.产后恶露应何时消失 350

13.剖宫产术后九大护理要点 351

14.新妈妈产褥期结束莫忘做
    健康检查 353

新妈妈疾病用药

1.新妈妈注意护理产后会阴伤口 . 354

2.新妈妈及时处理产后会阴胀痛 . 354

3.新妈妈小心产后常见并发症 355

4.新妈妈多活动以防静脉栓塞 355

5.新妈妈小心预防产褥中暑 355

6.新妈妈出汗多谨防感冒 356

7.新妈妈应细心观察子宫
复旧情况 356

8.为什么会出现子宫复旧不全 357

9.小心应对子宫复旧不全 358

10.新妈妈小心产褥感染 358

11.为什么会出现产褥感染 359

12.及时辨别产褥感染的症状 359

13.新妈妈应重视预防产褥感染 ... 360

14.为什么会出现产后发热 360

15.产后发热应考虑哪些疾病 361

16.新妈妈小心急性乳腺炎 361

17.细心辨别乳腺炎的症状 362

18.早期发现乳腺炎 362

19.新妈妈应重视预防乳腺炎 363

20.新妈妈应及时治疗乳腺炎 364

21.小心危险的产后出血 364

22.新妈妈应重视预防产后出血 364

23.为什么会出现晚期产后出血 ... 365

24.冷静应对晚期产后出血 365

25.准妈妈产后贫血巧防治 366

26.新妈妈产后为什么容易便秘 ... 366

27.新妈妈产后便秘巧处理 367

28.新妈妈产后便秘重预防 367

29.新妈妈谨防产后痔疮 368

30.新妈妈产后为什么会出现
排尿困难 368

31.产后排尿困难巧应对 369

32.新妈妈产后为什么容易
小便失禁 370

33.产后小便失禁巧应对 370

34.新妈妈产后为什么容易
手脚疼痛 370

35.产后手脚疼痛巧预防 371

36.产后颈背酸痛巧预防 371

37.产后腰腿疼痛巧预防 372

38.产后关节酸痛巧预防 373

39.产后失眠巧纠正 374

40.妊娠合并心脏病的新妈妈
产后注意事项 374

41.患妊娠期高血压疾病的新妈妈
产后注意事项 375

42.新妈妈小心预防盆腔淤血
综合征 375

43.产褥期常见问题的保健与用药 376

44.新妈妈应慎用西药 377

45.新妈妈不宜滥用中药 378

46.哺乳期禁用药物 379

新妈妈居家健康

1.为新妈妈营造良好的产后
休养环境 380

2.新妈妈在产褥期要劳逸结合 380

3.新妈妈产后不宜马上熟睡 381

4.产后头几天为什么起床会头晕 . 381

5.新妈妈产后要及时下地活动 382

6.新妈妈产后为什么出汗多、
排尿多 382

7.新妈妈产后怕风吗 383

8.新妈妈应重视产后第一次
大小便 383

9.剖宫产后自我护理 384

10.剖宫产前后四不宜 385

11.新妈妈应保持良好的
　　卫生习惯 …………………… 386

12.月子中刷牙漱口有讲究 ……… 386

13.产后洗澡注意事项 …………… 387

14.新妈妈产后要保护牙齿和
　　眼睛 ………………………… 387

15.新妈妈穿着有讲究 …………… 388

16.新妈妈衣着巧选择 …………… 388

17.新妈妈内衣选择有讲究 ……… 389

18.新妈妈穿戴莫过多 …………… 389

19.新妈妈应经常梳头 …………… 389

20.产褥期如何招待来访者 ……… 390

21.新妈妈要抓住每一个
　　睡眠机会 …………………… 390

22.新妈妈不宜长时间仰卧 ……… 390

23.新妈妈不宜睡席梦思床 ……… 390

24.新妈妈不宜多看电视 ………… 391

25.新妈妈不宜多看书或织毛衣 … 391

26.巧妙对付产后变丑 …………… 392

27.新妈妈产后面部细护理 ……… 393

28.产后妊娠斑和妊娠纹
　　能否消失 …………………… 394

29.新妈妈产后祛斑的方法 ……… 394

30.新妈妈产后为什么容易掉头发 . 395

31.新妈妈产后脱发巧预防 ……… 396

32.新妈妈过早过度减肥危害多 … 397

33.产后避免发胖的方法 ………… 397

34.不喂奶不一定就能快速减肥 … 398

35.新妈妈产后束腰危害多 ……… 399

36.产后恢复月经周期的时间 …… 400

37.产后开始性生活的时间 ……… 400

38.产后性生活注意事项 ………… 401

39.丈夫没有兴趣怎么办 ………… 401

40.产后阴道松弛怎么办 ………… 402

41.做过会阴侧切会影响以后
　　性生活吗 …………………… 402

42.产后还能找回从前的性快感吗 . 403

43.哺乳期也可能怀孕 …………… 404

44.哺乳期避孕方法 ……………… 404

45.新妈妈应重视哺乳期避孕 …… 405

46.新妈妈产后阴道松弛变紧法 … 406

新妈妈健康饮食

1.新妈妈产褥期饮食原则 ……… 407

2.剖宫产妈咪饮食原则 ………… 408

3.适合新妈妈食用的食物 ……… 409

4.适合新妈妈食用的蔬菜 ……… 410

5.新妈妈应注意摄入滋补性食品 . 411

6.坐月子食补小秘诀 …………… 412

7.乳母应多吃健脑食品 ………… 412

8.产后补血食物大搜罗 ………… 413

9.新妈妈为什么容易发生
　　消化不良 …………………… 413

10.产褥期饮食误区 ……………… 414

11.坐月子吃的食物并非
　　越多越好 …………………… 415

12.新妈妈不宜急于节食 ………… 415

13.新妈妈不宜过多吃鸡蛋和
　　油炸食物 …………………… 415

14.新妈妈应少吃辛辣、生冷、
　　坚硬的食物 ………………… 416

15.吃海鲜不一定会引起
　　刀口发炎 …………………… 416

16.新妈妈产后不宜滋补过量 …… 417

17.新妈妈应适量摄入食盐 ……… 417

18.新妈妈不宜多喝茶 417

19.新妈妈不宜多喝黄酒 418

20.新妈妈不宜急于服用人参 418

21.新妈妈不宜吸烟喝酒 418

22.新妈妈不宜吃炖母鸡 419

23.新妈妈不宜吃麦乳精 419

24.新妈妈不宜多吃味精 419

25.新妈妈不宜喝高脂肪浓汤 420

26.新妈妈不宜多吃红糖 420

新妈妈心理健康

1.新妈妈产后心理的变化 421

2.新妈妈产后情绪的调整 421

3.新妈妈精神巧保养 422

4.为什么新妈妈产后易哭泣 422

5.疲倦是产后情绪低落的主因 423

6.什么是产后抑郁症 424

7.新妈妈为什么容易患

产后抑郁症 425

8.新妈妈产后忧郁自我测试 426

9.新妈妈应注重预防产后抑郁症 . 426

10.产后抑郁症对母子危害大 428

11.积极应对产后抑郁症 429

12.忧郁妈妈容易抚养出暴力儿童 .. 429

新妈妈哺乳指导

1.母乳是婴儿最理想的食物 430

2.初乳对宝宝很重要 431

3.母乳喂养让宝宝更漂亮 431

4.提倡母婴同室与按需哺乳 432

5.让宝宝尽早吸吮母亲乳头 433

6.妈妈尚未开奶，宝宝怎么办 433

7.新妈妈要掌握正确的哺乳方法 . 434

8.新妈妈不宜躺在床上给

孩子喂奶 435

9.新妈妈母乳是否充足巧判断 .. 436

10.保证乳汁充沛的方法 436

11.让宝宝多吸吮可促进泌乳 437

12.常用的饮食催奶方法 438

13.喝催乳汤的学问 438

14.新妈妈营养不良影响宝宝

智力发育 439

15.新妈妈乳房胀痛巧处理 440

16.新妈妈哺乳期乳房细护理 441

17.新妈妈乳房疾病巧防治 441

18.新妈妈要小心乳腺炎 442

19.保持乳房弹性的方法 443

20.哺乳并不会引起乳房下垂 443

21.细心辨别乳房湿疹的症状 443

22.细心治疗乳房湿疹 444

23.新妈妈莫用香皂洗乳房 444

24.扁平凹陷乳头巧矫正 444

25.乳房小并不会影响乳汁分泌 ... 445

26.副乳不一定需要治疗 445

27.患急性乳腺炎不一定要停止

母乳喂养 445

28.乳头皲裂巧处理 446

29.哺乳期感冒能否喂奶 446

30.患肝炎的新妈妈能母婴同室

并给婴儿喂奶吗 447

31.为什么会一只乳房奶胀，另一只

乳房奶少 447

32.不宜母乳喂养的情况 448

33.不要用奶瓶给宝宝喂奶喂水 .. 448

34.不要宝宝一哭就喂奶 449

35.上班妈妈如何坚持母乳喂养 ... 449

新妈妈运动健身

1.新妈妈应通过体育锻炼来
　恢复体形 ………………… 450
2.新妈妈随时可进行的锻炼方式 . 451
3.哺乳期不宜采用的锻炼方式 …… 451
4.哪些新妈妈不宜做体操 ……… 452
5.产后锻炼注意事项 ………… 452
6.新妈妈产后开始锻炼的时间 …… 453
7.产后自我按摩 ……………… 453
8.产后保健操 ………………… 454
9.产后第一周健美操 ………… 454
10.产后第二周到产后一个月
　健美操 …………………… 457
11.产后第二个月健美操 ……… 458
12.产后恢复局部曲线的运动 … 459
13.剖宫产妈咪的复原操 ……… 462

新妈妈断奶指导

1.产后回奶的方法 …………… 463
2.正确的断奶方法 …………… 463
3.断奶应当选择适当时机 ……… 464
4.断奶后怎样预防身体发胖 …… 464

新妈妈滋补菜谱

1.乌鸡汤 ……………………… 465
2.营养牛骨汤 ………………… 465
3.香菇芋头肉丝粥 …………… 465
4.雪耳肉末羹 ………………… 465
5.白菜鱼片 …………………… 466
6.绿豆芽炒肉丝 ……………… 466
7.青椒猪肝 …………………… 466
8.核桃山药炖乳鸽 …………… 466
9.西芹鸡柳 …………………… 467

10.柠檬鸡柳 …………………… 467
11.杂锦鸡丁 …………………… 467
12.龙眼贵妃翅 ………………… 467
13.月母鸡 ……………………… 468
14.参炖乌鸡 …………………… 468
15.麻油鸡 ……………………… 468
16.白汁牛肉 …………………… 468
17.瑶柱鲜芦笋 ………………… 469
18.银鱼青豆松 ………………… 469
19.清炖鲶鱼 …………………… 469
20.清蒸鳕鱼 …………………… 469
21.奶油鲫鱼 …………………… 470
22.豆芽生鱼片 ………………… 470
23.核桃明珠 …………………… 470

新妈妈催乳菜谱

1.鲜滑鱼片粥 ………………… 471
2.元宝肉 ……………………… 471
3.鱼肉粥 ……………………… 471
4.炖猪蹄 ……………………… 472
5.鲫鱼炖豆腐 ………………… 472
6.荸荠鱼卷 …………………… 472

Part 4 新生儿护理

细心呵护新生宝宝

1.细心观察新生宝宝的身体状况 . 474
2.新生宝宝的居家护理要点 …… 477
3.1周新生宝宝护理要点 ……… 477
4.2周新生宝宝护理要点 ……… 478
5.3周新生宝宝护理要点 ……… 478
6.4周新生宝宝护理要点 ……… 479
7.哪些新生宝宝要特别
　加强护理 …………………… 480

8.怎样测量新生宝宝的体温 480

9.不必担心新生宝宝打嗝 481

10.选择宝宝尿布有讲究 481

11.莫忘给尿布消毒 481

12.勤换尿布以防尿布疹 481

13.为新生宝宝准备合适的衣物 ... 482

14.宝宝衣物忌放樟脑丸 482

15.不宜将新生宝宝裹成

"蜡烛包" 483

16.新生宝宝应该睡什么样的床 ... 483

17.新生宝宝不宜看电视 483

18.仔细为新生宝宝洗浴 484

宝宝常见问题与应对技巧

1.什么样的新生儿黄疸要

引起重视 485

2.宝宝出现产伤家长莫惊慌 486

3.谨防新生宝宝窒息 487

4.谨防新生儿败血症 487

5.什么是"脐带风"或

"七日风" 488

6.新生儿假月经是怎么回事 489

7.新生儿包茎怎么办 489

8.耐心对待宝宝哭闹 490

9.细心护理多汗的宝宝 490

10.宝宝腹泻莫惊慌 491

11.积极预防宝宝便秘 492

12.宝宝边吃边玩怎么办 492

13.注意避免宝宝体重异常 493

14.孩子打喷嚏、流涕、鼻塞

怎么办 493

15.宝宝眼屎多怎么办 494

16.宝宝咳嗽怎么办 494

17.宝宝喉鸣怎么办 495

18.细心护理发热的宝宝 495

19.宝宝呕吐怎么办 496

20.宝宝腹痛怎么办 497

21.宝宝抽风怎么办 497

22.宝宝患外耳道疖肿怎么办 498

23.宝宝患外耳道湿疹怎么办 499

24.宝宝患口疮怎么办 499

25.宝宝异食癖是怎么回事 500

26.及时纠正宝宝口吃 500

27.及时改善宝宝营养不良

的状况 501

28.如何治疗小儿肥胖症 502

29.宝宝长湿疹怎么办 503

30.宝宝屏气发作怎么办 504

31.孩子烫伤细护理 504

32.孩子皮肤损伤细护理 505

33.如何清除孩子眼内异物 506

34.如何清除孩子耳内异物 506

35.如何清除孩子鼻腔内异物 506

36.如何清除孩子食道内异物 507

37.如何清除孩子气管内异物 507

38.孩子食物中毒如何应对 508

39.孩子被动物咬伤如何应对 509

40.孩子鼻出血如何应对 510

41.孩子中暑和晕厥如何急救 510

42.孩子触电如何急救 511

Part 1

孕前准备

　　本章详细介绍孕前健康饮食、孕前居家健康、孕前职场健康、孕前疾病用药、孕前运动健身、孕前心理健康、孕前优生和孕前胎教等方面知识，指导准爸妈为拥有一个健康聪明的宝宝做好各种准备。

◆ 孕前健康饮食

◆ 孕前居家健康

◆ 孕前职场健康

◆ 孕前疾病用药

◆ 孕前运动健身

◆ 孕前心理健康

◆ 孕前优生知识

◆ 孕前胎教知识

孕前健康饮食

 准妈妈孕前优生饮食指导

(1)保证热能的充足供给

准妈妈最好在每天供给正常成人需要的2200千卡的基础上，再加上400千卡，以供给性生活的消耗，同时为受孕积蓄一部分能量，这样才能使精强卵壮，为受孕和优生创造必要条件。

(2)多吃含优质蛋白质的食物，如豆类、蛋类、瘦肉以及鱼类等

准妈妈每天应保证摄取足够的优质蛋白质，以保证受精卵的正常发育。

(3)保证脂肪的供给

脂肪是机体热能的主要来源，其中必需脂肪酸是构成机体细胞组织不可缺少的物质。增加优质脂肪的摄入对怀孕有益。

(4)保证摄入充足的矿物质

钙、铁、锌、铜是构成骨骼、制造血液、提高智力的重要营养物质，可以维持体内代谢的平衡。

(5)保证供给适量的维生素

维生素有助于精子、卵子及受精卵的发育与成长，但是过量的维生素，如脂溶性维生素也会对身体有害，因此建议准妈妈多从食物中摄取，多吃新鲜的瓜果和蔬菜，慎重补充维生素制剂。

(6)孕前饮食要营养均衡

孕前饮食一定要均衡，同时注意补充钙质和叶酸。多喝牛奶和果汁，多吃柑橘类水果、深绿色蔬菜、坚果、豆类、带皮的谷物、强化面包等。

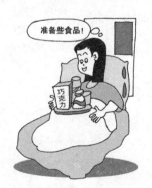

准备些食品！

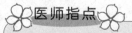 医师指点

如果你有了怀孕的计划，那么怀孕前就要开始有意识地加强营养，养成良好的饮食习惯，为受孕提供良好的营养基础。

准爸爸孕前优生饮食指导

很多人把韭菜当做壮阳食品，其实韭菜的农药含量特别高，很难去毒，常吃韭菜对男性生育能力危害较大，准爸爸应尽量不吃。

现在长得又肥又大的茄子大多是用催生激素催化而成，对精子的生长有害，最好不要多吃。

虽然水果皮营养丰富，但果皮的农药含量很高，所以一定要削皮吃。

带皮蔬菜吃之前要去皮，洗干净再下锅。很多年轻人图省事，认为经过加热后，就没有问题，实际上并非如此，不论怎么烧，毒素仍在菜里。

一般的蔬菜要先洗干净，再放入清水中浸泡一段时间，然后再下锅。

若是要生吃蔬菜，除洗泡外，吃之前还要用开水烫一下，这样做可能破坏了一些维生素，但农药的成分少了，吃起来更安全。

用泡沫塑料饭盒盛的热饭热菜可产生有毒物质二噁英，对男性生育能力会产生直接影响。因此不要用泡沫塑料饭盒来盛饭菜。

年轻人喜欢用微波炉加热饭菜，用聚乙烯饭盒盛饭菜，饭盒中的化学物质会在加热的过程中被释放出来，进入饭菜中，使食用者受其毒害。有人用瓷器加热饭菜，其实瓷器含铅量很高，对人体更加有害。所以最好不要用微波炉加热饭菜。

冰箱里的熟食易被细菌污染，一定要加热再吃。冰箱里的制冷剂对人体有危害，所以不要将食物长时期储存在冰箱里。

肉类和鱼类在不同程度上都受到污染，所以不要单吃某一类食品，更不要偏食，尽量吃天然绿色食品，均衡营养。

过去饮中国的绿茶有益人体健康，但近年来，茶叶中农药含量严重超标，所以准爸爸不宜过多饮茶。

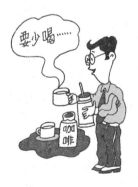

咖啡中的咖啡因对男性生育能力有一定影响，如果咖啡饮用过多，对男性生育能力危害更大，所以要少喝。

3. 孕前饮食细安排

孕前饮食应按照平衡膳食的原则，结合受孕的生理特点来进行安排。准妈妈要多吃含优质蛋白质的食物；其次要多吃含碘食物，如紫菜、海蜇等；含锌、铜的食物有鸡肉、牛肉、羊肉等；有助于补铁的食物有芝麻、猪肝、芹菜等；孕前还要注意补充钙质和叶酸，多喝牛奶和果汁，多吃柑橘类水果、深绿色蔬菜、坚果、豆类、带皮的谷物、强化面包等。

具体来讲，建议怀孕前准妈妈每天摄入畜肉 150～200 克、鸡蛋 1～2 个、豆制品 50～150 克、蔬菜 500 克、水果 100～150 克、主食 400～600 克、植物油 40～50 克、硬果类食物 20～50 克、牛奶 500 毫升。

4. 准爸妈从孕前3个月开始加强营养

父母的健康是宝宝健康的基础，丈夫有良好的营养状况，才能产生足够数量和良好质量的精子。妻子有良好的营养状况，才有可能提供胎儿发育的温床。怀孕后，除了提供自身机体代谢和消耗所需的营养物质外，还要满足胎儿生长发育需要，并为产后哺乳做好储备。如果准妈妈营养不良，往往会导致婴儿低体重、智力低下，甚至发生先天性畸形。因此从孕前3个月开始，双方应加强营养，改掉不良饮食习惯，改善营养状态。

5. 准妈妈从孕前3个月开始补充叶酸

叶酸是一种水溶性 B 族维生素，若孕早期缺乏叶酸，易导致胎儿无脑儿、脊柱裂等神经管畸形。若孕中、晚期缺乏叶酸，孕妇发生胎盘早剥、先兆子痫、孕晚期阴道出血的几率就会升高，胎儿易出现宫内发育迟缓、早产、低出生体重，婴儿出生后智力发育会受到影响。

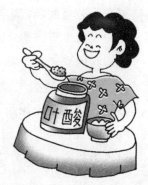

为了让宝宝健康发育，准妈妈应在受孕前3个月开始补充叶酸，直至妊娠结束。准妈妈平时多食富含叶酸的食

物，菠菜、生菜、芦笋、龙须菜、油菜、小白菜、甜菜等都富含叶酸。酵母、麸皮面包、麦芽等谷类食物，香蕉、草莓、橙子、橘子等水果以及动物肝脏均富含叶酸。烹制上述食物时不要长时间加热，以免破坏食物中所含的叶酸。也可以在医生指导下口服药物，如斯利安或叶维胶囊0.4毫克/日，孕前3个月和孕后3个月口服，或直至妊娠结束。

6. 准妈妈不要追求骨感美

近年来，很多爱美女性都在拼命节食，努力做一个"骨感美人"。殊不知，"骨感美人"存在着营养不良、内分泌紊乱、排卵障碍、月经不调等健康隐患，还会导致生殖功能异常，生殖能力下降，从而不易受孕。

因此，准妈妈要保证优质蛋白质和脂肪食物的摄取，让体重保持在正常的范围，不要追求骨感美。

7. 不做体重超常的准妈妈

准备怀孕的妇女首先要实现标准体重。标准体重的计算方法是用身高(以厘米为单位)减110，所得差即为标准体重(以千克为单位)。如果你的体重超常，如偏瘦或偏胖，都会使怀孕的机会大大降低。所以，体重超常的妇女需要在孕前开始有计划地通过合理饮食和进行适量的体育锻炼，以达到或接近标准体重。

研究发现，妇女体重低于标准体重的3~5千克，就有可能引起不孕。所以，妇女在准备怀孕期间不宜节食，要注意营养，以维持适当的体重。

8. 不做体重超常的准爸爸

肥胖和营养不良的爸爸都是"不合格"的，尤其是肥胖，会影响男性体内性激素的正常分泌，造成精子异常，使胚胎的物质基础受到影响。而营养不良则会直接影响男性的生殖机能和生育能力。

如果准爸爸体重低于标准体重，应增加进食量，多摄取优质蛋白质和富含脂肪的食物，如瘦肉、蛋类、鱼类及大豆制品等；如果体重超重，应制订一个科学合理的食谱，并加强体育锻炼。

9. **过胖女性孕前饮食调整**

过胖的准妈妈应在孕前把体重减至标准体重，具体注意事项如下：

合理安排饮食。过胖的妇女要想把体重减下来，应在保证营养平衡的基础上减少每日热量摄入，以低热量、低脂肪食品为主，适当增加优质蛋白，如鱼、蛋白、豆制品、鸡肉、牛奶等，多吃新鲜蔬菜水果。主食应占总摄入量的60%~65%，应减少脂肪摄入，如肥肉、内脏、蛋黄、硬果、植物油等。

不宜通过服用药物减肥。减肥的目的是为了减少因肥胖而导致疾病的危险性，应在医生的指导下进行。抑制食欲的减肥药有引起原发性肺动脉高压的可能，不宜使用。准备近期怀孕的妇女不宜服用药物减肥。

坚持运动和锻炼。过胖妇女应通过运动减肥，以中等或低强度运动为好，如快步走、慢跑、羽毛球、乒乓球、跳舞、游泳等。

一般活动30分钟就可消耗能量100~200千卡。应从小运动量开始，每日30分钟，待适应后增加至30~60分钟。运动应量力而行，如果出现心跳明显加快、心律不齐、胸部或咽部疼痛或有沉重感，以及眩晕、气短、头痛、出冷汗、昏厥等异常情况，就应马上停止运动。

10. **准妈妈受孕前不宜多吃的食物**

(1)咖啡

研究表明，咖啡对受孕有直接影响。每天喝一杯咖啡以上的育龄女性，怀孕的可能性只是不喝咖啡者的一半。因此，专家提出，女性如果打算怀孕，就应该少饮咖啡。

(2)胡萝卜

胡萝卜含有丰富的胡萝卜素、多种维生素以及对人体有益的其他营养成分。美国妇科专家研究发现，妇女过多吃胡萝卜后，摄入的大量胡萝卜素会引起闭经和抑制卵巢的正常排卵功能。因此，准备生育的妇女不宜多吃胡萝卜。

(3)烤肉

有人发现爱吃烤羊肉的少数妇女生下的孩子患有弱智、瘫痪或畸形。经过研究，这些妇女和其所生的畸形儿都是弓形虫感染的受害者。当人们接触了感染弓形虫病的畜禽，并吃了这些畜禽未熟的肉时，常会被感染。

11. 能提高精子质量的食物

有的男性，由于精子量少或无精而引起不育，其原因较为复杂。如果不是机能障碍所致，应在日常生活中多食用能提高精子质量的食物，如鳝鱼、泥鳅、鱿鱼、带鱼、鳗鱼、海参、墨鱼、蜗牛等，其次有山药、银杏、冻豆腐、豆腐皮等。这是因为上述食物中含有丰富的赖氨酸，赖氨酸是精子形成的必要成分。

另外，准爸爸体内缺锌亦可使性欲降低，精子减少。如果遇到这些情况，准爸爸应多吃富含锌的食物。每100克以下食物中含锌量分别为：牡蛎100毫克、鸡肉3毫克、鸡蛋3毫克、鸡肝2.4毫克、花生米2.9毫克、猪肉2.9毫克。准爸爸在食用这些食物时，注意不要过量饮酒，以免影响锌的吸收。如果严重缺锌，最好每日口服醋酸锌50毫克，定期测定体内含锌量。

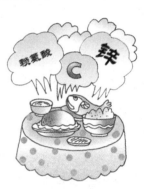

12. 准爸妈要多吃抗辐射的食物

在工作和生活中，各种电器产生的辐射比比皆是。准爸妈要多食用富含优质蛋白质、磷脂以及B族维生素的食物，以增强抗辐射的能力，保护生殖器官的功能。

13. 准妈妈和甜食说拜拜

很多女性对甜食有着无法抗拒的兴奋和喜爱，因为吃甜食会刺激神经末梢，让人感到兴奋和愉快，但同时要为这种欢愉的感觉付出代价。

甜食具有高脂肪、高卡路里的特质，常食甜食的女性容易引起体重增加，提高罹患糖尿病和心血管疾病的风险，同时容易引起蛀牙，对怀孕不利。

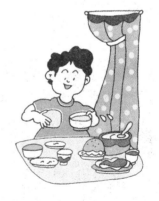

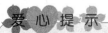

爱 心 提 示

准备怀孕的女性若平时对甜食有依赖，营养学家建议每餐喝一杯略带苦味的茶。当出现对甜食的渴望时，改用几片水果来解馋。

14. 先排毒再怀孕

人体每天都会通过呼吸、饮食及皮肤接触等方式从外界接受有毒物质，天长日久，毒素在机体内蓄积，就会对健康造成危害。对于孕妇来说，这种危害更为严重。年轻的夫妇在准备怀孕前，应先通过食物进行排毒。

能帮助人体排出毒素的

(1)动物血液制品

猪、鸭、鸡、鹅等动物血液中的血红蛋白被胃液分解后，可与侵入人体的烟尘和重金属发生反应，提高淋巴细胞的吞噬功能，具有排毒作用。

(2)鲜果蔬汁

鲜果蔬汁所含的生物活性物质能阻断亚硝酸铵对机体的危害，还能调节血液的酸碱度，有利于防病排毒。

(3)海藻类

海带、紫菜等所含的胶质能促使体内的放射性物质随粪便排出体外，因此，多吃海带、紫菜可减少放射性疾病的发生。

(4)韭菜

韭菜富含挥发油、纤维素等成分，粗纤维可帮助吸烟饮酒者排出毒物。

(5)豆芽

豆芽含多种维生素，能清除体内致畸物质，促进性激素生成。

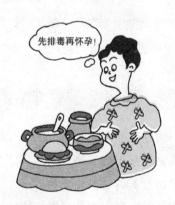

爱心提示

人体的自我排毒速度赶不上废物累积的速度，所以需要通过饮食进行排毒，同时戒掉咖啡因、酒精和甜食。

15. 准爸妈要戒喝可乐

研究表明，可乐型饮料会直接伤害精子，影响男性生育能力。若受损伤的精子和卵子结合，就可能导致胎儿畸形或先天不足。

多数可乐型饮料都含有咖啡因，很容易通过胎盘的吸收进入胎儿体内，可危及胎儿的大脑、心脏等重要器官，会使胎儿致畸或患先天性痴呆。

16. 准爸妈要戒酒

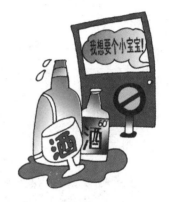

大量事实证明，嗜酒会影响后代。因为酒的主要成分是酒精，当酒被胃、肠吸收后，会进入血液运行到全身，少量通过汗、尿及呼吸出的气体排出体外，大部分在肝脏内代谢。肝脏首先把酒精转化为乙醛，进而变成醋酸被利用，但这种功能是有限的。所以，随着饮酒量的增加，血液中酒精浓度也随之增高，对身体的损害作用也相应增大。酒精在体内达到一定浓度时，对大脑、心脏、肝脏、生殖系统都有危害。

酒精可使生殖细胞受到损害，受酒精毒害的卵子很难迅速恢复健康，酒精还可使受精卵不健全。酒后受孕可造成胎儿发育迟缓。所以，受孕前一周妇女饮酒对胎儿不利，那些常年饮酒的妇女，即使受孕前一周停止饮酒，也还是有一定危害。

妇女受孕前不要饮酒，最好在受孕前一周就停止饮酒。当然，为了孩子的健康，夫妻双方应在早些时间（1年以上）就开始戒酒。

17. 准妈妈不宜食用棉籽油

现在一些产棉区群众习惯食用棉籽油，这对怀孕很不利，必须引起高度重视。有些妇女长期不孕或怀孕后出现死胎，可能就与长期食用棉籽油有关。

黑棉籽油是一种粗制棉油，含有大量棉酚，是国家规定允许含量的 10~90 倍。如果妇女孕前长期食用棉籽油，其子宫内膜及内膜腺体就会逐渐萎缩，子宫变小，子宫内膜血液循环量逐渐下降，不利于孕卵着床而造成不孕。即使孕卵已经着床，也会因营养物质缺乏，使已植入子宫内膜的胚胎或胎儿不能继续生长发育而死亡，出现死胎现象。因此，育龄妇女不宜食用棉籽油。

18. 准爸妈尽量少在外面就餐

餐厅食物虽然味美可口，但往往脂肪和糖的含量过高，而维生素和矿物质不足，烹制时盐分、食用油、味精常常使用过多。如果经常在外就餐，人体所需的各种营养比例容易失衡，难免会引起身体的不适，同时对怀孕不利。

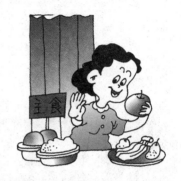

从受孕前开始，夫妇就应尽量减少外出就餐的次数，多在家烹制营养丰富的饭菜。

爱 心 提 示

长期在外吃快餐，容易出现咽痛、口臭、口腔溃疡、牙痛、烦躁、多梦等症状，中医认为是饮食不适导致胃肠积滞化热、肝胆不和、心脾生热。

19. 巧食补让准妈妈远离贫血

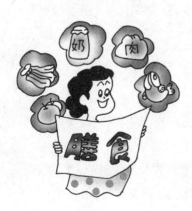

准妈妈预备怀孕时，先去进行一下体检，查看自己是否贫血。假如血红蛋白低于110g/L，则属于缺铁性贫血。除了积极查清贫血原因和贫血程度外，还应向医生咨询，以便正确处理，避免怀孕后贫血加重，影响胎儿的生长发育，甚至危及母婴健康。

食补是纠正贫血非常安全有效的方法。在饮食上，应多吃瘦肉、家禽、动物肝及动物血(鸭血、猪血)、蛋类、绿色蔬菜、葡萄干及豆制品等食物，这些食物铁含量高，而且营养容易吸收。同时要多吃水果和蔬菜，其中所含的维生素C可以促进铁的吸收。

孕前居家健康

 1. 准爸妈在孕前要调养好身体

要想生育一个健康聪明的宝宝，父母的身体素质是优生的基础。准爸妈都要做好孕前身体素质的调养，坚持进行健身活动，保持良好的精神状态，保证充分的营养，避免房事过多，保证精子和卵子质量优良，让身体处在最佳的状态。

 2. 准妈妈孕前健康生活准则

受孕前准妈妈要回归健康的生活方式

◆每天按时吃饭，减少在外就餐的次数，饭菜应可口又有营养。

◆水污染会影响胎儿的正常发育，一定要选择合适的净化装置，保证饮用水的质量合格。

◆保证充足的睡眠，不过于劳累，不熬夜。

◆不长时间上网、玩游戏或看电视。尽量少使用能造成电磁污染的电视、音响、电脑、微波炉、手机等。

◆生活环境舒适宁静，保证周围没有嘈杂的声响，同时保持良好的通风状态。

◆提前开始阅读有关孕期保健和胎儿生长的书籍和杂志。

◆多听些愉悦精神、放松心情的音乐。

◆让自己愉快平稳地开始孕期生活，以利优生优育。

◆小心使用化妆品，减少使用美容品，暂时只使用知名品牌的护肤品，原则上只护肤不美容，以防化妆品中的有害物质对胎儿造成伤害。

爱心提示

从受孕前开始，准妈妈和准爸爸都要改掉自己的不良生活习惯，为孕育宝宝做准备。

3. 营造整洁温馨的生活环境

◆准妈妈的生活环境应整洁明亮，安静舒适，通风通气。

◆居室最好保持适宜的温度，即 20～22℃。

◆居室最好保持适宜的湿度，即 50% 的相对湿度。

◆居室中的物品摆放要便于准妈妈日常起居，消除各种不安全因素。

◆准爸妈要保持亲密和睦的关系，争吵和打骂是决不应有的。

4. 准妈妈疲劳过度不利怀孕

在准备怀孕前，准妈妈尽量不要再出差、加班、熬夜或进行强体力劳动。因为性生活要消耗一定的体力，如果身体疲劳或精神疲惫时同房，会影响性生活的质量，也会损害身体健康，如果此时受孕，还会影响下一代的正常发育。

5. 孕前物质准备要齐全

生儿育女对人生来说是件大事，需要进行必要的物质准备。如果刚刚结婚，欠下外债，或经济状况较差，或双方或一方正在紧张地准备考试，参加函授学习等，就不适合马上受孕，应该等一等，待条件成熟时再生育。

6. 孕前居家安全准则

◆清理家中每个房间的物品，经常使用的物品要放在准妈妈方便取放的地方。

◆把可能绊脚的物品重新归置，留出最大的空间，以方便怀孕后的行动。

◆把晒衣架或晒衣绳适当调低，以免伸取不便。

◆在卫生间及其他易滑倒的地方加放防滑垫。在马桶附近安装扶手，让准妈妈在孕晚期时方便入厕。

◆准爸妈要养成用完物品后物归其位的习惯。

7. 准妈妈慎用洗涤剂

洗涤剂中含有低毒或微毒的有害化学物质，可通过皮肤到达输卵管。当孕妇体内此成分达到一定浓度时，可使刚刚受精的卵细胞变性，导致孕卵死亡。

对夫妻双方都查不出明显不孕症病因的人，女方应在月经周期的后半期尽量少用或不用洗涤剂，以免卵细胞遭到破坏而引起不孕。

8. 准爸妈要避免接触有害物质

许多物理、化学、生物因素会干扰人体的内分泌系统，甚至导致生殖功能异常或生殖器官畸形，使精子畸形或染色体异常。这些有害物质包括铅、苯、二甲苯、汽油、氯乙烯、X线及其他放射性物质、农药、除草剂、麻醉药等。

避免接触有害物质的 注意事项

(1)注意居室装修

甲醛对人体内的遗传物质有很强的损伤作用，各类装饰材料都不同程度含有甲醛。选装饰板材时，一定要选择甲醛含量低的合格材料。另外，苯常含于油漆、涂料、粘胶剂中，也是重要的污染源。注意不要购买含苯的涂料或粘胶剂。房子装修后，最好打开门窗过一个夏季再搬进。

(2)远离射线

X线及其他放射性物质可引起精子染色体畸变，导致胎儿畸形。

(3)避免接触其他有害物质

如果接触农药、杀虫剂、二氧化硫、铜、镉、汞、锌等有害物质过久，体内残留量在停止接触后6个月至1年才能基本消除，在此期间不宜受孕。

爱心提示

目前城市里的各种污染都比较严重，男性精子的活力明显下降，准妈妈和准爸爸都要采取保护措施，避免接触各种有害物质。

9. 受孕前要将宠物长期寄养或送人

准备怀孕的年轻夫妇不应饲养宠物。有的妇女生下畸形儿，经过查找原因，就是由于在怀孕期间同猫、狗接触，感染弓形虫的缘故。

弓形虫通过口腔进入人体内进行繁殖生长，并且可以通过胎盘使胎儿感染先天性弓形虫病，怀孕3个月后常常导致流产，6个月常致胎儿畸形或死胎。宫内感染弓形虫的胎儿出生后主要表现为脑积水、小头畸形、无脑儿、精神障碍或视网膜异常等。

被感染弓形虫后的妇女可能没有自觉症状，婚前或孕前进行弓形虫抗体检查实属必要。家中若养有宠物，如猫、狗、小鸟等，请寄养在亲友家中或送给亲友。

准妈妈怀孕或正准备怀孕时，一旦接触了宠物，要马上洗手，以免感染宠物身上的病原体。养过宠物的夫妇应先去医院检查，确认没感染宠物身上的病原体再怀孕。

10. **准爸爸要至少在孕前3个月戒除烟酒**

吸烟、酗酒不仅影响身体健康，而且可使精子质量下降。饮酒过度可导致精子发生形态和活动度的改变，甚至会杀死精子，从而影响受孕和胚胎发育，使先天智力低下和畸形儿发生率相对增高。随着吸烟量的增加，精子畸形率呈显著增高趋势，精子的活动度则呈明显下降趋势。一般情况下，丈夫需在孕前2~3个月戒除烟酒，这样才能有足够的时间产生优质的精子。

11. **准妈妈千万不要吸烟**

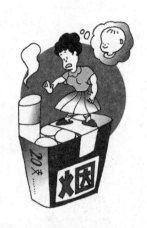

医学专家认为，对妇女怀孕影响最大的首推香烟。香烟中的尼古丁有收缩血管的作用。妇女子宫血管和胎盘血管收缩将不利于受精卵着床。

吸烟与不孕症有很大关系。香烟在燃烧过程中所产生的有害化学物质有致细胞突变的作用，会对生殖细胞产生损害，卵子和精子在遗传因子方面的突变会导致胎儿畸形和智力低下。

妇女在怀孕20周以前如果减少吸烟量或停止吸烟，所生婴儿的出生重量可接近于非吸烟者的婴儿，但仍有先天性异常的危险，这是由于在怀孕早期阶段或者怀孕前吸烟所引起的。

需要注意的是，不吸烟的妇女如果与吸烟的人在一起，也会受到影响。妻子和吸烟的丈夫在一起，她会吸入漂浮在空气中的焦油和尼古丁，同本人吸烟一样有危害。

12. **准爸爸要注意防热**

男性睾丸的温度应低于身体其他部位的温度，这样才能产出正常的精子。精子对温度的要求比较严格，必须在低于体温的条件下才能正常发育，温度过高有可能使精子死亡，或不利于精子生长，甚至会使精子活力下降过多，从而导致不育。

男子不育症中有相当一部分人是由于睾丸温度高于正常温度所致。因此要尽量避免导致睾丸温度升高的因素，如长时间骑车、久坐不动、穿紧身牛仔裤、洗桑拿、用过热的水洗澡等。

13. 新婚燕尔不宜马上怀孕

（1）夫妻操劳婚事不宜立即怀孕

结婚前后，夫妻双方为婚事尽力操劳，休息不好，吃不好，精力消耗很大，会觉得精疲力竭。要想恢复，需要婚后一段相当长的时间。如果婚后不久，身体还未恢复时就怀孕，对胎儿生长的先天条件将会产生不良影响。因为夫妻的身体和精神状况会明显地影响精子和卵子的质量，并影响到精子和卵子结合后的胚胎、胎儿。婚后立即怀孕对妇女本身也不利，操劳所造成的疲惫还未恢复，再很快怀孕，可谓雪上加霜，身体状况就会更差。

（2）旅行结婚不宜立即怀孕

旅游结婚时，生活无规律，身体疲劳，抵抗力下降，这些都会影响精子和卵子的质量。旅游地点气候差别很大，天气也会有各种变化，极易受凉感冒，加之疲劳、人群混杂、污染广泛等因素，会诱发各种疾病，其中风疹等病毒感染是胎儿畸形的重要诱因。旅游中难免缺乏良好的洗漱、淋浴设备，不易保持会阴部和性器官的清洁卫生，泌尿生殖系统感染也十分常见，这对怀孕也极为不利。旅游中吃住卫生条件也不能保证，容易发生呼吸道或消化道感染，常需服用各种抗菌药物，无论是感染，还是服用药物，都对胎儿不利。

学者对200例蜜月旅游受孕的夫妇调查发现，先兆流产率达20%，胎儿畸形达10%，大大超过正常情况。

（3）新婚饮酒不宜立即怀孕

有的新婚夫妻在洞房第一次过性生活时就受孕，这是不提倡的。新婚夫妇在结婚仪式上迎送亲朋好友，身体处于极度疲劳状态，这时受孕极为不利，易出现痴呆儿。在婚宴上，新郎新娘都要喝酒，甚至多喝几杯，如果酒后受孕，会对胎儿十分有害。新婚夫妇初次性交，没有经验，精神紧张，很难达到性高潮，这样不利优生。

医学专家及遗传学家认为，受孕应在安逸愉快的生活条件下进行。受孕前先要创造良好的生活条件和环境，保证夫妇双方身体健康、精力充沛、精神愉快，使情绪处于舒畅和轻松状态，并保证有充分的食物营养、睡眠和休息。因此，新婚夫妇不宜急于怀孕。

爱 心 提 示

新婚夫妇不宜在旅游中怀孕，否则就容易播下不幸的种子，可导致流产、死胎或胎儿畸形。

14. 避孕失败不宜继续妊娠

(1)口服避孕药期间不宜怀孕

妇女口服避孕药避孕失败后所生的孩子先天畸形发生率较高，即便未出现畸形，其婴儿成熟度、体重、生长速度等各方面比未用药妇女所生的孩子都有明显差别。所以，如果在口服避孕药期间因避孕失败而怀孕，或在停用避孕药不足6个月而怀孕，都不要抱侥幸心理继续妊娠，要在怀孕早期中止妊娠。

(2)用金属节育环避孕期间不宜怀孕

如果用环选择不当或带环时间选择不当，都有可能使节育环自行脱落，或者环在宫腔内的位置改变，从而造成带环怀孕。带环怀孕后，自然流产、早产、死胎、死产和胎儿发育异常的几率都比正常妊娠发生的几率高。因此，发现带环受孕应及早做人工流产。

(3)使用避孕药膜期间不宜怀孕

外用避孕药膜是一种强力杀灭精子的药物，有时由于使用方法不当可造成避孕失败。例如药膜未放入阴道深处，以致未完全溶解，或者放入药膜后未等到10分钟以上，药膜未完全溶化即性交，可使部分精子存活而导致意外怀孕。考虑到药物对受精卵生长发育可能产生的影响，若使用外用避孕药膜后怀孕，应及早进行人工流产，不要继续妊娠。

15. 年龄会影响精子质量

随着年龄的不断增长，男性的生育能力也逐渐下降。与女性卵子数量有限相比，男性产生精子的能力要强得多，但是，老年男性精子的"游动能力"与年轻男性相比显然不足。精子游动能力每过一年都会减弱约0.7%，男性22岁时，精子游动出现异常的比例仅为25%，而60岁时这一比例已上升到约85%。

16. 准爸爸尽量少用手机

手机的高频微波会造成精子数量锐减和活力下降。育龄男性在使用手机时应该注意自我保护，尽量少用手机，多用座机，必须用手机时尽量长话短说。

孕前职场健康

1. 准妈妈受孕前就应回避的工作

受孕前准妈妈应回避的 工 作 环 境

◆会接触到刺激性物质或有毒化学物质的工作。

◆会受到放射线辐射的工作。

◆需要经常抬举重物的工作。

◆需要频繁上下楼梯或乘坐电梯的工作。

◆震动或冲击能够波及准妈妈腹部的工作。

◆需要长时间站立的工作。

◆高度紧张、不能适当休息的工作。

◆需要在室温过高或过低的地方作业的工作。

◆远离别人、独自一人进行的工作。

2. 准妈妈孕前工作安全准则

受孕前准妈妈应遵循的 工 作 安 全 准 则

◆如果工作环境有害，准妈妈应提出更换工种或适当休息。

◆如果不知道周围环境中是否存在有害物质，可向专业人士请教，务必保证自己工作环境的安全。

◆如果实在无法避开可疑的有害物质，就应该严格遵照安全操作规程，穿防护服、戴隔离帽和口罩，避免粉尘的吸入，避免皮肤的接触。

孕前疾病用药

 准妈妈在孕前应进行常规检查

(1)血常规检查

了解血色素的高低，如有贫血可以先治疗，再怀孕；了解凝血情况，如有异常可先治疗，避免生产时发生大出血等意外情况；了解自己的血型，万一生产时大出血，可及时输血。

(2)尿常规检查

了解肾脏的一般情况，其他脏器的疾病对肾脏功能有无影响，药物治疗对肾脏有无影响等。十月怀胎，身体的代谢增加，对于母体的肾脏系统是一个巨大的考验。如果孕前发现母亲患有肾脏疾患，就应该及时征求医生的意见，以便对是否适合孕育做出正确的决定。

(3)大便常规检查

查虫卵、潜血试验、检验粪便中有无红血球、白血球，排除肠炎、痔疮、息肉等病变。对于某些消化系统疾病、寄生虫感染，如果不及早发现，会造成流产、胎儿畸形等严重后果。

(4)肝功能检查

检查肝功能的各项指标，可诊断有无肝脏疾病、患病的程度以及评估临床治疗效果和预后。如果准妈妈患有病毒性肝炎，又没有及时发现，怀孕后就容易造成早产，甚至新生儿死亡。

(5)胸部透视检查

胸部透视检查有助于结核病等肺部疾病诊断。患有结核病的女性怀孕后，用药会受到限制，影响治疗。而且，活动性的结核常会因为产后劳累而加重病情，并有传染给宝宝的危险。

(6)妇科内分泌全套检查

妇科内分泌全套检查有助于各种卵巢疾病的诊断。例如，患卵巢肿瘤的女性，即使肿瘤为良性，怀孕后常常也会因为子宫的增大，影响对肿瘤的观察，甚至导致流产、早产。

(7)白带常规检查

白带常规检查主要是排查一些生殖道致病微生物，如霉菌、滴虫、淋球菌、沙眼衣原体、梅毒螺旋体等，可引起胎儿宫内或产道内感染，影响胎儿正常发育，还会引起流产、早产。如有感染，应推迟受孕时间，先进行治疗。

2. 准妈妈在孕前应进行特殊检查

(1)染色体检测

染色体检测有助于及早发现先天性性腺发育异常(简称克氏症)和先天性卵巢发育不良综合征(简称特纳氏综合征)等遗传疾病。

(2)乙肝病毒抗原抗体检测

乙肝病毒能通过胎盘引起宫内感染或通过产道感染,导致胎儿出生后成为乙肝病毒携带者。所以,准妈妈怀孕前需要了解自己是否携带乙肝病毒。

(3)性病检测

梅毒、艾滋病是性传染病,严重影响胎儿健康。若夫妻双方怀疑患有性病或曾患性病,应进行性病检测。若检测结果异常,请及时治疗。

(4)ABO 溶血检查

ABO 溶血检查包括血型和抗 A、抗 B 抗体滴度的检测。当女性有不明原因的流产史或其血型为 O 型,而丈夫血型为 A 型或 B 型时,应检测此项,以避免宝宝出生后发生新生儿溶血症。

(5)糖尿病检测

糖尿病检测包括空腹血糖检测及葡萄糖耐量实验。怀孕会加重胰岛的负担,常常使糖尿病症状更加明显,或发生妊娠期糖尿病,甚至出现严重的并发症。因此,原本患有糖尿病的女性必须先请医生检查评估后,再决定怀孕与否。如果医生确定可以怀孕的话,那么应在医生指导下严密地监测及治疗。

(6)TORCH 检测

TORCH 检查虽属孕后检查项目,不过如果经济条件允许的话,可以在孕前进行检测。TORCH 检查包括弓形虫、风疹病毒、巨细胞病毒、单纯疱疹病毒的检测。若在孕前发现阴道有疱疹,则应治愈后再怀孕。

(7)遗传疾病检测

如果夫妻俩任何一方有家族遗传疾病史,就请到医院进行咨询,必要时进行相关的检测,避免下一代遗传性疾病发生。

医师指点

为了准妈妈和宝宝的健康,一定要进行孕前检查。通过孕期检查调整夫妇在最佳状态下怀孕,符合优生学宗旨,同时还可以减少孕期并发症。孕前检查其实比婚前检查更有针对性。

3. 准爸爸也要进行孕前检查

为了孕育一个健康的宝宝，丈夫也要进行孕前检查。孕前检查除了要排除有遗传病家族史外，还要排除传染病，特别是梅毒、艾滋病等，虽然这些病的病毒对精子的影响现在还不明确，但是这些病毒可能通过爸爸传给妈妈，再传给肚子里的宝宝，使宝宝出现先天性缺陷。准爸爸的检查项目有体格检查、血常规检查、尿常规检查、大便常规检查及肝肾功能、性病检测等。

4. 准妈妈受孕前要注射风疹疫苗

风疹病毒感染是目前发现最主要的导致先天性残疾的生物因素之一。受风疹病毒感染的胎儿将患上先天性风疹综合征。先天性风疹综合征最常见的为三联症(耳聋、白内障以及先天性心脏病)患者。

先天性风疹综合征无特殊的治疗方法。预防风疹病毒感染是预防先天性风疹综合征的重要措施。未患过风疹的女性最好的预防办法是接种灭活风疹疫苗。接种疫苗后至少应避孕3个月，以免疫苗在孕早期导致感染。如已经怀孕，就不应接种风疹疫苗，以免发生胎儿感染。

爱心提示

怀孕早期，孕妇一旦感染风疹病毒，胎儿有可能出现畸形、早产或死产。感染了风疹病毒的孕妇应及时进行产前诊断，若胎儿已出现畸形，应和家人商量，考虑终止妊娠。

5. 准妈妈受孕前接种疫苗注意事项

◆无论接种何种疫苗都应遵循至少在接种后3个月再怀孕的原则，因为有的疫苗可能对胎儿有害，且注射疫苗的目的是为了产生抗体，保护准备怀孕妇女的健康，而抗体要在疫苗接种后一段时间后产生。

◆活疫苗，如风疹疫苗、麻疹疫苗等在怀孕早期可损害胎儿，故不宜使用。死疫苗，如乙肝、乙脑、白喉、破伤风、百日咳、伤寒、狂犬病等疫苗，对胎儿无害，孕期可以使用，但它只对孕妇起抗病作用，对胎儿无免疫效果。

◆如果要注射一种以上的疫苗，需要咨询医生合理安排接种的间隔时间。

◆疫苗也是一种药物，多数是细菌或病毒经过灭活减毒处理后制成的，并非多多益善。只有坚持锻炼身体，增强体质，保持合理均衡的膳食营养，才是防病治病的关键。

6. 长期服用药物的妇女不宜立即怀孕

激素、抗生素、止吐药、抗癌药、精神病药物等会对生殖细胞产生影响。初期卵细胞发育成成熟卵子约需14天，此期间卵子易受药物的影响。长期服药的妇女不宜急于怀孕。一般来说，妇女在停用药物20天后受孕，就不会影响下一代。有些药物影响的时间可能更长些，最好在准备怀孕时向医生咨询，请医生确定怀孕时间。

7. 停用避孕药6个月后再怀孕

医学专家认为，平时服用避孕药的妇女如果想怀孕，最好在停服避孕药6个月后再怀孕。这是因为：

(1)口服避孕药为激素类避孕药，其作用比天然性激素强若干倍

1号短效避孕药含有炔雌醇与炔诺酮，而炔雌醇的生理效能是人体内产生的雌激素乙烯雌酚的10～20倍。炔诺酮的生理效能是人体内产生的孕激素黄体酮的4～8倍。如果停了避孕药就怀孕，将会造成下一代的某些缺陷。

(2)口服避孕药的吸收代谢时间较长

口服避孕药经肠道进入体内，在肝脏代谢储存。体内残留的避孕药在停药后需经6个月才能完全排出体外。停药后的6个月内，尽管体内药物浓度已不能产生避孕作用，但对胎儿仍有不良影响。

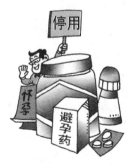

(3)最好在停服避孕药6个月后再怀孕

目前认为，在停服避孕药后6个月内怀孕，有产生畸形儿的可能。应该是在计划怀孕时间以前6个月停止服用避孕药，待体内存留的避孕药完全排出体外后再怀孕。此间可采取男用避孕套进行避孕。

8. 不久前受过 X 光照射的妇女不宜立即怀孕

妇女在怀孕前 4 周内最好不要受 X 光照射，否则容易出现问题。医用 X 光的照射虽然很少，但它能杀伤人体生殖细胞。为避免 X 光对下一代的影响，接受 X 光透视的妇女，尤其是腹部透视者，过 4 周后怀孕较为安全。调查表明，在 1000 个儿童中，发现有三色色盲的儿童的母亲腹部大多都曾接受过 X 光照射。

9. 早产或流产后不宜立即再孕

发生过早产或流产的妇女，体内平衡被打破，易出现功能紊乱，子宫一时不能恢复正常。如果早产或流产后不久就怀孕，由于子宫等功能不健全，对胎儿十分不利，也不利于妇女身体的恢复。为了使子宫等各器官得到充分休息，恢复应有的功能，为下一代妊娠提供良好的条件，早产及流产的妇女最好过半年后再怀孕较为合适。

10. 需暂时延后受孕的情况

🔘 上节育环的妇女取环后要有 2~3 次正常月经后再怀孕。

🔘 剖宫产后的妇女至少要在两年以后再怀孕。

🔘 以往因早孕与葡萄胎后恶变较容易混淆，故建议患过葡萄胎后的妇女两年后再怀孕。由于目前诊断水平已大为提高，这种限制也可相应缩短或取消。

🔘 大量饮酒后的妇女要过 20 天后再怀孕。

11. 受孕前准妈妈应彻底治疗的疾病

(1)贫血

准妈妈在怀孕前如发现患有贫血，要针对病因进行治疗。如系缺铁性贫血，要在食物中增加富含铁和蛋白质的食品，如仍未好转，应服用铁剂，待贫血基本被纠正后，即可妊娠。

(2)高血压病

高血压病人在受孕前应按医嘱进行合理治疗,把血压控制在允许的水平,自觉症状基本消失,即可妊娠。患有高血压的孕妇应比一般孕妇更注意孕期检查,经常测量血压,并预防妊娠期高血压疾病。

(3)肾脏病

严重的肾脏病患者不宜妊娠。症状轻且肾功能正常者,经医生允许可以妊娠,但要经过合理治疗,必须把浮肿、蛋白尿和高血压控制好,孕后应预防妊娠期高血压疾病。

(5)糖尿病

糖尿病患者应慎重妊娠,可在控制好尿糖和血糖的情况下受孕。孕后要加强检查和自我保健,严格控制饮食,在医生指导下使用胰岛素。

(6)心脏病

心脏病人须经医生同意后方可妊娠。某些心脏病人孕期仍需用药,甚至需在医院接受治疗和监督,不可大意。

(7)膀胱炎、肾盂肾炎

膀胱炎、肾盂肾炎这两种疾病须经彻底治愈后方能妊娠。

(8)霉菌性阴道炎

霉菌性阴道炎会使胎儿在分娩过程中感染霉菌。因此,患有霉菌性阴道炎的妇女应在治愈之后再受孕。

❀ 医师指点 ❀

◆妊娠会加重糖尿病患者的病情,而且危害胎儿,所以糖尿病患者应慎重妊娠。

◆患有心脏病的孕妇在整个孕期都应得到密切的医疗监护。

◆如果怀孕前长期患病,并在治疗中,在打算怀孕之前应向医生咨询,了解是否适宜怀孕,或更换正在服用的药物。

12. 准妈妈要谨防神经管畸形

神经管畸形是在胎儿脊柱和大脑发育过程中,神经管发育障碍引起的各种畸形的总称。神经管畸形包括无脑儿、脑积水、脊柱裂、脑脊膜膨出及智力低下等。

无脑儿在分娩的过程中或出生后很快死亡,其他神经管畸形儿有可能存活,但日后会给家庭和社会都造成巨大的负担。

目前全世界每年估计有40万个神经管畸形儿出生,平均每天出生1100个,其中大部分畸形儿都出现在发展中国家。

我国神经管畸形发生率在世界上最高,我国每年有8~10万神经管畸形儿出生,差不多每6分钟就有1个神经管畸形儿出生。

由于B超的广泛应用,使大部分的神经管畸形儿都可以在产前进行诊断,及时终止妊娠。为预防神经管畸形,可在受孕前3个月开始服用叶酸,直至孕期结束。

13. 准妈妈要谨防弓形虫病

弓形虫是一种分布广泛的寄生虫,猫是弓形虫的主要宿主,也是主要传染源。1克猫粪中会有上千万个弓形虫卵囊。弓形虫引起的弓形虫病是人畜共患病。被弓形虫感染的猫、狗、牛、羊、鸡等都可成为传染源,这些动物唾液中的弓形虫可通过皮肤伤口进入人体。当人吃了被猫狗粪便污染过的生肉、生蛋、生奶等食物,也会感染弓形虫病。

专家认为,法国弓形虫病发病率高和法国人习惯吃未煮熟的肉有关。我国弓形虫感染率为4.0%~9.0%,胎儿宫内弓形虫的感染率为0.5%~1.0%。

人初次感染弓形虫,可造成弓形虫血症。弓形虫可侵犯人体除红细胞以外的任何细胞,如肺、心脏、脑细胞,造成这些组织细胞水肿破坏,导致脏器的损害。孕妇感染弓形虫后,可通过血液循环、胎盘、产道等多个途径,造成胎婴儿的弓形虫感染。

弓形虫对胎儿的脑组织有着特殊的亲和力,专以胎儿的脑细胞以及发育不成熟的幼稚细胞为主要攻击对象,导致胎儿脑、肝、眼、肺、心等重要器官损害,使胎儿发生脑积水、小脑畸形、无颅骨、脑膜炎、无眼、单眼、先天性白内障、肺炎、心脏增生性病变、唇腭裂、肛门闭锁等严重的先天畸形,其中神经系统畸形可达 56%。典型的先天弓形虫病表现有视网膜炎、脑内钙化和脑积水三大症状。

如果孕妇在孕早、中期感染弓形虫，就可导致流产和胎儿畸形；如果在孕晚期感染弓形虫，就可引起胎死宫内、早产及早期新生儿死亡等，也可造成孩子出生后发生脑萎缩、脑积水、智力障碍等。孕妇在孕 7~35 周感染弓形虫，胎儿受感染的风险最大。因此，孕妇怀孕前应做弓形虫感染检查，若有感染，则应治好后再怀孕。如果孕期发生弓形虫感染，就应做产前诊断，判断胎儿是否被感染。

14. 准妈妈要谨防风疹感染

风疹是由风疹病毒引起的急性呼吸道传染病，一年四季均可发生，以冬春季多见，潜伏期为 2~3 周，一般是第一、二天发热并有类似感冒的症状，然后出皮疹，常伴耳后、颈部淋巴结肿大，1~2 天皮疹消退。有 15% 的患者不出疹子，也没有明显的症状，称为隐性感染。

孕妇在怀孕期间一旦感染了风疹病毒，可引起流产、早产，并可通过胎盘传染给胎儿，导致胎儿生长发育受限和先天畸形。

风疹病毒对胎儿的影响主要是在怀孕最初 3 个月，如果孕妇在此阶段感染了风疹病毒，就容易引起胎儿先天性宫内感染，会导致先天性心脏病、白内障、耳聋以及小头畸形、智力和骨骼发育障碍等。其中，前三种症状称为风疹三联症。

孕期风疹病毒导致的慢性感染可以在孩子出生后数年或数十年后发病，表现为内分泌疾病，如糖尿病、甲状腺功能减退、迟发性耳聋、视力受损、脑炎、慢性高血压等，因此必须予以高度重视。为预防风疹感染，应在孕前 3 个月接种风疹疫苗。

15. 准妈妈要谨防巨细胞病毒感染

感染巨细胞病毒（CMV）可以引起巨细胞病毒病。巨细胞病毒病是一种广泛存在的病毒性传染病，其最大特点是患者的细胞核及细胞浆内出现包涵体，使受感染的细胞体积增大，并且引起一系列病变，造成多种疾病，所以这种病毒称为巨细胞病毒。

轻度的巨细胞病毒感染可表现为隐性感染，没有明显症状。当受感染的病人发生免疫功能低下时，就可表现出严重的症状，甚至有致命危险。目前，该病对人类的危害逐渐得到人们的关注。

巨细胞病毒初次进入人体可引起原发感染，可在人体内潜伏多年，一旦怀孕或抵抗力下降，可以引起复发感染。原发感染和复发感染都可造成胎儿的宫内感染。据调查结果显示，孕妇巨细胞病毒原发感染的发生率为3%～5%，复发感染的发生率约为4.53%。

巨细胞病毒可通过胎盘的血液循环、阴道以及宫颈进入子宫内，并可在分娩过程中经产道时造成胎儿的感染。研究表明，孕妇感染巨细胞病毒后，孕期的任何时候均可以传给胎儿。

巨细胞病毒是胎儿宫内感染中最主要的致畸病毒，其致畸危害比风疹病毒更为严重。胎儿感染巨细胞病毒后，在出生时有5%的孩子存在明显严重的症状；有5%的孩子存在不明显的或不严重的症状；90%的孩子没有症状。不管孩子出生时有没有症状，都可以造成远期后遗症。

如果胎儿在子宫内受到巨细胞病毒的感染，出生时的明显症状就会有黄疸、肝脾肿大、血小板减少、视力和听力障碍、先天性心脏病、胆道闭锁以及小头畸形、脑室钙化、脑瘫等。

如果胎儿在子宫内感染巨细胞病毒，但出生时无明显症状，仅表现为尿内有病毒，那么有10%～15%的孩子会在1～2年后出现智力低下、耳聋等后遗症，其脑组织的感染率可达55.56%。

巨细胞病毒感染重在预防。孕前一定要做病毒筛查，若有感染，要治愈后才能怀孕。

16. 准妈妈要谨防单纯疱疹病毒

单纯疱疹病毒（HSV）分为两种类型，即单纯疱疹病毒Ⅰ型和单纯疱疹病毒Ⅱ型，两种病毒都可以造成人的感染。单纯疱疹病毒Ⅰ型又称为上半身型，主要是引起人的上半身的感染，如唇疱疹、疱疹性脑炎等，但极少感染胎儿。单纯疱疹病毒Ⅱ型又称为生殖器型，主要是引起生殖器疱疹，如外阴疱疹、子宫颈疱疹等。单纯疱疹病毒Ⅱ型是胎儿宫内感染的主要传染源。

如果孕妇怀孕20周前感染生殖器疱疹病毒，就会造成胎儿宫内感染，流产率可达34%。如果怀孕20周后胎儿受感染，就会造成胎儿生长发育受限，导致低体重。如果分娩时经产道感染，新生儿就会于产后4～7天开始发热，出现黄疸、肝脾肿大、大面积疱疹等，死亡率可达70%，幸存者多数遗留神经系统后遗症。因此，生殖器疱疹在怀孕的任何阶段都可以使胎儿遭受感染，对胎婴儿的危害极大。

单纯疱疹病毒感染目前尚无彻底治愈的方法，通常选用抗病毒药泛昔洛韦或阿昔洛韦，口服或静脉点滴治疗。如果孕早期发生原发性生殖器疱疹，也就是在怀孕早期第一次出现生殖器疱疹，此时对胎儿的危害大，就应该终止妊娠。检查孕妇血中的特异IgM抗体，就可以说明孕妇急性感染；查脐血证实有单纯疱疹病毒–IgM抗体的存在，就可证实胎儿的感染。

生殖器疱疹是一种性传播疾病，加强性生活的自律是最佳预防措施。

17. 患糖尿病的准妈妈孕前注意事项

病程长的糖尿病患者合并有微血管病变，如糖尿病肾病、视网膜病变等，怀孕后将对母儿产生严重的不良影响。糖尿病引起心血管异常者，如缺血性心脏病，怀孕后甚至有死亡的风险。

糖尿病患者应在孕前进行心脏情况、肾功能和眼底检查，确认有无合并心脏缺血、微血管病变和肾病，了解病情的严重程度，以便确定是否适合怀孕。准备怀孕前应停服降糖药物，改用胰岛素控制血糖，直至接近正常后再怀孕。

患糖尿病的妇女在准备怀孕前，应找妇产科医生进行孕前咨询，以便让妇产科医生全面了解情况，帮助患者选择适宜的怀孕时间，指导糖尿病孕妇在整个孕程中将血糖控制在正常或接近正常的水平，从而降低自然流产、胎儿畸形、巨大儿、胎死宫内及新生儿并发症的发生率。

糖尿病带有一定的遗传倾向。研究表明，如果父母一方或兄弟姐妹中有人患有糖尿病，那么本人患病的几率为38%；如果父母都患有糖尿病，那么本人患病的几率最高可达80%。糖尿病的遗传基因本身并不导致糖尿病，只是加大了患糖尿病的可能性。不健康的生活习惯，如体重超重、长期不运动、腹部脂肪堆积和先天的危险基因等因素加在一起，才会导致糖尿病的发生。因此，专家建议如下：

(1)减掉几斤

研究表明，每日锻炼半小时，并且坚持健康饮食，体重减少5%~7%，糖尿病的患病率可降低58%。

(2)更换食谱

患糖尿病的妇女应多吃水果、蔬菜和全麦食品，少食脂肪，摄入的脂肪应少于每日所需热量的30%。这样不仅有助于减肥，而且有助于削减加大糖尿病患病率的腹部脂肪。

(3)勤做运动

患有糖尿病的妇女应坚持每天锻炼半小时，锻炼项目包括散步、体操、骑车、打网球等，每周可锻炼5次。适量运动可以降低糖尿病的患病率。

养成良好的饮食习惯，坚持运动，保持正常的体重，不管是对糖尿病患者还是健康人群，都是十分有益的。

18. 患心脏病的准妈妈孕前注意事项

怀孕和分娩对心脏病患者是一个沉重的负担，可能造成生命危险。因此，心脏病患者应在准备怀孕前进行孕前咨询，对自己的心功能和能否耐受妊娠进行评定。

心功能Ⅲ级以上、有心衰史、有青紫型心脏病、严重的心律失常、心室肥大、处在风湿热活动期、年龄在35岁以上患心脏病时间较长、心肌炎遗留心律不齐的妇女都不宜怀孕，如果避孕失败，就应尽早终止妊娠，千万不可贸然怀孕。

19. 患子宫肌瘤的准妈妈孕前注意事项

子宫肌瘤会影响怀孕，有25%～40%的患者不孕与肌瘤的大小及生长部位有关。如肌瘤长在子宫角部，可造成输卵管扭曲、变形，影响精子通过，减少受孕机会；黏膜下子宫肌瘤占据宫腔，影响受精卵着床；较大的肌壁间肌瘤既可改变宫腔形态，又可压迫输卵管。医生会根据肌瘤的大小、生长部位，采取相应的手术方案，可保留患者的生育功能。肌瘤切除后，子宫壁会留下疤痕，需要一段时间才能修复，否则妊娠有可能发生子宫破裂。肌瘤切除手术后应避孕两年再怀孕。

肌瘤切除手术后3年内的妊娠率可达60%，最好3年内争取怀孕。因为随着时间推移，术后肌瘤复发的机会有可能增加，3年后肌瘤复发率为10%～20%。根据子宫肌瘤的部位和大小不同，患有子宫肌瘤的孕妇怀孕后易发生流产、早产或难产。在剖宫产时切除子宫肌瘤出血较非孕期手术出血多。

20. 准爸爸也不宜随意用药

不仅准妈妈用药会影响宝宝，准爸爸随意用药同样也会影响宝宝！很多药物毒性作用强，可直接扰乱精子DNA的合成，容易使遗传物质成分改变、染色体异常和精子畸形等，如常见的一些免疫调节剂，像环磷酰胺、氮芥、顺铂等。男性不育症和妇女习惯性流产的部分原因就是男性精子受损。很多药物可随精液通过性生活排入阴道，经阴道黏膜吸收后进入血液循环，使低体重儿、畸形胎、胎儿死亡的发生率增高。因此，在怀孕前的2~3个月和怀孕期，准爸爸用药一定要小心，可能的话，最好停用一切药物。

21. 准爸爸要提前治疗生殖系统疾病

男性生殖器官中，睾丸是创造精子的"工厂"，附睾是储存精子的"仓库"，输精管是"交通枢纽"，精索动、静脉是后勤供应的"运输线"，前列腺液是运送精子必需的"润滑剂"。如果其中某一个环节出现问题，都会影响精子的产生和运输。例如梅毒、淋病等性病会影响精子的生成、发育和活动能力，前列腺炎、精索静脉曲张、结核等疾病可造成不育，需进行早期治疗。

22. 来自丈夫的生育隐患

(1)阳痿

阳痿又称为阴茎勃起功能障碍，大致分为心理性阳痿和生理性阳痿两种。对于心理性阳痿，只要患者心理调适得当，很快就会恢复。由生理疾病引起的阳痿就需配合医生的治疗。引起生理性阳痿的疾病有阴茎异常、动脉硬化、高血压、前列腺炎、肥胖等。

(2)早泄

早泄是指性交时间很短，阴茎刚插入阴道就射精。早泄对夫妻性生活影响很大，对孕育宝宝影响也很大。早泄和阳痿一样，也分心理性和生理性两种。引起生理性早泄的疾病有尿道炎、前列腺炎等，一定要及时治疗。

(3)精液量

关于精液量的多少，存在着个体差异。一般来讲，正常健康成年男性一次射精量为2~7毫升，精液呈白色或黄白色。如果少于1毫升，就可认定为精液过少。同样，如果一次射精超过8毫升，就是精液过多。生殖系统感染、结核病、淋病、睾丸功能异常、内分泌紊乱、尿道狭窄等疾病易引起精液过少；精囊炎症和垂体促性腺激素分泌亢进易导致精液过多。

(4)睾丸病变

睾丸是产生精子的器官，无论是先天发育障碍还是后天因素引起的睾丸病变，均对孕育宝宝影响很大。

孕前运动健身

 ## 1. 仔细安排孕前健身计划

准妈妈孕前应制订一个科学的健身计划，以提高准妈妈身体的耐久性、力量和柔韧性。至少应在怀孕前3个月开始健身，这样可以使孕期生活更加轻松地度过。健身运动包括跑步、散步、游泳、健美操、瑜伽、骑自行车等。有些运动相对激烈，不宜在怀孕早期进行。

爱 心 提 示

准妈妈在孕前进行健身运动一定要循序渐进，不要让身体太疲劳。

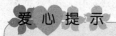 ## 2. 孕前健身应避免颠簸

专家发现，过度颠簸会影响体内激素的产生，女子每周平均跑步48公里以上者，月经周期和排卵规律就会发生变化，影响受孕。因此，在受孕期间，妇女要减少剧烈活动，避免颠簸。

 ## 3. 准爸爸应暂时告别骑车运动

长途骑车是很多青年男性喜欢的运动。专家指出，准爸爸在计划要宝宝期间，应暂时告别骑车运动。骑车时车子座椅正好处于男性的阴部，如果骑车时间过长，座椅会持续压迫阴囊，导致阴囊功能受到影响。而且，长时间骑车还会使人疲劳，造成阴部明显充血，可能诱发前列腺炎，使精液分泌减少，不利于受孕。骑车过久，还会使睾丸不断振荡，有可能影响生精功能。

孕前心理健康

1. 做好怀孕的心理准备

所谓孕前心理准备，是指夫妇双方应在心理状态良好的情况下完成受孕。凡是双方或一方受到较强的劣性精神刺激，如心绪不佳、忧郁、苦闷或夫妻之间关系紧张、闹矛盾时都不宜受孕，应该等到双方关系融洽、心情愉快时再完成受孕。研究结果表明，在心理状态不佳时受孕，可对胎儿产生有害的影响。

2. 准妈妈压力过大影响受孕

有的妇女结婚多年不孕，多方治疗无效，整日闷闷不乐，一旦收养一个孩子，思想包袱一解除，精神变得轻松后，不久便怀孕了。这是什么原因呢？原来，女性排卵受精神因素影响，如果心情不愉快或精神紧张，就容易导致内分泌紊乱，抑制排卵，一旦心情畅快了，又会恢复排卵。

研究表明，精神心理因素在很大程度上影响女性的生育状况。人的心理因素对性腺激素的分泌、女性生殖功能以及体液调节有很大影响，会抑制排卵，使子宫和输卵管痉挛及宫颈黏液分泌异常等，这些心理因素导致的生理异常都会干扰女性正常受孕。

因此，准妈妈一定要调整好怀孕前的情绪，减轻精神压力，从而顺利受孕。尤其是不孕妇女不宜压力过大或忧虑重重。心平气和，保持乐观，这是怀孕的基本条件。

3. 准爸爸也要保持好情绪

情绪对男性精子的生成、成熟和活动能力有一定影响。如果因家庭琐事，夫妻不和，互相指责，双方终日处于忧患和烦恼之中；或者工作劳累，压力过大，整日情绪不佳，这些不良的精神状态都可直接影响神经系统和内分泌的功能，使睾丸生精功能发生紊乱，精液中的分泌液(前列腺液、精囊腺液、尿道球腺液等)成分也受到影响，极不利于精子存活，大大降低了受孕的成功几率。严重者因情绪因素可造成早泄、阳痿，甚至不射精。

孕前优生知识

 1. 做一个周全的孕前计划

(1)受孕前半年停服避孕药

避孕药含有人工合成的孕激素和少量雌激素，对胎儿有一定危害。最好等到有三次正常月经周期后再怀孕，在此期间可用避孕套或子宫帽进行避孕。如服用避孕药失败而怀孕，或怀孕后又服用了避孕药，应尽早流产，以保证生一个健康聪明的宝宝。在未恢复正常的月经周期前就受孕，预产期就不好计算。

(2)怀孕前进行风疹疫苗注射

孕早期孕妇一旦感染风疹病毒，病毒可通过胎盘和血液进入胎儿体内。由于此时胎儿正处于各器官的形成阶段，病毒的感染可使细胞分化受到抑制，如果胎儿器官发育受阻，有可能发生畸形，严重者可发生早产或死产。

(3)孕前3个月开始服用叶酸

叶酸对细胞分裂和增长具有重要作用。孕妇如果缺乏叶酸，可引起孕妇巨幼红细胞贫血，还可导致胎儿发生神经管缺陷畸形。

一般神经管缺陷主要发生在末次月经后第42～47天，此期间如果叶酸摄入不足，将会影响胎儿神经管的发育，导致畸形的发生。因此最好能在怀孕前3个月到怀孕后3个月期间补充叶酸。更早开始补充和延长补充时间对孕妇有益无害。

(4)评估正在服用药物的安全性

假如育龄女性长期患某种疾病，如糖尿病或癫痫等，且在治疗中，在打算怀孕前应看医生，医生会对是否适宜怀孕，是否需要更换治疗所用的药物做出综合评价，停用对胎儿有影响或较难受孕的药物。

 2. 请医生做一次优生咨询

准备生育的夫妇应去医院请医生做一次优生咨询，向优生专家详细说明自己和配偶现在的身体健康状况，并且把家庭中其他成员的健康状况和医生讲清楚。如果被确认有家族病史的话，就要提早找出解决方案，从而及时保护宝宝的健康。

3. 了解新生命是如何开始的

(1)排卵

女子进入性成熟期后，每个月经周期一般有一个卵泡发育成熟排出卵子，排卵通常发生在两次月经中间，具体在下次月经来潮前的14天左右。排卵后卵子进入输卵管最粗的壶腹部，在此等待精子。

(2)射精

男性一次射精能排出数亿个精子,能到达输卵管壶腹部的不超过200个。精子在输卵管内游动3天左右,在输卵管外侧壶腹部与卵子相遇。

(3)受精

只有一个精子能和等待在输卵管内的卵子结合完成受精。这位幸运者将头部拱入卵细胞内，卵细胞表面便发生变化，以防其他精子进入。精子进入卵子，两性原核融合形成一个新细胞的过程称为受精。

当精子进入次极卵母细胞透明带时，标志受孕过程的开始。当精原核和卵原核的染色体融合在一起时，表明受孕过程的完结。新的细胞称为受精卵，是一个新生命的开始。

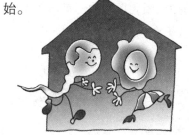

4. 了解孕育宝宝的整个过程

卵子受精是妊娠的开始，胎儿成熟后娩出及其附属物排出则是妊娠的终止，全过程约为40周。

◆精卵结合标志着生命的诞生，受精卵是新生命的第一个细胞。

◆在输卵管壶腹部形成的受精卵，将到达子宫腔。受精卵将种植在子宫内膜，称为着床，然后进行细胞分裂，形成胚胎。

◆3周左右，胚胎头尾分出体节，形成骨骼和肌肉，开始出现人形。

◆4周后，胚胎手脚开始出现，并能分辨出头和躯干，脑部迅速生长，脑垂体及听神经开始发育，初步建立胚胎血液循环。

◆8周后，心、肝、消化、泌尿和生殖器官形成并发育，心脏有跳动，脸部形成，从此胚胎期结束，进入胎儿期。

5. 生命的起始——精子和卵子

(1)精子

精子是在睾丸的曲细精管内产生的。男性青春期发育以后，睾丸便拥有持续不断的生精能力。成年人睾丸重10～20克，每克睾丸组织每天可以产生约10,000,000个精子。到40岁后，生精能力逐渐减弱，但60～70岁甚至个别90岁的老人还具有生精能力。因此男性的生育年龄明显长于女性。

(2)卵子

卵子是由卵巢的原始卵母细胞发育而成。女性青春期发育后，每个月经周期排出一个成熟卵子，有时为两个。一个妇女一生约排出400个卵子，最多500个。卵子的发育起源于胎儿时期，形成于青春期，发育在育龄期，历时几十年。因此说高龄孕妇的卵子历经数十年，可能出现畸形的几率就比较高。在55岁左右，女性就进入绝经期，卵巢失去排卵的功能，从此失去生育功能。

6. 生育宝宝的最佳月份

受孕的最佳月份应在7月和8月两个月。

(1)7～8月份受孕，孕早期正值秋季，对孕妇和胎儿都有利

7～8月份受孕，孕早期正值凉爽的秋季，经过孕早期的不适后，孕妇食欲增加，秋天水果、蔬菜新鲜可口，食物供应充足，对孕妇营养和胎儿发育都有利。

(2)7～8月份受孕，孕早期可避开冬季

7～8月份受孕，可让敏感的孕早期避开寒冷和污染较严重的冬季，减少孕早期的致畸因素。

(3)7～8月份受孕，可在春末夏初分娩

7～8月份受孕，经过十月怀胎，孩子在来年4～5月份出生，正是春末夏初时节，气候适宜，护理新生儿比较容易，也有利于产妇的身体恢复。在这个季节里，衣着日趋单薄，婴儿洗澡不易受凉，还能到室外呼吸新鲜空气，多晒太阳，预防佝偻病。蔬菜品种也非常丰富，有利于供给母亲各种营养，便于供给孩子充足的奶水。当盛夏来临时，母亲和孩子抵抗力都已得到加强，容易顺利度过酷暑。当严冬来临时，孩子已经长到半岁了，平安过冬就较容易了。

7. 排卵前后几天受孕几率最高

受孕是个复杂的生理过程，受许多因素影响。卵巢需排出正常的卵子，精液中要有活动能力较好的正常精子，卵子和精子能在输卵管内相遇并结合为受精卵，受精卵能被输送到子宫腔中，子宫内膜必须适合孕卵着床，就像一颗有生命力的种子需要适宜的土壤一样。这些条件只要有一个不正常，便会影响怀孕。卵子从卵巢排出后15～18个小时受精最好，如果24小时内未受精，就开始变性，失去受精能力。精子在女性生殖道中可存活3～5天，这段时间内具有授精能力。

8. 准妈妈要学会自测排卵日期

(1)测量基础体温

在1个月经周期内，女性的基础体温会有周期性变化，排卵后基础体温升高能提示排卵已经发生，排卵一般发生在基础体温由低到高上升的过程中，在基础体温处于升高水平的3天内为易孕阶段，但这种方法只能提示排卵已经发生，无法预告排卵将在何时发生。

测量基础体温时，必须要经6小时充足睡眠后，醒来尚未进行任何活动之前测量体温并记录，任何特殊情况都可能影响基础体温的变化，要记录下来，如前一天夜里的性生活、近日感冒等。

(2)推算法

大部分妇女在下次来月经前两周左右（12~16天）排卵，所以可以根据自己以前月经周期的规律推算排卵期。由于排卵期会受疾病、情绪、环境及药物的影响而发生改变，应与其他方法结合使用。

(3)用排卵试纸测试

先确定月经周期，即从每次月经的第1天到下次月经的第1天的天数，从月经周期第11天开始测试，每天一次，以便安排家庭生育计划，择期怀孕。

(4)观察宫颈黏液

月经干净后，宫颈黏液常稠厚而量少，称为干燥期，提示非排卵期。月经周期中期，黏液增多而稀薄，阴道分泌物增多，称为湿润期。接近排卵期时，黏液变得清亮滑润而富有弹性，如同鸡蛋清状，拉丝度高，不易拉断，出现这种黏液最后一天的前后48小时之间是排卵日，在出现阴部湿润感时即排卵期，也称为易孕期。计划受孕应选择在排卵期前的湿润期。

9. 以受孕为目的的性生活更需要性高潮

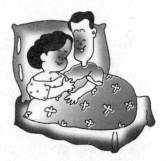

要实现受孕，夫妻之间性生活的质量是非常重要的。

研究表明，女性在达到性高潮时，阴道的分泌物增多，分泌物中的营养物质如氨基酸和糖含量增加，使阴道中精子的运动能力增强。同时，阴道充血，阴道口变紧，阴道深部皱褶伸展变宽，便于储存精液。平时坚硬闭锁的子宫颈口也松弛张开，宫颈口黏液栓变得稀薄，使精子容易进入，而性快感与性高潮又促进子宫收缩及输卵管蠕动，有助于精子上行，从而达到受精的目的。数千万个精子经过激烈竞争，强壮而优秀的精子与卵子结合，孕育出高素质的后代。所以，恩爱夫妻生下来的孩子健康、漂亮、聪明的说法是相当有道理的。

以受孕为目的的性生活特别需要性高潮，可以借助微弱的粉红色灯光，把恩爱的神情、温柔的触摸、亲昵的拥抱、甜蜜的接吻等在直视下传给对方，使爱之情感得到升华。

10. 晚上21～22时受孕最佳

科学家对生物钟的研究表明，除了一些疾病对身体的影响因素外，正常人体生理现象和功能状态在一天24小时内是不断变化的，7～12时，人体功能状态呈上升趋势；13～14时，是白天中人体机能的最低时刻；17时再度上升，23时后又急剧下降。

普遍认为，21～22时才是真正的"幸福"时刻。因为此时同房后即进入睡眠休息状态，而女方长时间平躺有利于精子游动，增加了精卵接触的机会。

11. 最好在夫妻生物钟都处在高潮期时受孕

人体生物钟的周期存在明显的高低起伏，无论是情绪还是体力的生物钟，在各自运转中都有高潮期、低潮期和临界期。当夫妻共同处在生物钟的高潮期时，精力充沛，情绪高涨，性欲旺盛，性生活的质量也理想。相反，如果夫妻两人都处于生物钟的低潮期或临界期时，体力不济，情绪低落，性欲减退，性生活质量就差。

可见，性生活中性兴奋、性欲高潮程度等，都会受到情绪、体力生物钟的影响。夫妻生活偶尔出现不和谐，不要自怨自艾，更不能相互指责，可以从生物钟的融洽与否上找原因。

12. 讲究同房体位可增加受孕机会

同房时可用枕头或其他软物垫于女方臀部，使其身体呈头低臀高位。同房后，女方再仰卧半小时，不要马上起来清洗，这样可防止精液从阴道流出，促使精子进入子宫腔内，增加受孕机会。

13. 若想怀孕莫用阴道润滑剂

试验证实，即使是浓度很低的润滑剂，也有明显降低精子质量和活力的作用，不利于怀孕。想要孩子的夫妇在房事中使用阴道润滑剂是不妥当的。最好先查明阴道润滑不足的原因，然后对症处理。

14. 准妈妈应及早诊断自己是否怀孕

想要孩子的女性应早知道自己是否怀孕，这样可较早对胎儿加以保护，避免有害因素的影响。

准妈妈自我诊断是否怀孕的 方 法

(1)月经停止

育龄妇女月经周期一般都很规律，如果月经到期不来，就应该考虑到怀孕的可能性，因为这是怀孕的最早信号，过期时间越长，妊娠的可能性就越大。

(2)早孕反应

停经后出现的一些不适现象叫早孕反应。最先出现的反应是畏冷，并逐渐出现疲乏、嗜睡、头晕、食欲不振、挑食、喜酸、怕闻油腻味、早起恶心，甚至呕吐等现象，严重时还有头晕、疲乏无力、倦怠等症状。

(3)乳房变化

可感到乳房胀痛，增大，乳头、乳晕颜色加深，乳头增大，周围出现一些小结节。

(4)基础体温升高

测量基础体温的人，可发现晨起的基础体温往往升高 0.5～1℃。

(5)早孕试纸

在普通药店就能买到早孕试纸。可用此种试纸测试尿液，最好是早上第一次尿液，如出现两条红线，就预示着可能怀孕了。

爱 心 提 示

如果准妈妈怀疑自己怀孕了，应该去看医生加以证实，排除一些异常情况，切不可仅仅自行诊断。

15. 是什么决定了宝宝的性别

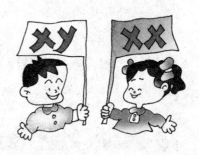

正常人体体细胞的细胞核里都有23对染色体。其中22对是常染色体，只有一对性染色体决定性别。性染色体分为x染色体和y染色体两种。男性体细胞的性染色体分别是x和y，即xy型；女性体细胞的性染色体两个都是x，即xx型。

精子和卵子所含染色体的数量是体细胞的一半，即23条染色体。女性产生的卵子只有一种带x的性染色体。男性产生的精子有两种染色体，带x染色体或带y染色体的精子各占一半。当带x染色体的精子和卵子结合，受精卵的性染色体为xx，便是女胎。带y染色体的精子和卵子结合，受精卵的性染色体为xy，便是男胎。一次射精产生的精子可达几亿之多，是带x还是带y染色体的精子与卵子结合，完全是偶然的，是大自然的一种选择。

16. 男性其实很"脆弱"

自然界中，雄性往往是强者的代名词，但也有"脆弱"的一面，这可从男女性别比例的改变上得到体现。

人类不同生长发育阶段的 性 比 例

(1)胚胎阶段

胚胎分为男胚胎和女胚胎，这种生命雏形的性比例也称初级性比例。据统计，这个比例为120~160：100，即男性胚胎大大超过女性胚胎。但是在这个阶段，男胚较为"脆弱"，夭折的比女胚多。

(2)婴儿阶段

新生儿中，男女婴儿比例为106：100。随着婴儿的发育成长，男女比例又有所改变，男婴的比例已大大下降。男孩的抗病能力、意外伤害等再次证明了男性的"脆弱"。

(3)婚育年龄阶段

在20~40岁时，这时的性比例大致为100：100，性别的天平基本持平。

(4)老年阶段

随着岁月的流逝，脆弱的男性渐渐居于下风，到90~100岁时，男性明显减少，约为女性的一半，说明女性寿命比男性长。奇妙的性别天平至今尚是自然界的一大谜。

17. 是谁在控制性别的天平

尽管大自然控制着生态平衡，男女比例在宏观上呈均衡状态，但在微观上，男女比例常受许多因素的影响而发生微小的差异，这与地域、季节、环境、药物等因素有一定的关系。

影响男女性别比例的 因 素

(1)地域

资料显示，地中海沿岸地区婴儿男性比例稍高，其次为日本、中国等东方国家。美国与前苏联两性比例比较接近，最低是牙买加。另外，由于社会经济、传统习俗的影响，第三世界国家男性比例较高。地磁的强度也会影响出生的性比例，即地磁越强，生女越多，地磁越弱，则生男越多。例如在地磁较强的芬兰，其男女婴儿比例大约为104∶100，而在地磁较弱的葡萄牙，其男女婴儿比例大约为108∶100。

(2)季节

季节也对人类生男育女有些影响。据统计分析，北半球2月和10月产女婴较多，而在5月和7月产男婴较多，而处于南半球婴儿性比例却似乎与北半球相反。

(3)环境

环境也会影响出生的性别比例。1952年，英国工业污染严重，伦敦整日笼罩着浓厚的灰雾，于是性比例就改变了，产女婴较多。有人认为，砷污染可能导致男婴增加，而钢铁厂的污染似乎可使女婴增加。如英国北部一个"女儿村"，就是长期饮用受镉污染的水源所致。

(4)战争

许多人都觉得奇怪，在战争中丧生的人以男人居多，而在战争期间或战后短时间内，出生率会有所提高，男性比例也会提高。这似乎是一种天然的代偿。第一次世界大战期间，英、法、德的婴儿男性比例都有增加。第二次世界大战期间，英国的婴儿男性比例明显提高，几乎是近百年间的最高水平。

健康小百科

自20世纪90年代以来，中国婴儿男女性别比例有逐渐升高的趋势。1982年性别比例为106:100，1995年为117:100，值得人们关注，这必将成为社会的不稳定因素。

18. 轻松计算预产期

预产期的计算方法是：末次月经的月份加9或减3，日期加7。

例如，末次月经时间为6月9日，预产期应这样计算：6-3=3（月），9+7=16（日），即预产期在次年的3月16日。

末次月经时间是指末次月经见血的第一天。如果你的月经周期不太规则，或者记不清末次月经的日期，就应在怀孕后立即请医生帮助核算预产期。

预产期就是预计分娩的日期，医学上通常以周为计算单位，即孕周。实际分娩日期在预产期前后两周都属正常。

推算预产期的 方 法

(1)据早孕反应的时间推算

这种推算预产期的方法一般在孕妇记不清末次月经的时间或月经不规律、哺乳期、闭经期妊娠时采用。一般妊娠反应在闭经6周左右出现，这时，预产期的推算方法是：出现早孕反应日加上34周，为估计分娩日。

(2)据胎动出现的时间推算

一般情况下，孕妇在怀孕18～20周能感觉胎动出现，那么按胎动推算预产期的方法是胎动出现日期再加上20周，这就能推算出大致的预产期。

(3)通过B超检查推算分娩日期

主要通过B超测双顶径（BPD）、头臀长（CRL）及股骨长（FL）进行测算。孕早期B超对胎龄的估计较为准确。

19. 预防"缺陷宝宝"的九大措施

◆避免近亲结婚。

◆预防接种，预防孕早期感染风疹病毒等。

◆避免营养不良，补叶酸和碘，预防孕早期营养素缺乏。

◆避免食用被病菌或细菌污染的食物。

◆避免饮用含酒精、咖啡因等致畸因素的饮料。

◆避免接触猫、狗、小鸟等宠物。

◆避免接触铅、苯、农药、放射性物质等致畸物。

◆避免服用某些可致畸的药物。

◆早期进行出生缺陷的产前筛查。

20. 近亲结婚要不得

(1)什么是近亲结婚

近亲结婚是指直系血亲和三代以内旁系血亲者互相婚配,如姨表、姑舅亲等。事实证明,近亲结婚并非"亲上加亲",而是"错上加错"。

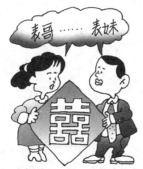

(2)近亲结婚的危害

近亲结婚可造成后代死亡率较高,素质差,常出现弱智、痴呆、畸形、多病、夭折和遗传病。据统计,近亲结婚的新生儿死亡率是非近亲结婚新生儿死亡率的3倍以上。近亲结婚还是遗传病繁殖的土壤,其遗传病的发病率比非近亲结婚新生儿高150倍。

由此可见,为了家庭的幸福,下一代的聪明健康,国家的繁荣和民族的兴旺,年轻的夫妇万万不可感情用事,要充分认识近亲结婚的危害,以科学的观念选择配偶,一定要避免近亲结婚。

21. 高龄准妈妈为何容易生傻孩子

高龄孕妇容易生傻孩子,这一事实已被大家所认识。以出生21-三体患儿(先天愚型儿)为例,25~35岁的孕妇发生几率为0.15%;35岁以上的孕妇为1%~2%;40岁以上可达3%~4%。从这些数字可以看出,高龄孕妇组出生先天愚型儿的几率比年青孕妇组要高出十倍。这是因为高龄妇女的卵子年龄过长,容易受到以下影响:

(1)卵细胞老化

女性在出生时,卵巢内就已经储存了一生的卵子,随着年龄的增加,其数目只会减少,不会增加。在卵子成熟的过程中要发生两次减数分裂,才能得到正常的卵子,因此每个卵子中只含有23条染色体。

在漫长的岁月中,人们要接触各种各样的物质,有的对身体有利,有的对身体有害;有的是偶尔接触,有的由于工作需要而长时期接触,如X线、病毒、各种有毒化学物质等,这些因素都能干扰卵细胞的成熟与分裂。因此,妇女的年龄越大,卵子受环境因素干扰的几率也就越高,染色体不分离的几率也会增高。

(2)卵巢老化

妇女自35岁以后，随着年龄的增长，卵子周围组织密度增加，会引起内分泌的改变。女性在青春期时，卵巢功能极其旺盛，随着年龄的增长，卵巢功能逐渐衰退，会影响卵子的减数分裂，造成染色体不分离。

(3)卵子在腹腔内储存时间长

随着年龄的增长，卵子在腹腔内的时间逐渐增加，腹腔内的温度较高，对卵子不利。

研究发现，染色体不分离的先天愚型儿，60%～70%是由于母亲的卵子染色体不分离所造成的，有30%是父亲的精子染色体不分离造成的。

并非35岁以上的妇女就不能生健康的孩子。35岁以上的孕妇在孕期应进行产前诊断和胎儿染色体检查，如果发现胎儿染色体异常，就应采取必要的措施；若胎儿染色体正常，则可解除思想顾虑，生一个健康的宝宝。

22. 谨防先天愚型儿

先天愚型儿（21-三体综合征）是新生儿中最常见的染色体病，也称唐氏综合征，是指第21号染色体多1条，患儿常表现为眼裂小、外眦侧斜、内眦深、眼距宽、鼻根低平（又称马鞍鼻）、颌小、口常半开、舌常伸在口外并有舌裂，又称伸舌样痴呆。

先天愚型新生儿时常有第三囟门、手指短、小指内弯、其中间指骨发育不良、脚常呈船形，50%左右有先天性心脏病，可并发其他内脏畸形，生长过程迟缓，严重者不会坐立，智力低下，只能作简单反应。患儿抵抗力差，容易患呼吸道感染，易转成肺炎，病势凶猛，很快死亡。男性者可有隐睾，常常不育。患儿手足皮肤纹理常具有先天愚型儿的特征，如通贯手。

对先天愚型儿的筛查已列入产前常规检查项目，方法是：在孕15～20周时抽血检查；对高危病例可在孕8周时取绒毛细胞做染色体培养，或在妊娠4个月时取羊水做胎儿脱落细胞培养，进行染色体检查。

为了避免生出唐氏综合征患儿，准妈妈应注意以下事项：

◆避免电磁辐射，避免进行X线检查，远离放射性物质，看电视、用微波炉不要时间过长或距离过近。

◆莫乱服药物，许多药物会导致先天愚型儿的产生。

◆避免接触有害化学物质，做好防护。

◆避免病毒感染，在病毒流行季节，尽量少外出，少接触病毒感染患者。

◆保证个人卫生，勤洗澡，每天清洗会阴部，居室也要保证清洁、通风、干燥。

23. 谨防18- 三体综合征

18- 三体综合征是指第18号染色体多一条，患儿症状多达115种以上，主要包括头有后突的枕部、眼裂狭小、耳朵畸形、耳位低下、小颌、胸骨短小、手以特殊姿势握拳、拇指紧贴掌心等。

患有18- 三体综合征的胚胎易发生流产，16% 存活到孕中期；5% 存活到预产期，易发生死产或新生儿死亡。出生后通常只能存活几天，大多半年内死亡。

母血产前筛查18- 三体综合征，具有经济、简便、对胎儿无损伤等特点，在我国已作为孕妇常规检查项目广泛普及。孕妇在8～12孕周或15～20孕周抽取2毫升静脉血即可检查。

24. 谨防唇裂和腭裂

唇裂和腭裂俗称兔唇，是比较常见的畸形，大约1000个新生儿中会出现1个唇裂或腭裂的患儿，我国是唇腭裂的高发区。

唇裂和腭裂有一定的遗传倾向，约有1/5的唇裂和腭裂患者与遗传有关。如果父母一方唇裂或腭裂，子女患病的可能性是4%。在夫妻双方均患本病的情况下，子女的患病率约15%。

唇裂和腭裂的发生不仅和遗传有关，而且受环境因素的影响，是遗传和环境相互作用的结果。遗传因素只给这种先天性畸形的发生一定的易感性，是否会出现畸形，还需有特殊的诱因。

妊娠头3个月内是胎儿唇腭形成期，此时孕妇若受到某种因素的干扰，如病毒感染、营养不良、缺氧、某种药物作用、外伤、精神创伤等，均可能导致这种畸形。如本世纪初，英国伦敦皇家动物园内饲养的母狮，因饲料中缺乏维生素，而使生下的幼狮连续出现腭裂畸形。经改善饲料的成分后，这种畸形便不再出现。1940年，澳大利亚流行风疹病毒后，唇裂和腭裂的发生率也急剧增加。

严重的唇裂可引起患者鼻子歪斜和牙齿错位。腭裂患儿因上腭裂开，造成鼻腔和口腔相通，吮吸困难，乳汁常漏入鼻腔，引起呛咳，还可导致鼻炎和呼吸道感染。由于患儿喂养困难，还可引起营养不良或生长发育缓慢。有的患儿发音时因气流从鼻腔漏出，说话时鼻音严重，发音不清晰，影响孩子正常的生活和学习，易造成孤僻自卑的心理。

25. 谨防近视和远视

近视眼和远视眼在医学上称为屈光不正。外界光线进入眼球，通过角膜、晶状体等屈光间质的折射，在眼内聚焦成像。正常情况下，外界光线在视网膜上成像，能够看清，称正视眼。如果在视网膜前方或后方成像，就不能得到清晰影像，称为近视眼或远视眼。当眼睛的角膜曲度、前房深度、晶状体前后表面曲度、晶状体厚度、眼轴长度等发生改变时，就可造成近视眼或远视眼。

(1)近视

近视眼分为普通近视和高度近视两种。普通近视度数一般在600度以下，高度近视多在600度以上，随着年龄的增长，眼球前后径增长，戴眼镜也很难矫正到正常。

近视与遗传因素有关，但环境因素对普通近视也有很大影响。从胎儿出生前到成人期间，环境因素都可能发生作用，导致近视。如果母亲在妊娠期患某种疾病、服用某些药物、照X线等，都可引起子女近视。

据报道，约40%的近视儿童母亲在妊娠期患过病。在儿童生长期，若缺乏蛋白质和维生素、出麻疹、不注意用眼卫生、长时间阅读书报或看书光线不好，都可能引起近视。

高度近视属于常染色体隐性遗传病。如果父母双方都是高度近视的患者，其子女可能全部都发病；如果父母中一方是高度近视，另一方是致病基因的携带者，子女的发病率为50%；如果父母都不是高度近视，只是致病基因的携带者，子女发病率为25%；如果父母一方是高度近视，另一方正常，子女不会出现高度近视，但有可能是致病基因携带者。

(2)远视

高度远视属于隐形遗传；低度远视或中度远视的遗传方式尚不明确。青少年时期因调节力较强，远视患者可无视力下降，但会有眼痛、头痛等眼疲劳症状。随着年龄的增长，调节力减退，视力明显下降。

虽然近视眼和远视眼可以遗传，但如果注意环境因素的影响，还是可以通过保护眼睛，来减少近视眼和远视眼的发生。孕妇应从怀孕刚开始就做好胎儿保健工作，避免孕期患病或服用对胎儿不利的药物。

孩子看书要注意用眼卫生，照明度要合适，避免在光线太强或太弱的地方看书写字。看书时，眼睛和书的距离应保持在30厘米左右。儿童看书写字的时间不宜过长，40分钟后就该休息一会儿。看书写字时的姿势要端正，不要走路看书或躺着看书，更不要在行进的车船上看书。要经常做眼睛保健操，消除眼睛疲劳。要加强体育锻炼，增强体质，预防各种疾病。如果已经得了近视眼或远视眼，可通过戴眼镜进行矫正。

26. 高危妊娠莫大意

高危妊娠是指妊娠期存在一些对母婴不利的因素或合并症，构成了对分娩或母婴安全的较大危险。年龄小于18岁或大于35岁的孕妇通常就属于高危妊娠。

由于高危妊娠增加了围产期母婴死亡率，应予以高度重视。属于高危妊娠的孕妇应做好产前检查，包括对胎儿的生长指标、胎心监测、B超、胎盘功能测定及必要的妇科及内科各项检查。医生应对孕妇及胎儿进行定期监测，并及时予以治疗，以纠正高危状态。

属于高危妊娠的孕妇不要过于紧张，只要与医生密切配合，通过严密观察及适当处理，绝大多数孕妇会安全度过妊娠期及分娩期。

27. 女性不孕的主要原因

(1)排卵障碍或不排卵

女性如果出现卵巢发育不良、卵巢囊肿、卵巢早衰或多囊卵巢综合征等，就会导致卵巢功能障碍，从而引起排卵障碍。也可因过度节食，使体重显著降低，而导致卵巢功能障碍，引起闭经或排卵障碍。

(2)输卵管闭塞或粘连

造成输卵管闭塞或粘连的常见原因有输卵管炎或子宫内膜异位症。如果输卵管不通，精卵不能相遇，就无法实现受孕。

(3)免疫因素

如果女方子宫颈黏液或血清存在抗精子抗体，就不易受孕。

(4)妇科炎症

女性如果患有阴道炎、宫颈糜烂、子宫内膜炎、附件炎、盆腔炎或其他性传播疾病，就会不同程度地影响受孕。

28. 男性不育的主要原因

(1)精液异常

少精症、弱精症、畸形精子症、无精子症都会使精液处于病理情况。

(2)生殖系统疾病

前列腺炎、精索静脉曲张、结核等疾病可造成不育。梅毒、淋病等性病会影响精子的生成、发育和活动能力。外生殖器损伤或畸形也可造成不育。

(3)性功能障碍

阳痿、不射精或逆行射精等性交障碍也会引起不育。导致阳痿的原因包括心理性、血管性、内分泌及药物作用等。

29. 什么时候采用人工授精

(1)精液异常

精液异常包括少精症、精液过于黏稠或不液化等情况。

(2)精子不能进入阴道

精子不能进入阴道包括阳痿、不射精、生殖道异常等情况。

(3)宫颈及黏液异常

宫颈及黏液异常包括宫颈炎症及宫颈黏液中存在抗精子抗体等情况。

30. 什么时候采用试管婴儿技术

(1)输卵管因素造成的不孕

输卵管因素造成的不孕包括输卵管闭塞、积水或粘连等。

(2)男性因素导致的不孕

男性因素导致的不孕包括精液异常、少精、弱精或无精等。

(3)子宫内膜异位症引起的不孕

子宫内膜异位症经药物或手术治疗后仍不能受孕的患者可以采用试管婴儿技术。

(4)卵巢因素造成的不孕

如果卵巢发育不良或早衰，无法排卵，就需要使用供者卵子受精。

(5)人工授精失败

多次使用丈夫精液人工授精或用供精者人工授精失败时，可以采用试管婴儿技术。

孕前胎教知识

1.　真正的胎教要从孕前开始

胎教不单要在生命形成后进行，在生命形成以前就应该进行，一般主张从受孕前2~3个月就应开始。

精子和卵子结合成为受精卵，才能形成一个新的生命。精子的发育成熟需要两个多月，为保证精子的正常发育和成熟，在受孕前3个月就得做好准备，为胎儿创造良好的发育基础。

准爸妈应进行婚前检查，了解生理功能；婚后在计划怀孕前选择理想的受孕季节和时间，保持良好的心情，避免不良因素的影响；考虑职业、工作环境对受孕和胚胎发育的影响等。孕前营养、孕前身体准备、孕前心理准备以及最佳生育时机的把握，都构成了孕前胎教的内容。

2.　胎教成功的秘诀

胎教成功的秘诀，是相信自己宝宝的能力和对宝宝倾注的爱心和耐心。胎教的各种内容都是围绕一个目的，即输入良性信息，确保宝宝生存的内外环境良好。这要求准妈妈心态要好，情绪要稳定，营养要均衡。

此外，夫妻感情和睦，及时进行孕前检查，有病早治，顺利生产也是相当重要的。在此基础上，再给宝宝以良性感觉信息刺激，以开发胎儿大脑的潜能。

3.　准爸妈良好的心理素质可为胎教打下基础

精卵结合，不仅输入了父母的遗传信息，也输入了父母的心理素质信息。美好的愿望，幸福的憧憬，一片爱子之心，这无疑为精卵的结合创造了一个良好的环境，为胎教打下好的基础。

4. 准妈妈要怀着期盼的心理来迎接新生命的降临

实践证明，盼望子女的母亲所生的孩子要比厌恶子女的母亲所生的孩子强壮得多。在胎儿期母亲怀有厌弃心理的孩子，很多性格孤僻，不愿与人合作，社会适应力较差，往往成为问题儿童。所以，准妈妈一定要怀着欣喜期盼的心理来迎接新生命的降临，同时得到亲人的支持与关爱和家庭的温暖，这也是孕前胎教的一项重要内容。

5. 准妈妈在孕前要积极参加胎教学校

准妈妈在怀孕前就可以参加"胎儿大学"，学习孕期保健知识和胎教知识，学做一个称职的准妈妈。准妈妈在孕前多学一些胎教实践方法，是非常必要的。

准妈妈还要合理调整居室中的色彩搭配。在不同的妊娠期，准妈妈对不同的色彩会有不同的感觉，要选择自己喜爱的颜色来装饰居室，让自己心情保持愉快。

还可以在房间内适当放置几盆花卉、盆景，在墙壁上贴几张准妈妈喜爱的宝宝照片或风景画，也可以在阳台上种植花草，饲养金鱼，使居室充满活力，让准妈妈容易消除疲劳。

6. 让宝宝继承你的聪明才智

遗传对智力的作用是客观存在的。父母的智商高，孩子的智商往往也高；父母智力平常，孩子智力也一般；父母智力有缺陷，孩子有可能智力发育不全或智力迟钝。

智力还受主观努力和社会环境的影响，后天的教育及营养等因素起到相当大的作用。家庭是智力发展最基本的环境因素，家庭提供了定向教育培养的优势条件。智力的家族聚集性现象恰恰说明了先天和后天因素对智力发展的作用。

由此可见，遗传是智力的基础，后天因素影响其发展。因此，要想使后代智力超群，就必须在优生和优育上下工夫，使孩子的智能得到充分发挥。

健康小百科

古今中外，有许多高智能结构的家族，如音乐家巴赫家族的8代136人中，有50人是著名的音乐家；我国南北朝时著名的科学家祖冲之的儿子祖恒之、孙子祖皓都是机械发明家，又都是著名的天文学家和数学家。

Part 2

孕妇保健

本章针对怀孕十个月，在每一月份都详细讲述了小宝宝的发育状况和准妈妈的身体变化，为准妈妈孕期健康饮食、居家健康、职场健康、疾病用药、运动健身、心理健康及胎教等方面都给予体贴入微的指导。

- ◆ 孕期健康饮食
- ◆ 孕期居家健康
- ◆ 孕期职场健康
- ◆ 孕期疾病用药
- ◆ 孕期运动健身
- ◆ 孕期心理健康
- ◆ 孕期胎教知识

孕妈咪在第一个月 (0~4周)

1. 小宝宝的发育状况

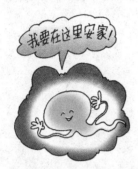

我要在这里安家!

当卵子和精子结合后的7~10日，受精卵从输卵管游走到子宫，在子宫内着床，开始发育，就像种子埋入了土壤。在前8周时，还不成人形，还不能称为胎儿，应该称为胚胎。

在怀孕第三周，这个小胚胎长0.5~1厘米，体重不到1克，像一条透明的小鱼，长有鳃弓和尾巴，这和其他动物的胚胎发育并无两样。原始的胎盘开始成形，胎膜于此时形成。这时胚胎生活在一个毛茸茸的小球内，小球内充满了适宜胚胎生长的液体，胚胎像鱼一样在其中漂浮。

2. 准妈妈身体的变化

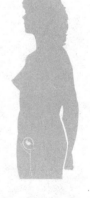

孕一月，因为胚胎太小，母体的激素水平较低，因此一般不会有不舒服的感觉，较敏感的人身体可能会有畏寒、低热、慵懒、困倦及嗜睡的症状，粗心的孕妇往往还误以为是患了感冒呢！这时子宫的大小与未怀孕时基本相同，只是稍软一点。

3. 准妈妈孕一月注意事项

初次怀孕的女性对妊娠认识不足，或者根本不了解身体的反应，以致误食药物，或者疏忽了生活上的细节，都很可能对胎儿和母体产不良的影响。

怀孕初期可能会有低热、倦怠等类似感冒的症状，如果随便找一些抗感冒药吃，不仅不能达到治疗的效果，说不定还会导致畸形儿呢！因为目前的抗感冒药大多数都是孕妇禁服的。

当准妈妈感觉身体不适时，不要勉强做剧烈运动或远游，过度运动可导致一部分孕妇阴道流血，甚至流产。不要接触有毒物质，如烫发、染发等。做X光、CT等放射检查前，应先确定有无怀孕。这个时期外界任何不良影响对胚胎来说都可能是致命的。

爱 心 提 示

育龄平日不要随意服用药物，特别是有怀孕计划的人，安全的办法是去看医生，找出病因，做出最佳处理。

4. 孕妈咪一月指南

第一个月的孕妇一般不会有特别不适的感觉，还是比较轻松的，但这个时期是胎儿发育的重要时期，孕妈咪需要特别留心。

孕妈咪一月 指 南

◆一旦停经，要想到是不是怀孕了，应该马上去看妇产科医生。

◆一旦确诊怀孕，并计划要孩子，你就应该向家人、单位领导和同事讲明，以便安排好今后的生活和工作。

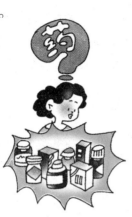

◆一定不要乱用药物，乱做检查。

◆回家后尽可能早些休息，缓解疲惫的感觉，保证第二天有一个好的工作状态。

◆补充叶酸。叶酸的补充最好是从孕前3个月开始，如果你没有提前补充，现在马上开始。

◆适当地进行户外活动，补充氧气，这样既可赶走困倦，又可改善心情。

◆正确认识怀孕，调整好情绪，一个新生命的孕育应该伴随着愉快的开始。

孕一月健康饮食

 1. 准妈妈孕一月吃什么

妊娠早期，早孕反应会使孕妇吃不下太多东西。这时应在不影响营养的情况下，尽量照顾孕妇的喜好。早餐可选择牛奶、鸡蛋和淀粉类食品，如面包、馒头、饼干等。午餐作为一天的主餐，营养丰富，除主食外，配以肉类、蛋类、蔬菜等。晚餐应清淡、易消化和营养全面。两餐之间可食用为孕妇准备的专业配方奶粉、牛奶、果汁及水果。

第一个月孕妇往往不知道自己已经怀孕，不太注意饮食问题。其实，此时就应该多吃含必需氨基酸较多的食物，并开始多食新鲜水果。

 2. 孕妈咪一月营养要素

(1)蛋白质

准妈妈要摄入充足的优质蛋白质，以保证受精卵的正常发育，可多吃鱼类、蛋类、乳类、肉类和豆制品等。

(2)维生素

维生素对保证早期胚胎器官的形成发育有重要作用，准妈妈要多摄入维生素C、B族维生素等，尤其要多摄入叶酸。叶酸普遍存在于有叶蔬菜、柑橘、香蕉、动物肝脏、牛肉中。富含B族维生素的食物有谷类、鱼类、肉类、乳类及坚果等。准妈妈要多吃新鲜水果，多摄入维生素C，以增加身体的免疫力。

(3)碳水化合物

准妈妈每天应摄入150克以上碳水化合物。若受孕前后碳水化合物和脂肪摄入不足，准妈妈会处在饥饿状态，就可能导致胎儿大脑发育异常，出生后智商较低。碳水化合物主要来源于面粉、大米、玉米、红薯、土豆、山药等粮食作物。

(4)矿物质

锌、钙、磷、铜等矿物质对早期胚胎器官的形成发育有重要作用。富含锌、钙、磷、铜的食物有乳类、肉类、蛋类、花生、核桃、海带、木耳、芝麻等。

3. 适合孕一月食用的食物

(1)富含叶酸的食物

菠菜、生菜、芦笋、油菜、小白菜、麸皮面包、香蕉、草莓、橙子、橘子、动物肝脏等食物均富含叶酸。

(2)富含优质蛋白质的食物

鱼类、蛋类、乳类、肉类和豆制品富含蛋白质。

(3)水果

孕一月准妈妈应多吃香蕉、草莓、橙子、橘子等水果。

爱 心 提 示

准妈妈应及早得知自己已经怀孕,并开始注意饮食细节。孕一月,准妈妈可按照正常的饮食习惯进食,营养要丰富全面,饮食结构要合理。

4. 孕期莫忘继续补充叶酸

(1)孕早期缺乏叶酸的危害

如果准妈妈在妊娠早期缺乏叶酸,就会影响胎儿大脑和神经系统的正常发育,严重时将造成无脑儿和脊柱裂等先天畸形,也可因胎盘发育不良而造成流产、早产等。

(2)孕中晚期期缺乏叶酸的危害

妊娠中晚期,母体血容量增加,子宫、胎盘、乳房迅速发育,胎儿继续迅速生长发育,孕妇从尿中排出的叶酸量也增加,使叶酸的需要量增加。如果叶酸供给不足,孕妇发生胎盘早剥、先兆子痫、孕晚期阴道出血的几率就会升高,胎儿容易出现宫内发育迟缓、早产、低出生体重

等。叶酸水平低下的母亲生下的婴儿体内叶酸贮备少,出生后由于身体迅速生长很快被耗尽,还会造成婴儿体内叶酸缺乏,影响婴儿的生长发育。

(3)孕妇需要改善叶酸营养状况

孕妇体内叶酸水平明显低于非孕妇女。其原因除需要量增加和丢失量增多外,孕前妇女叶酸营养状况差也是一个原因。由于饮食习惯的影响,我国约有30%的育龄妇女缺乏叶酸,北方农村妇女更为严重。

因此,为了提高人口素质,普遍提倡在计划怀孕前3个月就开始补充叶酸,直至妊娠结束。

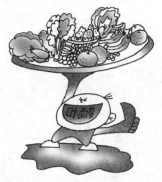

5. 有助于补充叶酸的食物

绿叶蔬菜中，如菠菜、生菜、芦笋、龙须菜、油菜、小白菜、甜菜等都富含叶酸。谷类食物中，如酵母、麸皮面包、麦芽等，水果中，如香蕉、草莓、橙子、橘子等，以及动物肝中均富含叶酸。

叶酸遇热会被破坏，因此建议食用上述食物时不要长时间加热，以免破坏食物中所含的叶酸。营养家学曾推荐孕妇每天吃一只香蕉，因为香蕉富含叶酸与钾元素。为预防神经管缺陷，也可以口服药物，如斯利安或叶维胶囊0.4毫克/日，孕前3个月和孕后3个月口服，直至妊娠结束。

6. 有助于补充矿物质的食物

研究表明，我国孕妇在孕期对矿物质的摄入量普遍不足。因此，孕妇应选食含矿物质丰富的食品，纠正偏食。为补充矿物质应选择以下食物：

准妈妈补充矿物质的 食物

◆补钙宜多吃花生、菠菜、大豆、鱼、海带、骨头汤、核桃、虾、海藻等。

◆补铜宜多吃糙米、芝麻、柿子、动物肝脏、猪肉、蛤蜊、菠菜、大豆等。

◆补碘宜多吃海带、紫菜、海鱼、海虾等。

◆补磷宜多吃蛋黄、南瓜子、葡萄、谷类、花生、虾、栗子、杏等。

◆补锌宜多吃粗面粉、大豆制品、牛肉、羊肉、鱼肉、花生、芝麻、奶制品、可可等。

◆补锰宜多吃粗面粉、大豆、胡桃、扁豆、腰子、香菜等。

◆补铁宜多吃芝麻、黑木耳、黄花菜、动物肝脏、油菜、蘑菇等。

◆补镁宜多吃香蕉、香菜、小麦、菠萝、花生、杏仁、扁豆、蜂蜜等。

◆补DHA应多吃海鱼、海虾，或直接服用DHA制品。

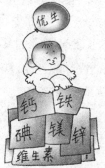

7. **准妈妈可适当多吃的食物**

(1)小米

中医学认为，小米有滋养肾气、健脾胃、清虚热等作用。小米可用来蒸饭、煎小米饼、做小米面窝窝头、煮小米粥等。小米是适宜孕妇常吃的营养价值较高的食品。

(2)海鱼

海鱼营养丰富，含有易被人体吸收的钙、碘、磷、铁等矿物质，对于大脑的生长、发育和防治神经衰弱症有极高的效用，是孕妇应经常食用的美味佳肴。

(3)鹌鹑

医学界认为，鹌鹑肉对营养不良、体虚乏力、贫血头晕者适用，故也适合孕产妇食用。鹌鹑肉富含的卵磷脂、脑磷脂是高级神经活动不可缺少的营养物质，对胎儿有健脑的功效。

(4)核桃

核桃含有丰富的不饱和脂肪酸、丰富的蛋白质，以及较多的磷、钙和各类维生素，还含有碳水化合物、铁、镁、硒等。中医学认为，核桃有补肾固精、温肺止咳、益气养血、补脑益智、润

肠通便、润燥化痰等作用，孕妇常吃核桃可防病健身，有利于胎儿健脑。

(5)黑木耳

黑木耳营养丰富，具有滋补益气、养血健胃、止血润燥、清肺强智等功效，是滋补大脑和强身的佳品。黑木耳炖红枣具有止血、养血的功效，是孕产妇的补养品。

(6)花生

花生被世界公认为是一种植物性高营养食品，被称为"长生果"、"植物肉"、"绿色牛乳"。中医学认为，花生具有醒脾开胃、理气补血、润肺利水和健脑抗衰等功效。吃花生不要去掉红色仁皮，红皮是利血物质。

(7)芝麻

芝麻含有丰富的钙、磷、铁，同时含有15.7%的优质蛋白和近10种重要的氨基酸，这些氨基酸均为构成脑神经细胞的主要成分。中医学认为，芝麻有填精、益髓、补血、补肝、益肾、润肠、通乳、养发的功能，孕妇适当多吃芝麻对己对胎儿都有益。

8. 准妈妈不宜过量吃的几种水果

不少准妈妈喜欢吃水果，甚至还把水果当蔬菜吃。她们认为这样既可以补充维生素，将来出生的宝宝还能皮肤白净，健康漂亮。

营养专家指出，这种想法是片面、不科学的。虽然水果和蔬菜都含有丰富的维生素，但是两者还是有区别的。水果中纤维素含量并不高，但是蔬菜中纤维素含量却很高。如果过多地摄入水果，而不吃蔬菜，就会减少纤维素的摄入量。有的水果中糖分含量很高，如果孕期糖分摄入过多，还可能引发孕妇糖尿病。

准妈妈不宜过量吃的 水 果

(1)葡萄

葡萄有补血、消除疲劳、利尿、增进食欲的作用，如果孕妇吃葡萄过多，易产生内热、腹泻等症。另外，葡萄含糖量较高，便秘者不宜多食。

(2)苹果

苹果有生津、健脾胃、补心益气、降压、助消化、通便、润肺化痰、止咳等功效，但过量食用会损害肾脏。因为苹果含有发酵糖类，是一种较强的腐蚀剂，多食容易引起龋齿，因此食后应及时刷牙或漱口。

(3)梨

梨有止咳润肺、利尿通便的功效，如果孕妇吃梨过多，则会损伤脾胃。

(4)柿子

柿子具有降压止血、消热解渴等功效，但其性寒，孕妇不宜食用。若空腹大量食用，因其含有单宁、果胶，与胃酸、未被消化的纤维遇到一起，在胃里易形成结石。特别是刚吃过富含蛋白质的螃蟹后，不宜立即吃柿子，否则会出现结石，造成消化道梗阻。

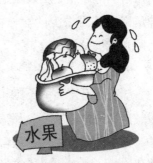

爱 心 提 示

正常情况下，孕妇每日食用100克橘子、苹果或猕猴桃就可以了，还可根据季节食用些西瓜、西红柿、草莓等，最多一天不宜超过500克。

9. 准妈妈应少吃罐头食品

(1)罐头食品中的添加剂对胎儿发育不利

研究表明，妊娠早期，如果孕妇过多食用含有食品添加剂的罐头，对胎儿发育不利。这是因为，在罐头食品的生产过程中，往往加入一定量的添加剂，如人工合成色素、香精、甜味剂和防腐剂等，这些都是人工合成的化学物质，对胚胎组织有一定影响。在胚胎早期（受孕20～60天），细胞和组织严格按一定步骤和规律进行繁殖和分化，这时的胎儿对一些有害化学物质的反应和解毒功能尚未建立，在此期间如果受到这些有害物质的影响，容易导致畸胎的发生。

(2)存放过久的罐头对母子健康不利

罐头保鲜期一般为半年至1年，市场上出售的罐头食品往往存放时间较长，甚至超过保鲜期，质量已经发生变化，孕妇吃了当然对健康不利。

(3)罐头易被细菌污染，容易造成食物中毒

罐头食品在制作、运输、存放过程中如果消毒不彻底或密封不严，就会导致食品被细菌污染。细菌在罐头内生长繁殖，可产生对人体有害的毒性物质，若被人误食后可造成食物中毒，其危害相当严重。

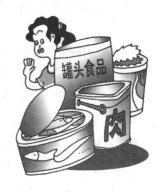

爱心提示

准妈妈怀孕后最好不要吃罐头食品。孕妇可以根据季节多吃一些新鲜的水果蔬菜，鸡蛋、鱼、肉也要买新鲜的。

10. 准妈妈应少吃方便食品

现在市场上各种方便食品很多，如方便面、饼干等。有些孕妇喜欢吃这些方便食品，觉得既方便，味道又好；也有的因工作繁忙，也愿意将方便食品作为主要食品。这种做法对孕妇与胎儿都不利。

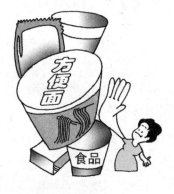

如果孕妇营养不良，就会影响胎儿生长发育，造成新生儿体重不足。孕妇营养不良的原因一般是吃得太少或过分依赖方便食品，尤其是在怀孕的前三个月，很多准妈妈虽然摄入了足够的蛋白质，但必要的脂肪酸却往往摄入不足。研究表明，在怀孕早期，要想形成良好的胎盘及其丰富的血管，特别需要脂肪酸，脂肪酸对胎儿大脑的发育也有好处。若孕妇过分依赖方便食品，就会使脂肪酸摄入不足。

爱 心 提 示

孕妇应少吃方便食品，要多吃营养丰富的动植物食品，以保证胎儿营养的供给。

11. 准妈妈不宜多吃油条

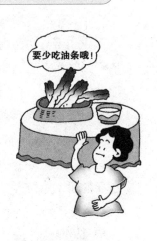

在美国长岛地区，长期流行着一种震颤麻痹神经系统疾病，后经过科学家试验，发现当地土质中铝的含量高得惊人。又有人用富含铝的饲料喂养动物或直接把铝注入猫的脑内，结果这些动物都变成了痴呆。也有科学家解剖了一些因痴呆而死亡的病人，同样发现其大脑中含有高浓度的铝元素，最高者可达到正常人的30倍以上。根据以上试验判断，过多摄入铝元素对人的大脑极为不利。

炸油条时，每500克面粉就要用15克明矾，明矾正是一种含铝的无机物。也就是说，如果孕妇每天吃两根油条，就等于吃了3克明矾。这样天天积蓄起来，其摄入的铝量就相当惊人了。孕妇体内的铝元素会通过胎盘侵入胎儿的大脑，影响胎儿大脑发育，增加痴呆儿发生的几率。

12. 准妈妈只吃精米精面会造成营养缺乏

有的孕妇只吃精米精面，殊不知，长期如此，非常容易造成孕妇和胎儿营养缺乏。

人体必需的矿物质对孕妇和胎儿来说更为重要，若孕妇缺乏矿物质，会引起严重后果，如早产、流产、死胎、畸胎等。因此，孕妇更需要食用"完整食品"。"完整食品"即未经过细加工的食品或经过部分加工的食品，其所含营养尤其是矿物质更丰富，多吃这些食品可保证对孕妇和胎儿的营养供应。相反，一些经过细加工的精米精面，所含的矿物质和维生素常常已流失掉。只吃精米精面的人，往往缺乏人体所需的矿物质和维生素。因此，孕妇要多食用普通的谷类和面粉，避免造成某种营养缺乏。

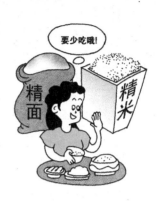

健康小百科

人体中除含有氢、碳、氮、氧、磷、钙等11种常见元素（占人体总重量的99.95%）外，还含有铁、锰、钴、铜、锌、碘、钒、氟等14种微量元素（只占体重的0.01%）。这些微量元素虽然在体内的含量比重极小，但它们是人体中必不可少的元素，一旦供应不足，就会引起疾病，甚至导致死亡。

13. 准妈妈要养成良好的饮食习惯

◆每天清晨准妈妈要空腹喝一杯白开水或矿泉水。

◆一定要吃早餐，而且保证质量。早餐应主副食搭配，干稀搭配。午餐要丰盛。

◆定时用餐，三餐之间最好安排两次加餐，进食一些点心(饼干、坚果)、饮料(牛奶、酸奶、鲜榨果汁等)、蔬菜和水果。定量用餐，按时用餐，不挑食、偏食，少去外面就餐。

◆果类蔬菜与叶类蔬菜搭配，根类蔬菜和叶类蔬菜搭配，红色、紫色或黄色蔬菜和绿色蔬菜搭配。

◆准妈妈进餐时应保持心情愉快，家中餐厅温馨幽雅有助于增进食欲，同时保证就餐时不被干扰。

爱心提示

准妈妈良好的饮食习惯是宝宝健康成长、正常发育的前提。

14. 准妈妈饮食七忌

(1)忌营养过剩

孕妇若过多进食肉类、鱼类、蛋类和甜食等，则可使体内儿茶酚胺水平增高，容易使胎儿发生唇裂、腭裂。孕妇若过多进食动物肝脏，体内维生素A就会明显增多，可影响胎儿大脑和心脏发育，还会出现生殖器畸形。

(2)忌菜肴过咸

孕妇常吃过咸的食物，可导致体内钠潴留，引起浮肿，影响胎儿的正常发育。

(3)忌食受农药污染的果蔬

孕妇吃了被农药污染的蔬菜、水果后，会导致基因正常控制过程发生转向或胎儿宫内生长受限，从而导致先天性畸形，严重的可使胎儿发育停止，发生流产、早产，甚至死胎。

(4)忌饮可乐

孕妇过多饮用可乐型饮料，会损害胚胎，因为可乐型饮料主要是用可乐果配制而成，而可乐果中含有咖啡因和可乐宁等生物碱，这些物质可通过胎盘进入胎儿体内，影响胎儿的脑、心、肝和胃肠等器官的正常发育。

(5)忌常喝咖啡

咖啡中的咖啡因可作用于胚胎，与细胞中脱氧核糖核酸结合引起突变。孕妇常喝咖啡，还有造成流产和畸胎的危险。

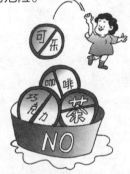

(6)忌常饮浓茶

孕妇常喝浓茶，对胎儿骨骼的发育会有不良影响，严重的可导致胎儿畸形。

(7)忌饮酒

孕妇嗜酒，会导致胎儿畸形和宫内发育迟缓，增加早产率和围产期死亡率。

15. 准妈妈偏食会造成营养失衡

孕妇偏食一般是指偏爱吃某一种或某几种食品。如果孕妇食物品种过于单调，就会造成体内营养不均衡，导致某种营养素的缺乏，对自身健康和胎儿发育不利。因此，孕妇饮食应丰富多样，常换常新，保证营养全面均衡。

孕一月居家健康

1. 孕早期居家注意事项

安静的生活环境,清新的空气以及清洁卫生的居室会让准妈妈轻松悠闲地度过孕期。除了保证舒适的生活环境外,准妈妈还应注意平时的生活起居,良好的生活习惯会保证胎儿的正常发育。

准妈妈居家 注 意 事 项

(1)保证充分的休息与睡眠

怀孕后,准妈妈身体负担加重,为适应这一变化,准妈妈的生活起居要规律,适当增加休息和睡眠时间。一般夜间睡眠不要少于8小时,有条件的应增加午睡,避免过于劳累。睡眠时,孕妇应注意选择舒适的体位,一般认为,左侧卧位可减轻子宫右旋对血管的压迫,利于胎儿的血液供应。休息时,尽量抬高下肢,有助于减轻孕妇下肢水肿和静脉曲张。

(2)轻松娱乐

准妈妈良好的情绪是胎儿健康生长发育的内环境。准妈妈可多听听优美舒缓的音乐,远离噪音。

(3)合适的衣着

孕妇新陈代谢加快,容易出汗,应穿宽松柔软的棉织衣物,腹部不宜用皮带勒紧。夏季注意避暑,勤换衣服,冬季注意保暖。孕期不宜穿高跟鞋,以免跌倒损伤,导致流产。

(4)避免寒冷、负重与出行

怀孕后孕妇要尽量避免冷水的刺激,避免无节制的负重,少去人流拥挤的公共场所,不宜独自长时间旅行。

(5)避免其他有害因素

热水浴与桑拿产生的高温会损伤胎儿的中枢神经系统。电热毯与微波炉产生的电磁波或微波会影响胎儿器官的发育。怀孕3个月内要禁止接触放射线,哪怕做小剂量的胸透,也要在怀孕7个月以后进行。受精第18~72天是致畸的敏感期,高峰在第30天左右,在这段时间内,要避免接触化学有毒物质和服用致畸药物。由于病毒能通过胎盘进入胎体,可造成胎儿畸形,因此要设法提高母亲身体的抵抗力,及时治疗病毒感染所致的疾病。

2. 准妈妈最易忽视的健康营养素

(1)水

除了必要的食物营养之外，水也是准妈妈必需的营养物质。但是，水却经常被人们所忽视。

众所周知，水占人体体重的60%，是人体体液的主要成分，饮水不足不仅仅会引起干渴，同时还会影响到体液的电解质平衡和养分的运送。调节体内各组织的功能，维持正常的物质代谢都离不开水。所以，怀孕期间准妈妈要养成多喝水的习惯。

(2)清新的空气

清新的空气对生活在城市的人们来说确实是一种奢侈品。随着近年来机动车辆的增多，空气污染已经成为一种社会的公害。但是，有些孕妇因为怕感冒，不经常开窗，从而影响空气的流通，长此以往，会影响孕妇的健康。因此，一定要注意室内空气的清新。

(3)阳光

阳光中的紫外线具有杀菌消毒的作用，更重要的是通过阳光对人体皮肤的照射，能够促进人体合成维生素D，进而促进钙质的吸收和防止胎儿患先天性佝偻病。

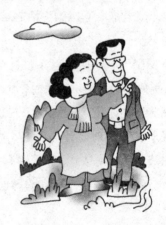

爱心提示

孕妇在怀孕期间要多进行一些室外活动，这样既可以提高自身的抗病能力，又有利于胎儿的发育。

3. 准妈妈着装要宽松舒适

现在有些青年妇女喜欢穿紧身的衣服，以显示体形美，甚至在怀孕以后，还不愿穿对身体有利的宽大舒适的衣服。其实这是不对的。

妇女怀孕以后，由于胎儿在母体内不断发育成长，会使得母体逐渐变得腹圆腰粗，行动不便。同时为了适应哺乳的需要，孕妇乳房也逐渐丰满。此外，孕妇本身和胎儿所需氧气增多，呼吸通气量也会增加，胸部起伏量增大，孕妇的胸围也会增

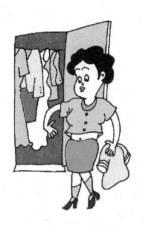

大。如果再穿原来的衣服，特别是紧身的衣服，就会影响呼吸和血液循环，甚至会引起下肢静脉曲张和限制胎儿的活动。

一般来说，孕妇夏季容易出汗，宜穿肥大不贴身的衣服，如穿不束腰的连衣裙，或胸部有褶和下摆宽大的短衣服，裤子的腰部要肥大，也可穿背带裤。冬天要穿厚实、保暖、宽松的衣服，如羽绒服或棉织的衣服，既防寒又轻便，要比平时穿得更暖和一些。

现在市场上很多孕妇服出售，怀孕的妇女可选购适合自己的孕妇服。

爱 心 提 示

怀孕后的妇女应穿轻便柔软、宽大舒适的衣服，内衣、内裤不要太紧，裤带也要松紧适度，这样才有利于孕妇的身体健康，也有利于胎儿的生长发育。

4. 孕妈咪美容要以健康为前提

◆孕妈咪在美容时，应首先考虑到身体的健康，美观要放在第二位。

◆不要因脸上出现色斑而用浓妆遮盖，这样会使皮脂腺分泌受阻。

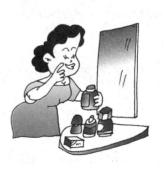

◆要经常洗脸，保持脸部皮肤的清洁。为防止皮肤对化妆品过敏，孕期最好不用新的化妆品，而沿用已经习惯的产品。

◆由于烫发水中可能含有对胎儿有影响的毒性物质，所以孕早期不要烫发，发型可选择易梳理的短发。

5. **孕妈咪个人护理细安排**

(1)勤淋浴

怀孕期间每天应沐浴，以淋浴为好。穿棉质内裤，以防阴道受感染。

(2)认真刷牙

孕妇容易出现牙龈肿胀、牙出血、蛀牙等情况。三餐后要用柔软的牙刷彻底刷牙。如果牙齿损坏，看牙医时就应告诉医生你已怀孕。

(3)保护乳房

怀孕最初3个月，准妈妈乳房开始胀痛，到怀孕28周时乳房开始胀大，有静脉显露，乳头也会增大，颜色变深。这时要穿宽松的内衣，不要紧压乳头。

(4)擦洗乳头

要经常擦洗乳头，使乳头皮肤变得有韧性，为日后哺乳做好准备。

(5)不要按摩乳房

研究表明，产前做乳房按摩，有可能引起流产或早产。

(6)用初乳滋润乳头

在孕28~36周，初乳出现后，准妈咪在沐浴之后，可挤出少量乳汁，涂在乳头周围皮肤上，干后就形成薄膜，它的滋润效果比任何护肤品都好。

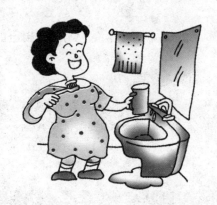

6. **孕早期应停止性生活**

为了保证胎儿的健康，妊娠头3个月应避免性交。因为此时胚胎正处于发育阶段，特别是胎盘和母体子宫壁的连接还不紧密，如果此时进行性生活，就有可能使子宫受到震动，导致胎盘脱落，造成流产。即使性生活时十分小心，由于孕妇盆腔充血，子宫收缩，也有可能造成流产。

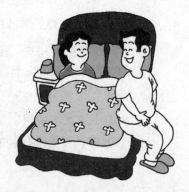

7. 准妈妈要谨防煤气中毒

当空气中一氧化碳浓度达0.06%时，1小时便能引起中毒；如果达0.32%，只需30分钟就可使人昏迷死亡。孕妇吸入的氧气不但要供给本身需要，还要满足胎儿生长发育的需要。孕妇心脏功能、肾的排泄功能、肝的解毒功能大大增强，孕妇身体代偿能力几乎达到极限，孕妇血红蛋白本来就偏低，如果孕妇血液中一氧化碳浓度上升，会使血红蛋白和一氧化碳大量结合，容易造成供氧不足和一氧化碳中毒。

孕早期，一氧化碳中毒可影响胎儿生长发育，造成胎儿畸形、流产或胎死宫内。孕晚期，一氧化碳中毒可造成胎盘早剥、早产、胎儿死亡，所以孕妇一定要提高警惕，谨防一氧化碳中毒。

8. 准妈妈要学会记录妊娠日记

妊娠日记就是孕妇本人或家人把孕妇在妊娠期间所发生的与孕期保健有关的事情记录下来。写妊娠日记可以帮助孕妇掌握孕期活动及变化，帮助医务人员了解孕妇在妊娠期间的生理及病理状态，为及时处理异常情况提供依据，可以减少因记忆错误而造成病史叙述不当及医务人员处理失误。

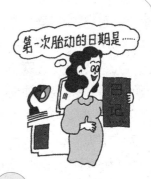

第一次胎动的日期是……

妊娠日记需要记录的 内 容

◆末次月经日期。

◆早孕反应的起始与消失日期，有哪些明显的反应。

◆第一次胎动的日期与以后每日的胎动次数。

◆孕期出血情况，记录出血量和持续日期。

◆若孕期患病，则应记录疾病的起止日期、主要症状和用药品种、剂量、日数、副反应等内容。

◆有无接触有毒有害物质及放射线。

◆重要化验及特殊检查结果，如血尿常规、血型、肝功能、B超等。

◆如曾经有过情绪激烈变化或性生活，也应加以记录。

孕一月职场健康

1. 准妈妈怀孕后该如何工作

一般来说，如果准妈妈不是从事以体力劳动为主的工作，在孕期是可以坚持继续工作的。和友善的同事一起工作，上班族准妈妈可以得到身心两方面的调剂，更利于健康。工作时，准妈妈要根据自己的情况随时调整，一旦感觉累了，就应及时休息。在工休时间，可以吃一点水果或点心，并到室外呼吸一下新鲜空气。吃完午饭以后，要尽可能睡上一会儿。

2. 准妈妈孕期工作安全备忘录

◆最好不要进行繁重劳动、剧烈的全身振动和局部振动的作业。

◆不要参加有跌落危险、距地面2米以上的高处作业。

◆不要参加需频繁弯腰、攀高或下蹲的作业。

◆准妈妈不要搬动超过25千克的重物或推拉超过200千克重的东西，以免引起早产、流产。

◆如果准妈妈从事医护工作，不要去传染病区和放射科工作，以免带回有害的病菌或受到辐射。

◆在人流量较高的公共场所工作的准妈妈要经常洗手，减少感染细菌的机会，如果遇到流感高发季节，最好调换工作环境或调休。

3. 准妈妈孕早期不宜使用电脑

电脑是工作中不可缺少的左膀右臂。电脑开启时，显示器产生的电磁辐射对细胞分裂有破坏作用，在怀孕早期会损伤胚胎的微细结构。根据最新的研究报告，怀孕早期的妇女如果每周上机20小时以上，流产率增加80%，生出畸形胎儿的几率也会增加。所以，在怀孕3个月以内，准妈妈最好冷落电脑，即使是别人操作的电脑，准妈妈也要与它保持一定的距离。虽然这很难做到，不过尽量少接触电脑还是可以的，如果必须上机的话，就要与屏幕保持一臂长的距离，或佩带防护装置。

4. **准妈妈不宜从事某些化工行业**

从事化工行业的女工常接触化学毒物,有些化学毒物会对母婴健康造成严重危害,极易造成婴儿先天畸形。从事某些化工生产的妇女怀孕后应调换工作,以利优生和健康。

某些化工行业的 危害

如经常接触含铅、镉、甲基汞等重金属的化工产品,会增加孕妇流产和死胎的危险性,其中甲基汞可导致胎儿中枢神经系统的先天疾患。

铅与婴儿智力低下有密切关系。

妇女怀孕后接触二硫化碳、二甲苯、苯、汽油等有机物,流产发生率明显增高,其中二硫化碳、汽油还会促进妊娠期高血压疾病的发生。

从事氯乙烯加工和生产的妇女所生婴儿先天痴呆率很高。

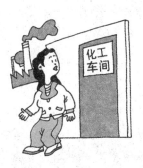

5. **准妈妈上下班安全策略**

(1)步行

准妈妈在步行上班时,要对身边或者对面急走过来的行人要立即避让,以免撞到腹中的宝宝。

(2)打车

如果准妈妈选择打车上班,要注意副驾驶是最不安全的位置,在紧急情况下,防撞气垫弹出会撞到准妈妈的肚子。所以,准妈妈一定要坐在出租车的后排。

(3)乘车

准妈妈如果坐地铁或公共汽车上班,那么尽量挑车头或者车尾的位置坐。

(4)自己开车

自己开车上班的准妈妈,要正确佩戴安全带。安全带应该将横带一段箍在肚子和大腿之间,紧贴盆骨,并在背后放一个靠垫,可以帮助减轻腰背的压力。

孕一月疾病用药

1. 准妈妈应重视孕早期检查

怀孕早期检查一般在停经后40天后进行。通过第一次孕期检查以明确以下问题：

◆怀孕对母体有无危险，孕妇能否继续怀孕。

◆胎儿有无先天畸形，是否需要中止妊娠。

◆孕妇生殖器官是否正常，对今后分娩有无影响。

◆胎儿发育情况是否良好，是否需要采取措施。

◆孕妇有无妇科疾病，以便及时发现与治疗，避免给胎儿带来危害。

◆化验血液、尿液，看有无贫血或其他问题。

◆肝功检查，如有肝炎，应中止妊娠。

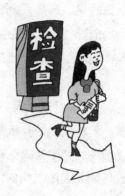

爱心提示

怀孕早期检查是孕妇产前检查的一部分，从确诊怀孕起，孕妇应每半月（至少每月）到医院做1次检查，以便医生随时掌握情况，及时地对孕妇进行必要的健康指导，使孕妇顺利度过妊娠期和分娩期。

2. 准爸爸应陪护准妈妈做孕期检查

准爸爸陪伴准妈妈去做孕期检查，会让准妈妈感到安心和踏实，减轻心理压力。准爸爸通过参与孕期检查，不仅能清晰地感到宝宝的存在和成长，而且更能体会到妻子承受的身体负担，从而更加怜惜准妈妈，增进夫妻感情，促进家庭和睦，还可以了解准妈妈的身体变化状况，及时发现异常问题，有助于优生。

3. 孕早期准妈妈需做的常规化验

(1)血常规

通过检查血常规，可了解孕妇是否贫血。正常情况下，孕前及孕早期血红蛋白≥120克/升，妊娠后6～8周，血容量开始增加，至妊娠32～34周达到高峰，血浆增多，而红细胞增加少，血液稀释，血红蛋白110克/升。通过检查血常规，还可以了解红细胞和血小板有无异常。

(2)尿常规

了解孕妇尿酮体、尿糖、尿蛋白指标，可以得知妊娠剧吐的严重程度，提示孕妇是否患有糖尿病。

(3)乙肝五项检查

了解孕妇是否是乙肝病毒携带者，若乙肝表面抗原（HBsAg）呈阳性，则表明是乙肝病毒携带者，如果同时伴有核心相关抗原(HBeAg)、核心抗原（HBcAg）阳性，则提示胎儿被感染的机会增加,新生儿出生后应及时给予主动免疫和被动免疫。

(4)肝功能检查

了解孕妇孕早期肝脏情况。急性病毒性肝炎患者不宜妊娠，如妊娠期患急性病毒性肝炎,可使病情加重,危及母儿生命安全。通过肝功能检查，还可对孕妇其他肝脏疾病进行鉴别。

(5)血型检测

通过血型检测，可了解孕妇是否存在特殊血型。如果孕妇为Rh阴性血型，丈夫为Rh阳性血型，胎儿就有发生溶血的可能。如果孕妇为O型血，丈夫为O型以外的血型，就应查抗体效价，如>1∶64，孕期应进行治疗。

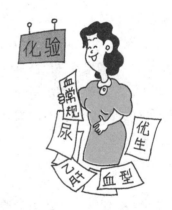

(6)优生四项检查

优生四项检查包括弓形虫、巨细胞病毒、单纯疱疹病毒、风疹病毒检测，如以上病毒在孕早期感染后，均可造成不同程度、不同器官的畸形。一旦检查出阳性，可考虑终止妊娠。

4. 准妈妈要学会计算孕周

计算孕周时，在妇产科检查中一般都从末次月经的第一天开始算起。从末次月经的第一天开始，整个孕期是9个月零7天，共280天。每7天为一个孕周，共计40个孕周。每28天为一个孕月，共10个孕月。

有的孕妇会有疑问，认为不可能是来月经的那天怀孕的。这话很对，通常怀孕要在月经后的14天左右，于是就有一个受精龄的问题，受精龄是从受精那天开始算起，即280减去14，共266天，38个孕周。

由于末次月经的第一天比较好记忆，医生计算孕周时，通常从末次月经第一天开始计算。对月经不准的孕妇，胎龄常常和实际闭经时间不一样，需要结合B超、阴道检查、发现怀孕的时间、早孕反应的时间、胎动的时间等指标来进行科学推断。

子宫随着妊娠的进展而逐渐增大，宫底高度随胎儿生长而增长，同时与羊水量有一定的关系，根据手测子宫底高度及尺测耻骨上子宫长度，可以判断孕周数(见下表)。宫底高度因孕妇的脐耻间距离、胎儿发育情况、羊水量、单胎或多胎等稍有差异。

一般情况下，到医院进行产前检查，医生可以通过检查了解胎儿的发育情况，判断胎儿的大小。如果条件允许，孕妇不妨在家中进行自我检测。准备一把软尺，早晨起床后，排空膀胱，然后平卧位，测量耻骨联合正中上缘至宫底的高度，对照下表判断子宫的增长是否符合孕周。这样做有利于早期发现巨大儿、羊水过多、胎儿宫内生长受限等。

子宫高度与孕周的关系

孕周	手测宫底高度	尺测宫底高度(厘米)
12周末	耻骨联合上2~3横指	
16周末	脐耻之间	18（15.3~21.4）
20周末	脐下1横指	
24周末	脐上1横指	24（22.0~25.1）
28周末	脐上3横指	26（22.4~29.0）
32周末	脐与剑突之间	29（25.3~32.0）
36周末	剑突下2横指	32（29.8~34.5）
40周末	脐与剑突之间或略高	33（30.0~35.3）

5. 准妈妈该知道的数字

◆胎儿在母体内生长的时间：40周，即280天。

◆预产期计算方法：末次月经首日加7，月份加9（或减3）。

◆妊娠反应出现时间：停经40天左右。

◆妊娠反应消失时间：妊娠第12周左右。

◆首次产前检查时间：停经后3个月左右。

◆自觉胎动时间：妊娠第16～20周。

◆胎动正常次数：每12小时30～40次，不应低于15次。早、中、晚各测1小时，将测得的胎动次数相加乘以4。

◆早产发生时间：妊娠第28～37周内。

◆胎心音正常次数：每分钟120～160次。

◆过期妊娠：超过预产期14天。

◆临产标志：见红、阴道流液、腹痛，每隔5～6分钟子宫收缩1次，每次持续30秒以上。

◆产程时间：初产妇12～16小时，经产妇6～8小时。

爱 心 提 示

以上数字是孕妇应当掌握的，当有异常情况时，应及时去医院检查。

6. 准妈妈要谨防宫外孕

　　受精卵的正常受精部位是输卵管，通过游走，最后着床在子宫腔内，子宫腔为受精卵的生长发育提供充足的空间和丰富的血供。受精卵因某些原因在子宫腔外"安营扎寨"就叫宫外孕。95%的宫外孕在输卵管，也有在卵巢和腹腔的。

　　宫外孕的主要原因是输卵管狭窄或功能不全，导致受精卵不能进入子宫腔，而在输卵管等部位发育，但这些部位血供差，组织薄，不适于妊娠，容易剥离流产或者破裂出血，严重者还能危及生命。

谨防宫外孕的 注 意 事 项

　　● 停经、阴道流血、腹痛下坠是宫外孕的典型表现。如果下腹痛加剧，伴有恶心、呕吐、头晕、出汗、面色苍白、肛门下坠或者有大便感，说明可能有内出血，是危险之兆，应及时就诊，不能延误治疗。

　　● 当妇女下腹痛时，尤其是孕妇出现腹痛时，一定警惕宫外孕。

　　● 宫外孕是比流产更严重的疾病，随着胎儿长大，输卵管会破裂而引起大出血。不仅胎儿保不住，更重要的是威胁母亲的生命。

　　● 当出现停经、月经明显少于以往月经、阴道不规则出血、腹痛等征象时，就要去看医生，因为宫外孕

的症状不很典型，病人要把发病以来的细节仔细向医生讲明，让医生帮助你判断是不是患有宫外孕。

　　● 宫外孕也易和其他一些腹痛的毛病相混淆，应注意区分。肠套叠的症状是阵发性的剧烈腹痛，大便带血；阑尾炎产生的疼痛是从上腹部开始，逐渐移至右下腹，可伴有发热；肠扭转的症状是突然出现腹痛、腹胀；胆石症的症状是右上腹痛，有胆结石的历史。而宫外孕产生的疼痛症状是下腹剧痛，可偏于一侧，伴有失血的征象。

　　● 应早诊断、早发现、早治疗宫外孕，否则会给孕妇带来生命危险。

❀ 医师指点 ❀

　　如何早期发现宫外孕呢？已婚育龄妇女一旦月经超期，发现不规则阴道流血，伴有剧烈的下腹一侧疼痛，就应立即到医院诊断治疗，不要耽误时间，以免流血过多而危及孕妇生命。

7. 准妈妈要警惕阴道流血

精子和卵子结合成受精卵，分裂发育成胚泡，于受精后第5~6天埋入子宫内膜。在孕酮的作用下，卵巢卵细胞的发育受到抑制，排卵受到抑制，子宫内膜发育成蜕膜，月经周期停止。因此，怀孕后不应有阴道流血，一旦出现阴道流血，应进行检查。

孕期阴道流血的主要原因是先兆流产、宫颈糜烂、宫外孕或葡萄胎等，故应引起足够的重视。宫颈糜烂引起的出血和先兆流产的出血在出血量、时间、颜色上很难鉴别，所以要到医院检查。宫颈癌也可能引起孕期阴道流血，但发生率很低，可通过孕早期宫颈涂片早期发现宫颈癌和癌前病变。

过度的性生活，吃巧克力过多，吃辣椒、桂圆等热性、刺激性食物都会加重出血症状。

8. 简单识别假孕的真面目

假孕患者多为结婚2~4年未怀孕的少妇，她们急切盼望怀孕，在强烈的精神因素影响下，会产生食欲不振、喜欢酸食、恶心、呕吐、腹部膨胀、乳房增大等一系列酷似早孕反应的症状和体征。怎样从医学上来解释这种现象呢？

研究发现，有些妇女婚后盼子心切，大脑皮层中会逐渐形成一个强烈的"盼子"兴奋灶，影响了中枢神经系统的正常功能，引起下丘脑垂体功能紊乱，体内孕激素水平增高，抑制了卵巢的正常排卵，最后导致停经。另一方面，停经之后，由于孕激素对脂肪代谢的影响，逐渐增多的脂肪便堆积在腹部，脂肪的沉积加上肠腔的积气，会使腹部膨胀增大。腹主动脉的搏动或肠管蠕动使患者认为这就是"胎动"。闭经、腹部增大和所谓的"胎动"让患者误以为自己有孕在身。

经过简单的检查就能识别假孕。医生要对假孕患者耐心解释，必要时做B超检查。如果患者情绪波动较大，可给予谷维素、维生素B_1、安定等调节植物神经紊乱与镇静的药物。

医师指点

如果婚后未采取避孕措施，3年仍未怀孕，夫妇双方就应到医院做全面系统的检查，找出不孕的原因，并进行相应的治疗。

孕产妇保健全书

  孕一月运动健身

1. 适宜孕一月的运动

孕一月准妈妈适合进行的运动有走路散步、简单的伸展操、骑脚踏车、简单的慢舞、游泳等。

爱 心 提 示

准妈妈骑脚踏车时，应选择固定式的脚踏车健身器材，运动时要缓慢轻松。准妈妈游泳时，最好选择卫生合格的温水游泳池，以免着凉。

2. 孕一月不适合进行的运动

孕一月准妈妈不适合进行的运动有需大力跳跃、震动性很大的运动，如跳绳、踢毽等；需要快速移动或突然改变方法的运动，如快跑、网球、羽毛球、乒乓球等；所有的竞技运动，如骑马、跆拳道等，以及压迫腹部的运动，如仰卧起坐、屈腿上抬等。

3. 孕一月运动安全准则

◆利用心跳率来决定准妈妈的运动强度，一般以不超过每分钟140次为原则。

◆准妈妈每一次运动的时间不应超过15分钟。

◆在运动前、运动中和运动后的三个阶段，准妈妈要尽量补充水分，以免使体温过高。

◆避免在炎热和闷热的天气状况下做运动。

爱 心 提 示

如果准妈妈在孕期一直坚持运动，体力就比较好，肌肉也更有力量，还有助于顺利生产。

孕一月心理健康

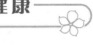

1. 准妈妈应重视心理保健

怀孕是一件大事，在外界条件影响下，孕妇所产生的喜、怒、哀、乐等心理活动不但能够直接影响机体的循环、消化、呼吸及内分泌等系统的功能，还能间接地影响子宫内胎儿的发育状况，因此，心理保健对于孕妇来说是很重要的。

处于妊娠中的妇女要尽量少生气，尽量保持愉快心情。为了使腹中的宝宝健康发育，孕妇必须保证精力充沛、旺盛、有活力、心情开朗，注意调节情绪，避免刺激，保持心理最佳状态。

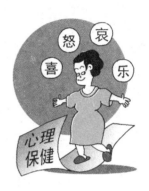

2. 准妈妈要保持良好的心态

◆要形成尊重和关心孕妇的良好风尚，要通过温馨和睦的家庭气氛，充足有益的休息，健康文明的文化娱乐生活，尽快恢复孕妇由于妊娠而被破坏的心理平衡，共同创造有利于优生、优育的生活条件和客观环境。

◆孕妇要加强道德修养，与人为善，心胸宽广，勿听恶语，学会制怒，切忌暴躁、恐惧、忧郁、愁闷和捧腹大笑。

◆孕妇要养成良好的文化娱乐和生活习惯，不去闹市区，不看淫秽凶杀读物或影片，多欣赏美丽的风景或图片，多读优生优育和有利于身心健康的书刊，多听悦耳轻快的音乐，保持愉快的心情。

◆家庭成员，特别是丈夫更应注意自己的言行，给妻子更多的体贴、关怀和温情，做好饮食调理，加强孕期营养，以满足胎儿生长发育的需要。同时，要主动分担家务，让妻子在舒适、和睦、宽松的环境中健康、愉快地度过妊娠期。

爱心提示

　　良好的心态，融洽的感情，是幸福美满家庭的一个重要条件，也是孕妇达到优生优育的重要因素。在夫妻感情融洽、家庭气氛和谐、心态良好的情况下，受精卵就会"安然舒适"地在子宫内发育成长，生下的孩子就更健康、聪慧。

3. 不良情绪对宝宝的影响

　　(1)焦虑

　　孕妇的焦虑情绪主要表现为怕产痛，怕难产，怕产畸形胎儿，甚至对生男生女也忧心忡忡，也有少数孕妇因家庭或工作原因而产生焦虑情绪。如果焦虑情绪持续相当长的时间，孕妇就会坐立不安，消化和睡眠也会受到影响，甚至使胃酸分泌过多，发生溃疡病。据说孕妇妊娠中毒症也与焦虑和情绪紧张有关。焦虑还可使胎儿胎动频率和强度倍增，胎儿长期不安，影响健康发育，出生后可有瘦小虚弱、体重较轻、躁动不安、喜欢哭闹、不爱睡觉等表现。

　　(2)悲伤

　　孕早期孕妇如果情绪悲伤，肾上腺皮质激素分泌就会增加，可能导致流产或生出畸形儿。孕妇如果受到强烈的精神刺激、惊吓或忧伤、悲痛，植物神经系统活动就会加剧，内分泌也发生变化，释放出来的乙酰胆碱等化学物质可以通过血液经胎盘进入胎儿体内，影响胎儿正常的生长发育。孕妇情绪由于悲伤，过于消沉，也会影响食欲，导致消化吸收不好。同时，身体各器官都会处于消极状态，对胎儿产生不良影响。

　　(3)发怒

　　孕妇发怒不仅有害自身健康，而且殃及胎儿，可以使胎儿把母亲的情绪"复制"并承袭下来。发怒还会导致孕妇体内血液中的白细胞减少，从而降低机体的免疫功能，使后代的抗病力减弱。

　　(4)大笑

　　孕妇如果大笑，会使腹部猛然抽搐，在妊娠初期会导致流产，妊娠晚期会诱发早产。

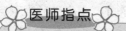
医师指点

　　孕妇在整个妊娠期的情绪应该稳定、正常，不要过于焦虑、悲伤和愤怒，否则不仅对孕妇本身不利，也会给胎儿带来不良影响。

孕一月胎教知识

 1. 做好孕期的胎教计划

在怀孕之初，准妈妈就应做好孕期的胎教计划。准妈妈的健康、情绪、饮食等都属于胎教的内容。在胎儿发育的每个月份，科学地提供视觉、听觉、触觉等方面的刺激，使胎儿的大脑神经细胞不断增殖，神经系统和各个器官的功能得到合理的开发和训练，以最大限度地发掘胎儿的智力潜能。

 2. 孕一月胎教方案

孕一月，受精卵在母体内着床发育，胚胎处于器官高度分化与形成时期。此时，准妈妈要为胚胎提供安静舒适的生长环境和丰富的营养。同时改善生活环境，用美丽的饰品来装点家园，添些小摆设，做些工艺品，或更换一下窗帘的颜色，让准妈妈在温馨舒适的家里快乐地孕育小宝宝。

 3. 孕一月胎教重点

孕一月的胎教内容主要是给宝宝提供一个优良的孕育环境。胎儿所生活的环境包括准妈妈的身体、准爸妈的生活环境。准妈妈在怀孕前就要为宝宝创造良好的生活环境，以便安心养胎。

 4. 让宝宝的发育有一个好的开始

准爸妈在孕期的开始，要有意识地进行心理和身体的调适，让双方的心态都更加平和愉悦，不要大悲大怒，要保证准爸妈的身体健康和情绪愉快，夫妻感情稳定恩爱，切实保护好孕育初期的胎儿，让宝宝的发育有一个好的开始。

 5. 让想象和憧憬开始最初的胎教

准妈妈可以和准爸爸一起想象宝宝降临后的幸福生活，把对将来三口之家的美好憧憬作为最初的胎教。准妈妈良好的心态、愉快的情绪，将促进宝宝神经系统的发育。

孕妈咪在第二个月(5~8周)

 1. 小宝宝的发育状况

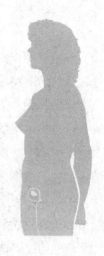

怀孕满7周时，胚胎身长约2.5厘米，体重约4克，满8周已初具人形了。

心、胃、肠、肝等内脏及脑部器官开始分化。手、足、口、耳等器官已形成，小尾巴逐渐消失，可以说已是越来越像人了，但仍是头大身小，眼睛就像两个黑点分别位于头的两侧。

因为胎儿所需的营养越来越多，绒毛膜更发达，胎盘形成，脐带出现，母体与胎儿的联系更加密切。

 2. 准妈妈身体的变化

在第二个月内，妊娠反应始终伴随着孕妇，身体慵懒发热，食欲下降，恶心呕吐，情绪不稳，心情烦躁，乳房发胀，乳头时有阵痛，乳晕颜色变暗，有些人甚至会出现头晕、鼻出血、心跳加速等症状。

怀孕的惊喜被随之而来的不适所代替，这些都是妊娠初期特有的现象，不必过于担心。

在第二个月里，孕妇的子宫如鹅卵一般大小，比未怀孕时要稍大一点，但孕妇的腹部表面还没有增大的痕迹。

 3. 怀孕两月的注意事项

孕妇在此时期容易流产，必须特别注意。应避免搬运重物或做激烈运动，而且做家务与外出次数也应尽可能减少。不可过度劳累，多休息，睡眠要充足，尤其要注意禁止性生活。

这段时间是胎儿脑部及内脏的形成时期，不可接受X光检查，也不要随意服药，尤其要避免感冒。

烟和酒会给胎儿带来不良影响，准爸爸注意不要在家吸烟。如果家中有猫、狗或小鸟等宠物，应尽量避免接触，以免感染病菌。最好把宠物送给别人或暂时寄养在朋友家中。

4.　孕妈咪二月指南

◆选择你所信赖的医院和医生，开始产前保健。

◆少到或不到人多的公共场合，尽量避免患上传染病。

◆如果在工作中需要搬运重物，千万不要勉强。

◆怀孕初期会出现恶心、呕吐等妊娠反应，你要放松精神，不要给自己太大的压力。

◆要注意补充水分，多喝水。上班前别忘了在包里带上几个水果。有条件的话，也可以带些可口的饭菜作为工作午餐。

◆适量补充优质蛋白质。

◆准备塑料袋，以备呕吐时急用。

◆由于妊娠反应和体质的变化，你也许会感到心情焦躁，要注意控制情绪，可以听听音乐，做做深呼吸。

◆集中精力工作是缓解妊娠反应的一种有效办法。

◆丈夫在此期间要对妻子更加体贴，帮助其度过这段不适的日子。

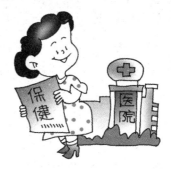

◆整理居室环境，以方便怀孕后的行动。把可能绊脚的物品重新归置，将常用物品放在方便取放的地方，在卫生间及其他易滑倒的地方加放防滑垫，在马桶附近安装扶手。

◆让居住、工作环境保持良好的通风状态。

孕二月健康饮食

 1. 准妈妈孕二月吃什么

准妈妈在孕二月会出现早孕反应，心情比较烦躁，食欲比较差，此时应多吃一些能开胃健脾、使心情愉悦的食品，如苹果、枇杷、石榴、米汤、白豆、赤豆、鸭蛋、鲈鱼、白萝卜、白菜、冬瓜、淮山药、红枣等。

 2. 孕妈咪二月营养要素

(1)适当增加一些优质蛋白质

孕二月，由于腹中胎儿尚小，发育过程中不需要大量营养素，摄入的热量不必增加。只要能正常进食，并适当增加一些优质蛋白质，就可以满足胎儿生长发育的需要了。蛋白质每天的供给量以80克为宜。

(2)吃点能够减轻呕吐的食物

如果准妈妈有轻微恶心、呕吐现象，就可吃点能减轻呕吐的食物，如烤面包、饼干、米粥等。干食品能够减轻准妈妈恶心、呕吐的症状，稀饭能补充因恶心、呕吐失去的水分。为了克服晨吐症状，早晨准妈妈可在床边准备一杯水、一片面包、一小块水果、几粒花生米，少量进食可以帮助抑制恶心。

(3)不必勉强吃脂肪类食物

由于早孕反应，准妈妈有可能吃不下脂肪类食物，也不必勉强自己，此时可以动用自身储备的脂肪。豆类、蛋类、乳类食品也可以少量补充脂肪。

(4)多吃含淀粉丰富的食品

含淀粉丰富的食品不妨多吃一些，以提供必需的能量。

(5)多补充维生素

维生素是胎儿生长发育必需的营养物质，B族维生素、维生素C、维生素A都是孕二月必须补充的。准妈妈还应注意多补充叶酸，多吃新鲜的蔬菜、谷物、水果等。

(6)多补充水和矿物质

准妈妈要注意补充水和矿物质，如果早孕反应严重，剧烈呕吐，就容易引起水盐代谢失衡。准妈妈要多吃干果，不仅可补充矿物质，还可补充必需脂肪酸，有利于宝宝大脑的发育。

3. 适合孕二月食用的食物

◆开胃健脾的食物有苹果、枇杷、石榴、米粥、鲈鱼、白萝卜、白菜、冬瓜、山药、红枣等。

◆多吃各种蔬菜水果，如西红柿、胡萝卜、茄子、白菜、葡萄、橙子等。

◆枸杞、杏仁富含矿物质，可冲泡饮用。

4. 应对早孕反应的饮食对策

◆孕二月，由于早孕反应，准妈妈的不适明显，食欲变差，准爸爸应用心调剂准妈妈的饮食，多做些能减轻早孕呕吐的饭菜，保证准妈妈正常进食。

◆烹调食物时，应注意食物的形、色、味，多变换食物的形状，引起准妈妈的食欲。在准妈妈能够进食的时候，尽可能多吃点。要减少每次进食的量，少食多餐。

◆为防晨吐，准妈妈早晨起床前可吃点固体食物，如苏打饼干。

◆准妈妈应少吃容易产气的食物，如豆类、洋葱等。

◆准妈妈应多吃一些能开胃健脾、使心情愉悦的食品。饮食宜清淡，易消化。

◆准妈妈应多吃些富含纤维素和维生素 B_1 的食物，以防便秘，以免便秘后加重早孕反应的症状。

◆多补充水分、优质蛋白质、必需脂肪酸、维生素和矿物质，尤其注意补充叶酸。

◆改善就餐环境可以转换情绪，激起孕妇的食欲。

5. 准妈妈多吃鱼可让宝宝更聪明

孕妇多吃鱼，特别是海产鱼，可使孩子更加聪明。所以，在孕妇的日常膳食中应适当增加鱼类食物。

鱼类食物含有的 营养素

(1)矿物质

沙丁鱼、鲐鱼、青鱼等海鱼,通过食物链,可从浮游生物中获得矿物质,储存于脂肪中。

(2)二十二碳六烯酸

二十二碳六烯酸(DHA)是构成大脑神经髓鞘的重要成分,能促进大脑神经细胞的发育,多食富含DHA的鱼类,宝宝会更聪明。

(3)二十碳五烯酸

二十碳五烯酸是人体必需的脂肪酸,机体自身是不能合成的。它具有多种药理活性,可以抑制促凝血素A_2的产生,使血液黏度下降,使抗凝血脂Ⅲ增加,可以起到预防血栓形成的作用。同时,二十碳五烯酸在血管壁能合成前列腺环素,可使螺旋动脉得以扩张,以便将足够的营养物质输送给胎儿,促进胎儿在母体内的发育。

(4)磷质与氨基酸

鱼肉中含有较多磷质与氨基酸,这些物质对胎儿中枢神经系统的发育会起到良好的作用。

爱心提示

在孕妇的膳食中增加些鱼类食物,对胎儿和孕妇本身来说,都是十分有益的。

6. 准妈妈多吃玉米有利胎儿健脑

(1)玉米富含蛋白质

玉米中蛋白质含量丰富,特有的胶质蛋白占30%,球蛋白和白蛋白占20%~22%。有一种甜玉米,天冬氨酸、谷氨酸含量较高,这些营养物质都对胎儿智力的发育有利。

(2)玉米富含维生素

玉米中的维生素含量较多,可防止细胞氧化、衰老,从而有益于胎儿智力的发育。由于黄玉米中中含有维生素A,对人的智力、视力都有好处。

(3)玉米富含粗纤维

玉米中粗纤维的含量比较多,准妈妈多吃玉米有利于消除便秘,有利于肠的健康,也间接有利于胎儿智力的开发。

(4)玉米富含脂肪酸

玉米中亚油酸、油酸等多不饱和脂肪酸含量也很高,这些营养物质对胎儿智力发育有利。

7. **准妈妈补钙可多喝牛奶**

怀孕是女性的一个特殊生理过程。一个微小的受精卵会在280天左右长成一个重3000~3500克的胎儿。在整个孕期，母体需要储存钙50克，其中供给胎儿30克。如果母体钙摄入不足，胎儿会从母体的骨骼中夺取，以满足生长的需要，这就使母体血钙水平降低。

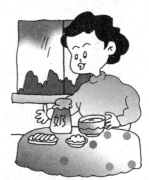

营养专家认为，孕妇补钙最好的方法是每天喝200~400克牛奶，每100克牛奶中含钙约120毫克。牛奶中的钙最容易被孕妇吸收，而且磷、钾、镁等多种矿物质搭配也十分合理。

另外，现在有一些专业营养公司研制出孕妇奶粉，它根据孕妇的生理需求，在奶粉中强化钙质，同时兼顾其他营养，冲调方便，口感好，是补钙不错的选择。

8. **准妈妈吃素不利宝宝眼睛发育**

有些妇女担心身体发胖，平时多以素食为主，不吃荤食，怀孕后加上妊娠反应，就更不想吃荤食了，结果形成了全吃素食。这种做法是很不科学的。

荤食大多含有一定量的牛磺酸，再加上人体自身能合成少量的牛磺酸，因此饮食正常的人一般不会缺乏牛磺酸。

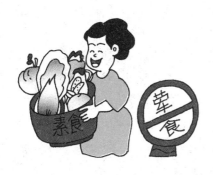

孕妇对牛磺酸的需要量比平时要多，本身合成牛磺酸的能力又有限，如果再全吃素食，而素食中很少含有牛磺酸，久而久之，必然造成牛磺酸缺乏。如果孕妇缺乏牛磺酸，胎儿出生后易患视网膜退化症，个别甚至导致失明。因此，从外界摄取一定数量的牛磺酸就十分必要。虽然孕妇要多吃素食，但也应注意荤素搭配。

9. 准妈妈莫因孕吐而多食酸食

孕妇在妊娠早期可出现择食、食欲不振、恶心、呕吐等早孕症状，不少人嗜好酸性饮食。研究发现，妊娠早期的胎儿酸度低，母体摄入的酸性药物或其他酸性物质容易大量聚集在胎儿组织中，影响胚胎细胞的正常分裂增殖与生长发育，容易诱发遗传物质突变，导致胎儿畸形。在妊娠后期，胎儿日趋发育成熟，其组织细胞内的酸碱度与母体相接近，受影响的危害性相应小些。因此，孕妇在妊娠初期大约两周时间内，不宜服用酸性药物、饮用酸性饮料或食用酸性食物。

如果孕妇确实喜欢食用酸性食品，就应选择营养丰富且无害的天然酸性食物，如西红柿、樱桃、杨梅、石榴、橘子、草莓、酸枣、葡萄等新鲜水果和蔬菜等。这些食品既可改善孕后发生的胃肠道不适症状，又可增进食欲和增加营养，可谓一举多得。

10. 准妈妈多吃山楂易导致流产

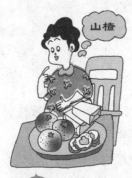

山楂开胃消食，酸甜可口，很多人都爱吃，妇女，怀孕后常有恶心、呕吐、食欲不振等早孕反应，更愿意吃些山楂调调口味，增强食欲。山楂虽可开胃，但对孕妇不利。

研究表明，山楂对孕妇子宫有兴奋作用，可促进子宫收缩，倘若孕妇大量食用山楂和山楂制品，就有可能刺激子宫收缩，从而导致流产。尤其是以往有过自然流产史或怀孕后有先兆流产症状的孕妇，更应忌食山楂食品。

11. 发芽的土豆会让宝宝畸形

北方是婴儿神经管畸形的高发区，这种先天性畸形与孕妇食用发芽的土豆有关。在北方地区神经管缺陷的发病率在秋冬季明显升高。

北方冬季副食品比较单调，孕妇如果在孕早期吃了较多的发芽土豆，而发芽土豆中含有毒性糖生物碱——龙葵素，就可能导致胎儿神经发育缺陷。有鉴于此，孕妇应千万注意不要吃发芽的土豆。

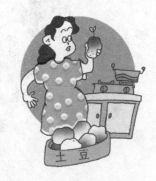

12. **准妈妈饮水过多会加重水肿**

水是人体必需的营养物质，约占人体总量的60%。它能够参与人体其他物质的运载和代谢，调节体内各组织间的功能，并有助于体温的调节。孕妇和胎儿都需要水分，因此，孕妇比孕前的用水量明显增加，孕妇每天必须从饮食、饮水中供给足够的水分。

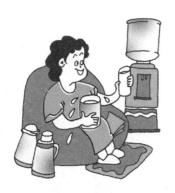

但是，孕妇饮水量也应有一定限度，并不是多多益善。如果孕妇水分摄入过多，就无法及时排出，多余的水分就会潴留在体内，引起或加重水肿。一般来说，孕妇每天喝1~1.5升水为宜。当然，这也不是绝对的，要根据不同季节、气候、地理位置以及孕妇的饮食等情况酌情增减，但不要超过2升。特别是妊娠晚期，更应该控制饮水量，每天1升以内为宜，以免对自己及胎儿造成不良影响。

爱 心 提 示

孕妇应适时饮水，如果等渴了再饮水，就说明体内已经缺水，应以既不缺水，又不过多饮水为宜。

13. **白开水是准妈妈最好的饮料**

有些孕妇常以饮料代替开水喝，并且认为这样做既能解渴，又能增加营养。其实这种认识是错误的。

研究证明，白开水是补充人体水分的最好物质，它最有利于人体吸收，且极少有副作用。各种果汁、饮料都含有较多的糖及其他添加剂，含有大量的电解质。这些物质能较长时间在胃里停留，会对胃产生许多不良刺激，不仅直接影响消化和食欲，而且会增加肾脏过滤的负担，影响肾功能。摄入过多糖分还容易引起肥胖。因此，孕妇不宜用饮料代替白开水。

准妈妈补充水分的 小 贴 士

◆开水经过煮沸消毒后清洁卫生，饮用开水是孕妇补充水分的主要方法。

◆孕妇不要喝生水，以防腹泻或感染其他疾病。

◆矿泉水中含有许多矿物质，可以经常饮用。

◆市场供应的许多饮料含糖分高，不宜多饮。

◆夏天吃西瓜既可补充水，也可补充矿物质，又可消暑解热。

14. 准妈妈爱饮茶对宝宝不利

(1)准妈妈过多饮茶容易让母子贫血

茶叶中含有多量鞣酸，鞣酸可与食物中的铁元素结合成一种不能被机体吸收的复合物。

孕妇如果过多饮用浓茶，就有可能引起妊娠贫血，也将给胎儿留下先天性缺铁性贫血的隐患。科学家进行试验，用三氯溶液作为铁质来源给人服用，发现饮白水者铁的吸收率为21.7%，而饮浓茶水者铁的吸收率仅为6.2%。

(2)茶叶中的咖啡因会影响宝宝发育

茶叶中含有2%～5%的咖啡因，如果每日喝5杯浓茶，就相当于服用0.3～0.35毫克咖啡因。咖啡因具有兴奋作用，会刺激增加胎动，甚至危害胎儿的生长发育。孕妇若每天饮5杯浓红茶，就可能使新生儿体重减轻。

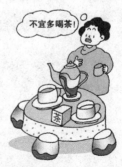

爱 心 提 示

为避免影响对铁的吸收，孕妇不妨在饭后或服用铁制剂60分钟后再饮茶，最好是妊娠期停止饮茶。有饮茶习惯的孕妇可喝些果汁代替饮茶。

15. 准妈妈要和咖啡说拜拜

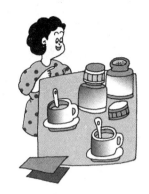

研究表明，咖啡因对孕妇和胎儿有着很大的危害。如果孕妇过量饮用咖啡或其他含咖啡因的饮料，胎儿就会直接受到咖啡因的不良影响；咖啡因还可随乳汁分泌，而影响依赖母乳的婴幼儿健康。专家认为，每天喝8杯以上咖啡或其他含咖啡因饮料的孕妇，她们生下的婴儿没有正常婴儿活泼，肌肉发育也不够健壮。这就是饮料中咖啡因强烈刺激作用的结果。孕妇如果嗜好咖啡，还会影响胎儿的骨骼发育，诱发胎儿畸形，甚至会导致死胎。

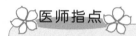 医师指点

孕妇在妊娠期间最好停止饮用咖啡和其他含咖啡因的饮料，多到室外呼吸新鲜空气，多摄入高蛋白食物，做做轻松的体操，这样也可以起到提神醒脑的作用。

 16. 准妈妈多饮汽水易患贫血和水肿

(1)准妈妈汽水饮用过量可能导致缺铁性贫血

汽水中含有磷酸盐，进入肠道后能与食物中的铁发生化学反应，形成难以被人体吸收的物质并排出体外，所以大量饮用汽水会大大降低血液中的含铁量。正常情况下，食物中的铁本来就很难被胃肠道吸收，怀孕期间，孕妇本身和胎儿对铁的需要量比任何时候都要多，孕妇多饮用汽水，势必导致缺铁，从而影响孕妇健康及胎儿发育。

(2)准妈妈多饮充气性汽水易水肿

充气性汽水内含有大量的钠，若孕妇经常饮用这类汽水，会加重水肿。

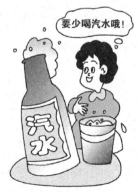

要少喝汽水哦！

17. 准妈妈切莫贪食冷饮

(1)准妈妈贪食冷饮易引起腹痛

妇女在怀孕期间胃肠对冷热的刺激非常敏感，多吃冷饮会使胃肠血管突然收缩，胃液分泌减少，消化功能降低，从而引起食欲不振、消化不良、腹泻，甚至引起胃部痉挛，出现腹痛现象。

(2)准妈妈贪食冷饮易导致呼吸道感染

孕妇的鼻、咽、气管等呼吸道黏膜常常充血，并有水肿现象，如果大量贪食冷饮，充血的血管就会突然收缩，血流减少，可致局部抵抗力降低，使潜伏在咽喉、气管、鼻腔、口腔里的细菌或病毒乘机而入，引起嗓子痛哑、咳嗽、头痛等，严重时还能诱发上呼吸道感染或扁桃体炎等。

(3)准妈妈贪食冷饮会使宝宝躁动不安

吃冷饮除可使孕妇发生腹痛或呼吸道感染以外，胎儿也会受到一定影响。有人发现，腹中胎儿对冷的刺激很敏感。当孕妇喝冷水或吃冷饮时，胎儿会在子宫内躁动不安，胎动会变得频繁。

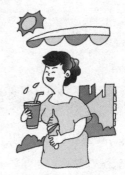

18. 准妈妈要保证吃早餐

人们通常上午工作劳动量较大，所以在工作前应摄入充足营养，才能保证身体需要。孕妇除日常工作外，更多一项任务，就是要供给胎儿营养。如果孕妇不吃早餐，不仅饿了自己，也饿了胎儿，不利自身的健康和胎儿的发育。

为了克服早晨不想吃饭的习惯，孕妇可以稍早点起床，早饭前活动一段时间，比如散步、做操和参加家务劳动等，激活器官活动功能，促进食欲，加速前一天晚上剩余热量的消耗，以产生饥饿感，促使多吃早饭。

早晨起床后，可以饮一杯温开水，通过温开水的刺激和冲洗作用，激活器官功能，使肠胃功能活跃起来。体内血液被水稀释后，可增加血液的流动性，进而活跃各器官功能。养成早晨起来大便一次的习惯，排出肠内废物，也有利于进食早餐。

19. 准妈妈要重视午餐的质量

很多准妈妈都是上班族，中午没有时间回家吃饭，只能选择快餐，快餐虽然方便易食，但品种单一，营养不全，以肉类、糖类及油脂类居多，缺乏蔬菜，而且无法保证食材的新鲜和卫生，大多采用煎炸及高浓度配料等烹调方法，存在热量过多、盐分过多、食用油过多、味精过多等问题，对准妈妈和宝宝的健康不利。

因此，准妈妈一定要重视午餐的质量，不要随便凑合。有条件的话，准妈妈可以自带丰盛可口的饭菜作为工作午餐。

20. 准妈妈晚餐不宜多吃

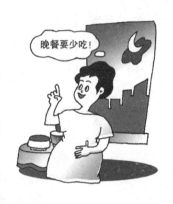

晚餐要少吃！

有些孕妇白天忙忙碌碌，到了晚上则大吃特吃，这对健康也是不利的。

晚饭既是对下午劳动消耗的补充，又是对晚上及夜间休息时热量和营养物质需求的供应。但是，晚饭后人的活动毕竟有限，晚间人体对热量和营养物质的需求量并不大，特别是睡眠时，只要能提供较少的热量和营养物质，使身体维持基础代谢的需要就够了。因此，晚上饭菜不必吃得过于丰盛。如果晚饭吃得过饱，营养摄入过多，就会增加胃肠负担，特别是饭后不久就睡觉，人在睡眠时胃肠活动减弱，更不利于消化食物。

准妈妈晚餐进食宜少，并以稀软清淡为宜，这样有利于消化，也有利于睡眠，还可为胎儿正常发育提供条件。

21. 准妈妈饥饱不一对宝宝有害

有的孕妇对饮食不加节制，大吃特吃，吃得过饱会造成肠胃不舒服。一次吃得过多，人体大量的血液就会集中到胃里，造成胎儿供血不足，影响胎儿生长发育。也有的孕妇长期饮食过量，这样不但会加重孕妇的胃肠负担，还会造成胎儿发育过大，导致分娩时难产。

同样，有的孕妇由于妊娠反应的干扰，不愿吃饭，可能孕妇本人并不觉得饥饿，但实际上因身体得不到营养的及时供应，对胎儿生长发育不利。

孕二月居家健康

1. 准妈妈孕二月要谨慎护胎

"二月之时，儿精成于胞里，当慎护之，勿惊动也。"意思是说，妊娠两个月时，胎儿的精气在母体的子宫内生成，必须谨慎护理，不要随便惊动他。这时的胚胎不仅形态上已产生了巨变，而且还能够感受到外界的刺激。孕妇切不可因为怀孕不久，胎儿尚未成形而掉以轻心。

妊娠两个月正是胚胎发育最关键的时期，胚胎对致畸因素特别敏感，因此要慎之再慎，绝不可滥用某些化学药品，或接触对胎儿有不良影响的物质。准妈妈要在思想感情上确立母子同安的观念，精心保护胎儿。

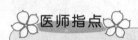

医师指点

在妊娠两月，孕妇的反应多数比较明显，容易因食物摄入过少而导致营养缺乏。如果孕妇营养不良，胚胎就容易因营养物质缺乏而殒坠，就像是果树上结的果子在水分与养料不足时容易枯萎掉落。

2. 准妈妈为何会出现早孕反应

妇女在怀孕早期，会出现食欲不振、厌食、轻度恶心、呕吐、头晕、倦怠，甚至低热等早孕反应，这是孕妇特有的正常生理反应。早孕反应一般在妊娠第6周出现，以后逐渐明显，在第9~11周最重，一般在停经12周前自行缓解、消失。大多数孕妇能够耐受，对生活和工作影响不大，无需特殊治疗。

早孕反应中有一种情况是妊娠剧吐，起初为一般的早孕反应，但逐日加重，表现为反复呕吐，除早上起床后恶心及呕吐外，甚至闻到做饭的味道、看到某种食物就呕吐，吃什么，吐什么，呕吐物中出现胆汁或咖啡渣样物。由于严重呕吐和长期饥饿缺水，机体便消耗自身脂肪，使其中间代谢产物——酮体在体内聚集，引起脱水和电解质紊乱，形成酸中毒和尿中酮体阳性。孕妇皮肤发干、变皱，眼窝凹陷，身体消瘦，严重影响身体健康，甚至威胁孕妇生命。

出现早孕反应的 原 因

(1)与人绒毛膜促性腺激素有关

支持这一观点的证据为妊娠反应出现时间与孕妇血中人绒毛膜促性腺激素出现时间吻合。

(2)与植物神经功能失调有关

孕妇大脑皮质与皮质下中枢功能失调，导致丘脑下部植物神经功能紊乱，从而出现早孕反应。

(3)与孕妇的精神类型有关

一般神经质的人妊娠反应较重。夫妻感情不合，不想要孩子而妊娠时容易出现较重的妊娠反应。

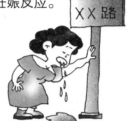

3. **早孕反应太剧烈应及早去医院**

一般早孕反应在清晨空腹时较重，对生活工作影响不大，不需要治疗，只要调节饮食，注意起居，在妊娠12周左右就会自然消失。也有少数孕妇反应较重，发展为妊娠剧吐，无法进食或喝水。由于频繁剧吐，吐物除食物、黏液外，还可有胆汁和咖啡色渣样物（证明有胃黏膜出血），孕妇明显消瘦，尿少，应及早到医院检查。

如果出现血压降低，心率加快，伴有黄疸和体温上升，甚至出现脉细、嗜睡和昏迷等一系列危重症状，就不宜强求保胎，应及时住院终止妊娠。因为在这种情况下会出生体质不良的婴儿，甚至是畸形儿。

4. **准妈妈莫用药物止孕吐**

怀孕初期，大部分孕妇都会有明显的早孕反应，时间长短随着个人体质而不同。即使是同一孕妇，也会因为不同的怀孕次数而表现出不同的症状。孕妇不宜擅自利用药物抑制孕吐。产生孕吐状况的时候，就是最易形成流产的时刻，也是胎儿器官形成的重要时期，在此期间的胎儿若是受到X光的照射、某种药物的刺激，或是受到病原体的感染，都会产生畸形。抑制孕吐的镇吐剂中，尤以抗组胺最具药效，因此经常来治疗孕吐，但是服用此种药剂会使胎儿畸形。

在此时期，孕妇应保持身心平衡，注意饮食，吃些清淡和有助于缓解呕吐的食物，必要时可接受医师的指导。

5. 八种方法对抗早孕反应

(1)了解相关的医学知识

明白孕育生命是苦乐相伴的自然过程，增加对早孕反应的耐受力。

(2)身心放松

早孕反应是生理反应，多数孕妇在一两个月后就会好转，因此要以积极的心态度过这一阶段。

(3)选择喜欢的食物

能吃什么，就吃什么；能吃多少，就吃多少。此时胎儿还很小，不需要太多营养，平常饮食就已足够。

(4)积极转换情绪

要正确认识怀孕中出现的不适，学会调整自己的情绪。闲暇时做自己喜欢做的事情，邀朋友小聚、散步、聊天都可以。整日情绪低落是不可取的，不利于胎儿的发育。

(5)家人的体贴

早孕期间，孕妇身体和心理都有很大变化，早孕反应和情绪的不稳定会影响到孕妇的正常生活，这就需要家人的帮助和理解。家人应了解什么是早孕反应，积极分担家务，使其轻松度过妊娠反应期。

(6)正确认识妊娠剧吐

一般的早孕反应是不会对孕妇和胎儿有影响的，但妊娠剧吐则不然。如果呕吐较严重，不能进食，就要及时就医。当尿液检查酮体为阳性时，则应住院治疗，通过静脉输液补充营养，纠正酸碱失衡和水电解质紊乱。一般经治疗后，妊娠剧吐现象可迅速缓解，呕吐停止，尿量增加，尿酮体由阳性转为阴性。

(7)从心理上战胜早孕反应

心情要保持轻松愉快；自学一些保健知识，充分认识早孕反应，解除心理负担。丈夫、亲属和医务人员的关心能解除孕妇的思想顾虑，增强孕妇战胜妊娠反应的信心；另外，舒适的生活环境也可使早孕反应减轻。

(8)适量活动

不要因为恶心呕吐就整日卧床，那样只能加重早孕反应。如果活动太少，恶心、食欲不佳、倦怠等症状就更为严重，易形成恶性循环。适当进行一些轻松的活动，如室外散步、做孕妇保健操等，都可改善心情，强健身体，减轻早孕反应。

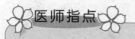

医师指点

对治疗后妊娠剧吐现象无改善，特别是体温持续超过38℃，心率超过每分钟120次，或出现黄疸者，应考虑终止妊娠。

6. 六种方法缓解孕期疲劳

孕妇的身体承受着额外的负担，孕妇会变得特别容易疲倦、嗜睡、头晕、乏力，这种疲倦感在孕早期和孕晚期尤为明显。专家建议，怀孕期间，孕妇想睡就睡，不必做太多事，尽可能多休息，早睡觉。

六种减轻疲倦的方法

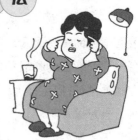

(1)想象

想象一些自己喜欢去的地方，例如公园、农家小院、海边、小溪、高山、一望无际的平原等。把思绪集中在美好的景色上，可以使人精神饱满，心旷神怡。

(2)聊天

聊天是一种排解烦恼、有益心理健康的好方法，不仅可以释放和减轻心中的种种忧虑，而且可获得最新的信息。在轻松愉快的聊天中，也许你就忘却了身体的不适。

(3)按摩

闭目养神片刻，然后用手指尖按摩前额、双侧太阳穴及后脖颈，每处16拍，可健脑养颜。

(4)听胎教音乐

选择一些优美抒情的音乐或胎教磁带来听，以调节情绪。

(5)发展兴趣

动手制作一些小玩具、小动物、小娃娃，或学习插花艺术，或为即将出生的宝宝做一些小衣物。

(6)散步

去洁静、安全、充满鸟语花香的公园或其他场所散步。

7. 准妈妈夏季注意事项

从医学角度和自然环境条件来看，育龄妇女的最佳怀孕时间应该是7~8月份。但并不是所有的妇女都是在这个时间受孕，还有一些妇女是在冬春受孕，那么在孕期怎样才能安然地度过酷热的夏天呢？在酷暑时节，人们最易出现睡眠不足、饮食不佳的情况，而吃好、睡好对孕妇和胎儿来讲都是不可忽视的。

准妈妈夏季 注 意 事 项

(1)不宜起居无常

夏季酷暑炎热，人们往往起居失常，作息没有规律，这对孕妇和胎儿都是不利的。孕妇在这一时期应该做到"夜卧早起，无厌于日"。中午要有适当的休息时间，用于消除疲劳，弥补晚上的睡眠不足，但也不宜嗜睡过长，以免神思昏昏，久卧伤气，也对母子不利。为了适应夏季的气候，孕妇还应适当参加一些体育锻炼，增强体质，以顺应季节的变化，保证胎儿的健康成长。

(2)不宜烦躁易怒

炎夏酷暑，加上怀孕后的一些生理变化，使一些孕妇变得烦躁不安，这样也会影响到腹中胎儿，对母子健康是不利的。中医学历来十分重视情志对疾病和健康的影响。

(3)不宜夜间贪凉

夏季天气炎热，人们在夜间往往迎风而卧，或电扇彻夜不停。中医学认为，妇人妊后，多气血虚弱，易受风邪侵袭，疾患遂生，故夏夜乘凉，应注意"夏不欲过凉"、"眠不动扇"、"不可坐卧星下"、"盛夏夜卧，亦必着单"，等等。

(4)不宜暴晒中暑

夏季天气炎热，准妈妈要注意避免中暑，避免因暑毒攻胎，引起胎儿的不良反应。

准妈妈在外出时，要戴上草帽或打晴雨伞，尽量避免长时间处在烈日直射之下。平时经常饮用防暑茶、绿豆汤等清暑解热之品。

(5)不宜饮食无节

盛夏时节，人们普遍胃口欠佳，但处在孕期的准妈妈对饮食和营养切不可马虎，既不可以过食生冷，也不能饮食过于简单，随便对付，避免引起腹中胎儿营养不良。

(6)不宜卫生不节

盛夏季节天气炎热，人们都喜欢去游泳，由于江河或游泳池都是公共活动场所，很容易传播各种疾病，尤其是某些疾病易通过孕妇阴道传播，影响孕妇和胎儿的健康。

因此，准妈妈在夏季要注意卫生，尤其不要在公共游泳池游泳。

8. 准妈妈冬季注意事项

(1)注意预防感冒

严寒的冬天空气干燥，容易感冒，孕妇应特别注意预防感冒，不要去人多拥挤的地方，特别是有感冒流行的区域，以免被感染。

(2)注意空气流通

因天寒怕冷，人们常将门窗紧闭，不注意通风，造成室内空气污浊，氧气不足，孕妇会感到不适，还会对胎儿产生不良的影响。

(3)注意适量运动

散步是孕妇最适宜的运动，不要因天气冷就不外出，应该在阳光充足、气候比较温暖的下午坚持散步，让肌肉筋骨得以活动，血液流通畅快，又可呼吸新鲜空气。

(4)注意防止路滑摔跤

下雪天孕妇外出时应有伴同行，且穿上防滑的鞋，以免滑倒。

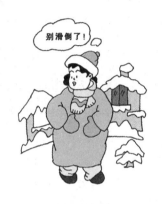

别滑倒了！

9. 准妈妈孕早期和孕晚期最好不要旅行

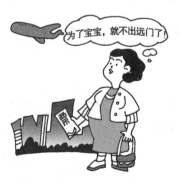

为了宝宝，就不出远门了

怀孕14周以前，由于有流产的危险及早孕反应，孕妇最好不要做长途旅行。孕28周以后，由于体重及胎儿的负担，也不适宜长途劳累。孕14～28周是孕妇旅行的适合时机。

一般而言，空气不流通会导致缺氧及子宫收缩，所以连续坐车最好不要超过两小时，最好不要在旅行高峰期上路。火车比汽车更适合孕妇乘坐。如果搭乘飞机，应有一些限制，怀孕18～28周内可以搭乘短程飞机，尽量避免长途飞行。

旅行时，应事先掌握往来地点的医疗资源，路途中应注意休息，避免奔波劳累。如果孕妇存在出血、早产以及其他的危险因素，就不要出门旅行。

10. 准妈妈开车安全守则

准妈妈中有不少人是上班族，有的还是开车族。开车时，长时间固定在车座上，准妈妈盆腔和子宫的血液循环都会比较差。开车还容易引起紧张、焦虑等不良情绪，不利于胎儿的生长发育。如遇紧急刹车，方向盘容易冲撞腹部，引起破水。怀孕期间，准妈妈的反应会变得比较迟钝，开车容易发生危险。所以，准妈妈最好不要开车。

准妈妈开车 安 全 守 则

◆时速请勿超过60公里。

◆避免紧急刹车。

◆每天沿熟悉的路线行驶，而且连续驾车不要超过1小时。

◆不要在高速公路上开车。

◆怀孕32周以上的孕妇最好不要开车。

◆开车时请绑好安全带。

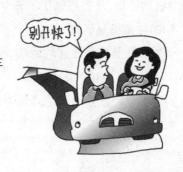

11. 婚后第一胎不宜做人工流产

许多新婚夫妻不想过早要孩子，但由于缺乏避孕知识，结果怀孕了，就要进行流产。从科学角度考虑，婚后第一胎不宜做人工流产。

人工流产手术作为避孕失败后的补救措施，对绝大多数妇女的健康不会产生太大的影响，但一小部分妇女可能会引起一些并发症，如盆腔炎、月经病、宫腔粘连、输卵管阻塞等，甚至影响以后生育。这是因为未生育过的妇女宫颈口较紧，颈管较长，子宫位置也不易矫正，容易造成手术时的损伤和粘连。尽管人工流产并发症经过治疗大多是可以痊愈的，但也有少数久治不愈。

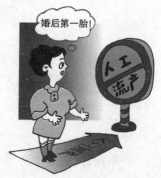

12. 了解流产的预防措施 ∙∙∙∙∙∙∙∙∙∙∙∙∙∙∙∙∙∙∙∙∙∙∙∙∙∙∙∙∙∙∙∙∙∙∙

有些流产是属于无法防止的流产，也就是说，不论以何种方法都不能避免其发生流产。绝大部分的自然流产都是由于胚胎不健全所致，这些萎缩变形的卵泡有60%～70%是因为染色体异常或受精卵本身有问题，受精卵长到某种程度后，即会萎缩，从而发生死胎、流产。所以妇产科医生会安慰这些不幸的准妈妈们，不要太过内疚，因为这类流产是属于一种自然淘汰作用，反而应该庆幸没有留下一个畸形儿。

准妈妈预防流产的 措 施

◆计划在适孕年龄生产，不要当高龄产妇或高龄产爸。

◆谨记自己的月经日期以及可能受孕的时间。

◆注意均衡营养，补充维生素与矿物质。

◆养成良好的生活习惯，起居要规律，学会缓和情绪反应和缓解工作压力。

◆改善工作环境，避开所有的污染物质。

◆孕前要检查有无任何感染，必要时先使用抗生素彻底治疗。

◆黄体期过短或分泌不足的妇女，最好在月经中期和怀孕初期补充黄体素。

◆若患有内科合并疾病，应先积极治疗，最好等病情得到控制或稳定一段时间以后再考虑怀孕。

◆如果证实为子宫颈闭锁不全，最好在怀孕14～15周施行子宫颈缝合术。

◆习惯性流产的妇女（自然流产超过3次以上）应该进行详尽的检查，包括妇科B超检查、血液特殊抗体监测、内分泌荷尔蒙测定和夫妻双方血液染色体分析等。

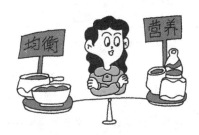

13. 新婚初孕要注意预防流产

经验告诉人们，新婚怀孕的女子如不注意保健，极易造成流产，如果发生3次以上流产，就可能患习惯性流产，进而导致不孕症。

造成新婚初孕流产的 原 因

(1)先兆流产与旅游结婚关系密切

对200对旅游结婚受孕的新婚夫妇调查，有20%发生先兆流产，10%继发不孕，5%患其他疾病。

究其原因，主要是旅游结婚时生活紧张，无规律，饮食不周，卫生差，睡眠不足，休息差，跋山涉水或乘坐车船所致的过度劳累，对刚发育的胚胎组织产生不良刺激而造成流产。

(2)新婚夫妇性生活频繁，也易发生先兆流产

新婚夫妇性欲强烈，性交次数相应较多，孕妇子宫经常强烈收缩，就容易导致流产。

(3)新婚女性体内孕激素分泌不足，易诱发先兆流产

特别是新婚女性，性兴奋较为强烈，体内雌激素分泌增多，孕激素分泌相应减少，也可诱发先兆流产。

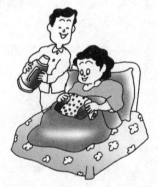

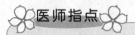 医师指点

为了防止初孕后流产，新婚夫妇应讲究卫生保健，旅游结婚时，应坚持避孕一段时间，待精神、体力恢复正常后，再选择受孕时机。一旦妻子受孕，就要节制性生活，以利于新胚胎组织在母体内巩固和生长。

14. 流产后的保健要点

(1)加强营养

流产后会或多或少地失血，加上早孕阶段的妊娠反应，流产后一般身体会变得比较虚弱，有些人还会出现轻度贫血。因此，流产后应多吃些营养品，以及新鲜蔬菜和水果，如瘦肉、鱼、蛋、鸡、乳、海产品、大豆制品等。

(2)注意个人卫生

流产时，子宫颈口开放，至完全闭合需要一定时间。故流产后，要特别注意讲究个人卫生。要保持阴部清洁，内裤要常洗常换。半个月内不可盆浴。流产后1个月内，子宫尚未完全恢复，要严禁性生活，以防感染。

(3)休息好，防止过度疲劳

流产后必须卧床休息两周，不可过早地参加体力劳动，严防过度疲劳和受冷受潮，否则易发生子宫脱垂的病症。

(4)不可急于再次怀孕

女性流产后，子宫内膜需3个月的时间才能完全恢复正常，在此期间，应该严防再次怀孕，因为这对胎儿生长和以后生产都不利。

(5)保持心情愉快

不少妇女对流产缺乏科学的认识，流产后情绪消沉，有些人还担心以后再次发生流产而忧心忡忡，这些顾虑是不必要的。

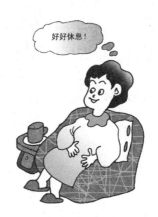

好好休息！

健康小百科

绝大多数的自然流产都是偶然的，并且自然流产的胎儿70%左右都是异常的病态胚胎，主要是染色体异常所致，它们很难发育成为成熟的胎儿。自然流产可以被认为是一种有利于优生的自然淘汰，不必为此忧虑。愉快的情绪会有助于流产后的身体恢复，有益健康。

孕二月职场健康

 1. 如何让怀孕期间的工作舒适轻松

◆可在办公桌底下放个鞋盒当作搁脚凳，准备一双拖鞋，需要时换上。

◆穿舒适的鞋，可以选择适合孕妇的长袜或紧身衣。

◆穿宽松舒适的连衣裙。衣料的弹性比较大，方便坐下或站起。

◆向其他做过母亲的同事求助。

◆多喝水，在你的办公桌上准备一个大水杯，随时填满你的喝水杯。

◆如果不得不去洗手间，尽快去。

◆在计算机前工作的孕妇更容易受腕管综合征的影响，因此最好将桌椅调整得尽可能舒适。

◆避免危险的工作场所。

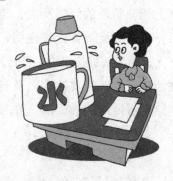

◆自我减压，如果工作压力太大，尝试一些办法去缓解，如深呼吸、舒展肢体、做简短的散步等。

◆如果同事小心地照料你，你应愉快地接受。在你的人生旅途里，这是一个非常特殊的时期，所以不必感到害羞，坦然接受别人的帮助。

 2. 孕二月工作禁忌

◆孕二月，胎盘发育还不完善，胎儿处于不稳定状态，准妈妈不能像平时那样活动，不可长久站立，不可以从事重体力劳动。

◆如果准妈妈此时需要出差，就要向领导请假，因为旅途的颠簸和疲劳容易引起流产。

◆由于妊娠反应和体质的变化，准妈妈也许会感到心情焦躁，特别是当遇到工作中棘手的问题的时候，更容易急躁焦虑，此时要注意控制自己的情绪，可以听一听音乐，做一做深呼吸，平静放松下来，专心工作。

3. 工作中缓解早孕反应的方法

◆准妈妈要多放些手绢、纸巾和塑料袋在手袋里，以备不时之需，避免一些尴尬。

◆准妈妈上班前一定要吃早餐。即使你不想吃，也要少吃一点，哪怕是一片面包。这样，对你的胃有好处，可以减少呕吐次数。

◆如果准妈妈血糖较低，或总是感到饿，就可随身携带一些小零食，适当进食。

◆如果妊娠反应特别严重，那么最好能请几天短假在家休息。

◆工作时如果感到恶心呕吐，就应和同事打声招呼，以便他们在你去洗手间的时候暂时接替你的工作。

4. 准妈妈在工作中应远离电磁辐射

最新研究报告指出，怀孕早期的妇女如果每周在电脑前工作20个小时以上，其流产率增高80%，畸形胎儿的出生率也会提高。因此，孕前及怀孕早期妇女还是尽可能远离手机与电脑。

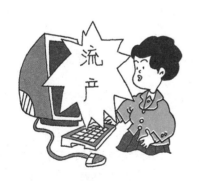

专家提议，应让孕前女性及孕妇暂时离开电脑、电视等视屏岗位，至少在怀孕的头3个月，即胎儿器官形成期，暂离此类工作环境，仍在这一工作岗位的，必须穿着特殊防护服装。

长期在电磁辐射环境下工作的孕妇即使顺利产下婴儿，但婴儿的智力和体质也可能已受到损伤，并将产生难以弥补的后果。

爱心提示

家庭是电磁辐射较为集中的场所，孕前女性和孕妇在家中要远离微波炉、电视机和电脑，必要时也可穿着专门用于屏蔽电磁辐射的特殊防护服。

孕二月疾病用药

1. 产前初诊检查项目

产前初诊的检查内容包括确诊怀孕和怀孕时间、推算具体的孕周和预产期、采集病史及分娩史和体格检查等。

(1)采集病史及分娩史

采集病史及分娩史的内容包括一般情况、此次怀孕的情况、既往怀孕的情况、既往病史以及家族史等。

◆一般情况：一般情况包括孕妇的年龄、籍贯、职业、结婚年龄、有无性病或慢性病、月经情况、丈夫的健康状况等。

◆孕期情况：孕期情况包括早孕反应的情况、有无阴道出血、有无发热史、有无有害药物接触史、有无致畸因素接触史（如汞、铅、苯、农药、一氧化碳、放射线、病毒感染、各种传染病等）、有无吸烟及饮酒嗜好等。

◆孕产史：孕产史是指自然流产史、人工流产史、早产史、死胎史或死产史等。了解既往分娩方式是自然生产还是手术分娩，有无产科并发症及产后感染，了解分娩婴儿的性别、体重、是否健在、有无疾病和畸形等。

◆既往病史：既往病史是指有无结核、高血压、心脏病、糖尿病、肝脏病、肾炎、甲状腺功能亢进或低下、遗传病史、过敏史、手术史或输血史等。

◆家族史：家族史是指家族中有无高血压、精神病、糖尿病、肾炎、遗传病、双胎、多胎、畸胎分娩史等。

(2)体格检查

体格检查包括测量身高与体重、测量血压、全身检查和产科检查等。

◆测量身高、体重、血压：通过测量身高、体重、血压，了解孕妇的基本情况，身材矮小（低于145厘米）的孕妇常伴有骨盆狭窄。

孕妇正常血压不应超过140/90毫米汞柱，如果超过，就属于异常情况，应该及时就诊治疗。

通过测得的体重和身高可以计算出体重指数，根据体重指数来判断孕妇的肥胖程度。

肥胖的孕妇孕期出现妊娠期高血压疾病、妊娠期糖尿病的几率增多；消瘦者伴发营养不良、贫血及胎儿生长受限的几率增加，这些都属于高危情况，应予以重视。

◆全身检查：全身检查与一般的内科检查相同，要特别注意孕妇心脏、肝脏的情况；注意孕妇的骨骼脊柱有无发育异常；检查乳房的发育状况，有无乳头内陷等异常。

◆产科检查：通过阴道或腹部检查确定子宫大小，听胎心，必要时进行B超检查，了解胎儿状况以及确切的孕周。早孕检查时一定要做阴道检查，通过阴道检查可以了解子宫的确切大小，与闭经的时间是否符合，以便准确推算预产期，了解生殖器官有无炎症或发育异常等情况。

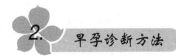

2. 早孕诊断方法

确诊早孕的常用方法有超声波检查和血、尿绒毛促性腺激素（HCG）的检查，此外还有基础体温测定、宫颈黏液结晶检查、孕酮水平测定、妇科阴道检查等。

(1)血、尿HCG化验

受精后6天，胎盘绒毛滋养细胞开始分泌人绒毛膜促性腺激素（HCG），怀孕后7~9天（月经的第21~23天）就可以在孕妇的尿中测出HCG，也就是说，最早在月经周期的第21~23天就可以发现怀孕了。

可以通过用早孕试纸检测孕妇尿液中的HCG来诊断早孕。如果在早孕试纸的白色试验区内出现两道红线，就可以诊断为早期妊娠，如果出现一道红线，就可隔几日复查。早孕试纸的准确率很高，可达99%以上。温度过低可影响试验的结果。

(2)B超检查

B型超声检查是准确诊断早期妊娠的主要方法。

怀孕5周时，通过阴道超声检查就可以在增大的子宫内发现孕囊，一般在怀孕6周时，经腹部超声可100%出现孕囊，子宫内出现孕囊可确定怀孕，孕囊每天增长1毫米。

怀孕6~7周时，孕囊内显示胎芽，也就是最早的胚胎，正常妊娠8周时，可100%显示胎芽。

最早在怀孕7周时可在胎芽内探及胎心搏动，怀孕7~8周时，100%可以探及胎心搏动，这是孕早期胚胎存活的标志。

怀孕7周时，可见胎芽蠕动，怀孕8~9周时，开始见到胎儿四肢的典型活动。

正常妊娠7~11周可见到卵黄囊，这表示胚胎正常，如此时未出现，或11周后再出现，应警惕胚胎发育不良或畸形的存在。

3. 准妈妈应避免进行X光检查

X线属于一种电磁波，因其波长短、能量高，若不在严格控制下使用，将会对人体产生损伤，其损伤程度与放射设备、放射时间、放射剂量、射线与人体的作用方式、外界环境、个体差异等因素有关。

正常人在一次放射检查中安全照射量最高为2.58×10^{-2}库仑/千克。一般来讲，胸部透视在一星期以内总的累计时间（放射时间）不超过12分钟，胃肠检查不超过

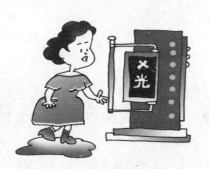

10分钟，对人体是安全的。虽然X线摄片的照射剂量较大，但偶尔拍一次片或X线透视一次（放射治疗除外）对身体健康并无大碍。

但育龄期妇女，特别是孕妇，其卵子、胚胎或胎儿对放射线高度敏感，即使是明显低于正常人可以耐受的放射剂量，也会造成母体和胎儿的损害。所以，孕妇应该避免进行放射检查。

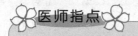
医师指点

若确实需要进行放射检查，则应严格控制放射次数，并严格控制检查范围（病变部位），身体的其余部分，尤其是胚胎或胎儿等敏感部位，均应用铅橡皮遮盖。

4. B超检查在产前检查中的作用

(1)监测胎儿宫内生长发育，诊断胎儿宫内生长发育受限

胎儿各孕周的生长发育都有一定的指标，可以作为胎儿发育是否正常的诊断标准。如果出现胎儿宫内生长受限，各项指标就会出现异常。胎儿宫内生长发育受限占所有妊娠的5%～10%，这类妊娠围产期死亡率要比正常高3倍。通过B超测量胎儿双顶径、头围、腹围、身长及胸前后径等，可做早期诊断。同样，通过B超检查也可诊断胎儿生长过大的情况。

(2)检测胚胎发育异常

怀孕早期，胎囊、胎心出现的时间都有一定的规律，如果胚胎发育异常或停止发育，就会出现胎囊发育与怀孕时间不符、胎囊不规则、超过孕7周以上没有胎心等异常表现。通过B超检查可检测胚胎发育有无异常。

(3)确定胎位、胎盘、羊水、多胎状况

通过B超检查可确定胎心位置、胎盘位置、羊水情况等，可以诊断双胎或多胎妊娠和双胎输血综合征。

(4)检测胎儿体表畸形

通过B超检查可检测胎儿体表畸形，如羊膜带畸形、胎儿水肿、肢体畸形、颜面畸形及连体双胎等。

(5)检测胎儿体内结构异常

通过B超检查可检测胎儿体内结构异常，如内脏外翻、胎儿腹水、胸水、多囊肾、肠管畸形、脐疝、骨骼畸形等。

(6)检测胎儿神经管缺陷

通过B超检查可以检测胎儿神经管缺陷，如无脑儿、脑积水、脑脊膜膨出、脊柱裂等。无脑儿是一种常见畸形，因其缺乏大脑组织及头盖骨，多伴有羊水过多的特征，可以通过扫描出的胎儿头颅形状及大小判断。在怀孕24周前就可对无脑儿畸形做出诊断。

(7)胎儿染色体异常的软指标检查

胎儿染色体异常要靠检查胎儿细胞的染色体来确诊。胎儿存在染色体异常时，可以出现胎儿颈项透明层增厚、胎儿腹腔内强回声团、十二指肠闭锁、四肢轻度缩短、轻度肾盂积水、小下颌、草莓头等异常改变，这些异常被称为染色体异常的软指标。软指标可以提示胎儿有无染色体异常的可能，以便做进一步的检查。

(8)检测过期妊娠

通过B超检查可检测过期妊娠，观察胎儿、胎盘、羊水有无过熟表现。

(9)辅助羊水穿刺检查

在需要取绒毛或作羊水穿刺检查时，通过B超检查可帮助测定胚胎或胎盘位置，以便选择进针的位置。

5. 准妈妈孕早期尽量避免做B超检查

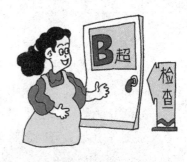

怀孕18周以内的孕妇最好不要做B超检查，尤其在怀孕早期要尽量避免做B超检查。不过特殊情况例外，例如对怀孕早期阴道流血者，需做B超检查，以确定胚胎是否存活、能否继续妊娠、有无异常妊娠等。

孕二月以内，若做B超检查过多，会使胚胎细胞分裂和胎儿脑部发育受到影响。B超安全检查时间一般是在孕五月以后，因为超声波对胎龄越大的胎儿影响越小。

6. 准妈妈B超检查时间表

B超是一种高强度脉冲超声波，有很强的穿透力，对处于敏感期的胚胎和胎儿也会产生一定的不良反应。正常的妊娠B超检查不应超过3次。

准妈妈B超检查的 时 间 表

(1)第一次B超检查时间

第一次B超检查的时间最好安排在孕18～20周，此时可确定怀的是单胎还是多胎，并且可以测量胎儿的头围等。因为这一阶段测得的多项胎儿B超指标误差比较小，便于核对孕龄。

(2)第二次B超检查时间

第二次B超检查的时间最好安排在孕28～30周，此时做B超的目的是了解胎儿发育情况，是否有体表畸形，还能对胎儿的位置及羊水量有进一步了解。

(3)最后一次B超检查时间

最后一次B超检查的时间最好安排在孕37～40周，此时做B超检查的目的是确定胎位、胎儿大小、胎盘成熟度、有无脐带缠颈等，进行临产前的最后评估。

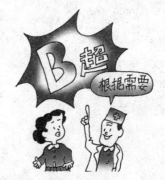

根据需要

7. 准妈妈应避免进行CT检查

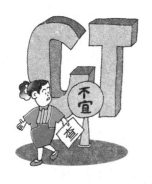

孕妇怀孕头3个月内接触放射线，可能引起胎儿脑积水、小头畸形或造血系统缺陷、颅骨缺损等严重恶果。

CT是利用电子计算机技术和横断层投照方式，将X线穿透人体每个轴层的组织，它具有很高的密度分辨力，要比普通X线强100倍。因此，做一次CT检查受到的X线照射量比X光检查大得多，对人体的危害也大得多。孕妇做CT检查会产生严重的不良后果，如果不是病情需要，孕妇最好不要做CT检查。

医师指点

如果必须做CT检查，应在孕妇腹部放置防X射线的装置，以避免和减少胎儿畸形的发生。

8. 高龄孕妇孕期应做哪些检查

随着女性年龄的增长，卵子会发生老化，尤其是在35岁后老化加速，容易受到内外环境各种因素的影响，形成不正常的受精卵。高龄孕妇发生妊娠期高血压疾病的比率是年轻孕妇的2～4倍，容易并发流产、死胎、不孕、先兆子痫或子痫、妊娠期糖尿病、产前出血等不良结果，生出低体重儿或巨婴的比率也是年轻女性的2～4倍。

高龄孕妇由于骨盆骨质开始疏松，会阴部弹性下降，分娩时容易因难产使胎儿发生窘迫、缺氧，从而影响孩子的智力，更重要的是容易生育出不健康的宝宝，还容易生出先天愚型儿。资料表明，孕妇年龄每增加5岁，孩子患糖尿病的可能性随之增加25%。

高龄孕妇在怀孕后40～70天，可以去医院做绒毛膜检查，以便及早诊断各种染色体病和先天性代谢病。如果发现胚胎有病，应及时做人工流产，避免缺陷儿出生。

目前，母血筛查是早期发现先天愚型儿的首选办法。在怀孕8～9周时，最好做一下母血筛查化验，尤其是35岁以上的高龄孕妇。一旦诊断出先天愚型儿，就应马上终止妊娠。

9. 准妈妈感冒发热对宝宝危害大

　　如果孕妇感冒了，但不发热，或发热时体温不超过38℃，就应增加饮水，补充维生素C，充分休息，感冒症状就可得到缓解。如果孕妇有咳嗽等症状，就应在医生指导下用一些不会对胎儿产生影响的药。

　　准妈妈一定要在医生指导下选用安全有效的抗感冒药物进行治疗，自己千万不可随意服药，以免对母体和胎儿造成不良影响。

准妈妈感冒的 几 种 情 况

　　(1)第一种情况

　　如果孕妇感冒的时间是处在排卵以后两周内，用药就可能对胎儿没有影响。

　　(2)第二种情况

　　如果感冒的孕妇处在排卵以后两周以上，这一时期，

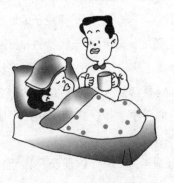

胎儿的中枢神经已开始发育，孕妇高热39℃如持续3天以上，就可能会对胎儿造成影响。如果出现以上情况，就需要与医生、家人共同商讨是否继续本次妊娠。

　　(3)第三种情况

　　如果孕妇在怀孕3～8周之后患上感冒，并伴有高热，就对胎儿的影响较大。病毒可透过胎盘屏障进入胎儿体内，有可能造成胎儿先天性心脏病、兔唇、脑积水、无脑和小头畸形等。感冒造成的高热和代谢紊乱产生的毒素会刺激子宫收缩，造成流产，新生儿的死亡率也会因此增高。

准妈妈感冒的 用 药 情 况

(1)轻度感冒

可选用板蓝根冲剂等纯中成药，并且多喝开水，同时要注意休息，补充维生素 C，感冒很快就会痊愈。

(2)重度感冒，伴有高热、剧咳

可选用柴胡注射液退热和纯中药止咳糖浆止咳。同时，也可采用湿毛巾冷敷，或用30%左右的酒精（或将白酒对水冲淡一倍）擦浴，起到物理降温的作用。

抗生素可选用青霉素类药物，不可应用喹诺酮（如氟哌酸等）和氨基甙类（如链霉素、庆大霉素等）药物。

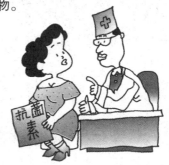

爱 心 提 示

孕妇最好避免患感冒，要少到公共场所，加强营养，保证睡眠，少与感冒患者接触，以减少感染的机会。

10. 注意预防先天性风疹综合征

风疹病毒感染是目前发现最主要的导致先天性残疾的生物因素之一。由于受风疹病毒感染的胎儿常常有多个组织的损害，故被称为先天性风疹综合征。先天性风疹综合征最常见的为三联症（耳聋、白内障以及先天性心脏病）患者。风疹病毒感染的危害主要发生在妊娠早期。

有些感染了风疹病毒的婴儿并不是出生后立即出现先天性风疹综合征症状，而是在出生后数周、数月，甚至数年后才逐渐显现出来。

先天性风疹综合征无特殊的治疗方法。预防风疹病毒感染是预防先天性风疹综合征的重要措施。未患过风疹者最好的预防办法是接种风疹疫苗。用灭活风疹病毒疫苗进行接种可产生免疫力。接种疫苗后至少应避孕3个月，以免疫苗在孕早期导致感染。如果已经怀孕，就不应接种风疹疫苗，以免发生胎儿感染。

感染风疹病毒的孕妇在不同妊娠月份对胎儿的影响

孕妇在妊娠第一个月患风疹，婴儿先天性残疾的几率高达50%
孕妇在妊娠第二个月患风疹，婴儿先天性残疾的几率为22%
孕妇在妊娠第三个月患风疹，婴儿先天性残疾的几率为6%
孕妇在妊娠第四个月后患风疹，导致婴儿先天性残疾的机会将更小，但不能完全排除其可能性

11. 准妈妈切莫自行随意服药

孕妇用药不当，不仅对自己有害，还可能引起胎儿畸形。据调查，绝大部分孕妇在妊娠期间或多或少都服用过药物，其中有一部分孕妇是未经医生开处方而自行服药的。对这些非处方用药，医务人员无法控制，孕妇自己也不知其害，故无法避免有害作用的发生。

孕妇常常因感冒、头痛、发热而服用阿司匹林、APC或复方扑儿敏等退热止痛药。如果在妊娠早期服用这类含有阿司匹林的药物，就可能引起胎儿骨骼畸形或导致心血管、神经系统及肾脏的先天性缺陷。如果在妊娠晚期或临产前服用，就容易导致预产期延长、分娩期出血、宫缩无力及死胎、死产率增高。如果孕妇不适当服用镇静药、抗过敏药或止咳药等，就有可能对胚胎或胎儿造成损害。

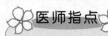
医师指点

> 在妊娠期，特别是妊娠早期，孕妇应尽量避免用药，可用可不用的药坚决不用。确因有病必须服药者，应严格遵医嘱服用。

12. 远离会导致宝宝畸形的药物

到底有哪些药物可能会导致胎儿畸形呢？在此列出一些对胎儿有害的药物，准妈妈们必须特别注意：

抗生素、抗真菌类药物

◆青霉素类药物毒性较小，是首选药物。

◆先锋霉素类药物，如头孢氨苄、头孢唑啉、头孢克罗等，是次选药物。

◆氨基甙类药物可经胎盘进入胎儿循环，引起胎儿第八对脑神经受损和肾脏损害。

◆四环素类药物毒性大，可抑制骨骼发育，使小儿乳齿染色。

◆氯霉素可通过胎盘进入胎儿循环，导致新生儿灰婴综合征或再生障碍性贫血。

◆磺胺类药物可导致新生儿高胆红素血症、核黄疸等。

◆长效磺胺可使幼鼠发生先天性异常，不用为宜。

◆喹诺酮类药物对软骨发育有影响。

◆利福平可导致无脑儿、脑积水和四肢畸形。

◆外用抗真菌药对胚胎毒性较小。

导致宝宝畸形的其他药物

(1)酚噻嗪类精神药物

抗精神病药物应在医生指导下应用。

(2)解热镇痛药物

妊娠早期如果长期服用阿司匹林，就容易导致腭裂、唇裂、肾脏畸形、心血管畸形、神经系统畸形；消炎痛则可致动脉导管过早关闭。

(3)泻药

妊娠期应禁用泻药，以免发生反射性子宫收缩，从而引起流产。

(4)抗凝血药物

抗凝血药物，如双香豆素等，可能导致胎儿小头畸形，应在医生指导下应用。

(5)激素类药物

性激素，如己烯雌酚、炔孕酮、炔雌二醇、甲羟孕酮、甲基睾丸素、同化激素等对胎儿亦有致畸作用。

(6)维生素类药物

孕期服用维生素药物要适量。

(7)甲状腺素和抗甲状腺药物

如他巴唑、脲类等，均有致畸作用，应在医生指导下应用。

(8)抗肿瘤药物

抗肿瘤药物可导致多发性先天性缺陷。

(9)中成药

凡说明书上注有"孕妇忌用"或"孕妇慎用"的中成药皆不宜服用。

13. **准妈妈应慎用中草药**

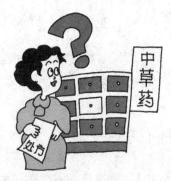

研究证实，部分中草药对孕妇及胎儿有不良影响。红花、枳实、蒲黄、麝香等具有兴奋子宫的作用，易导致宫内胎儿缺血缺氧，甚至引起流产、早产。大黄、芒硝、大戟、商陆、巴豆、芫花、牵牛子、甘遂等中草药，可通过刺激肠道，反射性引起子宫强烈收缩，从而导致流产、早产。有些中草药本身就具有一定的毒性，如斑蝥、生南星、附子、乌头、一枝蒿、川椒、蜈蚣、甘遂、芫花、朱砂、雄黄、大戟、商陆、巴豆等，所含的各种生物碱及化学成分复杂，可直接或间接影响胎儿的生长发育。

在怀孕最初3个月内，除慎用西药外，亦应慎用中草药，避免服用含上述中草药的中成药，以免造成畸胎。当然，孕妇患病也应及时治疗，勿讳疾忌医。在就诊时向医生说明自己已怀孕，请医生权衡利弊，尽量选择安全无副作用的药物。

孕妇禁止服用的中成药	牛黄解毒丸、大活络丹、至宝丹、六神丸、小活络丹、跌打丸、舒筋活络丸、苏合香丸、牛黄清心丸、紫雪丹、黑锡丹、开胸顺气丸、复方当归注射液、风湿跌打酒、十滴水、小金丹、玉真散、失笑散等
孕妇慎用的中成药	藿香正气丸、防风通圣丸、上清丸及蛇胆陈皮末等。

14. **准妈妈禁用清凉油、风油精**

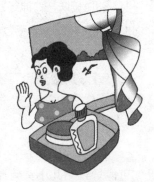

清凉油具有爽神止痒和轻度的消炎退肿作用，可用于防治头痛、头昏、蚊子叮咬、毒虫咬、皮肤瘙痒等。中暑引起腹痛时，清凉油对温开水内服可止痛。伤风感冒时，用点清凉油涂在鼻腔内，可减轻鼻塞不通症状。

从优生角度上考虑，孕妇不宜涂用清凉油或风油精。清凉油中含有樟脑、薄荷、桉叶油等。风油精的主要成分之一是樟脑。樟脑可经皮肤吸收，对人体产生某些影响。对孕妇来说，樟脑可穿过胎盘屏障，影响胎儿正常发育，严重时可导致畸胎、死胎或流产。

孕二月运动健身

1. 准妈妈运动好处多

专家建议,孕妇如果没有健康问题或妊娠合并症,应当每天坚持运动30分钟或更长一些。运动能够帮助准妈妈的心脏、骨骼和大脑保持健康。保持运动对于孕妈妈还有其他益处。

准妈妈运动的 益 处

◆适当、合理的运动能促进孕妈咪的消化吸收功能,可以给肚子里的宝宝提供充足的营养,到时候会有充足的体力顺利分娩。

◆通过运动,可以使孕妈咪关节韧带变得柔软,腹部肌肉更有力量,避免自身及胎宝贝的体重增长过多,减轻日益沉重的身体带来的种种不适,从而在分娩时顺利生出宝宝。

◆孕期经常运动的准妈妈分娩后能迅速恢复身材,更快地恢复分娩时的身体损伤。

◆怀孕期间,准妈妈进行适当的运动,可以促进血液循环,提高血液中氧的含量,消除身体的疲劳和不适,改善睡眠,保持精神振奋和心情舒畅。

◆孕期运动能够刺激胎儿的大脑、感觉器官、平衡器官以及呼吸系统的发育,有助于出生后形成良好性格。

◆适当运动可以促进母体及胎儿的新陈代谢,既增强了孕妇的体质,又能使胎儿的免疫力有所增强。

◆运动可以减轻孕期不适,包括便秘、静脉曲张、背痛和疲劳等,还能降低在孕期罹患高血压和糖尿病的风险。

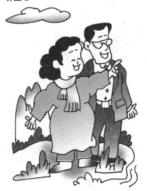

2. 适宜孕二月的运动

(1)散步

散步是孕早期最适宜的运动。最好选择在绿树成荫、花草茂盛的地方进行。这些地方空气清新，氧气浓度高，尘土和噪音都比较少，有利于呼吸新鲜空气，可以改善孕妇的神经系统和心、肺功能，促进全身血液循环，增强新陈代谢和肌肉活动。准妈妈置身在宁静的环境里，是增强孕妇和胎儿健康的有效运动方式，无疑对母子身心都将起到极好的调节作用。

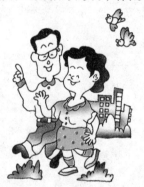

(2)做孕妇体操

适时开展孕妇体操，有利增强母子体质，也是早期进行间接胎教的手段之一。适合妊娠第二个月的体操主要坐的练习和脚部运动：

◆坐的练习：在孕期准妈妈尽量坐在有靠背的椅子，这样可以减轻上半身对盆腔的压力。坐之前，把两脚并拢，把左脚向后挪一点，然后轻轻地坐在椅垫的中部。坐稳后，再向后挪动臀部，把后背靠在椅子上，深呼吸，使脊背伸展放松。

◆脚部运动：活动踝骨和脚尖儿的关节。由于胎儿的发育，孕妇体重日益增加，脚部的负担也逐渐增加，因此，准妈妈最好每天做一做脚部运动。

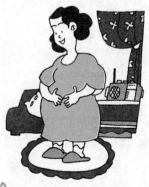

3. 做一下舒缓的孕妇瑜伽

孕妇瑜伽和普通的瑜伽是不同的，比较舒缓，只是用来让准妈妈做一下伸展锻炼。孕妇练习瑜伽可以增强体力和肌肉张力，增强身体的平衡感，提高整个肌肉组织的柔韧度和灵活度，还可以改善睡眠，消除失眠，让人感到健康舒适。

如果准妈妈准备练习瑜伽，就应先咨询医生或助产士，得到医生或者助产士的允许后，并且在有教授孕妇瑜伽经验丰富的合格瑜伽教练的指导下进行练习才是比较安全的。

4. 孕二月准妈妈运动要缓慢

在孕早期，由于胚胎正处于发育阶段，特别是胎盘和母体子宫壁的连接还不紧密，很可能由于动作的不当使子宫受到震动，使胎盘脱落而造成流产。准妈妈尽量选择慢一些的运动，像跳跃、扭曲或快速旋转这样的运动千万不能做。

此时腹中的宝宝还不是很大，准妈妈运动起来也不会太辛苦。低冲击性的适度运动对孕妈妈来说是最合适的，如散步、做孕妇简单体操或打台球等，还可以调节准妈妈的心情。准妈妈在运动时，应慢慢开始，要动作缓慢，时不时地停下来休息一下，最后慢慢平静地结束。

5. 从孕二月起准妈妈要避免剧烈运动

从孕二月开始，准妈妈要避免剧烈运动。尤其是有习惯性流产的孕妈咪，需要在医生的指导下卧床静养，同时采取相应的保胎措施。

6. 孕早期不宜做背部锻炼

准妈妈在孕早期不要做背部的锻炼。背部锻炼会让给胎儿供血的血管承受过大的压力，影响对胎儿的供血。准妈妈还要避免那些可能撞击到腹部的运动，如跆拳道、足球、篮球和曲棍球等。

孕二月心理健康

1. 妻子怀孕后为何爱发脾气

随着怀孕的好消息到来，夫妻俩往往都很激动，并且怀着幸福的憧憬。可好景不长，一向活泼开朗的妻子变得郁郁寡欢，愁眉不展，常因小事大动肝火，脾气暴躁。

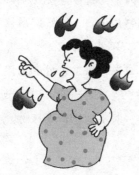

孕期焦虑是一种心理变化，即将成为母亲的妻子心情都比较复杂。孕妇身心将经历重大变化，会考虑宝宝是什么样，自己是否会变得很胖，如何扮演母亲角色，住房、婆媳关系、经济压力、工作安排等问题经常会困扰着她们。因此丈夫应该体谅妻子，不要和妻子争执，平时要多和妻子沟通交流，许多问题要谈出来，达成一致意见，乐观地共同面对。情形严重的，可请求心理咨询医生和精神科医生的帮助。

有些孕妇脾气变坏也有疾病的原因。轻微的如妊娠反应，60%～80%的孕妇会有不同程度的肠胃不适，有的还会持续整个孕程。

2. 妈妈快乐，宝宝才能健康

孕早期，如果孕妇情绪不好，会造成肾上腺皮质激素增高，就可能阻碍胎儿上颌骨的融合，造成腭裂、唇裂等畸形。

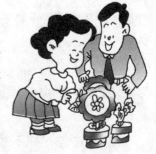

怀孕3个月后，如果孕妇受到惊吓、忧伤、恐惧或其他严重的精神刺激等，就会引起胎儿加速呼吸和身体移动。

当孕妇吵架时，有5%的胎儿心率加快，80%以上的胎儿胎动增强，胎动次数比平常增多3倍，最多时可达正常的10倍，这样有可能引起子宫出血、胎盘早期剥离，婴儿往往身体功能失调，特别是消化系统容易发生紊乱，易躁动不安，易受惊吓。

孕妇应避免情绪激动，精神紧张，要保持平静愉快，不可过度兴奋或悲伤。所有家庭成员都应为其创造一个平静、舒适、愉快的妊娠环境。孕妇应心胸豁达，保持乐观而稳定的情绪，从而达到优生、优育的目的，确保胎儿的健康生长。

3. 准妈妈应尽量保持心情舒畅

怀孕早期的种种反应、不适以及对怀孕的心理负担，都会使准妈妈心情紧张，情绪波动，这对母亲和胎儿都是极为不利的，准妈妈应尽量保持心情舒畅。

准妈妈保持心情舒畅的 方 法

◆准妈妈要认识到早孕反应并不是异常反应，大多数妇女怀孕后都会发生。

◆准妈妈使用一些方法可调节情绪和身体，以减轻怀孕初期的妊娠反应，如看电影、去朋友家做客、逛公园、听优美动听的音乐等。当自己厌食、烦躁、紧张时，要提醒自己这样做对孩子健康发育不利。

◆准妈妈要注意消除对怀孕的心理负担。准妈妈本人不要过多考虑胎儿性别、体形变化、分娩疼痛等。家人也不要给准妈妈施加压力，如要准妈妈一定生一个男孩或生一个女孩等，这些都需要丈夫、亲友、医生给予充分的理解和帮助。

◆准妈妈注意寻找安慰和支持，不要孤军作战。准妈妈应多与丈夫、亲友、医生等进行沟通和交流，这是舒缓情绪、放松心情、减少压力的好办法。丈夫的作用是极为重要的，丈夫的陪伴和对妻子的谅解、忍让、体贴、关心、劝导等，都是对妻子最大的安慰和支持。

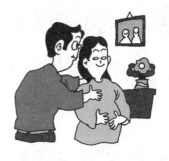

4. 准妈妈的情绪变化牵动着宝宝的神经

虽然准妈妈和宝宝的神经系统没有直接联系，但存在着血液物质及内分泌的联系。准妈妈发生情绪变化时，会引起体内某些化学物质的变化。当准妈妈生气、焦虑、紧张不安或忧愁悲伤时，体内血液中的激素浓度会发生改变，胎儿就会立即感受到，也会表现出不安和胎动增加。

胎儿也是有记忆的，在妈妈腹中的感知体验将会长期保留在记忆中。准妈妈应该始终保持平和、宁静、愉快的心情，满怀对宝宝的爱，度过整个孕期生活。

孕二月胎教知识

1. 孕二月胎教方案

孕二月，准妈妈应经常散步、听音乐，做孕妇体操，避免剧烈运动，不与狗猫接触，美化净化环境，排除噪音，情绪调节稳定，制怒节哀，无忧无虑，停止房事，以防流产。丈夫主动清理妻子的呕吐物，关心妻子饮食状况，及时为其配制可口的饭菜。

2. 孕二月的胎儿体操

孕二月，准妈妈早晚平躺在床上，腹部放松，手指轻按腹部后拿起，让胎儿感觉到母亲的抚摩，每次5~10分钟即可。

3. 恩爱的夫妻关系有助于胎教

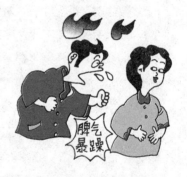

家庭并不是游离于社会之外的孤岛，而是社会的重要组成部分，一天24小时，一般只有1/3的时间是在工作岗位上，其余的时间多数是在家庭中度过。

怎样才能给孕妇创造一个温馨的家庭环境呢？置办必要的家庭设施当然重要，但关键是要多进行精神上的"投入"，使夫妻生活更加和谐。孕妇心情愉快的源泉来自丈夫的关怀与支持。一个爱的眼神，一个细微体贴的举动，都会让孕妇沉浸在幸福之中。一起在附近公园或夜市里散散步，一起挑选婴儿的用品衣物，星期天携手逛逛市场，平时帮着做点家事，这些都是丈夫能够做得到的。不要让妻子心情低落，更不要让夫妻反目。据报道，脾气暴躁的孩子往往出现在夫妻关系不和谐的家庭。

爱心提示

有一个温馨的家庭环境，对于调节孕妇的精神情绪，增强胎教的信心，激起对未来生活的期盼等都大有裨益。

4. 为宝宝提供一个健康的居住环境

居住环境不仅关系到孕妇自身的健康,而且关系到胎儿的健康生长和智力发育。

保证宝宝健康生长的 居住环境

(1)居室的空气

空气污染应引起每位孕妇的重视。尤其是家庭装修后所散发的气味,会严重地影响孕妇和胎儿的健康。因此,必须注意保持室内空气清新良好。

(2)居住的空间

准妈妈居住的空间不一定很大,但可以通过科学合理的设计,把家装饰得温馨舒适,让生活在其中的准妈妈天天有个好心情。

(3)居室的温度

大部分孕妇对寒冷的抵抗能力远远超过普通女性,体内的宝宝大大加快了新陈代谢,会产生很多的热量。因此,孕妇应针对天气变化,随时调整自己的服装,并且使室温保持在一个相对恒定的水平,以利于孕妇身体健康和胎儿的健康发育。

(4)居室的色彩

居室的色彩应温柔清新,可采用乳白色、淡蓝色、淡紫色、淡绿色等色调。孕妇从忙碌的办公室回到宁静优美的家中,内心的烦闷便会很快消除,趋于平和安详,情绪也会逐渐稳定。如果孕妇是在紧张繁忙、技术要求高的环境中工作,那么家中不妨用粉红色、橘黄色、黄褐色进行布置。因为这些颜色都会给人一种健康、活泼、发展、鲜艳、悦目、希望的感觉。孕妇从单调紧张的工作状态中回到生机盎然、轻松活泼的家中,神经可以得到松弛,体力也可以得到恢复,有利于胎儿大脑与情绪的发育。

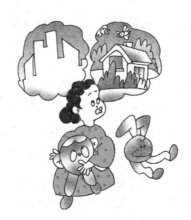

孕妈咪在第三个月(9~12周)

1. 小宝宝的发育状况

至孕3月底时，胚胎可正式称为胎儿了，胎儿的身长7.5~9厘米，体重约为20克。胎儿尾巴完全消失，眼、鼻、口、耳等器官形状清晰可辨，手、足、指头也一目了然，几乎与常人完全一样。内脏更加发达，肾脏、外阴部已经长成，开始形成尿道及进行排泄作用，而胎儿周围会充满羊水。

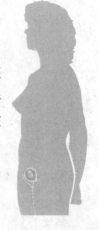

2. 准妈妈身体的变化

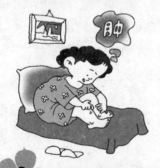

孕三月，仍然会出现孕吐现象，除恶心外，胃部情况也不佳，同时，还会感到胸闷。腹部仍然不算太大，但由于子宫已如拳头般大小，会直接压迫膀胱，造成尿频。腰部也会感到酸痛，腿足浮肿。此外，分泌物增加，容易便秘或腹泻。乳房更加胀大，乳晕与乳头颜色更暗。

3. 怀孕三月的注意事项

和怀孕两个月一样，孕三月准妈妈也容易流产，在生活细节上尤其要留意小心。准妈妈平常如有做运动的习惯，仍可保持，但必须选择轻松且不费力的运动，如舒展筋骨的柔软体操或散步等，避免剧烈运动。准妈妈不宜搬运重物和长途旅行，家务事可请先生分担，不要勉强，上下楼梯要平稳，尤其应注意腹部不要受到压迫。

上班时，应保持愉快的工作情绪，以免因心理负担过重、压力太大而影响胎儿的发育。此时，若能取得同事的谅解，继续工作应不成问题。

这个阶段，夫妻最好不要行房。此外，为预防便秘，准妈妈最好养成每日定时上厕所的习惯。下腹不可受寒，注意时时保暖。不熬夜，保持规律的生活习惯。孕妇阴道分泌物会有所增加，易滋生病菌，应该每天淋浴，以保持身体清洁。

4. **怀孕三月应该了解与准备的事**

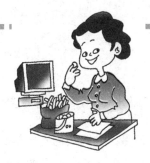

● 至少应在本月前接受初次产前检查，建立孕妇保健卡，以后按医生要求做定期检查。

● 不要长时间站立或蹲下，避免从事受到震动和冲击的工作。

● 保证充足的睡眠，可以在中午安排一个短暂的午睡。

● 空腹易加重妊娠反应，多准备些小食品，随时吃一点。

● 如果小便次数增加，别不好意思，应随时排净小便。

● 若出现少量出血或下腹疼痛，则应马上躺下休息，及时联系医生。

5. **准妈妈三月的种种不适**

(1)尿频与便意感

怀孕后，子宫逐渐变大，会压迫膀胱，膀胱的内容量会越来越小，造成尿频。大肠一被刺激，就有便意感。当超过3个月后，子宫上升到腹腔内，对膀胱、大肠的压迫消失，尿频及便意感也将消失。

(2)下腹痛

首先要排除病态因素，如流产、膀胱炎、肠胃炎、子宫肌瘤等。如果是非病态因素，孕妇两侧腹痛的原因有可能是涨大的子宫拉扯了两侧固定子宫位置的圆韧带。通常发作于某些姿势后，如突然站立、弯腰、咳嗽及打喷嚏等。

(3)腰酸背痛

孕妇子宫日益增大，身体会不自主地往后仰，因而造成局部肌肉的拉扯，出现腰酸背痛。如果腰酸背痛较为剧烈，要咨询骨科医师，诊断是否有椎间盘突出的可能性。

(4)头痛

由于荷尔蒙的作用，孕妇脑部血流易发生改变，会引起头痛。鼻窦炎、视力不良、感冒、睡眠不足等也可能引起头痛。

(5)白带增加

孕妇阴道酸碱度会发生改变，血管扩张会造成局部温热，易发生霉菌感染。白带增加、局部瘙痒、烧灼感、尿频是霉菌感染常见症状。

孕三月健康饮食

1. 准妈妈孕三月吃什么

孕三月，准妈妈仍有早孕反应，情绪仍会波动，还容易发生便秘。膳食大致与第一个月相似，但必须增加含纤维素较多的新鲜蔬菜，如芹菜、韭菜、菠菜、豆角、豆芽等。

2. 孕妈咪三月饮食原则

◆准妈妈应保证水分、蛋白质、碳水化合物、必需脂肪酸、维生素和矿物质的摄入，增加机体免疫力，预防感染。

◆准妈妈应多吃富含纤维素的食物，以防便秘。

◆三月是胎儿大脑和骨骼发育初期，准妈妈要注意蛋白质、必需脂肪酸、钙、磷等营养素的摄入。

3. 准妈妈切莫缺乏基本营养素——蛋白质

蛋白质是构造人的内脏、肌肉以及脑部的基本营养素，与胎儿的发育关系极大，孕妇万万不可缺乏蛋白质。

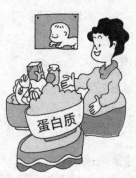

孕妇蛋白质摄入不足，不但会导致胎儿发育迟缓或发育不良，造成先天性疾病和畸形，而且容易引起流产，同时产后母体也不容易恢复。有的妇女就是因为孕期蛋白质摄入不足，分娩后身体一直虚弱，还引起多种并发症，给身体带来极大的损害，对喂养婴儿也不利。实验结果表明，如果孕妇孕期缺乏蛋白质，新生儿体重、身长、肝脏和肾脏重量就会降低，有的肾小球发育不良，结缔组织增多，肾功能会受到影响。

富含蛋白质的食物有牛肉、猪肉、鸡肉、鲤鱼、肝类、蛋类、牛奶、乳酪等，豆腐、黄豆粉、百叶、炒花生仁、绿豆、赤小豆、紫菜等植物性食物含蛋白质也较丰富。孕妇将以上的动物、植物食品搭配食用，是极好的蛋白质补充方法。

4. 准妈妈多摄入"脑黄金"能让宝宝更聪明

人的大脑中65%是脂肪类物质，其中多烯脂肪酸DHA与EPA是脑脂肪的主要成分。它们对大脑细胞，特别是神经传导系统的生长、发育起着重要作用。因此DHA和脑磷脂、卵磷脂等物质合在一起被称为"脑黄金"。

"脑黄金"的 重 要 作 用

(1)"脑黄金"能预防早产，增加宝宝出生体重

对于孕妇来说，"脑黄金"具有双重的重要意义。

"脑黄金"能预防早产，可以增加婴儿出生时的体重。服用"脑黄金"的孕妇妊娠期较长，比一般产妇的早产率下降1%，产期平均推迟12天，婴儿出生体重平均增加100克。

(2)"脑黄金"能促进宝宝大脑和视网膜发育

"脑黄金"的充分摄入能保证婴儿大脑和视网膜的正常发育。因此，孕妇应经常摄入足量"脑黄金"。

为补充"脑黄金"，除服用含"脑黄金"的营养品外，还要多吃些富含DHA类的食物，如核桃仁等坚果类食品，摄入后经肝脏处理能合成DHA，此外还应多吃海鱼等。同时，为保证婴儿"脑黄金"的充分摄入，一定要坚持母乳喂养。

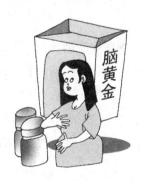

健 康 小 百 科

据调查，每100毫升母乳中"脑黄金"的含量，美国大约为7毫克，澳大利亚为10毫克，而日本则为22毫克，因此，日本儿童的智商普遍高于欧美儿童。我国产妇乳汁中"脑黄金"的含量则远远达不到这一标准，当然婴儿更容易缺乏"脑黄金"。

5. 准妈妈要摄入足够的热能

(1)准妈妈热能供应不足的危害

如果孕妇妊娠期热能供应不足，就会动用母体内贮存的糖原和脂肪，人就会消瘦、精神不振、皮肤干燥、骨骼肌退化、脉搏缓慢、体温降低、抵抗力减弱等。

此外，葡萄糖是胎儿代谢所必需的能量来源，由于胎儿消耗母体的葡萄糖比较多，当母体供应不足时，不得不动用脂肪、蛋白质储备，容易引起酮血症，继而影响胎儿智力发育。准妈妈热量摄入少，还可使胎儿出生体重下降。

因此，孕妇应摄入足够的热能，保持血糖正常水平，避免血糖过低对胎儿体格及智力生长发育产生不利影响。

(2)准妈妈孕期热能需要更多

孕妇在妊娠期间能量消耗要高于未妊娠时期。因此，孕妇对热能的需要会随着妊娠的延续而增加，保证孕期热能供应极为重要。

(3)准妈妈要重视碳水化合物类食品的摄入

妇女怀孕后代谢增加，各器官功能增强，为了加速血液循环，心肌收缩力增加，碳水化合物可作为心肌收缩时的应急能源。脑组织和红细胞也要靠碳水化合物分解产生的葡萄糖供应能量。因此，碳水化合物所供能量对维持妊娠期心脏和神经系统的正常功能、增强耐力及节省蛋白质消耗有非常重要的意义。因此，孕妇必须重视碳水化合物类食品的摄入。

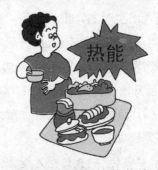

准妈妈所需要的热能来自产热营养素，即蛋白质、脂肪和碳水化合物，如各种粮谷食品等。

健康小百科

含碳水化合物丰富的植物食品有玉米、黄豆、绿豆、赤豆、白扁豆、土豆、白薯、蚕豆等；富含碳水化合物的动物食品有肉松、奶粉、牛奶、酸奶等。含蛋白质丰富的食物有鱼、肉、奶、蛋、禽和豆制品。脂肪多存在于动物油、植物油、肉类中。

6. 准妈妈要适量吃豆类食品

豆类食品是重要的健脑食品，孕妇适量吃些豆类食品，将对胎儿健脑十分有益。

适量吃豆类食品的 益 处

大豆中含有相当多的氨基酸，正好弥补米、面中营养的不足。谷氨酸、天冬氨酸、赖氨酸、精氨酸在大豆中的含量分别是米中的6、6、12、10倍，而这些营养物质都是脑部所需的重要营养物质，可见大豆是很好的健脑食品。

大豆中蛋白质含量占40%，不仅含量高，而且是适合人体智力活动需要的植物蛋白。因此，从蛋白质角度看，大豆也是高级健脑品。

大豆脂肪含量也很高，约占20%。在这些脂肪中，亚油酸、亚麻酸等多不饱和脂肪酸又占80%以上，这也说明大豆是高级健脑食品。

与黄豆相比，黑豆的健脑作用比黄豆更明显。毛豆是灌浆后尚未成熟的大豆，含有较多的维生素C，煮熟后食用，是健脑的好食品。

豆制品中，首先值得提倡的是发酵大豆，也叫豆豉，含有丰富的维生素B_2，其含量比一般大豆高约1倍。维生素B_2在谷氨酸代谢中起着非常重要的作用，而谷氨酸是脑部的重要营养物质，多吃提高人的记忆力。

豆腐也是豆制品的一种，其蛋白质含量占35.3%，脂肪含量占19%，是非常好的健脑食品。其他如油炸豆腐、冻豆腐、豆腐干、豆腐片（丝）、卤豆腐干等都是健脑食品，可搭配食用。

豆浆中亚油酸、亚麻酸等多不饱和脂肪酸含量都相当多，是比牛奶更好的健脑食品。孕妇应经常喝豆浆，或与牛奶交替食用。

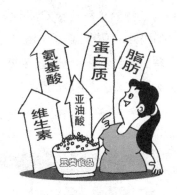

准妈妈过多吃豆类食品的 害 处

🌰 豆制品富含蛋氨酸，孕妇如果长期吃过多豆制品，蛋氨酸在酶的作用下就会转变为同型半胱氨酸，从而损伤动脉管壁内皮细胞，促使胆固醇和甘油三酯沉积于动脉壁，易造成动脉硬化。

🌰 如果准妈妈摄入豆制品过多，人体对铁元素的吸收功能就会受到抑制，从而导致孕妇出现不同程度的疲倦、嗜睡、贫血、身体无力等症状。

7. 准妈妈不宜食用的食物

🌰 准妈妈不宜食用油炸食品及香辣调料。油炸食物含有较多的铝及含苯环的芳香族化食物，不仅催人衰老，还会影响胎儿发育，而且可诱发癌肿、畸形等。

🌰 准妈妈不宜食用生鱼、生肉、生鸡蛋以及未煮熟的鱼、肉、蛋等食品。生食或未熟食品不仅营养不易吸收，而且病菌未被杀死，对母子健康都不利。

🌰 高糖食品、高热量食品以及过咸、过辣的食品，孕妇都不宜食用，如奶油、肥肉、糖果、糕点、巧克力等，因为这些食物含较多热量，孕妇如果多吃，就会导致体重剧增、

脂肪积蓄，还容易引发高血压、糖尿病、肥胖症等合并症。

🌰 不新鲜的食物、不能确认的野生蘑菇以及变质或久放的水果、蔬菜等，孕妇都不宜食用。

🌰 孕妇不宜吃腌制食品，如香肠、腌肉、熏鱼、熏肉、烤羊肉串等，因其含有可致胎儿畸形的亚硝胺。

8. 准妈妈喝骨头汤不宜熬太久

不少孕妇爱喝骨头汤，而且认为熬汤的时间越长越好，不但味道更好，对滋补身体也更为有效。其实这是错误的看法。

动物骨骼中所含的钙质是不易分解的，不论多高的温度，都无法将骨骼内的钙质溶化，反而会破坏骨头中的蛋白质。肉类脂肪含量高，而骨头上总会带点肉，熬的时间长了，熬出的汤中脂肪含量也会很高。因此，熬骨头汤的时间过长，不但无益，反而有害。

熬骨头汤的正确方法是用压力锅熬至骨头酥软即可。这样，熬的时间不太长，汤中的维生素等营养成分损失不大，骨髓中所含磷等矿物质也可以被人体吸收。

 9. 小心菠菜中的草酸对宝宝不利

菠菜中的草酸对人体所需的重要营养素锌、钙有着不可低估的破坏作用。锌和钙是人体内不可缺少的矿物质，如果锌、钙被草酸所破坏，将给孕妇和胎儿健康带来损害。如果体内缺锌，人就会感到食欲不振、味觉下降；儿童一旦缺钙，有可能发生佝偻病，出现鸡胸、"O"形腿以及牙齿生长迟缓等现象。

 10. 准妈妈多吃桂圆易导致流产

桂圆能养血安神，生津液，润五脏，是一味良好的食疗佳品。由于桂圆味甘温，因此内有痰火者及患有热病者不宜食用，尤其是孕妇更不宜进食。

准妈妈不宜多吃桂圆的 原 因

(1)桂圆会增加孕妇内热

妇女怀孕后，阴血偏虚，阴虚则滋生内热，因此孕妇往往有大便干燥、小便短赤、口干、肝经郁热等症状，这时再食用性热的桂圆，非但不能产生补益作用，反而增加内热，容易发生动血动胎、漏红腹痛、腹胀等先兆流产症状，严重者可导致流产。

(2)体质好的孕妇分娩时无须喝桂圆汤

在民间，有的孕妇在分娩时服用桂圆汤（以桂圆为主，加入红枣、红糖、生姜以水煎煮而成），这主要是针对体质虚弱的孕妇而言。因为分娩时要消耗较大的体力，体虚的孕妇在临盆时往往容易出现手足软弱无力、头晕、出虚汗等症状，喝一碗热气腾腾、香甜可口的桂圆汤，对增加体力、帮助分娩都有一定好处，但体质好的孕妇在分娩时则无须喝桂圆汤。

11. 热性香料不利宝宝发育

香料属调味品，人们在日常生活中经常食用。八角、茴香、小茴香、花椒、胡椒、桂皮、五香粉、辣椒粉等都属于热性香料，孕妇常食用这些热性香料，会对健康不利。

(1)孕妇食用热性香料，会导致便秘或粪石梗阻

妇女在怀孕期间，体温相应增高，肠道也较干燥，而香料性大热，具有刺激性，很容易消耗肠道水分，使胃肠腺体分泌减少，造成肠道干燥、便秘或粪石梗阻。

(2)孕妇便秘会影响胎儿健康

当肠道发生秘结后，孕妇必然用力屏气解便，这样就会引起腹压增大，压迫到子宫内的胎儿，容易造成胎动不安、胎儿发育畸形、羊水早破、自然流产、早产等不良的后果。

12. 准妈妈小心过敏食物

孕妇食用过敏食物不仅会导致流产或胎儿畸形，还可导致婴儿患病。有过敏体质的孕妇可能对某些食物过敏，这些过敏食物可妨碍胎儿的生长发育，或直接损害某些器官，如肺、支气管等，从而导致胎儿畸形或患病。

准妈妈预防过敏的 措 施

◆如果以往吃某些食物发生过过敏现象，在怀孕期间应禁止食用这类食物。

◆不要吃过去从未吃过的食物或霉变食物。

◆在食用某些食物后，如曾出现过全身发痒、出荨麻疹、心慌、气喘、腹痛、腹泻等现象，应注意不再食用这些食物。

◆不吃易过敏的食物，如虾、蟹、贝壳类食物及辛辣刺激性食物。

◆少吃异性蛋白类食物，如动物肝、肾、蛋类、奶类、鱼类等。

过敏性食物

13. 准妈妈禁食霉变食物

霉菌在自然界中几乎到处都有,其产生的霉菌素对人体危害很大,尤其在我国南方造成的危害更为严重。当孕妇食用了被霉菌素污染的食品后,霉菌素随之进入人体,从而造成直接危害。

孕妇食用霉变食物不仅容易发生急性或慢性食物中毒,还有可能危害胎儿,造成流产、死胎或先天性畸形,极不利于母体健康和优生。孕妇在日常生活中要讲究卫生,不吃霉变的大米、玉米、花生、薯类及柑橘等果品,以防霉菌毒素危害母体和胎儿。

准妈妈食用霉变食物的 **危害**

(1)霉菌素可导致胎儿畸形

在妊娠早期(2~3个月),胚胎正处高度增殖、分化时期,由于霉菌素的作用,可使胎儿染色体发生断裂或畸变,导致胎儿先天性发育不良,出现多种病症,如先天性心脏病、先天性愚型等,还可导致胚胎停止发育,从而发生死胎或流产。

(2)母体食物中毒会影响胎儿发育

母体因中毒而发生昏迷、剧烈呕吐等症状,或因呼吸不正常而造成缺氧,都是影响胎儿正常发育或导致流产的不良因素。

(3)霉菌素可致癌

霉菌素如果长期作用于人体,就可致癌,如黄曲霉毒素可致肝癌已较为肯定。

 14. 准妈妈喝蜂王浆不利宝宝发育

准妈妈在孕期不宜饮用蜂王浆,因蜂王浆含有激素,分别是雌二醇、睾酮和孕酮。这些激素会刺激子宫,引起子宫收缩,干扰胎儿正常发育。蜂王浆中的激素还会影响胎儿生殖系统的发育。

孕三月居家健康

1. 准妈妈要养成良好的生活习惯

如果准妈妈怀孕时胃口不好、偏食，或吃饭时间不正常，那么宝宝出生后也容易出现偏食、胃口不好及消化吸收不良等情况。此外，如果准妈妈很懒惰，或缺乏思考力和行动力，生活节奏也不规律，那么生出的孩子也可能具有这样的缺点。准妈妈要摒除坏习惯，养成良好的生活习惯，回归健康而规律的生活。

2. 准妈妈做家务安全准则

◆寒冷刺激有诱发流产的危险，所以准妈妈在淘米、洗菜、做饭时，尽量不要将手直接浸入冷水中，尤其在冬春季更应注意。

◆厨房的油烟对准妈妈不利，会危害腹中的胎儿，所以厨房应安装抽油烟机。

◆准妈妈早孕反应重的时候，应避免去厨房，以免加重恶心呕吐。

◆烹饪过程中，注意不要让锅台直接压迫腹部，保护好胎儿。炒菜和油炸食物时油温不宜过高。

◆洗衣时，切忌用搓板顶到腹部，以免胎儿受压。

◆洗衣时尽可能用温水，尤其在冬春季时。因洗衣粉中含有可损害受精卵的化学物质，洗衣服最好用肥皂，不宜用洗衣粉，尤其在早孕阶段更应注意。

◆准妈妈在端水、洗衣服、拧衣服及晾晒衣服时，注意不要用力过猛，晾晒衣服时将晾衣绳绑低一些，避免向上伸腰，避免发生流产、受伤等意外。

3. 准妈妈内衣的选择

怀孕期间，由于内分泌的变化，孕妇的皮肤会变得特别敏感，因此应选择密度较高的棉质内衣，以防皮肤不适。

怀孕1~3个月时，胎儿的身长约9厘米，孕妇的身体没有明显的变化，还可穿普通的内裤。

怀孕 4～7 个月时，孕妇的腹部明显鼓起，外观开始变化，此时应穿着可包裹整个腹部的高腰孕妇内裤。

怀孕 8～10 个月时，孕妇腹壁扩张，尤其第 10 个月时，变大的子宫会向前倾，腹部更加突出，会有很大的重量感，应选择有前腹加护的内裤，穿着会较为舒适。

4. 准妈妈莫穿化纤类内衣以防皮肤病

日常生活中，有些人穿上化纤内衣后，在身体直接与内衣接触的地方，如胸部、腋窝、后背、臀部、会阴等处，皮肤会出现散在的小颗粒状丘疹，周围还有大小不等的片状红斑，并伴有瘙痒和不适的感觉。为控制瘙痒和防止抓破感染，医生常吩咐患者服一些镇静药物和脱敏、消炎药。但是孕妇如果服用这些药物，就会影响胎儿的发育，甚至会造成胎儿畸形。因此，孕妇不宜穿化纤类内衣，最好穿密度较高的棉质内衣。

5. 准妈妈孕期不要穿高跟鞋

穿高跟鞋不但能增加身高，弥补个子矮的缺点，而且还可以使人挺胸收腹，显得精神。因此，女性大多喜欢穿高跟鞋。

妇女怀孕后，腹部一天一天隆起，体重逐渐增加，身体的重心前移，站立或行走时腰背部肌肉和双脚的负担加重，如果再穿高跟鞋，就会使身体站立不稳，容易摔倒受伤。

另外，因孕妇的下肢静脉回流常常受到一定影响，站立过久或行走较远时，双脚常有不同程度的浮肿，此时穿高跟鞋不利于下肢血液循环。因此，孕妇不宜再穿高跟鞋。

孕妇最好穿软底布鞋或旅游鞋，这些鞋具有良好的柔韧性和弹性，可随脚的形状进行变化，所以穿着舒服，行走轻巧，可以减轻孕妇的身体负担，还可以防止摔倒等不安全的因素发生。到了孕妇晚期，孕妇的脚部会出现浮肿，要穿比平时稍大一点的鞋子。

此外，孕妇也不要穿凉鞋和拖鞋，因为这类鞋容易脱落，也会引起摔倒。

6. **准妈妈穿着不要邋里邋遢**

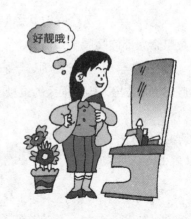

好靓哦！

女性天性爱美，但是有些妇女怀孕后，因为妊娠反应或其他原因，忽视了修饰打扮，常常衣冠不整，再加上身体容易疲劳，脸色也常常显得苍白无华，整个人就显得邋里邋遢，这是非常不好的。

作为女性，应讲究美观与整洁，即便是在妊娠期也不例外，而且更应该注意修饰打扮，这不仅可以掩饰怀孕后体形的变化，还有利于身体健康和精神抖擞，保持心理平衡，有助于维护孕妇的良好心境，对于孕妇及胎儿身心健康十分有利。

孕妇应选择那些穿在身上能够体现出胸部线条美，使隆起的腹部显得不太突出的样式，服装的立体轮廓最好呈上小下大的A字型。此外，应选择方便穿脱的衣服，衣服的颜色应清爽、明快，最好不穿大红色或黑色的服装。

7. **准妈妈孕期容貌为何变丑**

随着孕期的进展，许多孕妇发现自己的容貌发生了一些变化，不仅面部出现了褐色斑块，而且腹部、乳房、大腿等部位相继出现色素沉着和妊娠纹。

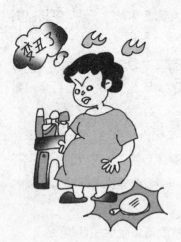

变丑了

医学研究表明，导致孕妇妊娠期容貌改变的是体内激素的改变。怀孕以后，体内的激素发生了巨大的变化，其中雌激素、孕激素、绒毛膜促性腺激素（HCG）等有效地调节着母体在妊娠期的代谢过程，满足胎儿生长发育的需要，并促使乳腺发育等。由于怀孕后肾上腺的分泌机能增强，使肾上腺皮质素随之增多，肾上腺皮质素增多的"副产品"就是导致皮肤表面产生妊娠纹和面部出现黑褐色斑块。

孕期出现的色素沉着在分娩之后即会变浅或消失，孕妇大可不必为自己容貌一时变丑而烦恼。

8. 做一个漂亮整洁的准妈妈

◆夏季天气酷热，准妈妈每天洗澡不宜少于两次。春秋气候宜人，每周洗澡1~2次即可。寒冬腊月，每两周洗澡1次就足够了。饥饿时或饱食后1小时以内不宜洗澡。

◆无论春夏秋冬，洗澡水的温度都应与体温接近，在27~35℃之间。太凉或太热的水对皮肤造成的刺激会影响孕妇的周身血液分布，不利母体健康及胎儿发育。

◆淋浴比盆浴更适合孕妇，因为淋浴可防止污水进入阴道，避免产前感染。再者，孕妇身体笨重，进出澡盆、浴缸不便，容易滑倒，使腹部受到撞击。

◆洗澡既可使全身清洁，又能促进血液循环，消除疲劳，抖擞精神。

◆孕妇还要经常洗头发，以使头发清洁黑亮。每周最好洗头两次。

◆孕妇还要经常进行外阴局部皮肤的清洁。这是因为孕妇外阴发生了明显变化，皮肤更加柔弱，皮脂腺及汗腺的分泌较体表其他部位更为旺盛。同时由于阴道上皮细胞通透性增高，以及子宫颈腺体分泌增加，使白带大大增多。在进行局部清洁时，注意不要用热水烫洗，也不要用碱性肥皂水洗，更不要用高锰酸钾溶液洗。

◆孕妇要经常清洗外衣，以保持清洁整齐，更应经常换洗内衣，最好每1~2天换洗一次，以免受细菌感染，造成阴部或乳腺炎症，给孕妇、胎儿造成不良影响。

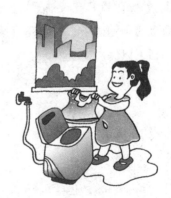

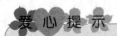 爱 心 提 示

　　妇女怀孕以后，身体各组织、系统均发生了一系列生理变化，皮肤上皮屑增多，汗腺及皮脂腺的分泌旺盛，因此孕妇应重视清洁卫生。

9. 准妈妈靓肤秘诀

(1)洗脸

妊娠期的美容重点就是洗脸。早晚洗脸各1次，使用平时常用的洗面奶，仔细地洗，洗干净后抹上必要的护肤品。夏天是容易出汗的季节，要增加洗脸次数。勤洗脸不仅是为了去掉油垢，还可为皮肤增加水分，使皮肤湿润光滑，富有弹性。

(2)防晒

由于激素的作用，孕妇脸上容易长雀斑，一般到产后就会自愈，不必十分介意。孕妇受紫外线照射也容易长雀斑，所以不要让强烈的直射阳光照在脸上和其他无遮盖的皮肤上。外出时最好穿长袖上衣，还应该戴上遮阳的帽子，脸上还可抹些防晒霜，以保护皮肤。

(3)按摩

妊娠期间，孕妇每天都应进行脸部按摩。按摩不仅可加快皮肤的血液流通，增进皮肤的新陈代谢，保护皮肤的细嫩，还可使皮肤的机能在产后早日恢复。

按摩要领如下：先用洁面乳擦掉脸上的污垢，或用温水洗净脸面，然后用毛巾擦干。在脸上均匀地抹上按摩膏，然后用中指和无名指从脸的中部向外侧螺旋式按摩约50次。按摩完毕后，用一条拧干的热毛巾擦拭一下。每天坚持按摩一次，对皮肤十分有益。

(4)擦搓脸和手

平时先将两手互相擦搓，主要是手背部，经过20～30次的擦搓，手会发热，再用双手的手心部放在两侧脸上，上下擦搓，力不要大，但要落实，上下擦搓约50次即可。擦搓时，要用手指擦搓眼窝、鼻翼和耳部，使脸全面擦过。这种做法的目的主要是促进手和脸的皮肤血液循环，增强皮肤的抵抗力。

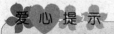

爱 心 提 示

妊娠期间，由于激素的作用，孕妇的皮肤会失去光泽，甚至还会变得非常粗糙，因此，孕妇更需要仔细保养皮肤。

10. 警惕化妆品中的有害成分

(1)染发剂

染发剂不仅有可能导致皮肤癌，而且可能引起乳腺癌和胎儿畸形。因此，孕妇应禁止使用染发剂。

(2)冷烫精

怀孕妇女和分娩后半年以内的妇女头发不但非常脆弱，而且极易脱落。如果再用化学冷烫精烫发，就会加剧头发脱落。另外，用化学冷烫精冷烫头发还会影响胎儿的正常生长和发育。

(3)口红

口红是由各种油脂、蜡质、颜料和香料等组成的。其中油脂通常采用羊毛脂。羊毛脂既能吸附空气中各种对人体有害的重金属微量元素，又能吸附能进入胎儿体内的大肠杆菌等微生物，同时还有一定的渗透作用。因此，孕妇涂抹口红以后，空气中一些有害物质就容易吸附在嘴唇上，并在说话和吃东西时随着唾液侵入机体内，从而使体内的胎儿受害。所以，为了下一代的健康，孕妇不要涂口红。

11. 浓妆艳抹会害了宝宝

调查表明，每天浓妆艳抹的孕妇胎儿畸形的发生率是不浓妆艳抹者的 1.25 倍。化妆品所含的砷、铅、汞等有毒物质被孕妇的皮肤和黏膜吸收后，可透过胎盘屏障进入胎儿循环，影响胎儿的正常发育，导致胎儿畸形。另外，化妆品中的某些成分经阳光中的紫外线照射后，会产生有致畸作用的芳香胺类化合物质。

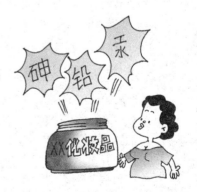

12. 双胞胎准妈妈注意事项

(1)要尽早发现双胎妊娠

怀孕后，要随时注意子宫的大小，如发现子宫偏大，尤其在孕20周，子宫底高度超过正常范围，要考虑双胎妊娠的可能，应及时去医院检查。如明确是双胎妊娠，以便在妊娠28周起，得到系统随访，采取各方面的保健措施。

(2)预防双胞胎出现意外

◆双胞胎孕妇应加强营养，摄入足够的蛋白质、维生素，并加服铁剂、叶酸，以免发生贫血。

◆双胞胎孕妇在孕晚期容易发生急性羊水过多、胎膜早破、早产、胎儿过小等，应加强预防措施。

◆双胞胎孕妇容易合并高血压、仰位卧低血压综合征及胎儿宫内生长受限等，应经常进行检查。

◆由于子宫过度伸展，胎盘过大，有时容易形成胎盘前置或低置，发生产前出血，也可因产后子宫收缩不良引起产后大出血，应特别注意。

◆如果第一个胎儿是臀位，第二个胎儿是头位，羊膜破后，分娩时可能发生两胎头交锁，从而导致难产，可在分娩时采取措施。

◆预防早产。由于两个胎儿在子宫内同时生长，常导致子宫过度膨胀，往往难以维持到足月而提前分娩。妊娠28～37周，卧床姿势最好采取左侧卧，不宜取坐位、半坐位及平卧位。若出现先兆流产征兆，则应及时住院治疗。

(3)预防双胞胎分娩并发症

对双胞胎孕妇采取保健措施后，均能使孕期延长到37周左右。随着胎儿不断增大，母体子宫肌肉长期处于高张力状态，如果缺乏充分准备，就容易发生宫缩无力、产程延长、胎膜早破、胎盘早期剥离、脐带脱垂、胎位异常、产后流血、产褥期感染等严重并发症。应对孕妇分娩并发症的措施有以下几种：

◆妊娠已近37周，可入院待产，让医生帮助分娩。

◆孕妇应充分注意休息。

◆医生可进行人工破膜，为发动宫缩打下良好基础。医生可在产程中适当给予静脉滴注低浓度催产素，以调解产力，防止子宫破裂、脐带脱垂和胎盘早期剥离。

◆分娩以后，适当合理地应用一些子宫收缩剂和抗生素，有利于预防产后出血及产褥期感染。

孕三月职场健康

1. 准妈妈孕三月工作禁忌

◆准妈妈不宜提重物，不要做长时间站立或蹲下的工作，避免从事身体受到震动和冲击的工作。

◆孕期的种种不适通常在孕三月比较严重，工作时千万不要勉强自己，不能像平时一样操作一切事务，凡事量力而行，觉得累就应该停下来休息，自己的身体和宝宝的健康发育才是最重要的。

◆有很多好强的孕妈咪不愿主动向领导提出减轻自己的工作，此时最好能协调好自己的工作量和工作强度，以免因体力、精神、身体不适而使母子健康受到影响。

2. 孕妈咪巧妙应对上下班难问题

生活在城市里，每天上下班高峰时段的交通状况都会非常拥挤，车上的空气也不流通，准妈妈乘坐公交车上下班肯定觉得非常不舒服。面对上下班拥挤的交通状况，准妈妈还是应该多多保护自己和宝宝。

准妈妈上下班 巧 应 对

(1)避开高峰时段

避开高峰时段，路况就会好很多，人也不会那么多。孕妈咪如果能早点坐车，既可避开拥堵交通，又可不迟到，还能呼吸到新鲜空气，是一举几得的事。

(2)搬到公司附近住

如果公司到家的路程实在太长，最好搬到公司附近住，这样就可以把路上的时间争取为休息时间。住在公司旁边，最好步行就可以到，既锻炼了身体，又不会迟到。

(3)争取在公交车上坐上位子

准妈妈上车后，要大方地请求让座，如果不好意思向其他乘客开口，就和司机和售票员说，他们一定会帮准妈妈安排一个靠窗通风的好位子。

3. 准妈妈应将工作压力减少到最小

工作压力无论是对准妈妈还是对胎儿都是不利的。因为压力会影响到准妈妈激素的分泌，从而增加血糖值，减少氧气供给，这对胎儿的生长发育是不利的。当准妈妈感到压力的时候，饮食或睡眠也往往不规律，还容易形成恶性循环。压力和过度疲劳往往会导致早产。

有助于减少压力的 方 法

◆一个舒适的脚垫，一把合适的椅子会使准妈妈工作时后背不那么酸痛。

◆不要像孕前那样超负荷工作。

◆在允许的条件下，准妈妈可以避开上下班的拥挤，适当早出发晚回家。

◆午休时间可以打个盹，也可听一些轻音乐，使绷紧的神经得到放松。

◆如果连续站立超过3个小时，请务必坐下休息一会儿。如果是伏案工作，就要隔一段时间站起来，走一走。

◆无论站着或坐着，尽量保持端正的姿势会使你看上去没有那么笨重、气喘吁吁。

◆一天工作过后，要充分休息，保持良好睡眠。

4. 准妈妈应保持良好的职业形象

绝大多数上班族女性在怀孕后仍要继续工作，尽管存在孕期种种不适，准妈妈还应继续保持良好的职业形象，尽量保持原本干练的形象，穿着一身得体的上班族孕妇装，会让准妈妈的形象衬托得更利落。准妈妈可以去买一些适合上班族孕妇穿着的正式服装，要做到衣着高雅得体，穿着得体合身。

5. 准妈妈尽量少用复印机

由于复印机的静电作用，空气中会产生出臭氧，它会使人头痛和眩晕。复印机启动时，还会释放一些有毒的气体，过敏体质的人会因此咳嗽、哮喘。如果你的办公室里有一台复印机的话，可以把它放在一个空气流通比较好的地方，并要避免日光直接照射。你还要减少与复印机打交道，并要多进食富含维生素E的食物。

6. 准妈妈要暂时冷落电脑

◆准妈妈可使用电脑保护屏，同时穿上防辐射马甲或围裙。电脑保护屏是一种细金属网状物，卡在电脑显示屏上，可屏蔽75%的电磁辐射。防辐射马甲或围裙内有金属薄膜，可遮挡针对胸腹部的电磁辐射。

◆准妈妈用完电脑应马上关机，不在网上无限制地浏览或玩游戏。经常关机，可使您所承受的电磁辐射至少减去一半。

◆留心别的电脑从你侧背面散放的辐射。用电磁辐射测定仪测试可以发现，如果显示屏的正面有保护屏的遮挡，测定仪只发出蜜蜂一样轻微的嗡嗡声，而在电脑侧面和背面，测定仪发出的声音如一群被激惹的大黄蜂。因此，如果准妈妈处在几台电脑的包围中，就可将座位调换到靠窗的角落里。

7. 准妈妈用公共电话要注意卫生

电话是最容易在写字楼里传播疾病的办公用品。电话听筒上2/3的细菌可传给下一个打电话的人，使用电话是办公室里传播感冒和腹泻的主要途径。如果办公室里有人患感冒，或是如厕后未把双手洗干净，疾病就会通过电话蔓延开来，很可能殃及你和你腹中的宝宝。所以你最好拥有一部独立的电话机。如果不得不和其他同事共用，就应减少打电话的次数，或者干脆勤快一点，经常用酒精擦拭听筒和按键。

8. 准妈妈莫在空调环境里呆太久

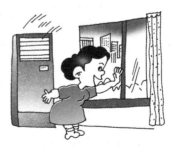

写字楼的中央空调人工制造了一种凉爽宜人的环境。刚从户外步入写字楼，你也许会感觉很舒适，但在里面待久了，可能会感到头昏、疲倦和心情烦躁。

研究显示，长期在空调环境里工作的人，50%以上有头痛和血液循环方面的问题，特别容易感冒。这是因为空调使室内空气流通不畅，负氧离子减少的缘故。担负着两个人健康责任的准妈妈要特别小心。预防的办法是：定时开窗通风，尽量每隔两三个小时到室外待一会儿，呼吸新鲜空气。

孕三月疾病用药

1. 到妇幼保健院建立保健卡

妇女在妊娠12周左右要到户口所在地或居住地的妇幼保健院建立孕产妇保健卡，进行初查。

(1)孕期检查的益处

◆了解孕妇妊娠过程和健康状况。对孕期合并症和并发症做到早预防、早发现，及早采取措施，避免病情发展，保障孕妇健康和胎儿正常发育。

◆对孕妇进行孕期保健、营养、自我监护的指导，消除孕妇对分娩的恐惧和顾虑，增强孕妇的信心和自我保健能力，减少孕期合并症的发生。

◆通过早孕初查、询问病史、全身体检等方法，筛选出异常孕妇，并将其转入有条件的医院进行监护。

◆对有严重遗传病和畸形胎儿史的孕妇，通过家谱分析和遗传咨询，及早做出确诊，果断采取措施，防止某些遗传病的蔓延。

◆通过产前检查可发现某些异常情况，如骨盆偏小、胎位不正等，予以纠正。有些虽不能纠正，亦可随时监控。

(2)孕期检查的时间安排

◆正常情况下，怀孕28周前每四周检查1次。

◆怀孕28周以后，每两周检查1次。

◆36周后，每周检查1次。

◆若发现异常，则应随时进行检查。

2. 孕三月产前检查项目

准妈妈在孕三月产前检查的项目包括TORCH筛查、宝宝胎心率测量、监听胎心音等。

(1)TORCH筛查

一般在准备怀孕前进行TORCH病原体抗体检测，排除孕前感染。此外，还应在孕11～12周进行TORCH筛查，排除孕早期ＴＯＲＣＨ感染。TORCH是由多个引起胎儿感染、畸形和功能异常的病毒英文单词字头组成的。

(2)测测宝宝胎心率

用多普勒胎心仪可在孕11～12周时从腹部听到胎心音，用听诊器可在孕18周听到胎心音。听胎心音时，将听筒置于腹壁，可听到胎儿心脏跳动声像手表嘀嗒声。正常的胎心率快且有力，每分钟120～160次。孕中期胎心率可达每分钟160次以上。准爸爸可将耳朵贴在准妈妈腹壁上数胎心。孕24周后胎位正常时，可在脐下正中部或脐部左右两旁听胎心音。

(3)听听宝宝心跳

听胎心音是产前检查不可缺少的项目，通过这项检查，可判断胎儿的生长和健康状况，当胎心率突然变快或转慢，出现不规律的情况时，就应引起重视。

3. **会导致胎儿畸形的病毒感染**

胎儿先天性发育异常，与遗传因素、物理因素、化学因素及生物因素有关。其中生物因素主要是病毒感染，可导致胎儿畸形的病毒有风疹病毒、水痘病毒、流感病毒、巨细胞病毒、单纯疱疹病毒等。

孕妇在怀孕最初的3个月内，如果感染上述病原体，胎儿畸形的可能性就要比其他时间高得多。病毒致畸的机理在于，病原体通过呼吸道黏膜、口腔、生殖道以及破损皮肤等进入血液，造成病毒血症，并通过血液侵犯到胎盘及胎儿，形成宫内感染，最后影响胎儿的正常发育，导致胎儿畸形。

会导致胎儿畸形的 病 毒

(1)风疹病毒

孕妇孕早期如果感染风疹，就容易导致胎儿心血管异常、先天性耳聋、先天性白内障、小头畸形、智力障碍，以及出生后迟发性损害，如糖尿病、中枢神经系统异常等。

(2)巨细胞病毒

孕妇感染巨细胞病毒后，常导致早产、流产或胎死宫内，出生后新生儿会出现黄疸、肝脾肿大、血小板减少性紫癜、肺炎等病症，并伴有中枢神经系统损害。部分患儿可有小头畸形、行动困难、智力低下等现象。有些受巨细胞病毒感染的胎儿出生时可能不出现异常，但出生数月或数年后会发生中枢神经系统损害，如智力低下及耳聋等。

(3)单纯疱疹病毒

单纯疱疹病毒有两个血清型，即Ⅰ型（HSV-Ⅰ）和Ⅱ型（HSV-Ⅱ）。HSV-Ⅰ主要引起生殖器以外器官及皮肤黏膜的感染。此型病毒较少感染胎儿。HSV-Ⅱ主要引起生殖器及腰以下皮肤疱疹，常通过性交传染，故国外将其列为性病。此型病毒多会感染胎儿，致胎儿小头症、智力障碍、脑内钙化、白内障、心脏畸形、视网膜异常。如孕妇阴道有Ⅱ型病毒感染，胎儿经产道出生时也会受感染而发病。

(4)水痘病毒

水痘病毒可导致胎儿四肢发育不全、先天性白内障、小眼、视网膜炎、视神经萎缩、小头畸形、肌肉萎缩等。

(5)流感病毒

孕妇感染流感病毒后，容易导致胎儿兔唇、无脑、脊柱裂等畸形。

4. 准妈妈发热易使宝宝畸形

（1）准妈妈发热有导致胎儿畸形的可能

发热常常是由于病原体侵入引起的，有些病原体会影响胎儿发育，引起胎儿畸形。同时，发热对胎儿的危害有时会超过病原体对胎儿的危害。

研究发现，如果孕妇持续24小时以上体温比正常体温高1℃，就有致畸的可能。据测定，孕妇体温比正常人高1.5℃，胎儿脑细胞发育就可能停滞；如果升高3℃，就可能杀死胎儿脑细胞，造成永久性损害。

孕早期胚胎如果生活在高温环境下，就容易受到伤害。物理性的有害因子会杀死那些分裂的细胞，使该细胞停止发育，特别是胎儿的中枢神经系统最易受到损伤，造成畸胎，严重者可导致胚胎死亡。

（2）准妈妈发热要积极降温

发热对胎儿的影响与发热程度及持续时间有关，体温越高，持续时间越长，对胎儿影响就越大。所以加强孕期保健，预防孕早期发热性疾病非常重要。孕妇一旦患上感染性发热疾病，应积极采取物理降温。

（3）准妈妈应避免各种发热因素

孕妇除避免发热性疾病外，还应避免其他导致体温升高的因素。在孕早期，孕妇如果受到物理性的有害因子影响，如洗过热的热水浴、盛夏中暑、高温作业、剧烈运动等，就可使体内产热增加或散热不良，从而导致高热。

孕期每日在热水浴中持续40～60分钟的妇女，畸胎率明显升高。虽然孕中期胎儿各器官基本形成，不可能有大的结构畸形发生，但发热可损害胎儿大脑，造成生后小儿癫痫、智力低下等。

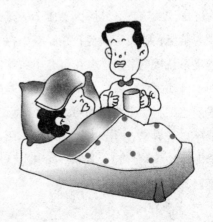

5. 准妈妈尿频怎么办

(1)准妈妈尿频的原因

孕三月,子宫如拳头般大小,会压迫膀胱,当尿液积累到某一程度时,便有尿意,须勤跑洗手间,造成尿频。孕三月以后,子宫上升到腹腔内,对膀胱的压迫感逐渐消失,尿频便会消失,但到了孕晚期,又会出现尿频。

(2)准妈妈尿频的对策

准妈妈应讲究个人卫生,勤洗澡,勤换内衣,适当增加饮水,勤解小便,预防尿路感染。同时控制饮食结构,避免酸性物质摄入过量,加剧酸性体质。保持饮食的酸碱平衡可预防尿频。饮食方面要多吃富含植物有机活性碱的食品,少吃肉类,多吃蔬菜。

6. 准妈妈腰痛怎么办

(1)准妈妈腰痛的原因

准妈妈腰痛是妊娠期骨关节病的一种表现,主要表现为腰部和骶部疼痛,并可放射到臀部、大腿以及大腿以下部位,严重时会使孕妇夜间痛醒。妊娠期腰痛的发生率可达49%~58%,也就是说,有一半的孕妇怀孕时会感到腰痛。怀孕后腰痛与下列因素有关:

◆受怀孕后激素的影响,导致韧带松弛。

◆怀孕后腹部增大,导致脊柱向前突增加。

◆增大的子宫对腰部神经直接压迫。

◆神经组织的局部缺血也会导致腰痛,胎儿较大、孕妇年龄较大以及怀孕前就有腰痛的毛病等都会使腰痛加重。

(2)准妈妈腰痛的对策

◆出现腰痛的孕妇应保证充足休息,穿低跟鞋。

◆躺下时可在膝盖下面垫个垫子,或用骶髂紧身衣、骶骨带等,都可以减轻疼痛。

◆孕期应注意锻炼身体,多参加家务劳动,使腰背肌肉得到锻炼,少穿高跟鞋,有助于预防孕期腰痛。

7. 准妈妈妊娠剧吐怎么办

(1)什么是妊娠剧吐

少数孕妇的早孕反应比较严重，呕吐频繁，几乎什么东西都吃不进去，连喝口水都要吐出来，这就是妊娠剧吐。妊娠剧吐会使孕妇严重脱水、电解质紊乱、酸中毒、严重的营养不良，甚至高热昏迷，还会产生致命的后果，应及时到医院就诊治疗。

(2)妊娠剧吐的调理

孕妇应保持身心平衡，注意饮食，吃些清淡和有助于缓解呕吐的食物，必要时可接受医师的指导。倘若一日孕吐数次，身体显得相当虚弱，就应住院进行治疗，每天可接受多量的葡萄糖、盐水、氨基酸等点滴注射，以迅速减轻症状，保持良好宁静的心态，一般1~2周即可出院。

8. 准妈妈谨防先兆流产

(1)什么是先兆流产

先兆流产是指出现流产的先兆，但尚未发生流产。具体表现为已经确诊宫内怀孕，胚胎依然存活，阴道出现少量出血，并伴有腹部隐痛。通常先兆流产时阴道出血量并不很多，不会超过月经量。先兆流产是一种过渡状态，如果经过保胎治疗后出血停止，症状消失，就可继续妊娠；如果保胎治疗无效，流血增多，就会发展为流产。

(2)先兆流产的原因

先兆流产的原因比较多，例如孕卵异常、内分泌失调、胎盘功能失常、血型不合、母体全身性疾病、过度精神刺激、生殖器官畸形及炎症、外伤等，均可导致先兆流产。孕早期胎盘附着尚不牢靠，也容易导致流产。

(3)预防先兆流产的对策

为了避免先兆流产，准妈妈应注意以下事项：

◆孕早期要保证充足的休息，不要从事过重的体力劳动，避免负重导致腹压增加。

◆准妈妈平时要穿平底鞋，防止外伤。

◆准妈妈应戒酒戒烟，宜食清淡、易消化、富有营养的食物，保持大便通畅，避免肠胃不适。

◆孕早期不要进行性生活，以免腹部受到挤压和宫颈受到刺激，引起宫缩，诱发流产。

◆保持会阴清洁，避免生殖道炎症。准妈妈每晚应清洗外阴，必要时一天清洗两次。

孕三月运动健身

1. 适宜孕三月的运动

怀孕3个月后，如果准妈妈已过了妊娠反应期，身体各方面没什么异常反应，方可在医生指导下可参加一些不剧烈的活动，如打太极拳、散步等。如果准妈妈感觉身体不太好，在怀孕的早期即前三个月最好不要做运动，因为这时胚胎在子宫里还没有牢固地"扎下营盘"，运动失当很可能会导致流产。

医师指点

在进行运动期间，如果你发现自己的阴道流出了水样物，或是发生出血，同时小肚子也痛起来了，这些都属于流产的征兆，应立即停止运动，马上去医院让医师检查。

2. 准妈妈运动健身注意事项

◆准妈妈在室内运动时，要保持空气流通。

◆运动方法和姿势要正确，要能坚持练习，这样才会有效果。

◆开始训练时运动量要小，逐渐增加到自己最适合的量。

◆如果在运动中出现任何疼痛、气短、出血、破水、疲劳、眩晕、心悸、呼吸急促、后背或骨盆痛等现象，马上停止训练；或在胎动后数小时没有胎动，也要立即去看医生。

◆准妈妈运动时要穿宽松的衣服和穿合脚的平底鞋。

◆运动后沐浴应注意保暖，以免着凉。宜采用沐浴冲澡的方式，不要用盆浴浸泡。

◆选择理想的运动地点，尽可能到花草茂盛、绿树成荫的地方，要保持安静、清洁、舒适。

◆城市中下午4点到7点之间空气污染相对严重，孕妇要注意避开这段时间锻炼和外出，以保证母亲和胎儿的身体健康。

3. **不宜做运动的孕妈咪**

◆有过先兆流产、先兆早产、死胎史、双胎史、羊水过多、前置胎盘、阴道流血、腹部韧带松弛、子宫颈可能提前开口的孕妈咪，都不宜做运动训练。

◆如果准妈妈患有心脏病，或是肾脏泌尿系统的疾病，或是曾经有过流产史，就不适合做孕期运动。

◆患有妊娠期高血压疾病者，由于血压不稳定，也不适于运动。

◆怀了双胞胎的准妈妈不宜随意运动。

◆如果准妈妈出现前置胎盘，阴道出现了不规则出血、提前出现宫缩等现象，就绝不能运动，此时此刻必须静养。

 4. **准妈妈不要过度运动**

过度的运动会影响胎盘血液供给，对胎儿不利。准妈妈孕期运动一定要在避免高强度过量运动的前提下进行。如果准妈妈在孕前不大运动，那么在怀孕时坚持每天做 10 分钟体操，并步行半小时即可。

 5. **孕妈咪做做"门厅体操"运动**

怀孕 3 个月后，如果家中有可平视看到外面秀丽风景的门厅，就可把门窗全部打开，然后孕妈咪面对门窗，呼吸新鲜空气，在优美柔和的音乐伴奏下做体操运动，这种体操就是"门厅体操"运动。它不仅可强化孕妈咪的心脏和肺的功能，消耗身体脂肪，预防妊娠期高血压疾病的发生，还有助于增强分娩的耐力。

孕三月心理健康

1. 准妈妈要保持良好的情绪

怀孕后体形改变，身体不适，准妈妈们在心理上承受着极大的压力，情绪容易产生波动。准妈妈长期处于不稳定的情绪中，不仅会对自己的身体状况造成不良影响，还有可能影响腹中胎儿的身心发展。

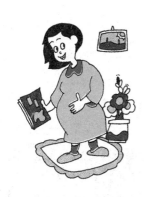

面对不佳的情绪，该怎么化解呢？最好的方法就是正视问题，而非逃避问题。把怀孕时产生的生理或心理问题——列出，在门诊就诊时咨询专业医师或妈妈教室的护理人员，这样才能真正地解决问题。

学习生产法能够帮忙你在生产时放松和控制肌肉，在疼痛时转移注意力，并且可以预先减轻你对生产的陌生感与恐惧感，让你能勇敢地面对生产，充满信心地迎接生产。准爸爸的陪同参与将使准妈妈更有安全感，让夫妻俩能共同拥有难忘的生产经验。

不要让自己长期处于不良的情绪中，试着从事一些感兴趣的活动，如种花、看书、听音乐等，或者与亲朋好友聊聊天，将心中的不良情绪宣泄出来。如果忧虑感比较严重，就可寻找专业的医疗人员进行咨询、协商，以缓解不良情绪。

2. 准妈妈要对忧虑说不

准妈妈们最担心宝宝的健康问题，最怕生下的宝宝不健康。这种担心并不是没有必要的，正常孕妇生下不正常婴儿的几率有3%～5%，其中，20%～25%是先天性异常（如遗传基因异常），7%为药物影响，3%～5%是受到感染（如德国麻疹），4%为母体异常（如糖尿病、吸烟、喝酒等），其余的大部分是不明原因所造成的。

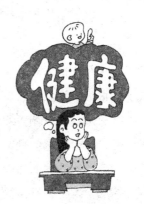

通过详尽的产前检查，并针对某些高危险群孕妇做筛检，可检查出绝大部分有重大异常的胎儿，医师会建议孕妇终止怀孕。至于其他不影响生存、健康、发展的小缺陷，以目前的超声波技术尚且无法探测得知，必须等胎儿出生后才能发现，不过通常都是可以治疗与矫正的。因此，未生产前谁都不敢百分之百肯定未出生的宝宝是正常健康的。

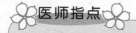

医师指点

准妈妈无须过度担忧，只要能选择专业的产科医师，定期做产前检查，遵照医师的指示用药，远离不良的环境，避免接触感染源即可。

3. 准妈妈保持快乐心情的秘诀

(1)精心打扮自己

很多准妈妈心情烦躁时，常常没有心情打扮自己。要想保持快乐的心情，准妈妈应善于从生活中发现乐趣。越是情绪低落的时候，就越用心地打扮自己，准妈妈变得漂亮精神了，心情自然也会改善。

(2)听一听轻音乐

准妈妈听听轻音乐，也是排解压力、舒缓心情的好方法。当准妈妈心情烦乱时，可以在轻柔美妙的音乐中调整自己的情绪，慢慢就会变得宁静平和。

(3)每天开心笑几次

每天开心笑几下，会使准妈妈全身肌肉放松，有益健康，还能使准妈妈变得更加开朗健谈和幽默大方。

4. 准妈妈心态好，宝宝身心才健康

怀孕期间，准妈妈的心态与胎儿的生长发育关系密切。准妈妈的心态将直接影响胎儿出生后的容貌、生理功能、智力、情绪和行为。专家建议，准妈妈要调整好自身的内外环境，免除不良刺激对胎儿的有害影响，让胎儿的身心发育更加健康。

如果准妈妈开朗乐观，快乐开心，就会使血液中有利的化学成分增加，胎儿便发育正常，分娩也会顺利。如果准妈妈紧张、恐惧、焦虑、忧郁、悲伤等不良的情绪，就会影响营养的摄取、激素的分泌，使血液中的有害化学成分增加，并通过胎盘影响胎儿发育，甚至导致胎儿畸形或早产。

孕三月胎教知识

1. 孕三月胎教方案

孕三月是胎儿脑细胞增多的关键期，母亲营养合理与否与孩子将来智力水平密切相关，准妈妈要保证优质蛋白质、碳水化合物、必需脂肪酸、钙、磷等各种营养素。

怀孕期间，准妈妈体内的孕激素使皮肤色素沉着增加，脸上易出现褐色蝴蝶斑，腹部日渐隆出，体形逐渐臃肿，要注意仪容美观，用心打扮靓自己，做一个漂亮整洁的准妈妈。别忘了，准妈妈仔细打扮也是环境胎教的重要内容呢！

2. 了解聪明宝宝的脑发育过程

◆在受孕后的第20天左右，胚胎大脑原基因形成。

◆孕二月时，大脑沟回的轮廓已经很明显。

◆孕三月，脑细胞的发育进入了第一个高峰时期。

◆孕四月至孕五月时，胎儿的脑细胞仍处于迅速发育的高峰阶段，并且偶尔出现记忆痕迹。

◆孕六月，胎儿大脑表面开始出现沟回，大脑皮质的层次结构也已经基本定型。

◆孕七月，胎儿大脑中主持知觉和运动的神经已经比较发达，开始具有思维和记忆的能力。

◆孕八月时，胎儿的大脑皮质更为发达，大脑表面的主要沟回已经完全形成。

🌸 医师指点 🌸

孕育聪明孩子的前提取决于胎儿时期大脑的发育过程。胎儿的大脑从孕六月起就已具有140亿个脑细胞，也就是说已经基本具备了一生中所有的脑细胞数量。其后的任务只是在于如何提高大脑细胞的质量。

3. 给予宝宝适当的物理刺激

准妈妈注意给予宝宝适当的物理刺激，将有助于孩子的大脑发育。研究结果表明，胎儿发育到第四周时，神经系统已经开始建立；第八至十一孕周时，胎儿对压触觉有了反应，所以在孕三月，准妈妈可以轻轻拍打、抚摸腹部，这种触摸刺激可通过腹壁、子宫壁促进胎儿的感知觉发育。

孕妈咪在第四个月(13~16周)

1. 小宝宝的发育状况

在妊娠 15 周后期，胎儿的身长约为 16 厘米，体重约 120 克。此时已完全具备人的外形，由阴部的差异可辨认男女，皮肤开始长出胎毛，骨骼和肌肉日渐发达，手、足能做些微小活动，内脏发育大致已经完成，心脏跳动活泼，可用超声波听诊器测出心音。

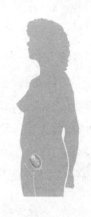

2. 准妈妈身体的变化

孕四月，孕吐已经结束，孕妇的心情会比较舒畅，食欲开始增加。尿频与便秘渐渐消失。这个阶段结束时，胎盘已经形成，流产的可能性减少许多，可算进入安定期了。子宫如小孩头部一般大小，已能从外表略微看出"大肚子"的情形。基础体温下降，一直到生产时都保持低温状态。

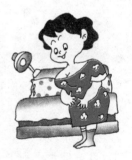

3. 怀孕四月的注意事项

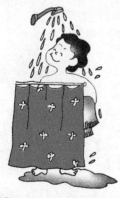

孕四月，孕吐及压迫感等不适症状消失，身心安定，但仍需小心。这个时期是胎盘完成的重要时期，最好保持身心的平静。

为了使胎儿发育良好，应摄取充分的营养，蛋白质、钙、铁、维生素等营养素要均衡摄取，不可偏食。

此时有可能出现妊娠贫血症，因此对铁质的补充尤其重要。身体容易出汗，分泌物增多，容易受病菌感染，每天应该淋浴，并且勤换内裤。

4. 孕妇咪四月指南

注意增加营养，可以带些营养品在办公室里服用，也可以多吃些水果。

如果你开始感到腰痛，就要注意不能长时间保持一种姿势，要采取正确的姿势进行工作。

充分了解有关怀孕、生产的各种知识，这样可消除怀孕期间的不安与恐惧，也有助于顺利生产。

孕妇可就近到妇幼保健所或医院内妇幼保健科索取资料，也可阅读有关孕产保健的书籍。

为使生产变得轻松，最好从现在开始做一些孕妇体操，但是要量力而行，千万不要过分勉强。

再过一个月，平时的衣服就穿不下了，应趁着身体情况良好时先行准备。加肥、宽松的内衣裤也是必备的怀孕用品。

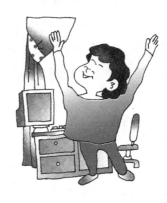

去美容院理发时，可请理发师设计一个易梳理的发型，除让人看起来清爽外，自己心情也会变得愉快。

爱心提示

怀孕四个月时，胎盘已经发育完全，孕妇流产的可能性减少，准妈妈已经基本度过妊娠反应期。

孕四月健康饮食

 1. 孕妈咪四月营养要素

(1)蛋白质

准妈妈每天蛋白质的摄入量应增加15克，达到75～95克。食谱中应增加鱼、肉、蛋、豆制品等富含优质蛋白质的食物。特别是孕期反应严重，不能正常进食的准妈妈更应多摄入优质蛋白质。

(2)热量

自孕四月开始，准妈妈必须增加摄入热量和各种营养素，以满足胎儿各个系统发育中进行的大量复杂的合成代谢的需要。我国推荐膳食营养素供给量中规定孕中期热量每日增加约200千卡。

(3)维生素

为了帮助准妈妈对铁、钙、磷等营养素的吸收，四月也要相应增加维生素A、维生素D、维生素E、维生素B_1、维生素B_2和维生素C的供给。维生素D有促进钙吸收的作用，故每日的维生素D需要量为10毫克。准妈妈应多吃各种蔬菜和水果，如西红柿、茄子、白菜、葡萄、橙子等。

(4)矿物质

对生成胎儿的血、肉、骨骼起着重要作用的蛋白质、钙、铁等成分，四月的需求量比平时大得多。每天对钙的需求增加至1000～1200毫克，铁增加至25～35毫克，其他营养素如碘、锌、镁、铜、硒也要适量摄取。

(5)水

准妈妈每天饮用6～8杯水，其中果汁的量最好不要超过两杯，因为果汁甜度太高，不利于宝宝骨骼发育。

爱心提示

四月的胎儿正在迅速长大，需要的营养物质更多，准妈妈要摄入更丰富的营养，源源不断地供给新生命。

2. 孕妈咪四月饮食原则

孕四月，胎盘已经形成，流产的可能性减少许多，可算进入安定期了。准妈妈孕吐基本结束，容易出现贫血。准妈妈孕四月的饮食原则如下：

◆多补充铁质，以防贫血。

◆孕四月，胎儿骨骼与内脏迅速发育，需要更多的优质蛋白质、钙、锌、植物脂肪等营养素。

◆因胎儿发育较快，还应吃些富含维生素E的食物，以预防流产。

3. 适合孕四月食用的食物

◆富含铁质的食物有肝脏、血、瘦肉、豆类、绿叶蔬菜、红糖、禽蛋类。

◆要保证优质蛋白质的摄入，大豆及豆制品和瘦肉、鱼、蛋等都富含优质蛋白质。

◆富含钙、锌、植物脂肪的食品有牡蛎、海蜇、大豆、牛奶等。

◆主食除了大米、白面外，还要食用一定数量的粗粮，如小米和玉米等。

4. 孕中期准妈妈营养原则

(1)较高的热量

较高的热量是通过多吃主食获得，孕中后期每天应当摄入400～500克的主食。适当增加脂肪的摄入量，可通过增加肉类食物实现。

(2)蛋白质

增加肉、鱼虾、蛋、豆制品的摄入，以获得蛋白质。

(3)增加牛奶的摄入量

孕中晚期，为保证钙及维生素的摄入，每天应饮用500毫升以上的牛奶。不能耐受牛奶者，可改用酸奶。为了补钙，还应吃些虾皮。

(4)多吃蔬菜、水果

多吃蔬菜和水果还可补充维生素、纤维素及矿物质。

5. **准妈妈要注意适量补钙**

(1)钙质在体内的作用

钙是人体骨骼和牙齿的主要成分。此外，钙能降低毛细血管和细胞膜的通透性，控制炎症和水肿；钙能降低神经肌肉的兴奋性，对心肌有特殊作用，有利于心肌收缩，维持心跳节律。

(2)准妈妈缺钙的危害

孕妇如果长期缺钙或缺钙程度严重，不仅可使母体血钙水平降低，诱发小腿抽筋或手足抽搐，还可导致孕妇骨质疏松，进而产生骨质软化症，胎儿亦可能产生先天性佝偻病和缺钙抽搐。

(3)准妈妈需通过膳食补充钙

成年妇女体内含钙约1000克，妊娠后期胎儿体内含钙约30克，胎盘含钙约1克，此外母体尚需贮存部分钙，总计增加钙50克左右。这些贮留的钙均需由妊娠期膳食予以补充。

(4)富含钙质的食物

奶和奶制品含钙比较丰富，而且吸收率也高。鱼罐头（连骨均可食入）、鱼松（连骨粉）、小虾皮等也是钙的良好来源。此外，豆类及其制品也含有较丰富的钙质。核桃仁、榛子仁、南瓜子等也含有较多的钙质，孕妇可以适当增加食用量。

孕妇还可以在医生的指导下服一些钙片和维生素D，也有利于钙的吸收。

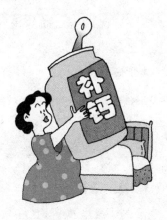

🌸 **医师指点** 🌸

一般说来，孕妇在妊娠前期每日需钙量为800毫克，后期可增加到1100毫克，这并不需要特别补充，只要从日常的鱼、肉、蛋等食物中合理摄取就足够了。

准妈妈过量补钙的 **危害**

◆准妈妈盲目地采用高钙饮食,大量饮用牛奶,加服钙片、维生素D等,其实对胎儿有害无益。

◆孕妇如果补钙过量,胎儿有可能患高钙血症,出生后婴儿囟门过早关闭,颚骨变宽而突出,鼻梁前倾,主动脉窄缩,既不利于胎儿生长发育,又有损颜面美观。

◆孕妇如果长期大量食用钙剂,就会和大量食用鱼肝油一样,引起食欲减退、皮肤发痒、毛发脱落、神经过敏、眼球突出、血中凝血酶原不足及维生素C代谢障碍等症状。

◆如果孕妇血中钙浓度过高,就会出现软弱无力、呕吐和心律失常等,这都不利于胎儿生长。

◆有的胎儿生下时萌出牙齿,原因有二:一种可能是由于婴儿早熟的缘故;另一种可能是由于孕妇在妊娠期间大量服用钙剂、高钙食品或维生素C,使胎儿的牙滤泡在宫内过早钙化而萌出。

因此,孕妇不要随意大量服用钙制剂和鱼肝油。

6. 准妈妈碘缺乏易导致孕产异常

(1)碘在人体中的作用

碘是甲状腺素组成成分,甲状腺素能促进蛋白质的生物合成,促进胎儿生长发育。

妊娠期甲状腺功能活跃,碘需要量增加,易造成孕妇缺碘。碘缺乏是导致孕产异常的危险因素之一。

(2)准妈妈缺碘的危害

孕妇如果缺碘,就会造成胎儿甲状腺发育不全,导致胎儿甲状腺功能低下,引起甲状腺肿、死胎、流产、先天畸形、聋哑等,还会影响胎儿智力发育。

(3)理想的补碘食品

为了母子健康,孕妇应注意补碘。理想的补碘食品为海产品,如海带、紫菜、鱼肝、海参、海蜇、蛤等,甜薯、山药、大白菜、菠菜、鸡蛋等也含有碘,可适量多吃一些。

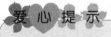 爱 心 提 示

用碘化盐补充碘时,需注意不可用量过大,以免引起产后甲状腺肿合并甲状腺功能低下。

7. 孕妈咪容易贫血要补铁

(1)准妈妈容易贫血的原因

◆怀孕后母体需血量明显增加，对铁的需要量也会相应增加。

◆胎儿自身造血及身体的生长发育都需要大量的铁，这些铁只能靠母体供给。

◆分娩时的出血及婴儿出生后的乳汁分泌也需在孕期储备一定量的铁。

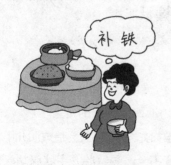

补 铁

孕妇要想通过普通膳食摄取铁质来满足以上各种需求是很困难的，所以孕期缺铁性贫血较为常见。我国营养学会推荐孕妇每日铁供给量为18毫克。

(2)准妈妈补铁的方法

一般服用铁剂10天左右，贫血症状就会开始减轻，连续服用2~3个月，贫血可得到纠正。常用的口服药是硫酸亚铁，每次0.3~0.6克，每日3次，也可服用10%枸橼酸铁胺10毫克，每日3次，或葡萄糖酸亚铁、右旋糖酐铁等。服用铁剂的同时最好加服维生素C 100毫克，可有利于铁的吸收。服药要坚持，不可间断，而且在贫血被纠正后还应继续服药1~2个月，此时每天服药1次即可。

(3)准妈妈要多吃富含铁质的蔬菜

孕妇还应该注意膳食的调配，有意识地食用含铁质丰富的蔬菜、动物肝脏、肉类、鸡蛋等，以预防孕期缺铁性贫血的发生。

多种食物均含有铁，一般植物性食品铁的吸收率较低，而动物性食品铁的吸收率较高。孕妇应多选择动物性食品补充铁，但植物性含铁食物也要常吃。

健 康 小 百 科

富含铁的动物性食品有猪肾、猪肝、猪血、牛肾、鸡肝、虾子、海蜇等，植物性食品含铁多的有黄豆、油豆腐、银耳、黑木耳、淡菜、海带、芹菜、荠菜等。

8. 准妈妈莫忘适量补锌

(1)锌在人体中的作用

锌是人体必不可少的微量元素，没有锌，就没有生长发育。锌是酶的活化剂，参与人体内80多种酶的活动和代谢，它与核酸、蛋白质的合成，与碳水化合物、维生素的代谢，与胰腺、性腺、脑垂体的活动等关系十分密切，发挥着非常多、也非常重要的生理功能。所以，缺锌可不能忽视。

(2)准妈妈更容易缺锌

有关专家指出，缺锌是现代人的普遍现象。中国人的膳食结构和饮食习惯使得每天的锌摄入量仅为人体正常需要量的40%～60%，这是远远不够的。

怀孕的妇女担负着自身和胎儿两个人的需要，缺锌的情况更普遍一些，应该经常做检查，在医生的指导下适量补锌，这对孕期保健和胎儿正常发育都很有意义。

对正常人而言，一个成人每日摄入16～20毫克的锌，基本上可以维持机体的需要，而孕妇对锌的需要量则要高出一倍才行，达不到这个量，就属于缺锌了。

(3)准妈妈缺锌的危害

孕妇缺锌对孕妇自身和胎儿不利，缺锌主要会影响胎儿在宫内的生长，会使胎儿的脑、心脏、胰腺、甲状腺等重要器官发育不良，也导致婴儿出生后上述器官功能不全或者患病。对孕妇自身来说，缺锌一方面会降低自身免疫能力，容易生病，从而殃及胎儿；另一方面，缺锌会造成孕妇味觉、嗅觉异常，食欲减退，消化和吸收功能不良，这样又势必影响胎儿发育。研究证明，有的胎儿中枢神经系统先天性畸形、宫内生长迟缓，以及婴儿出生后脑功能不全，都与孕妇缺锌有关。

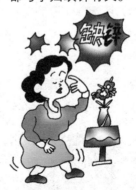

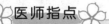 **医师指点**

孕妇补锌要经过科学的检查和诊断，确实需要补锌时再补，而且要在医生指导下进行。

富含锌的 食 物

◆对多数孕妇来说，可通过饮食途径补锌。如经常吃些牡蛎、动物肝脏、肉、蛋、鱼以及粗粮、干豆等含锌丰富的食物。

◆准妈妈还可常吃一点核桃、瓜子等含锌较多的零食，也能起到较好的补锌作用。

◆准妈妈要尽量少吃或不吃过于精致的米、面，因为小麦磨去了麦芽和麦麸，成为精面粉时，锌已大量损失掉了。

◆准妈妈还可通过冲调含锌的奶粉来补锌。

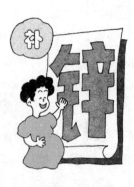

9. 准妈妈莫忘适量摄入维生素A

(1)准妈妈缺乏维生素A或摄入过量维生素A的危害

维生素A又名视黄醇，主要存在于海产鱼类和动物肝脏中。孕期母体与胎儿均需大量维生素A，如果维生素A不足，就可引起胚胎发育不良，严重不足时，可导致婴儿骨骼和其他器官畸形，甚至流产。摄入维生素A过量同样有引起胎儿畸形和影响胎儿正常发育的可能。

(2)孕期维生素A的供给量

我国营养学会推荐孕妇维生素A的每日供给量标准与非孕妇一致，皆为990微克视黄醇当量，即3300国际单位。

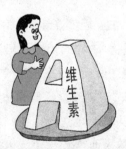

维生素A食物来源	各种动物肝脏、鱼肝油、鱼卵、牛奶、禽蛋以及核桃仁等
胡萝卜素食物来源	有色蔬菜有菠菜、胡萝卜、豌豆苗、辣椒、甜薯、韭菜、雪里红、油菜、茼蒿等，水果有杏、芒果等

10. **准妈妈莫忘适量摄入维生素B₁**

(1)准妈妈缺乏维生素B₁的危害

维生素B₁又称硫胺素，若人机体缺乏硫胺素，不仅使糖类代谢发生障碍，还将影响机体整个代谢过程，而且影响氨基酸与脂肪的合成。患者体弱，易发生脚气病，并出现肢端麻痹或功能障碍等多发性神经炎症状。孕妇如果硫胺素不足或缺乏，疲倦、乏力、小腿酸痛、心率过速等症状将更加明显。

(2)准妈妈容易缺乏维生素B₁

人们长期大量食用精制的大米和面粉，而又缺乏其他杂粮和多种副食品的补充，易造成硫胺素的缺乏。

含维生素B₁较多的动物食物	猪肉和动物肾、肝、蛋类
含维生素B₁较多的植物食物	糙米、标准面、小米、玉米、豆类、花生仁、核桃以及葵花子等。粮食碾得越精细，其维生素B₁的含量越低

11. **准妈妈莫忘适量摄入维生素B₁₂**

(1)维生素B₁₂在人体中的作用

维生素B₁₂具有促进红细胞生成、维持神经髓鞘的代谢功能。

(2)准妈妈缺乏维生素B₁₂的危害

孕妇如果缺乏维生素B₁₂，胎儿的畸变发生率就有可能增加，所以维生素B₁₂对孕妇非常重要。

如果妊娠期缺乏维生素B₁₂，常会发生巨幼红细胞性贫血，新生儿可患贫血。

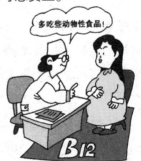

爱心提示

富含维生素B₁₂的食物主要包括动物性食品，如牛肾、牛肝、猪心、鸡肉、鸡蛋、牛奶、虾、干酪，另外，豆豉、黄酱等也含有较多的维生素B₁₂。

12. 准妈妈莫忘适量摄入维生素B₆

(1)维生素B₆在人体中的作用

维生素B₆是中枢神经系统活动、血红蛋白合成以及糖原代谢所必需的辅酶。它与蛋白质、脂肪代谢密切相关。人体如果缺乏维生素B₆,就可引起小细胞低血色素贫血、神经系统功能障碍、脂肪肝、脂溢性皮炎等。

(2)准妈妈缺乏维生素B₆的危害

孕妇在怀孕期间,由于雌激素增加,色氨酸代谢增加,维生素B₆需要量也就增加。此外,妊娠时血液稀释,孕妇血中维生素B₆水平可降至孕前水平的25%。胎儿5个月时是其中枢神经系统增长的高峰,对维生素B₆最为需要,因而必须保证维生素B₆的摄入量。

富含维生素B₆的动物性食物	牛肝、鸡肝、鸡肉、牛肉、猪肉、鱼、蟹、鸡蛋、牛奶等
富含维生素B₆的植物性食物	葵花子、花生仁、核桃、黄豆、扁豆、胡萝卜、菠菜、土豆、甜薯、香蕉、葡萄干、橘子等

13. 准妈妈莫忘适量摄入维生素C

(1)维生素C在人体中的作用

维生素C是连接骨骼、结缔组织必需的营养素,能维持牙齿、骨骼、血管、肌肉的正常功能,增强机体抵抗力,促进外伤愈合。人体如果缺乏维生素C,就可引起坏血病,并有毛细血管脆弱、皮下出血、牙龈肿胀流血或溃烂等症状。

(2)准妈妈容易缺乏维生素C

怀孕期间,胎儿需从母体中获取大量维生素C来维持骨骼、牙齿的正常发育以及造血系统的正常功能,以致母体维生素C含量降低,分娩时仅为孕早期的一半。

(3)富含维生素C的食物

富含维生素C的食物有柿椒(红、青)、菜花、雪里红、白菜、西红柿、黄瓜、四季豆、荠菜、油菜、菠菜、苋菜、白萝卜、柠檬、草莓、鸭梨、苹果等。

爱 心 提 示

在烹饪食物时，切不可烧、煮时间过长，以免维生素C大量流失。

 14. **准妈妈莫忘适量摄入维生素D**

(1)维生素D在人体中的作用

维生素D是类固醇的衍生物，具有抗佝偻病的作用，被称为抗佝偻病维生素。维生素D可增加钙和磷在肠内的吸收，是调节钙和磷的正常代谢所必需的物质，对骨、齿的形成极为重要。

(2)准妈妈缺乏维生素D的危害

当孕妇缺乏维生素D时，可出现骨质软化。最先而且最显著的发病部位是骨盆和下肢，以后逐渐波及脊柱、胸骨及其他部位。严重者可出现骨盆畸形，由此可影响自然分娩。维生素D缺乏可使胎儿骨骼钙化以及牙齿萌出受影响，严重者可造成小儿先天性佝偻病。

(3)准妈妈过量服用维生素D的危害

长期大量服用维生素D可引起中毒，中毒症状包括食欲下降、恶心、呕吐、腹痛、腹泻等。因此，不可过量食用富含维生素D的食品。

(4)富含维生素D的食物

富含维生素D的食品有鱼肝油、鸡蛋、鱼、动物肝脏、小虾等。孕妇只要能正常食用这些食物，就可保证维生素D的供给。

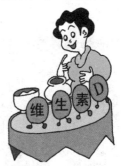

预防小儿佝偻病的 **措 施**

◆多吃富含维生素D的食物，如动物肝脏、蛋黄等。

◆常到室外晒太阳，适当参加劳动。

◆怀孕后半期和哺乳期妇女应口服维生素D_2，发生低血钙抽筋的孕妇应及时治疗。

15. 准妈妈莫忘适量摄入维生素E

(1)维生素E在人体中的作用

维生素E又名生育酚,能够促进人体的新陈代谢,增强机体的耐力,维持正常循环功能;维生素E还是高效抗氧化剂,保护生物膜免遭氧化物的损害;维生素E还能维持骨骼、心肌、平滑肌和心血管系统的正常功能。

(2)孕期维生素E的供给量

孕妇保证维生素E的供给非常必要。研究认为,维生素E缺乏与早产儿溶血性贫血有关。为了使胎儿贮存一定量的维生素E,孕妇应每日多加2毫克摄入量。

(3)富含维生素E的食物

维生素E广泛分布于植物性食品中,特别良好的来源为麦胚油、玉米油、菜籽油、花生油及芝麻油等。此外,猪油、猪肝、牛肉以及杏仁、土豆等食物中也含有维生素E。只要孕妇在饮食上做到多样化,维生素E就不会缺乏。

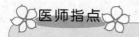

医师指点

长期大量服用维生素E也可引起中毒,因此,不可过量食用富含维生素E的食品。

16. 准妈妈莫忘适量摄入维生素K

(1)维生素K在人体中的作用

维生素K是正常凝血过程所必需的。维生素K缺乏与机体出血或出血不止有关。维生素K有止血功能,它是经肠道吸收,在肝脏能生产出凝血酶原及一些凝血因子,从而起到凝血作用。

(2)准妈妈缺乏维生素K的危害

若维生素K吸收不足,血液中凝血酶原减少,则容易引起凝血障碍,发生出血症状。孕妇在妊娠期如果缺乏维生素K,就会导致流产率增加,即使胎儿存活,由于其体内凝血酶低下,易出血,或者引起胎儿先天性失明和智力发育迟缓及死胎。

(3)富含维生素K的食物

孕妇应注意多摄取富含维生素K的食物,如菜花、白菜、菠菜、莴苣、圆白菜、番茄、瘦肉、肝等。必要时可每天口服维生素$K_4$1毫克。

孕四月居家健康

1. 准妈妈穿鞋有讲究

◆准妈妈穿鞋要将安全放在第一位。

◆怀孕使准妈妈的身体重心向前移，穿高跟鞋有可能引起腹坠感，腰部酸痛，而穿平底鞋反而更难行走，产生的振动会直接传到脚上，站立或行走过久还会引起脚跟痛。柔软而有弹性的坡跟鞋最为理想。

◆鞋要松软，最好选择羊皮鞋或布鞋。孕晚期脚部浮肿，要穿松紧性稍大一些的鞋子。

◆脚背要与鞋子紧密结合，有能牢牢支撑身体的宽大后跟，鞋后跟的高度为2~3厘米，鞋底带有防滑纹。

◆能正确保持脚底的弓形部位。鞋子的宽窄、大小均合适，重量较轻。

◆孕妇弯腰系鞋带不方便，应穿容易穿脱的轻便鞋。

◆随着身体的变化，脚心受力加重，易形成扁平足，这是造成脚部疲劳、肌肉疼痛、抽筋的原因。因此，应该想办法保持脚底的弓形，如用2~3厘米厚的棉花团垫在脚心部位作为支撑。

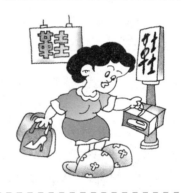

2. 孕妈咪洗发有技巧

🐌留短发的准妈妈头发比较好洗，可坐在高度刚好可以让膝盖弯成90度的椅子上，头往前倾，慢慢地清洗。

🐌如果准妈妈留长发，那么洗头发就相对比较麻烦。因为可能会弯腰洗太久，不但腰酸，肚子也会不舒服，还有可能造成子宫收缩，所以，留长发的准妈妈最好坐在有靠背的椅子上，请家人帮忙清洗。

3. 准妈妈腿抽筋要补钙和维生素D

(1)准妈妈腿抽筋的原因

半数以上的孕妇在孕期会发生腿部抽筋。这是因为孕妇在孕期中体重逐渐增加，双腿负担加重，腿部的肌肉经常处于疲劳状态。

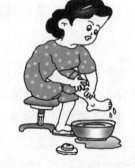

另外，怀孕后对钙的需要量明显增加，如果膳食中钙及维生素D含量不足或缺乏日照，会加重钙的缺乏，从而增加了肌肉及神经的兴奋性，容易引起腿抽筋。

夜间血钙水平比日间要低，故小腿抽筋常在夜间发作。

(2)准妈妈腿抽筋的处理方法

一旦抽筋发生，只要将足趾用力向头侧或用力将足跟下蹬，使踝关节过度屈曲，腓肠肌拉紧，症状便可缓解。

准妈妈预防腿抽筋的 措 施

◆为了避免腿部抽筋，应注意不要使腿部肌肉过度疲劳。

◆不要穿高跟鞋。

◆睡前可对腿和脚进行按摩。

◆平时要多摄入一些含钙及维生素D丰富的食品。

◆适当进行户外活动，多接受日光照射。

医师指点

孕妇决不能以小腿是否抽筋作为需要补钙的指标，因为个体对缺钙的耐受值有所差异，所以有些孕妇在缺钙时，并没有小腿抽筋的症状。

4. 准妈妈身体增重莫太多

随着胎儿的生长发育，孕妇的体重会不断增加。孕妇所增加的体重包括胎儿和孕妇本身两个方面，控制体重增加主要是控制孕妇本身部分的增重。

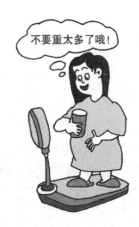

不要重太多了哦！

孕妇在怀孕期间究竟增重多少最适当呢？专家提出，妇女在孕期的增重以 10 ～ 15 千克为宜。在此范围内增重，婴儿出生时体重可在 2500 ～ 3400 克，符合标准要求。

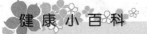

健 康 小 百 科

人体标准体重的计算公式如下：

身高（厘米）－ 105 ＝标准体重（千克）。

孕前体重低于标准体重 15% 的低体重女性，如果孕期增重少于 9 千克，她分娩低体重儿的几率就将升高 50%。孕前体重超过标准体重 20% 的过重女性，孕期可增重 8.1 ～ 9.1 千克，这类女性孕期无须减重，可在分娩后进行积极减重，但也要注意循序渐进。

控制孕妇的增重不超过 15 千克的 措 施

(1)注意身体锻炼

适当锻炼身体，可以减少孕妇本身体重，不会影响胎儿的生长。

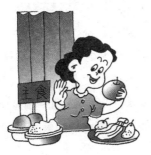

(2)晚饭适当少吃

准妈妈晚饭后活动较少，热量易在体内堆积，就会发胖。适当少吃晚饭，并不影响对胎儿的营养供给。

(3)适当少吃主食，多吃蔬菜水果

主食中热量含量较多，容易使人发胖。瓜菜中热量少，且含有多种维生素。瓜菜中的纤维素还能缓解或消除便秘现象。怀孕后猛吃好东西的做法不可取。

5. 掌握孕中期的正确睡姿

(1)左侧卧可减轻浮肿

准妈妈睡觉时左侧卧较好。动脉和静脉分别位于左侧和右侧，因为静脉不如动脉有弹性，所以孕妈咪若右侧卧，隆起的腹部会压迫静脉，阻碍血液向心脏的流动和供给，会睡得不舒服。此外，静脉旁边的淋巴管也会受到压迫，使手、足部的淋巴液循环受阻，造成浮肿、静脉曲张。特别是对于容易浮肿的人，推荐多采用左侧卧的姿势。

(2)仰躺易导致仰卧位低血压综合征

有些准妈妈在仰卧睡觉时，会感到呼吸困难，这种情况在医学上称为"仰卧位低血压综合征"，导致这种症状是因为胀大的子宫压迫大静脉，使血液无法顺畅地流到心脏，所以推荐准妈妈采用侧卧的睡姿。

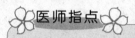

医师指点

孕中期，准妈妈腹部隆起越来越明显，晚上睡觉时，应注意保护腹部，避免外力的直接作用，宜采取侧卧位睡姿，这可以让孕妇舒服些。其他的睡姿会产生压迫症状。

6. 准妈妈孕期家务巧安排

◆准妈妈在日常生活中，应保证充分的睡眠和休息，进行适度的活动，均衡地摄取营养，保持精神稳定。

◆孕中期，准妈妈可以做一些轻松的家务，避免从事过重的家务。

◆洗衣服一次不要太多，应该干一会儿歇一会儿。

◆晾衣服时别过分向上伸腰。需要弯腰做的家务活最好不干。

◆能坐着干的事情就尽量坐着，这样可避免腿部的过分疲劳。

◆买东西时不要一次拿许多东西，不要走得太急。

◆尽可能选择人少的购物场所，而且在不太拥挤的时候去采购。

7. 孕中期的性生活原则

怀孕最初3个月内不宜性交，因为这个时期胎盘还没有完全形成，胎儿处于不稳定状态，最容易引起流产。怀孕4个月后，胎盘发育基本完成，流产的危险性也相应降低了，适度的性生活可带来身心的愉悦，但还是不能和非孕时完全相同，在次数和方式方面都要控制。分娩前3个月也不宜性交，以免引起早产和产后感染。

在不宜性交的时期，可考虑采取性交以外的方式，如温柔的拥抱和亲吻，用手或口来使性欲得到满足。

在无性交禁忌的时期，性交前孕妇要排尽尿液，清洁外阴，丈夫要清洗外生殖器，选择不压迫孕妇腹部的性交姿势。主张动作轻柔，插入不宜过深，频率不宜太快，每次性交时间以不超过10分钟为度。性交结束后孕妇应立即排尿，并洗净外阴，以免引起上行性泌尿系统感染和宫腔内感染。

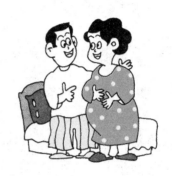

在孕期里过性生活时，最好使用避孕套或体外排精，以精液不入阴道为好。因为精液中的前列腺素被阴道黏膜吸收后，可促使怀孕后的子宫发生强烈收缩，不仅会引起孕妇腹痛，还易导致流产、早产。

8. 准妈妈尽量少乘电梯

乘坐垂直升降电梯，在电梯启动或停止的瞬间，很多人都有一时性的眩晕等感觉，体质敏感的准妈妈感觉会更强烈，容易出现头晕、心慌、出汗等不适，因此还是应该尽量避免乘坐。其主要原因是，体内血液在垂直方向上产生了与电梯加速度方向相反的加速度，使血压特别是脑压随之变化所致。

当电梯向上运行开始启动及向下运行的"停车"瞬间，供应头部的血液突然减少，脑压瞬间下降，头部就出现了暂时性的脑贫血、缺氧，神经细胞的活动就受到了影响，所以会产生头晕等感觉；当电梯向下运行开始启动和向上运行"停车"瞬间，大脑会出现一时性的血液充盈，使脑压瞬间升高，眼压也随之升高，一些人会有一时性的头昏脑涨、视物不清等身体反应。

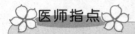 **医师指点**

临床上有准妈妈因乘坐高速电梯而流产的情况，因此建议准妈妈尽量少乘电梯，尤其少乘坐高速电梯。

 9. 准妈妈在冬季要加强保健

(1)准妈妈要注意冬季保暖

寒冷刺激可引起孕妇脑血管收缩，导致大脑供血不足，体内酚胺类物质分泌增多。该物质可通过胎盘进入胎儿体内，会影响胎儿生长发育，造成胎儿畸形，导致先天性心脏病儿、无脑儿、唇裂儿出生。因此，准妈妈在冬季要注意保暖。

(2)准妈妈要保证心情舒畅

在加强冬季保暖的同时，孕妇还应做到心情舒畅，情绪稳定，胸襟豁达，进行自我心理调节，保持良好的精神状态。

(3)准妈妈冬季要加强营养

冬季孕妇要加强营养，饮食要多样化，不偏食，要多吃绿叶蔬菜、水果，以补充胎儿所需的营养物质。

(4)准妈妈冬季要避免病毒感染

冬季是各种病毒感染性疾病流行与高发季节，一般来讲，冬季孕妇病毒感染次数越多，症状越重，病程越长，其畸形儿的发病率就越高。因此，冬季孕妇应适时添衣，注意防寒，保持居室空气流通，坚持户外锻炼，提高机体耐寒及抗病能力，增强免疫力，抵御疾病的入侵。

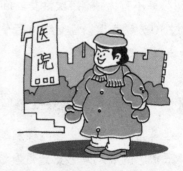

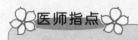 **医师指点**

据医学统计，冬季妇女妊娠畸形儿的发病率为四季之首，故冬季孕妇应加强自身保健。医学研究表明，我国每年出现的无脑儿和脊椎裂儿多为冬季妊娠的孕妇所生，究其原因，主要与营养不足有关。

10. 准妈妈出游做足安全准备

(1)制订合理的旅行计划

准妈妈在旅行时，最好不要参加行程紧凑的旅行团，不要使身体过度疲劳，保证充分的休息。此外，在出发前必须查明旅游地区的天气、交通、医疗与社会安全等状况，要根据具体情况或准妈妈的身体状况，随时改变行程。

(2)旅行途中要有人全程陪同

准妈妈不宜独自出游，也不要与陌生人出游。最好有亲朋好友在身边陪伴，这样不但会使旅程较为愉快，而且当你觉得累或不舒服的时候，也有人可以照顾你。

(3)运动量不要太大或太刺激

运动量太大会使准妈妈体力损耗过多，易导致流产、早产或破水。准妈妈不宜参与太刺激或危险性高的活动，如云霄飞车、海盗船、自由落体、高空弹跳、冲浪、滑水等。

准妈妈出游的 衣 食 住 行

◆衣：准妈妈出游的衣着应以穿脱方便的保暖衣物为主，如帽子、外套、围巾等，以防感冒。若旅游地区天气比较热，帽子、防晒油、润肤乳液则不可少。必要时可佩戴托腹带，以减轻不适。

◆食：准妈妈要避免吃生冷、不干净或吃不惯的食物，以免造成消化不良、腹泻等不适。奶类、海鲜等食物易变质，若不能确定是否新鲜，应不食为宜。多吃水果和蔬菜，以防脱水与便秘。多喝开水、矿泉水或果汁。

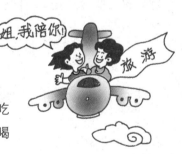

◆住：准妈妈要避免前往交通不便的地区，也不要去蚊蝇多、卫生差的地区，更不要去传染病流行的地区。

◆行：准妈妈坐车、搭飞机时要系好安全带。先了解洗手间在哪里，因为容易尿频的准妈妈不宜憋尿。不要搭坐摩托车或快艇，游玩时不要损耗太多体力，要量力而为。

孕四月职场健康

1. 准妈妈工作莫勉强

知道自己怀孕后，准妈妈要抓紧时间把自己的工作安排好，特别不要再接手一些需较长时间才能完成的工作，而且尽可能从事较轻的工作。如果孕周增大以后，工作时感到疲劳或不舒服，就应请假暂时停止工作，在家充分休息。

2. 孕中期准妈妈工作要注意安全

进入孕中期后，呕吐反应逐渐减少，准妈妈的食量大增，体重也在稳定增加，这时孕妇的行动已经相对笨拙了，随着子宫的增大，身体的重心也发生转移，为了保持平衡，准妈妈不得不挺起肚子走路，这时就不能再穿高跟鞋。因为工作的场所随时会有一些障碍物，当你的反应不敏捷时，容易发生意外，所以需要特别注意安全。

3. 准妈妈工作期间应常活动

准妈妈久坐不动的工作方式对胎儿的健康不利。女性长时间坐着工作，活动少，影响血液循环，骨盆受压迫使子宫血液循环不畅，让母体受到伤害而影响宝宝健康。对于坚持工作的准妈妈来说，工作期间让自己的身体"动起来"尤为重要。

孕四月疾病用药

1. 孕中期莫忘去做产前检查

在孕中期，孕妇要根据医生的要求，定期到产科门诊进行产前检查。没有建立产前检查档案的孕妇要赶快去医院建档，一般每4周复查一次。

孕中期应做的 产 前 检 查

(1)全面系统的体格检查

医生在第一次产前检查时要对孕妇进行全面系统的体格检查，以观察孕妇本身情况和可能对孕妇胎儿带来危害的因素，了解有无对胎儿有严重危害的细菌、病毒感染等，还要测量孕妇骨盆的各径线是否在正常范围，为足月时选择分娩方式提供依据。

(2)测量宫高、腹围、胎位与胎心

孕中期，医生定期给孕妇测量子宫底的高度、腹围，监测胎位，听胎心。一般怀孕18～20周后，医生就很容易用专用听诊器在孕妇腹部听到胎儿心跳的声音。胎儿心跳的声音如同钟表的"滴答"声，正常每分钟120～160次，比成年人快得多，一般在孕妇肚脐下方正中或稍偏左或右听得清楚，在靠近胎儿背部的地方听得清楚。

(3)做妇科B超

在怀孕16～20周，最好做一次妇科B超，以了解有无严重的胎儿畸形，如脑积水、无脑儿、脊柱裂、先天性心脏发育异常及其他内脏异常，以便对异常者及早终止妊娠，达到优生的目的。

(4)监测血压与体重

在产前检查中，医生还要密切监测孕妇血压、体重的变化，如有无水肿、贫血、阴道流血等，以便及时发现怀孕并发症和怀孕前存在但不严重，而怀孕后变得明显的某些内外科疾患。一旦发现异常，及时转到高危妊娠门诊进行重点监护。如发现孕妇疾病严重，不宜继续妊娠或胎儿畸形，应及时终止妊娠。

2. 孕四月进行唐氏综合征筛查

先天愚型又称"唐氏综合征"，俗称痴呆。先天愚型的病因是21号染色体由正常的2条变成3条。

据统计，大于35岁的高龄产妇唐氏综合征的发生率较高。人群中每650～750例新生儿中，就有一例这样的孩子。先天愚型是所有染色体畸形中发病率最高的。

(1)唐氏综合征的预防

预防唐氏综合征的措施包括：禁止近亲结婚，对有死胎、死产、畸形儿史的高危产妇及35岁以上的高龄孕妇，在妊娠16～20周时做羊水穿刺抽取羊水化验，做胎儿细胞的核型分析检查，以筛查出先天愚型。

(2)唐氏综合征的检测

医学临床统计显示，唐氏综合征患儿并不仅仅发生在高龄孕妇中，所以规定对所有孕妇都要进行先天愚型血清学筛查。

在孕14～17周取母血检测甲胎蛋白(AFP)、非结合型雌三醇和人绒毛膜促性腺激素(HCG)，就可以筛查出怀有21–三体胎儿的孕妇；在妊娠10～14周时用超声测量胎儿颈部的软组织厚度，也可筛查出21–三体的胎儿。

国外很多大型产前诊断中心已将此项检查应用于临床。此项筛查的优点是可以早诊断早终止妊娠，以减少孕妇和家庭的创伤及社会的负担。

3. 唐氏筛查高风险应进行羊膜腔穿刺检查

(1)什么是羊膜腔穿刺术

羊膜腔穿刺术是产前诊断中必不可少的一项技术。羊膜腔穿刺术是在超声波探头的引导下，用一支细长针穿过腹壁、子宫肌层及羊膜，进入羊膜腔，抽取20～30毫升羊水，以便检查羊水中胎儿细胞的染色体、DNA和一些生化测定等。此穿刺术经由经验丰富的医师在超声波的引导下执行，是很安全的，并非想象中那么危险。

羊膜腔是胎儿在子宫的生活空间，羊膜腔内充满羊水，胎儿在发育过程中，其皮肤、部分口腔黏膜、消化道、泌尿道、生殖道等处的细胞会不断脱落掉入羊水中。在妊娠早期做羊膜腔穿刺抽取羊水可做如下检查：

◆用羊水测定胎儿的血型，以防母子血型不合。

◆直接将羊水细胞染色，然后在显微镜下检查其染色质，测定胎儿性别，应用于患有伴性遗传病的孕妇，决定胎儿的取舍问题。

◆取羊水细胞进行组织培养，然后分析其染色体核型，诊断胎儿是否患有染色体疾病。

◆测定羊水内甲胎蛋白含量，诊断胎儿有无开放性神经管缺损，如无脑儿、脊柱裂等。

◆测定羊水内卵磷脂和鞘磷脂含量，确定胎儿肺的成熟度。

◆取羊水细胞进行组织培养，然后进行酶的分析及各项生化测定，诊断胎儿是否患有代谢性疾病。

◆测定羊水中肌酐、酶、蛋白质、激素等含量，为诊断胎儿疾病提供参考。

(2)羊膜腔穿刺为什么在孕16～20周做

通常孕妇在妊娠16～20周做羊膜腔穿刺最适宜。因为若过早进行，羊水量太少，穿刺有困难，也很危险，容易刺伤胎儿。在妊娠16周时，羊水增长较快，每周增长50～100毫升，羊水总量为170~500毫升，在胎儿周围形成较宽的羊水带，胎儿在羊水内浮动，在这个时候做穿刺比较容易，也比较安全。

如果超过20周做羊膜腔穿刺，就为时过晚，此时若发现胎儿有问题，做中期引产，对孕妇身体损害太大，甚至有危险。所以从羊水量、子宫大小、羊水中活细胞所占的比例以及母子的安全等因素考虑，怀孕16～20周做羊膜腔穿刺最为合适。

(3)羊膜腔穿刺术有什么副作用

羊膜腔穿刺术后有2%的孕妇可能出现阴道出血、羊水溢出或子宫持续性收缩，但通常不需要特别治疗，对怀孕也没有什么不良影响。与羊膜腔穿刺术过程有关的自发性流产只占0.3%～0.5%。

4. 听一听小生命的心跳声音

孕四月，准妈妈在进行产前检查时，医生会用多普勒胎心仪听到宝宝的胎心音。准妈妈可以惊喜地听到宝宝的心跳声音，感受幼小生命的律动。

最初 3 个月宝宝的心跳每分钟 160～180 次，准妈妈能通过多普勒胎心仪听到类似火车在铁轨上奔跑的声音。孕中期，宝宝的心跳每分钟 140～160 次，孕晚期，宝宝的心跳每分钟 120～160 次。

准妈妈每日都要保持愉快的心情，一旦准妈妈生气、激动、沮丧或突然快速的运动，腹中宝宝的心跳就会跟着变化。

5. 准妈妈孕期莫做牙齿治疗

(1)怀孕前期（第一至三个月）

这个时期是胚胎器官发育与形成的关键时期，如服用药物不当或 X 光照射剂量过高，就可能会导致流产或胎儿畸形。所以，若非紧急状况，医师不建议进行牙科治疗。

(2)怀孕中期（第四至七个月）

若一定要治疗牙齿，此时期是比较适当且安全的治疗时机，建议只做一些暂时性的治疗，如龋齿填补等。

(3)怀孕后期（第八至十个月）

此时孕妇不适合进行长时间的牙科治疗，因为敏感的子宫容易因外界刺激而引发早期收缩，再加上治疗时长时间采取卧姿，胎儿会压迫下腔静脉，减少血液回流，引发仰卧位低血压，同时使心脏输出量下降，产生脑缺氧，从而有晕厥、丧失意识的可能。

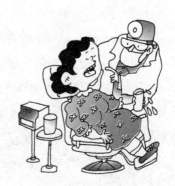

医师指点

牙科医生提示，最好能在怀孕前做一次彻底的牙齿检查和治疗，因为孕期不宜做牙齿治疗，即使牙齿出现紧急状况，也只能做暂时性的症状治疗，拔牙或任何侵入性治疗应延至产后再进行。怀孕期间，建议每三个月检查一次牙齿。

6. 孕期常见的牙周问题

(1)妊娠牙龈炎

这是由于怀孕期间荷尔蒙改变，使牙龈充血肿胀，颜色变红，刷牙容易出血，偶尔有疼痛不适的感觉。这些症状并非每个孕妇都会发生，若会发生的话，通常在怀孕第二个月开始出现，在第八个月时，会随激素分泌浓度达到高峰而变得较为严重。

(2)妊娠牙龈瘤

这种病症较少见。一般发生在怀孕中期，由于牙龈发炎与血管增生，形成鲜红色肉瘤，大小不一，生长快速，常出现在前排牙齿的牙间乳头区。

妊娠牙龈瘤通常不需要治疗，或只针对牙周病进行基本治疗，如洗牙、口腔卫生指导、牙根整平等，这是为了减少牙菌斑的滞留及刺激。牙龈瘤会在产后随着荷尔蒙恢复正常而自然消失，若出现妨碍咀嚼、容易咬伤或过度出血等，可以考虑切除，但孕期做切除手术容易再发。

(3)其他牙周问题

在怀孕期间，也可偶尔见到牙周囊袋加深、牙齿容易松动等牙周症状。

7. 准妈妈孕期切莫拔牙

大量临床资料表明，在妊娠最初的2个月内拔牙可能引起流产；妊娠8个月以后拔牙可能引起早产；只有3~7个月时拔牙，才相对安全一些。因此，妊娠期除非遇到必须拔牙的情况，一般不宜拔牙。

妇女在妊娠期间身体产生了一系列生理变化，个别牙或全口牙的牙龈容易充血、水肿，牙龈乳头会明显增生，牙齿容易出现状况。妊娠期对各种刺激的敏感性增加，即使轻微的不良刺激也有可能导致流产或早产。有习惯性流产、早产的孕妇更要严禁拔牙。

对于妊娠期间必须拔牙的孕妇，拔牙时间要选择在妊娠3个月以后，7个月以前，并要在拔牙前做好充分的准备工作。要保证患者有足够的睡眠，避免精神紧张。在拔牙前一天和拔牙当天可用保胎药，拔牙麻醉剂中不可加入肾上腺素；麻醉要完全，以防止因疼痛而反射性引起子宫收缩导致流产。

8. 孕中期身体疼痛为哪般

(1)骨盆区韧带牵拉痛

孕中期以后，子宫迅速增大，子宫四周的韧带由原来松弛状态变为紧张状态，尤其是位于子宫前侧的一对圆韧带，由于过度牵拉，可能造成牵引胀痛。但是疼痛不会太重，仅是轻微抽痛。这种情况不须特别治疗，只要注意休息就可以了。

(2)腿痛、抽筋

进入孕中期，准妈妈的小腿和大腿后面可能会发生疼痛，与坐骨神经痛相似，如果准妈妈同时还患有下肢静脉曲张，疼痛就会更加剧烈。

从怀孕5个月开始，双腿还可能发生痉挛抽筋，尤其是在夜间易发作，往往把进入梦乡的孕妇痛醒。适量补充钙片可以减轻症状。如果症状较重，就应当卧床休息，或去医院检查。

(3)子宫不规则无痛性收缩

自妊娠12周起，子宫会出现不规则无痛性收缩，这种收缩在腹部检查中可以感觉到，有时准妈妈自己也能感觉到。准妈妈们会觉得腹部一阵阵发硬，但是无疼痛感觉。这种情况不必紧张，只要注意适当休息即可。

(4)头痛

有些孕妇在怀孕早期会出现头昏、轻度头痛等现象，这是较常见的妊娠反应。倘若在妊娠后3个月，突然出现头痛，要警惕子痫的先兆，特别是血压升高和浮肿严重的孕妇尤应注意，应及早就医诊断。

(5)胸痛

孕期胸痛时有发生，好发于肋骨之间，犹如神经痛。此种情况可能是由于孕妇缺钙或膈肌抬高所致。可适当补充一些高钙食物，或服用少量镇静剂。

(6)腰背痛

随着怀孕月份的增加，不少孕妇常感到腰背痛。这是为调节身体平衡，孕妇过分挺胸而引起的脊柱痛。一般在晚上及站立过久时疼痛加剧。孕妇可适当减少直立体位，经常变换体位，或适当活动，可改善疼痛。

(7)臂痛

妊娠晚期，当孕妇把胳膊抬高时，往往感到一种异样的手臂疼痛，或有种蚂蚁在手臂上缓慢爬行的感觉。这种情况是因为怀孕压迫脊柱神经的缘故。孕妇平时应避免做牵拉肩膀的运动和劳动，可减少疼痛，分娩后即可恢复正常。

9. 准妈妈不宜盲目大量补充维生素类药物

有些孕妇唯恐胎儿缺乏维生素，每天服用许多维生素类药物。当然，在胎儿的发育过程中，维生素是不可缺少的，但盲目大量补充维生素只会对胎儿造成损害。

准妈妈过量服用维生素药物的 危害

(1)准妈妈过量服用维生素A的危害

过量服用维生素 A、鱼肝油等会影响胎儿大脑和心脏的发育，诱发先天性心脏病和脑积水，脑积水过多又易导致精神反应迟钝，故孕妇服用维生素 A 剂量每日不宜超过 8000 国际单位。

(2)准妈妈过量服用维生素D的危害

孕妇如果维生素 D 摄入过多，就容易导致特发性婴儿高钙血症，表现为囟门过早关闭、腭骨变宽而突出、鼻梁前倾、主动脉窄缩等畸形，严重的还伴有智商减退。故孕妇在怀孕前期每天摄钙 800 毫克，后期和哺乳期增至 1100 毫克，不宜再多。平时常晒太阳的孕妇可不必补充维生素 D 和鱼肝油。

(3)准妈妈过量服用维生素 B_6 的危害

孕妇为减轻妊娠反应可适量服用维生素 B_6，但也不宜服用过多。孕妇如果服用维生素 B_6 过多，其不良影响主要表现在胎儿身上，会使胎儿产生依赖性，医学上称为"维生素 B_6 依赖性"。当小儿出生后，维生素 B_6 来源不像母体内那样充分，结果出现一系列异常表现，如容易兴奋、哭闹不安、容易受惊、眼球震颤、反复惊厥等，还会出现 1~6 个月体重不增，如诊治不及时，将会留下智力低下的后遗症。

(4)准妈妈过量服用维生素 C 的危害

如果孕妇长期大量服用维生素C，婴儿就容易患维生素C缺乏性坏血症。

(5)准妈妈过量服用维生素 K 的危害

如果孕妇怀孕期间大量服用维生素K，就容易使新生儿出现生理性黄疸。

10. 准妈妈切莫感染病菌

(1)准妈妈感染病菌引起高热对宝宝的危害

孕妇感染病毒和细菌后，对胎儿的不利影响很多。感染时孕妇高热可使母体血液中含氧量不足，致使胎儿发生缺氧，出现流产、死胎或影响胎儿发育。

(2)准妈妈感染的病菌对宝宝的危害

病毒可通过胎盘进入胎儿体内，影响胎儿发育。临床证实，孕妇在妊娠早期感染风疹病毒，有50%可发生流产、死胎、先天性心脏病、聋哑、先天性白内障、肝脾肿大、小头畸形及智力发育迟缓等。妊娠中期感染，也有10%的孕妇生出畸形儿。由此可见，怀孕期防止各种传染病感染非常重要。

(3)准妈妈发生尿路感染对宝宝的危害

孕妇极易发生尿路感染，发病率高达11%。其原因是由于妊娠内分泌的改变和增大的子宫引起输尿管功能性和机械性阻塞所致。若不及时治疗，还可能导致流产、早产、胎儿发育不良，甚至胎儿畸形。孕妇尿路感染可发生于妊娠期的任何月份，极易被忽视，因为大多数患者无症状或症状轻微，所以应特别引起重视。

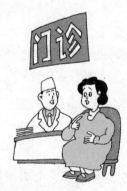

准妈妈孕期预防感染的 措 施

◆不到或少到公共场所，不要与传染病人接触，杜绝各种感染机会。

◆注意个人卫生和环境卫生。孕妇平时要注意外阴部清洁卫生，居室要保持良好的通风和日光照射。

◆至少每月或两周去医院检查一次小便，以便及时发现和治疗尿路感染。

11. 准妈妈为何会白带增多与外阴瘙痒

妊娠期，由于阴道环境和体内激素水平的改变，大多数孕妇都会出现白带增多的现象，有的孕妇还出现外阴瘙痒、灼痛、白带异味、尿频、尿急、尿痛等。

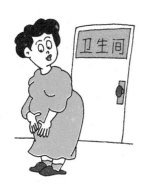

健康女性中，有3%~15%的女性阴道内有滴虫，但并不都引发阴道炎。在妊娠期，由于阴道酸碱度的改变，寄生于泌尿生殖系统内的滴虫有可能引发阴道炎。由于阴道防御能力下降，孕妇更易发生细菌混合感染，使症状加重。

孕妇如果患了妊娠期滴虫性阴道炎，就会感觉白带增多，白带呈黄绿色或灰黄色，伴有臭味，严重者白带混有血液。由于炎症和分泌物刺激，会出现外阴瘙痒、灼热、疼痛及性交痛。如果炎症侵袭尿道，就会出现尿频、尿急、尿痛及尿血等尿道刺激症状。如果进行妇科检查，可见阴道及宫颈黏膜红肿，在阴道分泌物中可查出滴虫。

12. 积极防治妊娠期滴虫性阴道炎

为防治妊娠期滴虫性阴道炎，妊娠前应进行妇科病普查，如发现滴虫，应积极治疗。尽量不要使用公共浴池、浴盆、游泳池、坐厕及衣物等，减少间接传染。丈夫如果也受滴虫感染，就应尽早彻底治愈。可用灭滴灵阴道栓剂，每晚睡前清洗外阴后，置入阴道深处1枚，10日为1个疗程。治疗期间，防止重复感染，内裤和洗涤用的毛巾、浴巾应煮沸5~10分钟，以消灭病原菌。在妊娠早期，孕妇不宜口服驱虫药，否则有致畸的可能。

13. 积极防治妊娠期真菌性阴道炎

在妊娠期，孕妇尿糖含量增高，如果合并糖尿病，尿糖会更高。尿糖的增高会使真菌迅速繁殖，所以孕妇特别容易患真菌性阴道炎。

孕妇如果患了真菌性阴道炎，就会感觉外阴和阴道瘙痒、灼痛，排尿时疼痛加重，并伴有尿急、尿频，性交时也会感到疼痛或不舒服。真菌性阴道炎的其他症状还有白带增多、黏稠，呈白色豆渣样或凝乳样，有时稀薄，含有白色片状物，阴道黏膜上有一层白膜覆盖，擦后可见阴道黏膜红肿或有出血点。如果进行涂片检查和培养，就可发现真菌。

治疗妊娠期真菌性阴道炎时，应选择正确的药物和用药方法。首先要彻底治疗身体其他部位的真菌感染，注意个人卫生，防止真菌感染经手指传入阴道。最好采用制真菌素栓剂和霜剂局部治疗。

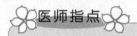 医师指点

真菌性阴道炎可通过性生活感染，所以治疗期间应避免性生活，而且夫妻应同时治疗。

 14. 准妈妈应注意预防便秘

孕妇容易出现便秘，是由于肠管平滑肌正常张力和肠蠕动减弱，腹壁肌肉收缩功能降低，加上食物过于精细或偏食，食入的粗纤维过少，或饮水太少以及运动量减少等因素所造成。妊娠晚期，增大的子宫和胎儿先露部压迫直肠，也能导致排便困难。患便秘的孕妇，轻者食欲减低，肠功能失调；严重者在肠管内积聚的代谢产物又被吸收而导致中毒。

准妈妈孕期预防便秘的 措 施

◆养成定时大便的良好习惯，不管有没有便意，在晨起、早餐后或晚睡前都应按时去厕所，久而久之就会养成按时大便的习惯。

◆要注意调理好膳食，多吃一些富含纤维素的绿叶蔬菜和水果。

◆适当进行一些轻量活动，促进肠管运动增强，缩短食物通过肠道的时间，并能增加排便量。

◆可在每天早晨空腹饮一杯开水或凉开水，这也是刺激肠管蠕动的好方法，有助于排便。

◆蜂蜜有润畅通便的作用，可调水冲服。

采取以上方法仍发生便秘者，可以服一些缓解药，如中药麻仁滋脾丸、番泻叶冲剂或果导片等，也可以用开塞露或甘油栓来通便，但必须注意在医生指导下进行。禁用蓖麻油泻剂，以免引起流产。

15. 准妈妈应重视下肢静脉曲张的治疗

孕妇怀孕时，下肢和外阴部静脉曲张是常见的现象，且往往随着妊娠月份的增加而逐渐加重。静脉曲张常伴随有许多不适，如腿部沉重感、热感、肿胀感、蚁走感或疼痛、痉挛等。这种不适可由于站立、疲劳和天气炎热而加重，在黄昏时会更为严重。有的孕妇由于静脉曲张不适，便不愿活动，这样不好。

预防静脉曲张的 措 施

◆适当注意休息，不要久坐或负重，要减少站立、走路的时间。

◆养成每天步行半小时的习惯，穿合脚的鞋子，不穿高跟鞋或高筒靴。下班回家后，赤脚或穿拖鞋可改善足部血循环，并使肌肉得到锻炼。

◆午休或晚间睡眠时两腿宜稍微抬高，比如在脚下垫一个枕头或坐垫，使足部抬高30厘米以上。

◆尽量减少增加腹压的因素，如减少咳嗽、便秘等症。去厕所的时间不宜过长。

◆避免使用可能压迫血管的物品，如不要穿太紧的袜子和靴子，也不要用力按摩腿部。

◆已出现静脉曲张的孕妇应避免长时间进行日光浴，应避免靠近热源，如暖气片、火炉或壁炉等，因为热气能使血管扩张。

◆不要用太热或太冷的水洗澡，洗澡用水的温度要与人体温度相同。

◆下肢静脉曲张比较严重的孕妇需要卧床休息，用弹力绷带缠缚下肢，以预防曲张的静脉结节破裂出血。

◆少吃高脂肪食物，少吃糖和咸食。

◆一般静脉曲张在分娩后会自行消退，有时静脉曲张发展严重，产后需要考虑外科手术治疗。

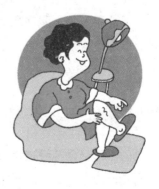

16. 准妈妈应重视腹泻的治疗

正常人每日大便一次，而孕妇则容易发生便秘，往往是隔日或数日大便一次。如果妇女妊娠后每日大便次数增多，便稀，伴有肠鸣或腹痛，这就是发生了腹泻。腹泻对孕妇不利。

腹泻常见的原因有肠道感染、食物中毒性肠炎和单纯性腹泻等。对于轻症单纯性腹泻，一般服用止泻药即可治愈，对孕妇不会造成多大损害。因肠道炎症引起的腹泻，大便次数明显增多，容易激发起子宫收缩，引起流产；细菌性痢疾感染严重时，细菌内毒素还可波及胎儿，致胎儿死亡。

孕妇一旦发生了腹泻，千万不要轻视，应尽快查明原因，进行妥善、及时治疗。

17. 妊娠期痔疮处理方法

孕妇易患痔疮。这是因为妊娠期间，盆腔内的血液供应增加，长大的子宫压迫静脉，造成血液的回流受阻，再加上妊娠期间盆腔组织松弛，都会使痔疮发生和加重。分娩以后，这些因素自然会逐渐消失，痔疮的症状也会得到改善，甚至消失。

在妊娠期间对脱出来的痔疮进行套扎、冷冻、激光等特殊治疗或手术切除，孕妇会冒一定风险。只要不是大量或经常出血，还是等到分娩后再进行彻底治疗。

妊娠期间，准妈妈应多吃含粗纤维的蔬菜和水果，如菠菜、韭菜、香蕉、梨等，经常食用润肠通便的食品，如蜂蜜等。上厕所时应采取蹲坑式，排便时间不宜过长。

如果排便时痔疮脱出，就应及时进行处理：洗净肛门，躺在床上，垫高臀部，在柔软的卫生纸或纱布上放些食用油，手拿油纸，将痔疮轻轻推入肛门深处，然后塞进一颗肛门栓。不要马上起床活动，做提肛运动 5 ~ 10 分钟。如果在走路、咳嗽时痔疮脱出，那么按上述方法处理后，在肛门口还要用多层纱布用以增加固定。另外，可用 1% ~ 2% 的苏打水坐浴，每晚 1 次，保持外阴部位清洁。

18. 准妈妈为什么会发生坐骨神经痛

怀孕期间发生坐骨神经痛是腰椎间盘突出引起的。怀孕后内分泌的改变使关节韧带变得松弛，这是为胎儿娩出做准备。但腰部关节韧带或筋膜松弛，稳定性就会减弱。另外，怀孕时体重增加加重了腰椎的负担，若发生腰肌劳损和扭伤，就很有可能导致腰椎间盘突出，往往压迫坐骨神经起始部，引起水肿、充血等病理改变，刺激产生症状。X线拍片或CT检查是诊断椎间盘突出的好办法，但孕妇却不宜采用，以免影响胎儿发育，诊断只能靠临床表现。

很多治疗腰椎间盘突出的方法都不适用于孕妇，如活血化瘀的中成药或膏药可影响胎儿，佩带腰围会限制腹中胎儿活动，不利于胎儿发育，等等。孕妇应注意不能劳累，穿平底鞋，睡硬板床，休息时在膝关节下方垫上枕头，使髋关节、膝关节屈曲，以减少腰部后伸，使腰背肌肉、韧带、筋膜得到充分休息。为减少分娩时的痛苦和困难，可选择剖宫产。分娩后，腰椎间盘突出常能缓解。如不缓解，可以采取常规的治疗方法。

 19. 积极防治妊娠期糖尿病

妊娠期糖尿病是指妊娠期发生或发现的糖尿病，其发生率为1%~5%。妊娠期复杂的代谢改变使糖尿病的控制更复杂化，患者的分娩期并发症和胎婴儿并发症的发生率也明显增高。因此对妊娠期糖尿病患者在妊娠、分娩及产后各阶段做好血糖监测和护理是减少母婴并发症的重要环节。

控制饮食是治疗妊娠期糖尿病的主要方法，理想的饮食应该是既能提供维持妊娠的热量和营养，又不引起餐后血糖过高。

按孕前标准体重计算每日所需的总热量
若孕妇为低体重，每日所需总热量为 167 千焦／千克体重
若孕妇为正常体重，每日所需总热量为 126 千焦／千克体重
若孕妇为高体重，每日所需总热量为 100 千焦／千克体重

孕中、晚期适当增加碳水化合物的量。主食每日250~300克，蛋白质每日1.5~2.0克／千克体重，每天进食4~6次，睡前必须进食1次，以保证供给婴儿的需要，防止夜间发生低血糖。

除蛋白质以外，副食的量以孕期体重每月增长不超过1.5千克为宜，孕前体重正常的妇女整个孕期体重增长控制在10~15千克，孕前体重肥胖的妇女孕期体重增长控制在8~10千克。

每天吃1个水果，安排于两餐之间，选择含糖量低的水果，如苹果、梨、橘子等。

孕四月运动健身

1. 准爸爸多陪准妈妈散步

(1)散步的地点

花草茂盛、绿树成荫的公园是最理想的场所。这些地方空气清新，氧气浓度高，尘土和噪音少。孕妇置身于这样宜人的环境中散步，无疑会身心愉悦。也可以选择一些清洁僻静的街道作为散步地点。要避开空气污浊的地方，如闹市区、集市及交通要道等，因为在这种地方散步，不仅起不到应有的作用，反而对孕妇和胎儿的健康有害。

(2)散步的时间

可根据工作和生活情况安排散步时间，最好选在清晨或傍晚。散步时最好请丈夫陪同，这样可以增加夫妻间的交流。

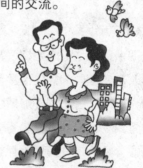

2. 孕中期准妈妈可以去游泳

在国外，游泳是孕妇普遍参加的一项活动。孕期游泳能增强心肺功能，而且水里浮力大，可以减轻关节的负荷，消除浮肿、缓解静脉曲张，不易扭伤肌肉和关节。

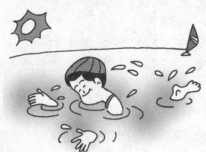

如果怀孕前就一直坚持游泳，而且怀孕期间身体状况良好，那么从孕早期到后期都可以继续进行。要选择卫生条件好、人少的游泳池，下水前先做一下热身，下水时戴上泳镜，还要注意安全，防止跌倒或碰撞。游泳可以让全身肌肉都得到活动，促进血液流通，能让宝宝更好地发育。

孕期经常游泳还可以改善孕妇的情绪，减轻妊娠反应，对宝宝的神经系统发育有利。孕期游泳还可以增加孕妇的心肺功能，减轻关节的负荷，消除淤血、浮肿和静脉曲张。

游泳要选择卫生条件好、人少的室内游泳馆进行。下水前先做一下热身，让身体适应水的温度，游泳以无劳累感为佳。这样的运动有益于母亲的消化吸收和胎儿的成长发育。

3. 准妈妈要保证适量的有氧运动

一般来说，怀孕 16 周以内，也就是怀孕 4 个月以内的准妈妈要多做有氧运动。

游泳是准妈妈的首选项目。除了游泳以外，像快步走、慢跑、跳简单的韵律舞、爬楼梯等一些有节奏性的有氧运动，准妈妈也可以每天定时做一两项。但是，像跳跃、扭曲或快速旋转的运动准妈妈都不宜进行，骑车更应当避免。

4. 孕中期运动要轻

孕中期，早孕反应大多消失，胃口变好，心情也舒畅了许多，这预示着妊娠进入了稳定期。此时胎盘已经形成，加上胎盘和羊水的屏障作用，可缓冲外界的刺激，使胎儿得到有效的保护。此时准妈妈可根据自己的情况进行适度的体育锻炼。除了游泳，还可以做一些轻微的活动，比如散步、跳舞、简单体操等。

孕中期的体重增加，还不能完全适应身体失衡的情况，切记不要做爬山、登高、蹦跳之类的平衡运动，以免发生意外。

孕四月心理健康

 1. 准妈妈快乐心理调适

(1)穿上让自己感觉良好的漂亮衣服

虽然怀孕让准妈妈的体形有了变化，但仍然不要忘了打扮自己，为自己挑选合身的孕妇装，搭配出靓丽大方的款式，自己穿上精神漂亮，有份好心情，对宝宝也是一种美学胎教。

(2)留下美丽的孕味照

很多照相馆都开设了"孕味照"服务，准妈妈可以自豪地露出大大的肚皮，留下难忘幸福的照片。

(3)寻找生活小乐趣

准妈妈可以找些有趣的事情做，例如十字绣、布艺、织毛衣、花艺等，在丰富有趣的活动中，准妈妈会逐渐变得快乐开朗。

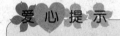 爱 心 提 示

在怀孕期间,准妈妈要懂得自我心理调适,爱护自己,做一个快乐的准妈妈。

 2. 准妈妈要拒绝消极情绪

孕期的种种不适会让准妈妈忧虑不安，容易被消极情绪的阴影笼罩。建议用以下方法摆脱消极情绪：

(1)和乐观热心的人交朋友

闭门索居只会让准妈妈更加郁郁寡欢。寻找乐观热心的好朋友，充分享受友情的快乐，会让准妈妈的情绪得到积极的感染，从而摆脱消极情绪。

(2)积极改变自己的形象

准妈妈不妨经常改变一下自己的形象，如变变发型、换换衣服、美化一下自己的家等，在改变中让自己保持积极乐观的心态。

(3)适当布置宝宝用品

适当添置一些婴儿用品，让那些可爱的小物品随时提醒准妈妈：一个小生命即将来到自己的身边！还可以在墙上贴上漂亮宝宝的照片，每天带着美好的憧憬去欣赏。

孕四月胎教知识

 孕中期是进行胎教的最佳时期

研究发现，胎儿在孕期16周时即有触觉和味觉；18周时会对光产生反应，并已发展出听觉，而且还会做梦；30周时则有记忆和思考的能力。由此可见，胎儿的心灵和性情在妈妈肚子里就已经开始酝酿和培养了。因此，胎教是非常有必要的。

第16～19孕周，胎儿听力形成，此时的胎儿就是一个小小的听众，他能听到妈妈心脏跳动的声音、妈妈大血管内血液流动的声音、肠蠕动的声音，他最爱听的是妈妈温柔的说话声和歌声。从怀孕第20周起，胎儿视网膜形成，开始对光线有感应，他不喜欢强烈光线的刺激。因此可以说孕中期是进行胎教的最佳时期。

 准妈妈爱学习，宝宝也进步

怀孕后，很多准妈妈都会感到特别疲惫，容易犯懒，什么也不想干，甚至什么也不愿想。很多人认为这是孕妇的生理特性，是正常情况。殊不知，准妈妈可能会失去一个让宝宝增长心智的良机。

在怀孕期间，准妈妈的思想活动对胎儿大脑发育的影响至关重要。母体与胎儿之间有着天然和密切的信息交流，肚里的宝宝虽小，却能感知母亲的思想。妊娠期间，准妈妈如果能适量读书学习，勤于动脑，对生活和工作充满积极，保持旺盛的求知欲，那么，胎儿也将能从母体获取到这些积极的信息，从而促进大脑成长发育，形成进取向上的求知精神。

 带宝宝去大自然中接受美的熏陶

准妈妈争取每天早些起床，到环境幽静的公园、河畔或树林中散步，或者在假日里和家人到郊区去游玩。这些地方空气清新，负离子多，有利于改善准妈妈对胎儿的供氧能力。准妈妈边散步，边呼吸新鲜的空气，边欣赏大自然的美景，同时把自己美好的感受告诉腹中的宝宝，让小宝宝也受到美的熏陶。

4. 让腹中的宝宝接受胎教

孕妇对腹中的胎儿实施胎教时,常常会想,我的孩子有感觉吗? 回答是肯定的,你的孩子不但有感觉,而且还在接受你的教育呢! 研究表明,随着胎儿的发育,其各种感觉器官也逐步启动和运用。

腹中宝宝的 各 种 感 觉

(1)触觉

大约 3 个月,胎儿就有了触觉。最初,当胎儿碰到子宫壁、脐带或胎盘时,会像胆小的兔子一样立即避开。但到了孕中后期,胎儿变得胆大起来,不但不避开触摸,反而会对触摸做出一些反应,如有时当母亲抚摸腹壁时,胎儿会用脚踢作为回应。

(2)听觉

怀孕 4~5 个月时,胎儿对声响就有反应了。如突然的高频声响可使

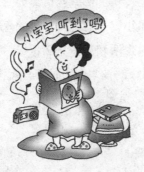

胎儿活动增加;反之,低频声响可使其活动减少。胎儿还十分熟悉母亲的讲话声和心跳声。当孩子出生后哭泣时,若听到母亲的声音或躺在母亲的怀中听到其心跳声,就会产生一种安全感,渐渐停止哭泣。

(3)视觉

胎儿在 6 个多月时就有了开闭眼睑的动作,特别是在孕期最后几周,胎儿已能运用自己的视觉器官了。当一束光照在母亲腹部时,睁开双眼的胎儿会将脸转向亮处,他看见的是一片红红的光晕,就像用手电筒照在手背时从手心所见到的红光一样。

(4)味觉

孕期快结束时,胎儿的味蕾已经发育得很好,而且喜欢甘甜味。

医师指点

妊娠中、后期的胎儿,其触、视、听、味觉都得到了相当的发育,能够感觉到一些外界活动,这时以一定方式进行胎教,可以促使胎儿身心健康发展。

5. 准爸爸是胎教的主力军

胎儿对男性低频率的声音比对女性高频率的声音还敏感。男性特有的低沉、宽厚、粗犷的嗓音更适合胎儿的听觉功能，所以胎儿会对爸爸的声音表现出积极的反应。

准爸爸平时可为准妈妈朗读富有感情的诗歌散文，常同腹中的宝宝说话，哼唱轻松愉快的歌曲，给宝宝更多的父爱。丈夫这样做对妻子的心理也是极大的慰藉。

胎儿也很喜欢爸爸的爱抚。当妻子怀孕后，丈夫可隔着肚皮经常轻轻抚摸胎儿，胎儿会对父亲手掌的移位动作做出积极反应。

准爸爸参与胎教，能让准妈妈感觉受到重视与疼爱，胎儿也能感受到愉快的心情，使得胎儿日后成为一个快乐的孩子，因此准爸爸在胎教中所扮演的角色非常重要。

未来的父亲，请您及时准确地进入胎教的角色，用您深沉的父爱去培育妻子腹中那个幼小的新生命。

6. 准爸爸和宝宝说说话

准爸爸摸着准妈妈的肚子和宝宝打招呼，讲故事并唱歌给宝宝听，教宝宝简单的知识及常识，这样对胎儿脑部的发育有很大的帮助，胎儿也能感受到爸爸的关怀与爱心。怀孕时期准爸妈温柔的说话声可以刺激胎儿的听觉发育，也可以增进胎儿的舒适和安定感，使胎儿有"被爱"的感觉。

7. 想象可让宝宝更漂亮

有些科学家认为，在母亲怀孕时如果经常想象孩子的形象，在某种程度上会与将要出生的胎儿比较相似。因为母亲与胎儿在心理与生理上是相通的，孕妇的想象和意念是构成胎教的重要因素。母亲在构想胎儿形象时，会使情绪达到最佳状态，使体内具有美容作用的激素增多，使胎儿面部器官的结构组合及皮肤的发育良好，从而塑造出自己理想中的胎儿。

在日常生活中，有许多相貌平平的父母却能生出非常漂亮的孩子，这与怀孕时母亲经常强化孩子的形象是有关系的。

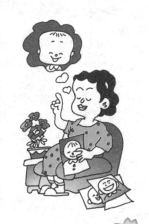

孕妈咪在第五个月(17~20周)

 1. 小宝宝的发育状况

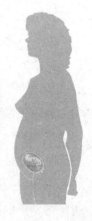

孕五月末，胎儿的身长约为25厘米，体重在250~300克之间。头约为身长的1/3，鼻和口的外形逐渐明显，而且开始生长头发与指甲。全身被胎毛覆盖，皮下脂肪也开始形成，皮肤呈不透明的红色。心脏的跳动也有所增强，力量加大。骨骼、肌肉进一步发育，手足运动更加活泼，母体已开始感觉胎动。

 2. 准妈妈身体的变化

孕五月，母体的子宫如成人头般大小，子宫底的高度位于耻骨上方15~18厘米处。肚子已大得使人一看便知是一个标准的孕妇了。胸围与臀围变大，皮下脂肪增厚，体重增加。若前一个月还有轻微的孕吐情形，此时会完全消失，食欲依然不减，身心处于安定时期。此时微微可以感觉胎动，但刚开始也许不太明显，肠管会发生蠕动声音，会有肚子不舒服的现象。胎动是了解胎儿发育状况的最佳方法，孕妇应将初次胎动的日期记下，以供医师参考。

 3. 怀孕五月的注意事项

孕五月，准妈妈应注意腹部的保温，并防止腹部松弛，最好使用束腹、腹带或腹部防护套。乳房开始胀大，最好选择较大尺码的胸罩，有些人可能会有乳汁排出。

胎儿日渐发育，需要充分的营养，尤其是当铁质不足的时候，容易造成母体贫血，严重时，还会影响胎儿的健康。

此时是怀孕期间最安定的时期，若要旅行或搬家，宜趁此时马上进行，但孕妇仍应避免过度劳累。工间休息时可做些轻微的运动，如活动脚踝、伸屈四肢等。

婴儿用品及生产时的必需用品，现在应该列出清单并开始准备。牙齿如果需要治疗，必须立刻着手，平时还应多注意口腔卫生。

孕五月健康饮食

1. 孕妈咪五月营养要素

孕五月，为适应孕育宝宝的需要，准妈妈体内的基础代谢增加，子宫、乳房、胎盘迅速发育，需要适量的蛋白质和能量。胎儿开始形成骨骼、牙齿、五官和四肢，同时大脑也开始形成和发育。因此，准妈妈对营养素的足量摄取至关重要。

准妈妈孕五月 营养要素

(1)蛋白质

准妈妈每天蛋白质摄入量应达到80～90克，以保证子宫、乳房进一步发育，同时维持胎儿大脑的正常发育。

(2)较高的热量

孕五月比未怀孕时需增加热量10%～15%，即每天增加200～300千卡热量。为满足热能需要，应注意调剂主食的品种花样，如大米、高粱米、小米、红薯等。

(3)脂肪

胎儿大脑形成需要足量的脂肪，准妈妈应多吃些富有脂质的食物，如鱼头、核桃、芝麻、栗子、黄花菜、香菇、紫菜、牡蛎、虾、鸭、鹌鹑等。鱼肉含有两种不饱和脂肪酸，即22碳六烯酸(DHA)和20碳五烯酸(EPA)，这两种不饱和脂肪酸对胎儿大脑发育非常有好处，在鱼油中的含量要高于鱼肉，鱼油又相对集中在鱼头，所以准妈妈可以适量多吃鱼头。

(4)维生素

维生素A有促进生长的作用，孕五月需要维生素A比平时多20%～60%，每天摄入量为800～1200微克。准妈妈要多摄入维生素A、维生素C、维生素D和B族维生素。准妈妈可以多吃蔬菜、水果，来补充维生素。

(5)矿物质

孕中期为保证钙等矿物质的摄入量，每天应饮用500毫升以上的牛奶或奶制品。不能耐受牛奶者，可改用酸奶。为了补钙，还必须经常吃些虾皮。准妈妈要多吃蔬菜、水果，来补充矿物质。

2. *孕妈咪五月饮食原则*

孕五月，胎儿日渐发育，需要充分的营养，尤其是铁质不足时，易造成母体贫血，严重时，还会影响胎儿的健康。

准妈妈孕五月的 饮 食 原 则

◆胎儿肺部开始发育，五官、四肢、循环与泌尿系统形成，需要更多的营养。对优质蛋白质、钙、锌等各种营养素要足量摄入。

◆胎儿大脑继续发育，准妈妈应多吃富含脂质的食物。

◆适当添加一些预防感染的食品，提高准妈妈机体抗病能力。

3. *适合孕五月食用的食物*

◆富含蛋白质的食物有肉、鱼虾、蛋、豆制品等。

◆富含脂肪的食物有核桃、芝麻、栗子、黄花菜、香菇、虾、鱼头、鹌鹑、鸭等。

◆能够预防感染、提高机体抗病能力的食品有冬瓜、赤豆等。

4. *准妈妈每天喝一点孕妇奶粉*

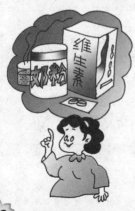

要想使孕妇补充足够的营养，又为胎儿健康成长提供必需的营养元素，同时又要不过量饮食，杜绝肥胖，一个最好的办法就是喝孕妇奶粉。

品质良好的孕妇奶粉含有孕妇、产妇、胎儿必需的各种营养成分，如维生素和各种必需的矿物质等。每天喝一点孕妇奶粉是孕妇最佳的营养补充途径，又方便又有效，每天早晚各一杯，你就可以安心地得到自己和宝宝所需的一切。

5. 准妈妈营养补充小窍门

怀孕后，为了胎儿的健康成长，应特别注重营养的补充，但补充营养不可盲目进食。

准妈妈营养补充 小 窍 门

◆不要过多地增加主食，而应增加副食品的种类和数量，尤其要注意摄入足够的蛋白质类营养物质。

◆饮食要多样化，避免挑食、偏食，做到营养均衡全面。

◆饮食要做到因人而异，根据孕妇的具体情况，并注意因地、因时、因条件地安排膳食，使饮食尽可能地符合不同孕妇的营养需求，避免盲从。

◆常吃精米、精面的孕妇应多补充 B 族维生素。

◆夏季可多吃新鲜蔬菜，秋季可多吃新鲜水果。身材高大、劳动量和活动量大的孕妇应多补充一些营养物质。

◆不喜欢吃肉、蛋、乳制品的孕妇易缺乏优质蛋白质，可适当多吃豆类和豆制品，也可补充优质蛋白质。

6. 准妈妈不一定就要吃两个人的饭

人们通常认为孕妇应当吃两个人的饭。但是研究认为，不应当因为妊娠而改变生活方式，每天不应摄入过多热量，同时还应在医生的指导下消耗足够的热量。妊娠期间唯一特别需要的是每天增加 300 卡的热量供应（相当于三杯去脂牛奶所含的热量）。要坚持每天进餐三次，不要大吃大喝，应多吃富含叶酸、维生素 C 和维生素 A 的水果和蔬菜，少吃油炸食品和经食品工业加工处理过的食品。

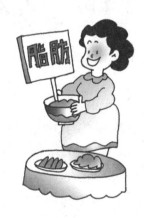

要保证适宜的脂肪供给。脂肪是脑结构的重要原料，必需脂肪酸缺乏时，可推迟脑细胞的分裂增殖。脂肪的供给以占总能量的 20% ～ 25% 为宜。植物油所含的必需脂肪酸比动物脂肪要丰富。

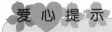 **爱 心 提 示**

为使宝宝更聪明，准妈妈应多吃富含DHA的食品。

7. 准妈妈营养过剩，宝宝会变成"巨大儿"

有的孕妇胃口特别好，不但吃得多，营养也相当丰富，并且很少活动，她们以为这样才有利于胎儿生长发育和分娩。其实这种吃法很容易使孕妇发胖，也会使胎儿过大，容易造成分娩困难。

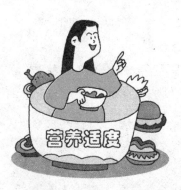

如果孕妇每日各种食物吃得过多，特别是摄入糖类和脂肪过多，出现营养过剩，就容易导致孕妇血压偏高和导致胎儿长成巨大儿。孕妇过胖还容易造成哺乳困难，不能及时给孩子喂奶，乳腺管堵塞，引起急性乳腺炎。

因此，孕妇要合理饮食，既不能营养缺乏，又不要营养过剩，要做到营养适度，荤素搭配，注意活动，防止由于营养过剩造成高血压和巨大儿。

8. 准妈妈体重增加莫太多

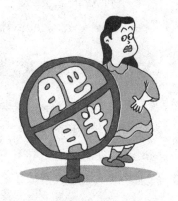

有些妇女怀孕后食欲特别好，消化能力特好，而现在生活水平又较高，所以是三天一只鸡，两天一只鸭，体重猛增，那么孕妇是不是越胖越好呢？

妇女怀孕后体重增加是自然现象。孕期体重增加常与怀孕前体重有关，一个体重100千克的肥胖妇女比体重50千克的妇女妊娠期体重增加要多得多。一般来说，妇女妊娠过程中，体重增加以10～12千克为宜，妊娠晚期体重增加较妊娠早期明显。如果孕妇体重过度增加，就容易诱发糖尿病、高血压以及高脂血症，同时营养过度、脂肪堆积，胎儿往往也长得过大，容易造成难产。产妇体重过高，将不利于产后体形恢复。

还有另外一种情况，若在妊娠晚期体重急剧增加，则可能不是由于脂肪堆积，而是因为出现妊娠水肿。若水肿同时伴有血压升高，则可能存在严重的病理情况——妊娠期高血压疾病，应高度警惕，及时诊断和治疗。如果表面无明显水肿，但每周体重增加超过0.5千克以上，就很可能是出现了隐性水肿，必须及早进行诊疗，以免病情发展。

9. 准妈妈切莫随意节食

不宜节食哦!

某些年轻的孕妇怕怀孕发胖,影响自身体形,或怕胎儿太大,生育困难,常常节制饮食,尽量少吃。这种只想保持自身形体美而不顾母子身体健康的做法是十分有害的。

妇女怀孕以后,新陈代谢变得旺盛起来,与妊娠有关的组织和器官也会发生增重变化,子宫要增重670克,乳房要增加到450克,还需贮备脂肪4500克,胎儿重3000~4000克,胎盘和羊水量900~1800克。总之,妇女在孕期要比孕前增重11千克左右,这需要摄入很多营养物质,所以孕妇体重增加、身体发胖都是必然和必要的,只要在正常范围内增长,就大不可担心和控制。不仅孕妇需要营养,胎儿也需要营养,在这种情况下孕妇节食有害无益。

10. 准妈妈营养不良害处多

(1)准妈妈营养不良,会导致胎儿和新生儿死亡率高

据统计,新生儿及产妇死亡率较高的地区,母子营养不良比较普遍。营养不良的胎儿和新生儿的生命力较差,无法经受外界环境中各种不利因素的影响。此外,某些先天性畸形也与母子营养缺乏有关。

(2)准妈妈营养不良,会导致新生儿体重下降和早产儿增多

新生儿的体重与母亲的营养状况有密切关系。据对216名孕妇调查,其中营养状况良好者,出生婴儿平均体重为3.8千克;营养状况极差者,出生婴儿平均体重为2.6千克。

(3)准妈妈营养不良,会导致贫血

营养不良会导致孕妇贫血,往往会造成早产,并使新生儿死亡率增高。孕妇贫血会使婴儿肝脏缺少铁储备,婴儿易患贫血。

(4)准妈妈营养不良,会对婴儿智力发育产生影响

人类脑细胞发育最旺盛的时期为妊娠最后3个月至出生后1年内,在此期间,最易受营养不良的影响。孕妇营养不良会使胎儿脑细胞的生长发育延缓,DNA合成过度缓慢,也就影响了脑细胞增殖和髓鞘的形成,所以母体营养状况可能直接影响下一代脑组织成熟过程和智力的发展。

孕五月居家健康

1. 准妈妈养猫会使宝宝畸形

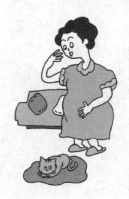

现在家庭养猫的不少，但猫对人的健康不利，不宜家养，尤其是孕妇更不应养猫、玩猫。有的妇女生下畸形儿，经过查找原因，就是由于母亲在怀孕期间同猫接触过多，有的是很爱玩猫之故。

医学专家从畸形儿产妇和流产孕妇的脐带血液中发现了弓形虫。猫的身上就带有这种弓形虫。这种病菌通过口腔进入人体内进行繁殖生长，并可通过胎盘造成胎儿先天性弓形虫病，怀孕3个月后常致流产，6个月常致胎儿畸形或死胎。孕妇宫内感染弓形虫的胎儿出生后主要表现为脑积水、小头畸形、精神障碍等。

2. 准妈妈居室莫摆放花草

孕妇和婴儿的卧室里不宜摆放花草。因为有些花草会引起孕妇和胎儿的不良反应，如万年青、五彩球、洋绣球、仙人掌、报春花等，易引起接触过敏，如果孕妇和婴儿的皮肤接触它们，或将其汁液弄到皮肤上，就会发生急性皮肤过敏反应，出现疼痒、皮肤黏膜水肿等症状。还有一些具有浓郁香气的花草，如茉莉花、水仙、木兰、丁香等，会引起孕妇嗅觉不灵，食欲不振，甚至出现头痛、恶心、呕吐等症状。

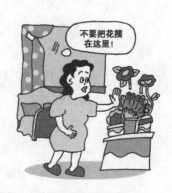

不要把花摆在这里！

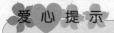
爱心提示

孕妇和婴儿的卧室最好不要摆放花草，尤其是芳香馥郁的盆花。

3. 妊娠中期准妈妈穿衣有讲究

(1)上衣

宽松的T恤、圆领长袖运动衫都比较适合孕期穿着，分娩后仍旧能穿。

(2)裤子

运动装的裤子既舒服又无约束，只需将裤腰的松紧带改为带子，就可适应你的腰围。

(3)背带装

背带装非常合适孕妇日渐臃肿的体形，腹部和胯部的设计宽松流畅，背带长度可自行调节，四肢伸展自如。

(4)乳罩

孕妇在孕期乳房会变得膨大沉重，婴儿出生或断奶后，还容易下垂。因此应佩戴能起托扶作用的乳罩，最好选择棉质产品，肩带要宽点，乳罩杯要深些。

(5)内裤

可选择上口较低的迷你内裤或上口较高的大内裤。内裤要有足够的弹性，以适应不断变大的腹部。

(6)弹力袜

弹力袜可消除疲劳、腿痒，防止脚踝肿胀和静脉曲张，若在孕期仍需坚持工作，其妙用则更为明显。

(7)鞋类

孕期应选购鞋跟较低、穿着舒适的便鞋。孕妇足、踝、小腿等处的韧带松弛，因此应穿舒适点的鞋。随着体形的改变，身体的重心也会发生转移，此时穿高跟鞋不仅难以保持身体平衡，而且会恶化体态，引起背部疼痛。到了孕晚期，足、踝等部位会出现水肿，这时可穿大一点的鞋子，鞋底要选防滑的。

4. 准妈妈巧妙避开电磁辐射

虽然家电产品产生的电磁波对人类健康会造成诸多的不良影响，但人们又不可能完全不使用这些为生活带来极大便利的产品，那么就应该有技巧地避开电磁辐射的伤害。

远离家电产品电磁辐射的 对 策

(1)和家电保持安全距离

研究发现，手机在拨通、接听瞬间产生的电磁波最强，因此这些时候最好尽量远离人体。

电脑显示器背面与两侧产生的电磁波都比正面要强，因此不宜过于接近电脑显示器的背面和侧面。孕妇要与电脑显示器背面保持1米以上的距离，与电脑屏幕保持70厘米以上的距离，使用后必须立即远离。

家电用品所产生的电磁波无所不在，使用者必须非常小心。

孕妇使用吹风机时不要将吹风机贴近头部。孕妇最好不要使用电热毯。

孕妇应与烤箱、烤面包机保持70厘米以上的距离，与音响、电冰箱、电风扇保持1米以上的距离，与电视机、冷气机、运作中的微波炉以及电热器保持2米以上的距离。

若屋外有输电缆线通过，要尽量将卧床放在距离输电缆线最远的地方。

(2)减少家电使用时间

一般人使用电脑的时间一天不应超过6小时，每小时需要离开电脑10分钟，孕妇和孩童一周使用电脑的时间不应超过20小时。

手机每天通话不可超过30分钟。

尽量少看电视，少打电动玩具，尤其是孕妇、儿童，如果看电视或打电玩时间过长，不仅会受电磁辐射，伤害眼睛，而且会因此而减少活动量，有碍健康。

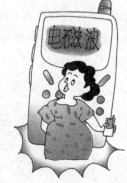

(3)不使用电器产品的时候要拔掉电器产品的插头

当电器产品接上插头时，即使没有打开电源开关，仍有微量电流通过，也会产生微量电磁波。若在不使用电器时拔掉插头，则可避免不必要的电磁波辐射，还可节省10%的电力。

5. 准妈妈切莫久看电视

电视机的普及可让人们欣赏到自己喜爱的电视节目，但彩电发出的射线和微波辐射会对孕妇和胎儿产生影响。

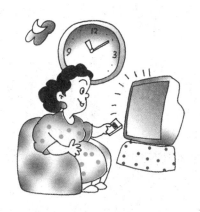

有人对长期在电视机前工作的工人做过调查，发现他们的健康状况比一般人要差。其中孕妇有90％会出现不良反应，容易导致流产和早产，严重者出现胎儿发育不良。

电视机的显像管在高压电源激发下，向荧光屏连续不断地发射电子流，从而产生对人有影响的高压静电，并释放大量的正离子。正离子可以吸附空气中带负电的尘埃和微生物，附着在人的皮肤上，会使孕妇的皮肤发生炎症。

荧光屏还能产生波长小于400微米的紫外线，由此产生臭氧，当室内臭氧浓度达到1％时，可导致咽喉干燥、咳嗽、胸闷、脉搏加快等，就会影响孕妇和胎儿的健康。

因此，孕妇不宜长期在荧光屏前工作，不宜近距离长时间看电视，看电视时应该距荧光屏2米以外，并注意开启门窗。看完电视后，不要忘记洗脸。

6. 准妈妈取暖莫用电热毯

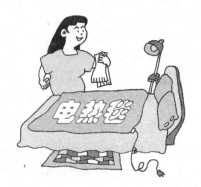

很多人喜欢用电热毯取暖，但孕妇不宜使用，以免造成下一代大脑发育不良。这是因为，电热毯在接通电源后使电能转变为热能时，会产生电磁场，电磁场的辐射会影响胎儿的细胞分裂，最易导致各种器官的畸形，同时对胎儿大脑发育不利，使出生后的婴儿智力低下。因此，为了下一代的健康，孕妇不宜使用电热毯。

7. 准妈妈切莫久用电扇和空调

孕妇的新陈代谢十分旺盛，皮肤散发的热量也有所增加，在夏季出汗很多，因此常借助电风扇或空调纳凉，这是必要的。如果孕妇用电风扇久吹不停，或空调温度设定过低，时间过长，就会出现头晕头痛、疲乏无力、食欲下降等不适反应。

因为电扇空调的风吹到皮肤上时，汗液蒸发会使皮肤温度骤然下降，导致表皮毛细血管收缩，血管的外周阻力增加，而使血压升高，表皮血管呈舒张状态，血流量增多，尤其是头部因皮肤血管丰富，充血明显，对冷的刺激敏感，所以易引起头晕、头痛症状。为了调节全身体温，达到均衡状态，全身的神经系统和各器官组织必须加紧工作，因此，吹风时间长，人并不感到轻松，反而容易疲劳。

孕妇出汗多时，不要马上吹电风扇或直吹空调，因为这时全身皮肤毛孔疏松，汗腺大开，邪风极易乘虚而入，轻者伤风感冒，重者高烧不退，给母子健康造成危害。

因此，孕妇应注意避免突然或长时间吹电风扇和空调。

8. 准妈妈睡觉莫长时间仰卧或右侧卧

准妈妈睡眠的姿势与母子健康关系十分密切。一般强调怀孕6个月以后不宜长时间仰卧或右侧卧，最合理的睡眠姿势是左侧卧位。

妊娠期间，由于胎儿在母体内不断生长发育，子宫逐渐增大，到了妊娠晚期，腹腔大部分被子宫占据，如果仰卧睡觉，增大的子宫就会向后压在腹主动脉上，使子宫的供血量明显减少，影响胎儿生长发育，还可使肾脏血流量减少，肾小球滤过率下降，这对孕妇健康也很不利。

仰卧时，增大的子宫还可压迫下肢静脉，使下肢静脉血液回流受阻，引起下肢及外阴部水肿、静脉曲张；由于回心血量减少，造成全身各器官供血量减少，从而引起胸闷、头晕、恶心、呕吐、血压下降，医学上称为"仰卧位低血压综合征"。

准妈妈增大的子宫还可压迫输尿管，使尿液排出不畅，易患肾盂肾炎。患有妊娠期高血压疾病的孕妇经常仰卧睡觉，还会加重病情。

孕妇右侧位卧对胎儿发育也不利。因为怀孕后的子宫往往有不同程度地向右旋转，如果经常取右侧位卧，就可使子宫进一步向右旋转，从而使营养子宫的血管受到牵拉，影响胎儿的血液供应，造成胎儿缺氧，不利于生长发育。由此可见，孕妇睡觉时取左侧卧位才最有利于母子健康。

9. 席梦思床垫不适合准妈妈使用

(1)睡席梦思床容易导致准妈妈脊柱的位置失常

孕妇的脊柱较正常腰部前屈更大,睡席梦思床及其他高级沙发床后,会对腰椎产生严重影响。仰卧时,其脊柱呈弧形,使已经前屈的腰椎小关节摩擦增加;侧卧时,脊柱也向侧面弯曲。长此下去,使脊柱的位置失常,压迫神经,增加腰肌负担,既不能消除疲劳,又不利生理功能的发挥,并可引起腰痛。

(2)睡席梦思床不利准妈妈翻身

正常人在入睡后睡姿是经常变动的,辗转翻身有助于大脑皮层一致的扩散,提高睡眠效果。然而,席梦思床太软,孕妇深陷其中,不容易翻身。同时,孕妇仰卧时,增大的子宫压迫腹主动脉及下腔静脉,导致子宫供血减少,对胎儿不利,甚至出现下肢、外阴及直肠静脉曲张,有些人因此而患痔疮。右侧卧位时,上述压迫症状消失,但胎儿会压迫孕妇的右侧输尿管,易患肾盂肾炎。因此,孕妇睡觉时最好采取左侧卧姿势。

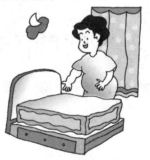

医师指点

孕妇以睡棕绷床或硬床上铺9厘米厚的棉垫为宜,枕头要松软,高低适宜。

10. 准妈妈每天争取睡午觉

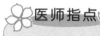

妇女怀孕期间的睡眠时间应比平常多一些,如平常习惯睡8小时,妊娠期可以睡到9小时左右。增加的这一个小时的睡眠时间最好加在午睡上。即使在春、秋、冬季,也要在午饭后稍过一会儿,躺下舒舒服服地睡个午觉。睡午觉可以使孕妇神经放松,消除劳累,恢复活力。

午睡时间长短可因人而异,因时而异,半个小时到一个小时,甚至再长一点均可,总之以休息好为目的。平常劳累时,也可以躺下休息一会儿。

11. 准妈妈切莫久坐久站

(1)准妈妈易患静脉曲张

妇女妊娠时，下肢和外阴部静脉曲张是常见的现象。静脉曲张往往随着妊娠月份的增加而逐渐加重，越是妊娠晚期，静脉曲张越厉害，经产妇比初产妇更为常见且严重。这是因为，妊娠时子宫和卵巢的血容量增加，以致下肢静脉回流受到影响；增大的子宫压迫盆腔内静脉，阻碍下肢静脉的血液回流，使静脉曲张更为严重。

(2)为预防静脉曲张，准妈妈不要久坐久站

静脉曲张是可以减轻和预防的。首先孕妇在妊娠期要休息好。有些孕妇因工作或习惯经常久坐久站，就易出现下肢静脉曲张，因此只要孕妇注意平时不要久坐久站，也不要负重，就可避免下肢静脉曲张。

(3)准妈妈静脉曲张的处理措施

有的孕妇已经出现下肢或外阴部静脉曲张，如自觉下肢酸痛或肿胀，容易疲倦，小腿隐痛，踝部和足背有水肿出现，行动不便时，更要注意休息，严重时需要卧床休息，用弹力绷带缠缚下肢，以防曲张的静脉结节破裂出血。一般在分娩后静脉曲张会自行消退。

12. 准妈妈切莫坐浴

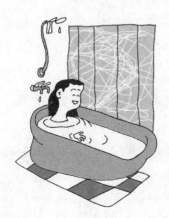

孕妇在妊娠期不宜坐浴，尤其妊娠后期应绝对禁止坐浴，更不要到公共浴池去洗澡，以防引起早产。

正常情况下，妇女阴道保持一定的酸度，以防止病菌的繁殖。在妊娠期间，胎盘绒毛产生大量的雌激素和孕激素，而孕激素的产生量多于雌激素。在此阶段，阴道上皮细胞脱落多于增生，会使阴道内乳酸量降低，从而降低了对外来病菌的杀伤力。如果孕妇坐浴，浴后的脏水有可能进入阴道，而阴道的防病力减弱，就容易引起宫颈炎、附件炎，甚至发生宫内或外阴感染而引起早产。

13. 准妈妈要洗温水澡

孕妇应勤洗澡，保持身体清洁。洗澡用的温水不宜过高，以免影响胎儿脑部的发育。如果孕妇洗澡水温度过高，就会使母体体温暂时升高，羊水的温度也随之升高。研究表明，孕妇体温比正常体温升高 1.5℃时，胎儿脑细胞发育就会受到影响；孕妇体温上升 3℃时，就可能损伤胎儿脑细胞。如果胎儿脑细胞受损，就会使胎儿身体发育不良。因此，孕妇最好洗温水澡，水温不烫不凉，与体温相近。

14. 准妈妈切莫久晒日光浴

多晒太阳能促使皮肤在日光紫外线的照射下制造维生素 D，进而促进钙质吸收和骨骼生长。但是，一定强度的日光也可使皮肤受到紫外线的伤害，故孕妇晒太阳必须适当，不要过多进行日光浴。日光浴可使孕妇脸上的色素斑点加深或增多，出现妊娠蝴蝶斑或使之加重，还可能发生日光性皮炎（又称日晒伤或晒斑），尤其是初夏季节，人们的皮肤尚无足量黑色素起保护作用时更易发生。此外，由于日光对血管的作用，还会加重孕妇的静脉曲张。

15. 准妈妈避免去拥挤的场所

🌸孕妇在人多拥挤的地方挤来挤去，会有流产的可能，如挤着上公共汽车就很危险。

🌸拥挤的场合易发生意外，如在广场看节目，就有可能被挤倒，孕妇由于身体不便，最易出现问题。

🌸拥挤的地方空气污浊，会给孕妇带来胸闷、憋气的感觉，胎儿的供氧也会受到影响。

🌸拥挤的场合必然人声嘈杂，噪音对胎儿发育十分不利。

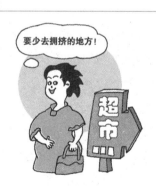

🌸拥挤的场合易传播疾病。公共场合中各种致病微生物的密度远远高于其他地区，尤其在传染病流行的期间和地区，孕妇很容易感染病毒和细菌性疾病，不利母子健康。

16. 孕期夫妻必须节制性生活

妇女怀孕后，夫妻双方必须节制性生活。因为孕期性生活是导致流产、早产、早期破水和产褥感染的重要原因之一。在妊娠期的不同阶段，夫妻间的性生活应遵循以下原则：

妊娠期性生活 原 则

(1)禁止性生活期

从妊娠开始到妊娠3个月末，胎盘正处在发育阶段，特别是胎盘和母体宫壁的连接还不紧密，性生活可使子宫受到震动，很容易造成流产。性交时因孕妇盆腔充血，子宫收缩，也会造成流产。因此，这3个月内应尽可能禁止性生活。

(2)减少性生活期

妊娠4~9个月孕妇比较安定，可每周性交一次，但要注意性交时间不宜过长，并注意不要直接强烈刺激女性的性器官，动作要轻柔一些。倘若这个阶段性生活过频，用力较大，或时间过长，就会压迫腹部，使胎膜早破，胎儿因得不到营养和氧气，就会很快死亡，导致流产。即使胎膜不破，未流产，也可能使子宫感染，重者可致胎儿死亡，轻者胎儿身体和智力发育也会受到影响。

(3)绝对禁止性生活期

妊娠晚期，特别是临产的1个月，即妊娠9个月后，胎儿开始向产道方向下降，孕妇子宫逐渐张开，倘若这个时期性交，羊水感染的可能性较大，有可能发生羊水外溢（即破水）。同时，孕晚期子宫比较敏感，受到外界直接刺激，有突发子宫加强收缩而诱发早产的可能。因此，在孕晚期必须绝对禁止性生活。

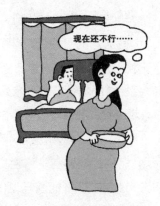

医师指点

有习惯性流产和早产病史的妇女，或高龄初产妇，或结婚多年才怀孕的妇女，为安全起见，整个妊娠期都应禁止性生活。

17. 妊娠中期性生活注意事项

(1)孕中期可进行适度性生活

孕中期，胎盘已完全形成，功能良好，胎儿各器官已发育成形，羊水丰富，胎儿在宫腔内有丰富的羊水保护，可以自由活动，妊娠进入稳定期，所以流产的危险性要比怀孕初期小了。随着早孕反应的消失，孕妇的心情也变得舒畅，阴道分泌物逐渐增多，性欲也会有所提高。因此，在这一时期可以进行适度的性生活。

(2)孕中期性生活不宜激烈

孕中期，孕妇腹部已明显凸出，采用男上女下式的传统性交体位会有所不便，可选用面对背式的侧卧位，避免压迫孕妇凸起的腹部，避免对胎儿引起不良影响。除面对背式的侧卧位以外，还可采用前侧位、前坐位、上坐位和后背位。需要注意的是，阴茎不宜插入过深，动作也不宜过分激烈。

(3)孕中期性生活应注意避免流产

由于孕中期性高潮易引起孕妇子宫收缩，有诱发流产的可能，所以孕妇在性生活时应注意自我调节。另外不宜刺激乳房，以免引起宫缩。性交前，丈夫应清洗阴部，去除包皮垢，以免引起孕妇阴道炎症，更要避免引起宫内感染，造成终生遗憾。

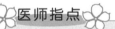 **医师指点**

性生活不仅包括性交，还包括拥抱、抚摸、接吻等方式。孕期应鼓励采取非性交的性生活，既可以保护孕妇，又可以增进夫妻感情，还有利于胎儿宫内的生长发育，有利于优生和胎教。

18. 准妈妈应避免闻汽油味

现代交通工具都以汽油为动力，如汽车、摩托车、飞机等。航空汽油、车用汽油和溶剂汽油对人体的危害都较大。为了防震防爆，这些汽油都加入了一定量的四乙基铅，故又称为乙基汽油。乙基汽油燃烧时，四乙基铅即被分解，释放出铅，随废气排入大气中，人通过呼吸吸入体内的铅会在血液中积累，进而对母体和胎儿产生危害，可引起铅中毒和胎儿先天性发育畸形。因此，孕妇不宜多闻汽油味。

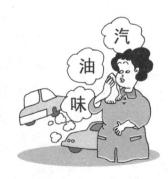

19. 准妈妈应避免噪音

越来越多的研究表明，噪音会严重影响人类优生，导致畸形胎儿增多。因此，专家们呼吁孕妇要警惕身边的噪音。

噪音对胎儿的 危害

(1)噪音会损伤胎儿的听觉器官

噪音对胎儿危害极大，因为高分贝噪音能损坏胎儿的听觉器官。研究证明，那些曾经接受过85分贝以上（重型卡车音响是90分贝）强噪音的胎儿，在出生前就丧失了听觉的敏锐度。有关专家对131名4～10岁男女儿童（他们的母亲怀孕时曾在声音极为嘈杂的工厂里工作）进行了检查，结果表明，那些出生前在母体内接受最大噪音量的儿童对400Hz声音的感觉是没有接受过噪音儿童的1/3。

(2)噪音会影响胎儿智力

研究指出，构成胎儿内耳一部分的耳蜗从孕妇妊娠第20周起开始成长发育，其成熟过程在婴儿出生30多天时间内仍在继续进行。由于胎儿的内耳耳蜗正处于成长阶段，极易遭受低频率噪音的损害，外环境中的低频率声音可传入子宫，并影响胎儿。研究表明，胎儿内耳受到噪音的刺激，能使脑的部分区域受损，并严重影响大脑的发育，导致儿童期出现智力低下。

(3)噪音会导致胎儿畸形

有关专家对万余名婴儿做了研究，结果证实，在机场附近地区，婴儿畸形率从0.8%增至1.2%，主要属于脊椎畸形、腹部畸形和脑畸形。有关资料表明，在噪音污染区的新生儿体重平均在2000克以下（正常新生儿体重为2500克以上），相当于早产儿体重。

(4)噪音会导致流产或早产

噪音能使孕妇内分泌腺体的功能紊乱，从而使脑垂体分泌的催产激素过剩，引起子宫强烈收缩，导致流产、早产。

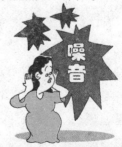

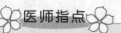 医师指点

噪音对胎儿有如此严重的影响，因此，孕妇要警惕身边的噪音，不要受噪音影响，更不要收听震耳欲聋的刺激性音响。

孕五月职场健康

 1. 准妈妈要学会在工作中放松

五个月以后的胎儿已对母亲的声音和情绪有所认知，因此，准妈妈在工作中注意控制自己的情绪和声调，不要让自己长时间处在偏激、焦虑和愤怒之中，否则会使胎儿具有某种焦虑偏执的气质。

准妈妈也不要长久地沉浸在自己的工作中，忘了与胎儿的交流。在怀孕期间，很多准妈妈正处于事业巅峰，一心忙于事业容易忽视胎儿的精神需求，这样生下来的孩子容易产生孤独感。

在工作之余，准妈妈应经常抚摸自己的肚子，轻言细语，可以给予孩子一份安全感。

 2. 准妈妈不可忽视自己的职业形象

从某种意义上讲，孕期是考验一位女性生活品味和质量的关键时期。对于身处职场的准妈妈来说，怀孕后的外在形象非常重要，这将直接影响到别人对你职业形象的评估，以及你生育后职业能力的预测。所以，准妈妈切不可忽视自己的职业形象，具体注意以下事项：

准妈妈职业形象的 注 意 事 项

◆出门上班前换上一套干净整洁的外衣，精心打扮，装饰一新，充满自信精神地出发。

◆随身带个小镜子，检查自己的妆容有无缺憾。

◆在外聚餐时，在隆起的肚皮上放上餐巾或口布，避免汤汤水水滴在衣服上。

◆有条件的话，在办公室备一套衣服，以防万一。

3. 准妈妈应适时停止工作

◆准妈妈在怀孕期间同样可以做到怀孕工作两不误，但在投入工作的同时，千万别忘了量力而行，适时停止工作。

◆如果准妈妈的工作环境相对安静清洁，危险性比较小，或是长期坐在办公室工作，同时身体状况良好，那么可以在预产期的前一周或两周回到家中，静静地等待宝宝的诞生。

◆如果准妈妈的工作需要长期使用电脑，或是工作在工厂的操作间中，或是暗室等阴暗嘈杂的环境中，那么建议准妈妈在怀孕期间调动工作，或选择暂时离开工作岗位，呆在家中。

◆如果准妈妈是饭店服务人员或销售人员，或每天工作期间至少需要行走4小时以上，那么建议准妈妈在预产期的前两周半就离开工作岗位回到家中待产。

◆如果准妈妈的工作运动量相当大，那么建议提前一个月开始休产假，以免发生意外。

◆通常妊娠反应在怀孕三个月以后会自动消失，如果准妈妈的反应一直未见好转，就应尽快到医院咨询医生，以免耽误病情。

4. 准妈妈工作应劳逸结合

为了在家庭和事业之间取得平衡，怀着宝宝上班的准妈妈不在少数。专家提醒，工作着的怀孕女性要注意劳逸结合。母亲如果工作过于紧张疲劳，就可能引起胎儿宫内生长受限。

胎儿宫内生长受限，也称胎盘功能不良综合征，或胎儿营养不良综合征。主要表现为胎儿各个器官发育不好、生命力弱、不容易成活、新生儿体重低、抵抗力弱、容易合并疾病等。

因此，准妈妈在工作中要注意有张有弛，给孩子创造一个舒适良好的生长环境。

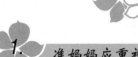 孕五月疾病用药

1. 准妈妈应重视胎儿出生前检查

有以下情况之一的孕妇应到医院做胎儿检查，以便早期发现胎儿异常，及时采取相应措施。检查的时间在妊娠第14～20周之间较好。

需要做胎儿出生前检查的 各 种 情 况

35岁以上的孕妇卵巢排出的卵子可能老化，甚至异常，其胎儿先天性畸形、先天性痴呆发生率较高，应做胎儿出生前检查。

生过畸形胎儿的孕妇，特别是生过无脑儿、脊柱裂胎儿的孕妇，再生同样病儿的可能性为5%～10%，所以一定要做胎儿出生前检查。

生过患新生儿溶血症胎儿的妇女如果再次妊娠，胎儿的病情会更重，所以一定要做胎儿出生前检查。

多次流产或死胎的孕妇，若父母一方有染色体异常，应对胎儿进行出生前检查。

家族中有痛风症、蚕豆病、苯丙酮尿症者，母亲再次怀孕得同样病的可能性为25%，所以要做胎儿出生前检查。

怀孕早期，孕妇腹部接受过X线检查，胎儿发生畸形的可能性较大，应对胎儿进行检查。

近亲结婚者所生的孩子易发生各种遗传性疾病，要对胎儿进行出生前检查。

孕期服用过致畸药物或受病毒感染的孕妇，胎儿畸形发生率高，应做检查。

医师指点

出现上述情况的孕妇应定期做产前检查，以便给胎儿检查提供依据。通过羊膜囊穿刺术、胎血化验、超声波检查等技术可早期发现胎儿异常。

2. 准妈妈莫忘定期查宫高

准妈妈要定期去医院查宫高，即子宫的高度，以便了解宝宝发育情况。查宫高的频率为：妊娠28周以前，每月一次；28～37周，每两周一次；37周以后，每周一次。

3. 准妈妈应重视自我计数胎动

(1)胎动规律

孕16～20周，大多数孕妇可感到胎动，夜间尤为明显，孕28～34周为胎动最频繁的时期，接近足月时略微减少。妊娠过期胎动次数明显减少。胎动一般每小时3～5次，12小时内胎动为30～40次。

正常情况下，一昼夜胎动强弱及次数有一定变化。一天之中，早晨胎动次数较少，下午6点以后增多，晚上8～11点胎动最为活跃。这说明胎儿有自己的睡眠规律。胎动的强弱和次数，个体间的差异很大，有的12小时多达100次以上，有的只有30～40次。巨大的声响、强光刺激、触压孕妇腹壁均可使胎动次数增加。

(2)计数胎动的意义

胎动的次数、快慢、强弱等可提示胎儿的安危。胎动正常表示胎盘功能良好，输送给胎儿的氧气充足，胎儿发育健全，小生命在子宫内健康地生长着。如果12小时内胎动少于15次，或1小时内胎动小于3次，往往表示胎儿缺氧，孕妇不可掉以轻心。

(3)如何计数胎动

从妊娠28周开始至临产，孕妇每天上午8～9点，下午1～2点，晚上20～21点，各计数胎动1次，每次计数1小时，3次计数相加乘以4，就是12小时的胎动数。如果每日计数3次有困难，可于每日临睡前1小时计数1次。将每日的数字记录下来，画成曲线。计数胎动时，孕妇宜取左侧卧位，环境要安静，思想要集中。

(4)测定结果判断

正常胎儿12小时内胎动30次左右，如果12小时内胎动次数少于15次，就表示子宫内缺氧；如果在一段时间内感到胎动超过正常次数，动得特别频繁，也是子宫内缺氧的表现，就应立即去医院检查。如果孕妇自觉胎动显著减少甚至停止时，当时一般还能听到胎心音，1～2天后如发现胎心音消失，就表示胎儿已在宫内死亡。

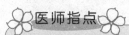 **医师指点**

胎动明显减少或停止是胎儿在宫内重度窒息的信号。此时应立即去医院请医生采取紧急措施，在排除胎儿畸形的情况下，若有流产征兆，则应立即行剖宫产，抢救胎儿。

4. 准妈妈应进行神经管畸形筛查

神经管缺陷是指胚胎神经管无法闭合而发生的胎儿畸形，最常见的神经管缺陷有无脑儿、脊柱裂、脑膨出和脑膜膨出等。神经管缺陷胎儿由于不能吞咽羊水，同时脑脊膜暴露于羊水中，渗出液增多，孕妇可出现羊水过多。部分孕妇在孕20～24周羊水突然急剧增加，子宫过度膨胀，患者不能平卧，甚至出现呼吸困难。

由于脑脊膜暴露于羊水中，胎儿脑脊液中的甲胎蛋白渗入羊水，使孕妇羊水及血液中甲胎蛋白（AFP）浓度增高。通常在怀孕18～20周根据孕妇血中甲胎蛋白检测和B超检查筛查神经管缺陷。

孕妈咪在计划怀孕之前和妊娠早期常被建议补充叶酸。研究证明，通过补充叶酸可以将脊柱裂的发生风险降低80%。

神经管缺陷多发生在胎儿发育早期，脊柱裂是最常见的一种，会引起胎儿神经损伤和瘫痪。目前此病还无法治愈，可接受外科手术、药物治疗和物理治疗缓解病情。

5. 准妈妈胀气怎么办

怀孕期间，体内激素改变，黄体素分泌明显活跃，这种激素虽可抑制子宫肌肉收缩以防止流产，但会使肠道蠕动减慢，产生胀气。孕期大量进补，消化不良，或摄取较多产气食物等，均可导致胀气。准妈妈要想缓解胀气，应从饮食入手。

(1)少量多餐

当胃部胀气时还进食大量食物，会增加肠胃负担，使胀气更严重。孕妇应少量多餐，不要一次进食过多，也不要只吃流质食物，因为流质食物不一定好消化，可以选择半流质食物。

(2)多吃富含纤维素的食物

孕妇可多吃富含纤维素的蔬菜、水果等，因为纤维素能促进肠道蠕动。

(3)少吃易产气的食物

易产气食物包括豆类、油炸食物、马铃薯等。避免饮用苏打类饮料，因为苏打能在胃里产生气泡，会加重胀气的感觉，加上其中含钠较多，不适合孕妇饮用。

(4)多喝温水

如果大便积存在大肠内，不及时排出，胀气就会更加严重，所以孕妇要多喝温水，每天至少喝1.5升水，充足的水分能促进排便。喝温水较冷水适合，因为喝冷水易造成肠绞痛。汽水、咖啡、茶等饮料少喝为宜。

孕五月运动健身

1. 准妈妈活动不宜太少

有的孕妇怀孕后十分害怕早产或流产，因而活动大大减少，甚至从怀孕起就停止做一切工作和家务，体力劳动更不敢参加。其实，这样做是没有必要的，孕妇活动太少对母婴健康并不利，甚至有害。

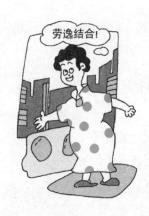

当然，孕妇参加过重的体力劳动、过多的活动和剧烈的体育运动也是不利的，但是如果活动太少，就会使孕妇的胃肠蠕动减少，从而引起食欲下降、消化不良、便秘等，对孕妇的健康也不利，甚至会使胎儿发育受阻。因此，妇女在怀孕期间应适量活动、运动和劳动，注意劳逸结合，不可一味卧床休息，整天躺在床上，什么活也不做。

准妈妈的生活要有规律，每天工余、饭后要到室外活动一下，散散步或做一些力所能及的家务活，还应经常做些体操，对增进肌肉的力量、促进机体新陈代谢大有益处。妊娠期间一般不要更换工作，但应注意避免体位特殊、劳动强度高以及震动性大的工种。

妊娠7个月后，最好做些比较轻松的工作，避免上夜班，以免影响休息和出现意外事故。临产前2~4周最好能在家休息。

2. 准妈妈游泳最好安排在孕五月至孕七月

准妈妈游泳宜安排在孕五月至孕七月之间，但并不是所有的孕妇都适宜游泳。因此，准备游泳时一定要先到医生那里检查，必须得到医生的同意。医生同意后，要选择有专职医护人员监护并水质有保证的正规泳池，水温宜在30℃左右。游泳时不宜动作剧烈，最好避开人多及阳光强烈的时间。

3. 准妈妈强健踝关节运动

强健踝关节运动的方法是：身体靠在椅背上，挺直背部，腿与地面呈垂直状态，脚心着地；然后脚背绷直，脚趾向下，使膝盖、踝部和脚背成一直线，双腿交替做这个动作。

这个动作在任何时候、任何地方都可以做，通过脚尖和踝关节的柔软运动，强健脚部的肌肉，以承受日益增加的体重，以免脚踝扭伤。

4. 准妈妈强健腹背肌运动

强健腹背肌运动的方法是：盘腿而坐，挺直背部，两手轻轻放在膝盖上，每呼吸一次，手就按压一次，反复进行。按压时，要用手腕向下按压膝盖，一点点地加力，让膝盖尽量接近床面。

这个动作每天早晚各做3分钟，可增强背部力量，松弛腰关节，伸展骨盆肌肉，帮助两腿在分娩时能够很好地分开，使胎儿顺利娩出。

5. 准妈妈强健骨盆和腰肌运动

强健骨盆和腰肌运动的方法是：仰卧在床上，两手伸直放在身体两边，右腿屈膝，右脚心平放在床上，膝盖慢慢向右侧倾倒，待膝盖从右侧恢复原位后，左腿屈膝同样向左侧倾倒；然后两腿屈膝，并拢，慢慢有节奏地用膝盖画半圆，带动大小腿左右摆动，双肩要紧靠在床上。

这个动作能够增强骨盆关节和腰部肌肉的弹性。每天早晚各做1次，每次3分钟。

6. 准妈妈增加产道肌肉弹性运动

增加产道肌肉弹性运动的方法是：趴在床上，两手与肩同宽，深深低着头，腰背部向上拱起呈圆形；然后，抬头挺腰，腰背伸直，重心前移。做时可配合呼吸，每天早晚做5~10次。

这个动作可帮助孕妇不费力地活动骨盆，还可使产道出口的肌肉弹性增加，同时增强腹部肌肉和背部的灵活性。

孕五月心理健康

1. 妈妈情绪差，宝宝胎动多

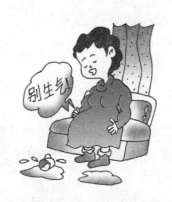

正常情况下，胎动多是好事，不但表明胎儿发育正常，而且预示着孩子出生后抓、握、爬、坐等各种动作将发展较快。但应注意，如果孕妇的情绪过分紧张，或极度疲劳，或腹部压力过重，就会使胎儿躁动不安，产生强烈的胎动。这种反应是不好的征兆，应尽快去医院检查。

当孕妇情绪不安时，胎动次数会较平常多3倍，最多达正常的10倍。若胎儿体力消耗过多，出生时往往比正常婴儿轻。如果孕妇在孕期心情长期压抑，婴儿出生后往往就会出现功能失调，特别是消化系统功能容易出现紊乱。

2. 妈妈情绪差，宝宝发育受影响

为什么母亲怀孕时情绪不好会影响胎儿发育呢？这是因为母亲情绪刺激能引起植物神经系统的活动，释放出乙酰胆碱等化学物质，还可引起内分泌变化，分泌出不同种类和数量的激素，这些物质都会经胎盘和脐带进入胎儿体内，从而影响其身心健康。另外，神经高度紧张会使孕妇大脑皮层的兴奋性增强，致使大脑皮层失去与内脏的平衡，也会影响胎儿正常发育。

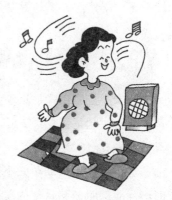

医学研究发现，当孕妇恐惧、紧张时，体内的血管收缩，对胎儿的供血量也相应减少，长此以往，会影响胎儿大脑的发育。孕妇过于紧张时，其肾上腺就会分泌过多，也会影响胎儿的发育。孕妇情绪过于激烈波动还有可能导致流产。

孕五月胎教知识

1. 教你几则胎教法

要想生个聪明健康的宝宝，除了受怀孕年龄、怀孕时期、生活空间、营养条件及心理状况等因素影响外，胎教的作用也很重要。

准妈妈可以选择的 胎 教 方 法

(1)抚摸胎儿

经常把手放在孕妇腹部壁上轻轻抚摸，并不时等待胎儿活动。当等到胎儿活动时，父母应及时主动迎接并轻轻加大抚摸力度，使胎儿感到有人在同他们"握手"。统计表明，常被抚摸的胎儿生后与父母感情甚深，长大了也比较知书达理。

(2)让胎儿运动

在仰卧位，孕妇腹壁最松弛的状态下，双手轻轻捧起胎儿，然后松手，再捧起，再松手，也可捧起胎儿在水平方向来回轻轻推动。这样可使胎儿产生运动感，觉得如同在蹦气垫床、坐飞机及荡秋千一般美妙，胎儿会做出挥拳与蹬足等四肢运动主动迎接父母帮助运动的手。统计表明，常运动的胎儿生后身体素质比较高。

(3)轻拍胎儿

准妈妈也可偶尔轻拍胎儿，强迫胎儿改变一下肢体体位，使胎儿做出比较明显、频繁的顿足等举动。当然，轻拍胎儿不可过频或过久。一旦胎儿已经"生气"后，还要轻轻抚摸胎儿，把胎儿哄高兴了才行。

统计表明，常接受拍打的胎儿生后较听话，守纪律，生活自理能力与社会适应能力比较强。

(4)与胎儿谈天

不管胎儿何时才能听到，父母都应经常与胎儿说话。爸爸低沉浑厚的声音能给胎儿留下深刻的印象。经常听父母说话的胎儿出生后的口语表达、演讲及社交能力都不错。

(5)音乐胎教

应经常把轻柔优美的歌曲或音乐放给胎儿听。音乐的声音不宜太强，距胎儿也不宜过近。

2. 进行胎教时切莫累坏宝宝

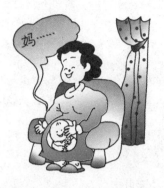

统计表明，如果宝宝在胎儿期就开始接受教育，出生后的孩子思维反应敏锐，接受能力强，学习成绩优秀。

特别指出的是，胎儿也有自己的作息规律，无休止的胎教也会累坏胎儿。各种胎教应相互交替进行，所有胎教都应选在傍晚至睡前的休息时段里进行。

3. 准爸妈要对宝宝进行语言胎教

准妈妈或家人可以用文明礼貌、富有哲理的语言有目的地对腹中的胎儿讲话，给胎儿期的大脑皮质输入最初的语言印记，为后天的学习打下良好基础，这称为语言胎教。

医学研究表明，父母经常与胎儿对话，能促进其出生以后的语言方面的良好教育。如果先天不给胎儿的大脑输入优良的信息，尽管性能再好，也只会是一部没有储存软件的"电脑"，胎儿会感到空虚。

如何与胎儿进行语言交流呢？首先要告诉胎儿一天的生活。从早晨醒来到晚上睡觉，你或你的家人做了什么，想了些什么，有什么感想，说了些什么话，这些都要用语言讲给胎儿听。这既是一般常识课，也是母子共同体验生活节奏的一个方法。在把思考转变为语言的过程中，你的思维印象变得更加鲜明，胎儿就会逐渐地接受这些信息。

准妈妈经常对胎儿叙述自己一天的生活，这是胎教中最重要与最基本的原则。在一天的生活中，通过和胎儿一起感受、思考和行动，使母子间的纽带更加牢固，培养胎儿对母亲的信赖感，奠定胎儿对外界感受力和思考力的基础。

4. 准妈妈要给宝宝讲述一天的生活

在进行语言胎教时，准妈妈可以对腹中的宝宝讲述一天的生活，从早晨醒来到晚上睡觉，自己和家人做了什么，想了些什么，都讲给宝宝听。

准妈妈在早晨起床时，对孩子说的第一句话是："早上好！我可爱的小宝贝，让我们一起度过这美好的一天吧！"打开窗户时说："你看，太阳已经升起来啦！真是个晴朗的好天气！"或者是："今天下雨啦！""天上飘雪花啦！"给宝宝描述风雨的声音、气温的高低或风力的大小。

准妈妈在洗漱时，告诉宝宝怎样把脸洗干净，怎样刷牙，怎样梳洗打扮。然后继续告诉宝宝起床后要喝一杯凉开水，早晨要去散步，早餐一定要丰盛，给宝宝介绍上班路上看到的高楼、绿树、汽车、行人，等等。只要准妈妈细心观察周围的事物，以快乐之心去感受生活的美好，并把这种美好的感受带给宝宝，必然会对宝宝起到非常好的作用。

5. 让轻柔的音乐带来愉快的情绪

准妈妈可以选择一些优美抒情的轻音乐，让生活中充满轻柔的乐声，达到音乐胎教的目的。不要听过于激烈或噪声很大的迪斯科舞曲或架子鼓的声音，以免对胎儿产生不良刺激。

适合准妈妈和胎儿听的 乐 曲

◆具有催眠作用的乐曲：二胡曲《二泉映月》、法国名曲《仲夏之夜》等。

◆具有镇静作用的乐曲：管弦乐《春江花月夜》、古琴曲《平沙落燕》等。

◆具有舒心作用的乐曲：民乐《江南好》、《春风如意》等。

◆能够解除忧愁的乐曲：民乐《喜洋洋》、《春天来了》等。

◆能够消除疲劳的乐曲：民乐《假日的海滩》、《锦上添花》等。

◆能够振奋精神的乐曲：民乐《步步高》等。

◆能够促进食欲的乐曲：民乐《花好月圆》等。

6. 准妈妈唱歌给宝宝听

准妈妈用柔和的声调唱歌给宝宝听，既能向宝宝传递爱的信息，又播下了艺术的种子。准妈妈在哼唱歌曲时，以小声说话的音量为佳，声音不宜太大，以免影响腹中的胎儿。

准妈妈选唱的 儿 歌

◆《小燕子》：边唱边联想小燕子飞舞的动作，也可以边说边唱，用轻快甜美的声音将春天的景象讲给宝宝听。

◆《早操歌》：准妈妈在早晨散步时唱给宝宝听，把大自然的美好景色描述给孩子，祝愿宝宝快快健康成长，出生长大后早日成材。

◆《小宝宝快睡觉》：这是一首催眠曲，让准妈妈和宝宝一起入梦乡。

7. 准爸妈一起给宝宝进行抚摩胎教

(1)什么是抚摩胎教

孕妇本人或者丈夫用手在孕妇的腹壁轻轻地抚摩胎儿，引起胎儿触觉上的刺激，以促进胎儿感觉神经及大脑的发育，称为抚摩胎教。

(2)抚摩胎教的作用

医学研究表明，胎儿体表绝大部分细胞已具有接受信息的初步能力，并且通过触觉神经来感受体外的刺激，而且反应渐渐灵敏。有关专家认为，父母可以通过抚摩和话语与子宫中的胎儿沟通信息，这样做可以使胎儿产生安全感，让孩子感到舒服和愉快。

（3）抚摩胎教的方法

抚摩胎教可以在妊娠20周后开始，与胎动出现的时间吻合，并注意胎儿的反应类型和反应速度。如果胎儿对抚摩的刺激不高兴，就会用力挣脱或者用蹬腿来反应。这时，父母应该停止抚摩。如果胎儿受到抚摩后，过了一会儿才以轻轻的蠕动做出反应，这种情况可继续抚摩。抚摩应从胎儿头部开始，然后沿背部到臀部至肢体，轻柔有序。每晚临睡前进行，每次抚摩以5~10分钟为宜。

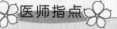

医师指点

抚摩可与数胎动及语言胎教结合进行，这样既落实了围产期的保健，又可使父母及胎儿的生活妙趣横生。

孕妈咪在第六个月 (21~24 周)

1. 小宝宝的发育状况

妊娠6个月时，胎儿身长约30厘米，体重600~700克。骨骼更结实，头发更长，眉毛和睫毛长出。脸形更加清晰，已完全是人的模样，但仍很瘦，全身都是皱纹。皮脂腺开始分泌，皮肤表面长出白色胎脂。胃肠会吸收羊水，肾脏排泄尿液。此时用听诊器可听出胎儿的心音。

从6个月起，胎儿就带着积极的情绪生活，不满意时会发点小脾气。因此，胎儿并不是没有思维的小生命，胎儿在子宫里不仅有感觉，而且还能对母亲相当细微的情绪做出敏感的反应。

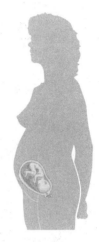

2. 准妈妈身体的变化

孕六月，子宫变得更大，子宫底高度为18~20厘米。肚子越来越凸出，腹部更沉重，体重日益增加，行动更为吃力。乳房不但外形饱满，而且用力挤压时会有稀薄的淡黄色乳汁（初乳）流出。此时，几乎所有的孕妇都能清晰地感觉到胎动。

3. 怀孕六月的注意事项

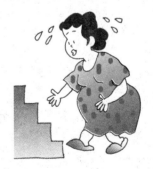

孕六月，孕妇肚子变大凸出后，身体重心随之改变，走路较不平稳，容易疲倦。尤其弯身向前、上下楼梯或登高时，应留意安全。此时，孕妇要经常散步或做适度的体操，以活动筋骨，并要保证充分的休息与睡眠。短程旅行与性生活不必刻意避免，只要按正常的生活步调即可。应均衡摄取各种营养，以满足母体与胎儿的需要，尤其是铁、钙、蛋白质的需要量应该增加，但盐分应有所节制。为了产后顺利授乳，此时应注意护理乳头。乳头扁平或凹陷的孕妇必须先行矫正。

这段时期孕妇容易便秘，应该多吃含纤维素的蔬菜、水果，牛奶是一种有利排便的饮料，应多饮用。便秘严重时，最好请教医生如何改善。

孕六月健康饮食

 孕妈咪六月营养要素

孕六月，胎儿生长发育明显加快，骨骼开始骨化，脑细胞增加到160亿个左右就不再增加，大脑的重量继续增加。准妈妈应开始进行蛋白质、脂肪、钙、铁等营养素的储备。

(1)蛋白质

世界卫生组织建议，准妈妈在怀孕中期，每日应该增加摄入优质蛋白质9克，相当于牛奶300毫升或两个鸡蛋或50克瘦肉。在准妈妈的膳食安排中，动物性蛋白质应占全部蛋白质的一半，另一半为植物性蛋白质。

(2)热量

一般来说，孕六月准妈妈热量的需要量比孕早期增加200千卡。多数女性孕中期工作减轻，家务劳动和其他活动也有所减少，所以热量的增加应因人而异，根据体重的增长情况进行调整。准妈妈体重的增加一般应控制在每周0.3～0.5千克。建议准妈妈用红薯、南瓜、芋头等代替部分米、面，可以在提供能量的同时，供给更多的矿物质和维生素，南瓜还有预防妊娠期糖尿病的作用。

(3)脂肪

准妈妈孕六月每日食用的植物油以25克左右为宜，总脂肪量为50～60克。

(4)维生素

准妈妈此时对B族维生素的需要量增加，而且B族维生素无法在体内存储，必须有充足的供给才能满足机体的需要。准妈妈要多吃富含维生素的食品，如瘦肉、肝脏、鱼类、乳类、蛋类及绿叶蔬菜、新鲜水果等。

(5)矿物质

此时应强调钙和铁的摄入量，另外，碘、镁、锌、铜等也是不可缺少的。因此，准妈妈要多吃蔬菜、蛋类、动物肝脏、乳类、豆类、海产品等。

(6)水

每天准妈妈至少喝6杯开水。存在浮肿现象的准妈妈晚上要少喝水，白天要喝够量。多喝水也是保证排尿畅通、预防尿路感染的有效方法。

2. 准妈妈六月饮食原则

准妈妈在六月循环血量增加，容易出现生理性贫血、疲劳、便秘、浮肿等现象。

准妈妈六月的 饮 食 原 则

◆胎儿骨骼开始骨化，乳牙牙胚开始发育，大脑重量继续增加，需要更多的蛋白质、钙质和脂肪等营养素。准妈妈应均衡摄取各种营养，以满足母体与胎儿的需要，尤其是铁、钙、蛋白质的需要量应该增加。

◆为避免加重浮肿现象，盐分应有所节制。

◆这段时期准妈妈容易便秘，应该多吃含纤维素的蔬菜、水果。牛奶是一种有利排便的饮料，应多饮用。

3. 适合孕六月食用的食物

◆多吃富含蛋白质的食物，如肉、鱼虾、蛋、豆制品等。

◆多吃富含维生素和矿物质的食物，如蔬菜、蛋类、肝脏、乳类、豆类、海产品、瘦肉、新鲜水果等。

◆多吃富含纤维素的食物，如蔬菜、水果等。

4. 准妈妈预防黄褐斑必吃食物

研究表明，黄褐斑的形成与孕期饮食有着密切关系，如果准妈妈的饮食中缺少一种名为谷胱甘肽的物质，皮肤内的酪氨酸酶活性就会增加，出现黄褐斑的可能性就会增加。下面推荐几种对防治黄褐斑有很好疗效的食物，爱美的准妈妈不妨试试。

预防黄褐斑的 食 物

(1)猕猴桃

猕猴桃含有丰富的食物纤维、维生素C、维生素D、B族维生素、钙、磷、钾等营养素。

猕猴桃中的维生素C能有效抑制皮肤内多巴醌的氧化作用，使皮肤中深色氧化型色素转化为还原型浅色素，干扰黑色素的形成，预防色素沉淀，保持皮肤白皙。

(2)西红柿

西红柿具有保养皮肤、消除雀斑的功效。丰富的西红柿红素、维生素C是抑制黑色素形成的最好武器。实验证明，常吃西红柿可有效减少黑色素的形成。

每天榨一杯西红柿汁，再加微量鱼肝油饮用，能令准妈妈面色红润。准妈妈可先将面部清洗干净，然后用西红柿汁敷面，15~20分钟后再用清水洗净，对治疗黄褐斑有很好的疗效。

(3)柠檬

柠檬是抗斑美容水果。柠檬中所含的枸橼酸能有效防止皮肤色素沉着。使用柠檬制成的沐浴露洗澡能使皮肤滋润光滑。

(4)新鲜蔬菜

新鲜蔬菜含有丰富的维生素C，具有消褪色素作用，如西红柿、土豆、卷心菜、花菜等；瓜菜中的冬瓜、丝瓜也具有非同一般的美白功效。

(5)豆制品和动物肝脏

豆制品和动物肝脏等食品对消除黄褐斑有一定的辅助作用。

(6)黄豆

大豆中所富含的维生素E能够破坏自由基的化学活性，不仅能抑制皮肤衰老，还能防止色素沉着。

大豆甜汤的制作方法：黄豆、绿豆、赤豆各100克，洗净浸泡后混合捣汁，加入适量清水煮沸，用白糖调味，做成饮服。每日3次，对消除黄褐斑很有功效。

(7)牛奶

牛奶有改善皮肤细胞活性、延缓皮肤衰老、增强皮肤张力、刺激皮肤新陈代谢、保持皮肤润泽细嫩的作用。

(8)带谷皮类食物

随着体内过氧化物质逐渐增多，极易诱发黑色素沉淀。谷皮类食物中的维生素E能有效抑制过氧化脂质产生，从而起到干扰黑色素沉淀的作用。

5. 准妈妈水肿的饮食调理方法

孕妇下肢甚至全身浮肿，同时伴有不适，如心悸、气短、四肢无力、尿少等，出现这些情况就属于异常。营养不良性低蛋白血症、贫血和妊娠期高血压疾病是孕妇水肿的常见原因。因此当出现较严重的水肿时，要赶快去医院检查和治疗，同时要注意饮食调理。

进食足够量的蛋白质。水肿的孕妇，特别是由营养不良引起水肿的孕妇，每天一定要保证进食肉、鱼、虾、蛋、奶等动物类食物和豆类食物。这类食物含有丰富的优质蛋白质。贫血的孕妇每周要注意进食2~3次动物肝脏，以补充铁。

进食足够量的蔬菜水果。孕妇每天要保证进食蔬菜和水果，蔬菜和水果中含有人体必需的多种维生素和矿物质，多吃可以提高机体的抵抗力，加快新陈代谢，还可解毒利尿。

不要吃过咸的食物。水肿时要吃清淡的食物，不要吃过咸的食物，特别不要多吃咸菜，以防水肿加重。

控制水分的摄入。水肿较严重的孕妇应适当控制水分的摄入。

少吃或不吃难消化和易胀气的食物。油炸的糯米糕、白薯、洋葱、土豆等都属于易胀气的食物。准妈妈要少吃这些食物，以免引起腹胀，使血液回流不畅，加重水肿。

孕妇由于下腔静脉受压，血液回流受阻，在妊娠后期，足踝部常常出现体位性浮肿，经过休息后消失。如果休息后浮肿仍不消失，或浮肿较重又无其他异常，就称为妊娠水肿。可用冬瓜和西瓜食疗：

冬瓜：冬瓜富含胡萝卜素、钙、磷、铁以及多种维生素等。冬瓜水分丰富，性寒味甘，有利尿消肿、消暑解闷、解毒化痰、生津止渴的功效，可治疗妊娠水肿。取鲜冬瓜500克，活鲤鱼1条，加水煮成冬瓜鲜鱼汤，味道鲜美，可治妊娠水肿及小便短赤。

西瓜：西瓜瓤多汁甜，富含水分、果糖、维生素C、钾、苹果酸、氨基酸、胡萝卜素等营养成分，具有清热解毒、利尿消肿的作用，适于治疗妊娠水肿。

6. 多盐饮食不利母子健康

妇女在怀孕期间容易出现水肿和高血压，因此主张孕妇不宜多吃盐。如果孕妇常吃过咸的食物，就会导致体内钠潴留，引起浮肿，影响胎儿的正常发育。一点盐都不吃对孕妇也并非有益，只有适当少吃些盐才是必要的。如果出现以下几种情况，就应忌盐：

准妈妈需要忌盐的 情况

● 患有某些与妊娠有关的疾病（心脏病或肾脏病）时，孕妇必须从妊娠一开始就忌盐。

● 孕妇体重增加过度，特别是同时还发现水肿、血压增高或其他妊娠期高血压疾病症状者应忌盐。

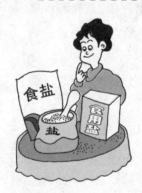

所谓忌盐饮食，是指每天摄入氯化钠不得超过2.0克。正常进食每天带给人体8～15克氯化钠，其中1/3由主食提供，1/3来自烹调用盐，而另外1/3来自其他食物。无咸味的提味品可使孕妇逐渐习惯忌盐饮食，如新鲜番茄汁、无盐醋渍小黄瓜、柠檬汁、醋、无盐芥末、香菜、大蒜、洋葱、葱、韭菜、丁香、香椿、肉豆蔻等，也可以食用全脂或脱脂牛奶以及用低钠制作的酸奶、乳制甜奶。

7. 高脂肪饮食不利母子健康

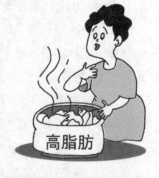

在日常生活中，孕妇不仅要重视加强营养，适量多吃些营养丰富的食物，而且在膳食结构、饮食烹调、饮食卫生及食品选择等方面也应当注意，不宜长期采用高脂肪饮食，以保证自身健康及优生。

在妊娠期，孕妇肠道吸收脂肪的功能有所增强，血脂相应升高，体内脂肪堆积也有所增多。但是，妊娠期能量消耗较多，而糖的贮备减少，这对分解脂肪不利，因而常因氧化不足而产生酮体，容易引发酮血症，孕妇可出现尿中酮体、严重脱水、唇红、头昏、恶心、呕吐等症状。孕妇长期采用高脂肪饮食，势必会增加患生殖系统癌瘤的危险。

医学专家指出，脂肪本身不会致癌，但长期多吃高脂肪食物，会使大肠内的胆酸和胆固醇浓度增加，这些物质的蓄积能诱发结肠癌。同时，高脂肪食物可促进催乳激素的合成，促使发生乳腺癌，这对母婴健康十分不利。

8. 高糖饮食不利母子健康

众所周知，糖是热能的主要来源，具有保护肝脏和解毒的作用，是构成细胞质和细胞核的重要成分，也是构成软骨、骨骼等其他组织的成分，故孕妇适当摄取糖

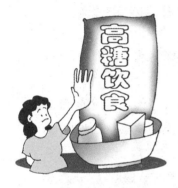

类食物有利于母体健康与胎儿正常发育，但孕妇也不宜长期采用高糖饮食。

医学专家发现，血糖偏高的孕妇生出体重过高胎儿的可能性、胎儿先天畸形的发生率、出现妊娠期高血压疾病的机会分别是血糖偏低孕妇的3倍、7倍和2倍。另一方面，孕妇在妊娠期肾的排糖功能有不同程度的降低，如果血糖过高，就会加重孕妇的肾脏负担，不利孕期保健。

爱心提示

摄入过多的糖分会削弱人体的免疫力，使孕妇机体抗病力降低，容易受病菌、病毒感染，不利于优生。

9. 准妈妈不宜用沸水冲调营养品

麦乳精、蜂乳精、猕猴桃精、多种维生素、葡萄糖等滋补营养佳品都是以炼乳、奶粉、蜜糖、蔗糖等为主要原料加工制作的，其中所含的各种营养素在高温下极易分解变质。近年来，经有关部门试验证明，这类滋补饮料当加温至60～80℃时，其中大部分营养成分均分解变化。如果用刚刚烧开的水冲饮这类滋补佳品，因温度较高，就会大大降低其营养价值。

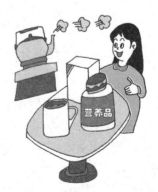

爱 心 提 示

饮用麦乳精、蜂乳精这类滋补品时，不宜用温度很高的滚开水，最好用60℃左右的温开水冲服。

10. 准妈妈进食切莫狼吞虎咽

孕妇进食是为了充分吸收营养，保证自身和胎儿的营养需要。狼吞虎咽的饮食习惯会使食物不经过充分咀嚼进入胃肠道，这样做的弊端有以下几种：

准妈妈狼吞虎咽的 弊 端

(1)不能使食物与消化液充分接触

食物未经充分咀嚼就进入胃肠道，食物与消化液接触的面积会大大缩小，会影响食物与消化液的混合，有相当一部分食物中的营养成分不能被人体吸收，这就降低了食物的营养价值，多吃食物并不能多吸收营养成分，对孕妇和胎儿都是不利的。此外，有时食物咀嚼不够，还会加大胃的消化负担或损伤消化道黏膜，易患肠胃病。

(2)使消化液分泌较少

人体将食物的大分子结构变成小分子结构，有利于消化吸收。这种变化过程是靠消化液中的各种消化酶来完成的。人在进食时，慢慢咀嚼食物，可通过神经反射引起唾液和胃液的分泌，使消化液增多，这无疑对人体摄取食物营养是有利的。咀嚼食物引起的胃液分泌比食物直接刺激胃肠而分泌的胃液数量更大，含酶量高，持续时间长。可见，咀嚼食物对消化液的分泌起着重要作用。

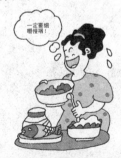

所以，我们提倡细嚼慢咽，增加对食物的咀嚼次数，有利于人体对营养的吸收。对一般人来说是如此，对需要更多的营养成分的孕妇更为必要。

11. 肥胖准妈妈要控制孕期饮食

准妈妈肥胖可导致分娩巨大胎儿，还容易造成妊娠期糖尿病、妊娠期高血压疾病、剖宫产、产后出血情况增多等并发症。因此一定要注意孕期营养，平衡膳食，不可暴食，注意防止肥胖。已经肥胖的孕妇不应该通过药物来减肥，可以在医生的指导下，通过调节饮食来控制肥胖。肥胖的孕妇饮食要注意下面几点：

(1)控制进食量

肥胖的孕妇应控制摄入糖类食物和高脂肪食物，米饭、面食均不宜超过每日标准供给量。动物性食物中可多选择含脂肪相对较低的鸡、鱼、虾、蛋、奶，少选择含脂肪量相对较高的猪、牛、羊肉，并可适当多吃豆类食品，这样可以保证蛋白质的供给，又能控制脂肪量。少吃油炸食物、坚果、植物种子等高脂肪食物。

(2)多吃蔬菜水果

当主食和脂肪进食量减少后，往往饥饿感较明显，可以多吃一些蔬菜水果，注意要选择含糖分少的水果，既能缓解饥饿感，又可增加维生素和矿物质的摄入。

(3)养成良好的膳食习惯

有的孕妇喜欢吃零食，边看电视边吃东西，不知不觉吃了很多零食，这样容易造成营养过剩。肥胖的孕妇要注意饮食有规律，按时进餐。可选择热量比较低的水果作零食，不要选择饼干、糖果、瓜子、油炸土豆片等热量比较高的食物作零食。

12. 准妈妈多吃核桃，宝宝更聪明

中国营养学会推荐，孕妇膳食中脂肪供能的百分比应为20%~30%，其中饱和脂肪酸供能应该小于10%，单不饱和脂肪酸、多不饱和脂肪酸供能都为10%。多不饱和脂肪酸中亚油酸与亚麻酸的比例为4~6：1。也就是说，孕妇既要注意膳食脂肪总量的摄入，又要保证脂肪酸的比例适宜。

其中，亚麻酸的摄入更为重要。这是因为，亚麻酸对胎儿的脑部、视网膜、皮肤和肾功能的发育十分重要，长期缺乏亚麻酸会影响注意力和认知发育。从怀孕26周至出生后两岁，是脑部和视网膜发育最为重要的阶段。由于母亲是胎儿和婴儿营养的主要提供者，因此孕期和哺乳期的妈妈要特别注意亚麻酸的摄入。

核桃不但含有亚麻酸和磷脂，并且富含维生素 E 和叶酸，孕期和哺乳期妈妈不妨多吃一些。

孕六月居家健康

1. 准妈妈自己可以监测的项目

怀孕以后,孕妇不仅需要定时到妇幼保健院或医院妇产科进行产前检查,还要学会自己在家里监护胎儿。这样能早期发现异常,及时采取措施,避免早产和胎儿死亡。

家庭监护胎儿主要包括 **胎** **心** **与** **胎** **动**

(1)听胎心

孕六个月后,孕妇的亲人可将耳朵贴在孕妇腹部听胎心,取脐部上、下、左、右四个部位,每天1次,每次1分钟。正常胎心每分钟跳动120~160次,如果每分钟心跳多于160次或少于120次,或胎心不规律,可再换时间重新听,如仍不正常,就要到医院检查了。

(2)数胎动

怀孕五个月后,在18~20周,准妈妈就可以自己感到胎动,开始很轻微。在孕28~32周(怀孕7~8个月),胎动最为剧烈,也最频繁。孕36周(怀孕9个月)以后,胎动次数没有明显变化,但幅度减小,有时为蠕动感。

2. 孕六月准妈妈每周测一次体重

孕六月,准妈妈每周要检查一次体重,1周体重增加500克以上时就要引起注意。准妈妈要将自己的体重控制在理想的范围,以便顺利生产。孕期体重的增长并不是呈线性的,到孕晚期,准妈妈的体重会直线上升,比前几个月增长得更快。准妈妈在孕期的增重以10~15千克为宜。如果整个孕期增加20千克以上或总体重超过80千克,都是危险的信号。

准妈妈的体重应该有规律地慢慢增加，准妈妈可以通过自己体重的变化判断宝宝生长发育情况是否正常。只有保证准妈妈体重逐月有规律地增加，胎儿在母体内才能生长良好，身体健康。

3. 孕中期准妈妈活动指南

(1)如何俯身弯腰

孕六月，胎儿的体重会让准妈妈的脊椎压力很大，并引起孕妇背部疼痛。因此，准妈妈要尽量避免俯身弯腰的动作，以免给脊椎造成重负。如果孕妇需要从地面捡拾起什么东西，俯身时不仅要慢慢轻轻向前，还要屈膝，同时把全身的重量分配到膝盖上。孕妇在清洗浴室或是铺沙发时也要参照此动作。

(2)如何起身站立

孕六月，准妈妈起身站立时要缓慢有序，以免腹腔肌肉过分紧张。仰躺着的孕妇起身前要先侧身，肩部前倾，屈膝，然后用肘关节支撑起身体，盘腿，以便腿部从床边移开并坐起来。

(3)如何保持站立

站立时，准妈妈应选择一种最舒适的姿势。比如，收缩臀部，就可体会到腹腔肌肉支撑脊椎感觉。需要长时间站立的孕妇，为了促进血液循环，可以尝试把重心从脚趾移到脚跟，从一条腿移到另一条腿。

(4)如何保持坐姿

孕妇正确的坐姿是把后背紧靠在椅子背上，必要时还可以在背后放一个小枕头。

(5)如何徒步行走

徒步行走对孕妇很有益，可以增强腿部肌肉的紧张度，预防静脉曲张，还可以强壮腹腔肌肉。一旦准妈妈行走时感觉疲劳，马上要停下来，找身边最近的凳子坐下歇息5~10分钟。在走路时，准妈妈的身体要注意保持直立，双肩放松。散步前要选择舒适的鞋，以低跟、掌面宽松为好。

4. 住高层的孕妈咪更要注重自我保健

日本医学保健专家对1000多名初次妊娠的孕妈咪进行了调查，即通过对她们所生的婴儿头围进行测量统计，从中发现住在10层以上的孕妈咪，所生婴儿的头围与住在1~5层的孕妈咪所生婴儿相比，平均大9毫米左右，体重的平均值也稍高一些。据此，专家们得出住在高层建筑的孕妈咪容易出现分娩异常的结论，这与居住在高层的孕妇不大出门散步及做其他活动少有关。

5. 准妈妈洗脸美容有秘诀

准妈妈如果掌握正确的洗脸方法，就能保持面部的美观。准妈妈洗脸时，要掌握以下三点常识，就能达到美容的效果。

准妈妈洗脸美容 常 识

(1)洗脸水的温度

洗脸水最适宜的温度是34℃。低于20℃，对于皮肤滋养不利，可引起面部血管收缩，使皮肤苍白，枯黄多皱。如果洗脸水温度高于38℃，就会使血管和毛孔扩张，血管的弹性减弱，导致皮肤淤血，脱脂且干燥，皮肤易松弛，容易长皱纹。

(2)洗脸水的硬度

洗脸要用软水，不能用硬水。软水是指河水、溪水、雨水、雪水或自来水。硬水是指井水或池塘水。因为地下的硬水富含钙、镁、铁，如果直接用硬水洗脸，可使皮肤脱脂，变得粗糙，毛孔外露，皱纹增多而加速皮肤衰老。硬水要通过煮沸使之软化后再用。

(3)最好的洗脸水

最好将开水凉至34℃左右洗脸。此水的性质与生物细胞内的水十分接近，不仅容易透过细胞膜，溶解皮脂，开放汗腺管口，使废物排出，而且有利于皮肤摄入水分，使面部柔软细腻，富有弹性。

6. 准妈妈洗澡有讲究

(1)洗澡的方式

孕妇不要去公共浴室洗澡。孕妇洗澡应采取淋浴方式，不要采用盆浴，更不要将下身泡在水里。因为妇女怀孕后，阴道内对外来病菌的抵抗力大大降低，泡在水里有可能会使脏水进入阴道，引起阴道炎或宫颈炎，甚至发生羊膜炎，引起早产。不要过度擦洗乳房，以免引起早产。

(2)水温

孕妇应用适宜的水温洗澡，一般38℃左右的水温最佳，水温过高可诱发宫缩，引起早产。

(3)适宜的洗澡时间

孕妇洗澡时间不要太长，每次洗澡时间不宜超过15分钟。洗澡会使血管扩张，流入躯干、四肢的血液较多，而进入大脑和胎盘的血液暂时减少，氧气含量也会减少。洗澡时间过长不但会引起孕妇自身脑部缺血，发生晕厥，还会造成胎儿缺氧，影响胎儿神经系统的生长发育。

(4)防止受伤

孕妇妊娠晚期腹部隆起，行动不便，洗澡时应注意不要滑倒，并且要注意浴室通风。

7. 准妈妈细心护理秀发

妊娠期头发会有一些明显的变化，油性头发可能更加油腻，干性头发可能变得更干、更脆、更易脱落。准妈妈要保持头发清洁，不要过于频繁用力地梳头，最好是把头发剪成易于梳理的短发，尽量不要烫发或染发。

准妈妈孕期头发 **护 理 要 点**

◆用适合自己发质的洗发水清洗头发。

◆用清水冲洗干净，将头发梳理整齐。

◆对头发进行营养护理。

◆按摩头皮，促进头部血液循环。

8. 美发用品有可能影响胎儿发育

研究显示，经常与美发用品接触的女性，生育畸形儿或低体重儿的几率比未接触者高。

通过对多名从事美发专业的女性的调查，从事这类职业的女性生出的婴儿中，其中约有3%是畸形儿，5%是低体重儿，而在不接触美发用品的女性生出的婴儿中，畸形儿的发生率仅为2%，低体重儿只占4%。因此，女性怀孕后，最好少与这些美发用品打交道，如果工作需要，就应戴上防护手套，避免被皮肤吸收太多。同时，室内保持通风换气，以减少呼吸道对喷发胶或洗发水的吸入。

9. 准妈妈要保证高质量的睡眠

(1)睡眠的时间

保证充足的睡眠对孕妇极为重要。人的睡眠习惯各不相同，要求睡眠的时间或长或短，短者4~5小时，长者要10小时左右。正常成人每日需要8小时的睡眠，孕妇的睡眠时间应比孕前长一些，每日最低不能少于8小时。怀孕7~8个月以后，要力求保证午睡，但时间要控制在2小时之内，以免影响夜间睡眠。

(2)睡眠的姿势

孕妇睡觉时应采取适合胎儿发育的体位。妊娠早期，可以平躺，膝关节和脚下各垫一个枕头，使全身肌肉得以放松。因为乙状结肠的作用，孕期子宫多为右旋，孕中后期宜采取左侧卧位，以免过大的子宫压迫腹主动脉。睡眠时可用棉被支撑腰部，两腿稍弯曲。下肢浮肿或静脉曲张的孕妇，需将腿部适当垫高。

10. 准妈妈要预防黄褐斑

随着孕期的推进，准妈妈的脸上往往容易出现深褐色的对称斑点，这便是黄褐斑。黄褐斑的发生与孕妇体内的雌孕激素升高密切相关，因此如何调节人体的激素平衡，纠正人体的内分泌紊乱是防斑治斑的关键。

为了达到防斑治斑的目的，准妈妈需要进行生活调理，首先从吃抓起。孕妇要切忌吃油腻的食物，烹调方法也应注意，尽量避免煎炸，以免"上火"加重内分泌的失衡。

11. **准妈妈为何出现妊娠纹**

　　妊娠纹出现的常见部位是在肚皮、胯下、大腿、臀部和乳房部位，皮肤表面出现看起来皱皱的细长型痕迹，这些痕迹最初为红色，微微凸起，慢慢地，颜色会由红色转为紫色，而产后再转为银白色，形成凹陷的疤痕。

　　妊娠纹一旦产生，将会终生存在。避免体重突然增加，适当的运动与按摩，是避免妊娠纹产生最有效的方法。

形成妊娠纹的 原 因

　　一是怀孕时，肾上腺分泌的类皮质醇（一种荷尔蒙）数量会增加，使皮肤的表皮细胞和纤维母细胞活性降低，以致真皮中细细小小的纤维出现断裂，从而产生妊娠纹。

　　二是怀孕中后期，胎儿生长速度加快，或是孕妇体重短时间内增加太快等，肚皮来不及撑开，都会造成皮肤真皮内的纤维断裂，从而产生妊娠纹。

12. **减轻妊娠纹的方法**

　　◆怀孕前应注意皮肤护理和体育运动，如果皮肤具有良好的弹性，将有利于承受孕期的变化。

　　◆可选用对皮肤刺激少的护肤品，避免浓妆艳抹。

　　◆怀孕期间应避免体重增加过多，一般不要超过10~15千克。

　　◆沐浴时，坚持用冷水和热水交替冲洗相应部位，促进局部血液循环。沐浴后，在可能发生妊娠纹的部位涂上滋润霜。

　　◆日光的照射会使妊娠斑加重，因此孕期应注意避免日光的直射。

13. 准妈妈长痘痘怎么办

怀孕时，受荷尔蒙的影响，皮脂腺分泌量增加，这是正常生理现象。大多数孕妇只会觉得脸上比较油，少数孕妇脸上，甚至前胸、后背，会因为毛孔阻塞、细菌滋生而产生青春痘。

给长痘痘的准妈妈的 建议

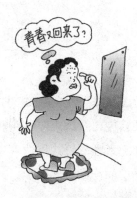

🌰 保持脸部及全身清洁。使用适合自己肤质的洗面奶洗脸。洗脸时，轻轻按摩患处，使毛孔畅通。

🌰 注意饮食，多吃蔬菜、水果，少吃油炸辛辣食物。

🌰 不当的外用品会引发青春痘，或让青春痘更加恶化。如果为了掩饰脸上的青春痘，又涂上厚厚的粉底或遮盖霜，只会让毛孔阻塞更加严重，对青春痘没半点好处。

🌰 保持心情愉快，睡眠充足。心情越紧张烦恼，青春痘就长得越多。

🌰 不要挤捏青春痘，以免被手上的细菌感染，或是留下永久性的凹洞。

🌰 把你目前使用的药品、保养品和化妆品带给皮肤科医生过目，让医生判断是否和青春痘有关。

14. 准妈妈脸上为什么出现红血丝

有些准妈妈怀孕后脸变得红红的，还看得见细细的红血丝，这就是俗称的蜘蛛斑。这是由于怀孕期间血管敏感，热了易扩张、冷了又收缩得很快，毛细血管被破坏所造成的。平时准妈妈应注意避免脸部的过冷或过热刺激，并用一些有益肌肤的护肤品，如檀香精油等。

孕六月职场健康

 伏案工作的孕妈咪要经常伸展肢体

如果准妈妈经常需要伏案工作，每小时应试着做一些伸展肢体运动，例如做一下伸展腿部的练习，在练习前，请脱掉鞋子，把腿在体前伸直，然后把脚弯曲绷脚尖，重复4~5次。这种练习可以帮助脚部的血液循环，并可能减轻肢体的水肿现象。

 孕妈咪争取少加班

身在职场的准妈妈，无法避免因为事情太多做不完要加班的情况，这个时候准妈妈就要学会调节。即便加班，也要在中间留一点时间给自己休息，同时记得按时吃饭。

在准妈妈加班时，如果感到身体撑不住，就不要硬撑，太勉强对自己和宝宝都不利。对于自己无法承受的工作，就请直接告诉领导。

 孕妈咪上班争取三餐定时吃

如果准妈妈从事某些职业，如媒体、广告从业人员、医生护士等，无法保证朝九晚五、定时上下班，生活就会变得不规律。

即便工作不定时，准妈妈三餐也一定要按时吃，也不要贪方便总是吃快餐，规律且营养的饮食对准妈妈的健康和宝宝的成长都是必要的。

准妈妈可以身边带些健康小零食，每当感到饥饿，又没法吃饭的时候，可以拿出来充饥。

孕六月疾病用药

 准妈妈莫滥用滋补药品

有些准妈妈常买回很多滋补药品，如人参蜂王浆、鹿茸、鹿胎胶、鹿角胶、胎盘、洋参丸、蜂乳、参茸丸、复合维生素和鱼肝油丸等，长期服用，希望胎儿顺利生长发育。然而，孕妇滥用补药弊多利少，常造成不良后果。

准妈妈不宜滥用补药的 原 因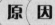

各种滋补品都要在体内分解、代谢，并有副作用，包括毒性作用和过敏反应。没有一种药物对人体是绝对安全的。如果用之不当，即使是滋补性药品，也会给孕妇和胎儿带来种种损害。蜂王浆、洋参丸和蜂乳等大量服用时均可引起中毒或其他不良后果。鱼肝油若被孕妇大量服用，会造成维生素A、D过量而引起中毒。

母体摄入的药物都会通过胎盘进入胎儿的血液循环，直接影响胎儿生长发育。妊娠期，母体内的酶系统会发生变化，影响药物在体内的代谢过程，使其不易解毒或

排毒，因而比常人更易引起蓄积性中毒，特别是对娇嫩的胎儿危害更大。孕妇如果发生鱼肝油中毒，就容易引起胎儿发育不良或畸形。有些药物还能引起流产或死胎。

滋补药的作用被显著地夸大了。孕妇即使每天饮用两支人参蜂王浆，由于其含量甚少，没有什么特殊成分，不会产生什么显著作用，产生不了多大的滋补作用，仅仅是心理上的安慰而已。

孕期滥用大量滋补药品也属浪费。各种滋补性药品都很昂贵，长期服用要消耗很多财力，真正得到的却不多，实属浪费。

医师指点

孕妇应以食补为主。胎儿生长发育需要供给的是蛋白质、脂肪、糖、矿物质和多种维生素，这些物质广泛地存在于各种营养丰富的食物中。孕妇应该在吃得好、吃得全、吃得香上下工夫，这才是体弱孕妇滋补身体的最佳选择。

2. 准妈妈不宜多服温热补品

不少孕妇经常吃些人参、桂圆之类的补品，以为这样可使胎儿发育更好，将来能生一个又健康又聪明的小宝宝。其实，这类补品对孕妇和胎儿都是利少弊多，有可能造成不良的后果。

中医学认为，妊娠期间，妇女月经停闭，脏腑经络之血皆注于冲任以养胎，母体全身处于阴血偏虚、阳气相对偏盛的状态，因此孕妇容易出现"胎火"。

孕妇由于血液量明显增加，心脏负担加重，子宫颈、阴道壁和输卵管等部位的血管也处于扩张、充血状态，加上内分泌功能旺盛，分泌的醛固醇增加，容易导致水、钠潴留，从而产生水肿、高血压等病症。另外，孕妇由于胃酸分泌量减少，胃肠道功能减弱，会出现食欲不振、胃部胀气及便秘等现象。

在这种情况下，如果孕妇经常服用温热性的补药、补品，如人参、鹿茸、桂圆、鹿胎胶、鹿角胶、阿胶等，势必导致阴虚阳亢，因气机失调、气盛阴耗、血热妄行，会加剧孕吐、水肿、高血压、便秘等症状，甚至会发生流产或死胎等。

因此，孕妇不宜长期服用或随便服用温热补品。

3. 孕六月准妈妈应接受的产前检查

准妈妈在怀孕第六个月的产前检查项目包括糖尿病筛查、B超检查及其他相关检查等。

(1)糖尿病筛查

50克葡萄糖筛查应在妊娠24～28周时进行，方法是：将50克葡萄糖粉溶解于200毫升水中，5分钟内服完，1小时后测血糖值。若血糖值≥7.8mmol/L，则属于糖尿病筛查异常。糖尿病筛查异常的孕妇应继续检查空腹血糖，空腹血糖值≥5.8mmol/L者可诊断为糖尿病，空腹血糖正常者再进一步做葡萄糖耐量试验。葡萄糖耐量试验的方法是：空腹12小时后，口服葡萄糖75克，其诊断标准为：空腹5.6mmol/L，1小时10.3mmol/L，2小时8.6mmol/L，3小时6.7mmol/L。其中有两项或两项以上达到或超过正常值，可诊断为妊娠期糖尿病，仅1项高于正常值，则诊断为糖耐量异常。

随着妊娠月份的逐渐增大，孕妇体内及胎盘分泌的激素有对抗胰岛素的作用，造成胰岛素功能相对不足，所以妊娠期有可能发生糖尿病，容易影响胎儿的发育，最直接的危害是导致胎儿过大，造成难产。如果孕妇以前未患过糖尿病，孕期发生糖尿病的几率是3%。

(2) B超检查

妊娠20周左右，医生会建议你进行B超检查，通过B超检查可了解胎儿的发育情况有无异常。

在妊娠的前半期，利用B超可诊断妊娠、死胎、葡萄胎、异位妊娠、妊娠合并肿瘤、子宫畸形、脑积水、无脑儿等，这些诊断均应在膀胱充盈时进行。

妊娠后半期，利用B超可诊断胎位、双胎或多胎、羊水过多或过少、胎儿畸形、胎儿性别、胎盘定位、妊娠晚期出血的原因、胎儿头径线测量、胎儿宫内情况，通过胎盘分级、羊水量多少、胎儿双顶径等来判断胎儿的成熟度和预测胎龄。

孕20周左右，羊水相对较多，胎儿大小比较适中，在宫内有较大的活动空间。此时行B超检查，能清晰地看到胎儿的各个器官，可以对胎儿进行全身检查。

如果发现胎儿畸形或存在异常，就应及时终止妊娠。尽管B超检查可以发现很多畸形和异常，但有些异常超声根本就不能发现，如先天性耳聋。B超检查的准确性受客观条件的限制，如仪器的分辨率不够高、胎儿的位置固定不动、羊水过少、没有很好的对比度等。

(3) 其他检查

◆再做一次贫血检查，如患贫血，应予以治疗。

◆血型为Rh阴性的孕妇，其丈夫为Rh阳性时，就应检查孕妇血液抗体效价，因为在这种情况下，容易导致母婴的Rh血型不合，如果病情严重的话，就会引起胎儿或新生儿的免疫性溶血及贫血，又称新生儿溶血症，常致胎儿宫内死亡或新生儿核黄疸。

◆空腹时做尿糖检查。

◆定期检查尿蛋白等。

孕六月运动健身

1. 孕六月准妈妈健身注意事项

◆随着胎儿的发育，准妈妈的肚子越来越大，平衡感会受到影响，行动变得笨拙。准妈妈健身时不宜选择有难度的运动。

◆准妈妈不要选择进行接触式运动，如篮球或其他可能跌倒、伤害自己或撞击到肚子的运动。

◆现在不是训练某种运动项目或增加运动技能的时候。实际上，在此阶段准妈妈应该降低运动量或强度。

2. 准妈妈做做放松伸展运动

妊娠期间，孕妈咪背部下方以及骨盆的肌肉会拉紧，长时间挺住肚子"负荷"坐着工作，颈、肩、背兼具手腕、手肘酸痛的可能性要比平时多得多，所以偷闲做做运动非常有必要。

适合准妈妈放松伸展的 **运 动**
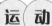

(1)改善颈痛

颈部挺直，目视前方，头部弯向左侧，将左耳尽量贴近肩膀；再将头慢慢挺直，再向右侧做相同动作。重复做2~3次。

(2)改善肩痛

先挺直腰，再将两肩往上耸以贴近耳，停留10秒，放松肩部。重复动作2~3次。

(3)改善"腹"荷

将肩胛骨往背内向下移，然后挺胸停留10秒。重复动作2~3次。

(4)改善手腕痛及手肘痛

双手合十，将手腕下沉至感觉到前臂有伸展感，停留10秒，重复以上动作2~3次，接着再将手指转向下，将手腕提升至有伸展的感觉。重复动作2~3次。

3. 做一做孕妇体操

准妈妈做孕妇体操好处很多。做操时动作要轻，以不感疲劳为宜。每天都应坚持做。

孕妇体操的 种 类

(1)脚部运动

坐在椅子上或床边，腿和地面呈垂直状，两腿并拢，双脚平放地面上。脚尖使劲向上翘，待呼吸一次后，再次恢复原状。将一条腿放在另一条腿上，上面的腿和脚尖慢慢地上下活动，然后换腿进行。通过脚尖和踝骨关节的活动，能够加快血液循环和锻炼脚部肌肉，防止脚部疲劳。每次为3~5分钟。

(2)盘腿运动

在床上坐好，盘好双脚。背部挺直，正视前方，两手放在膝盖上。每呼吸一次，双手将膝盖向下压至床面，反复进行。这项运动可以松弛关节，伸展骨盆肌肉，使婴儿在分娩时顺利通过产道，每次可做10分钟左右。

(3)扭动骨盆运动

仰卧在床，双腿弯曲，大腿与床成45°，双膝并拢带动大小腿向左右摆动。摆动时双膝好像在画一个椭圆，要有节奏地缓慢运动。双肩和脚板要紧贴床面。左腿伸直，右腿保持原状，右腿的膝盖慢慢向左倾倒。右腿膝盖从左侧恢复原位后，再向右侧倾倒，此法两腿交换进行。

(4)腰背肌肉运动

双膝平跪床上，双臂沿肩部垂直支撑上身，利用背部与腹部的摆动活动腰背部肌肉。

(5)肩胛部与肘关节运动

盘腿而坐，肘部弯曲，手指扶在肩上，两上臂保持一条直线，然后将手臂向外伸展，再放松肘关节。此运动不但可以减轻背痛，而且能强壮胸部及乳房部肌肉。

(6)双腿高抬运动

仰卧床上，双腿高抬，脚抵住墙。此姿势可以伸展脊椎骨和臀部肌肉，并促进下肢血液循环。每日数次，每次3~5分钟。

(7)大腿肌肉伸展运动

仰卧，一腿伸直，一腿稍屈，伸直的腿利用脚趾的收缩紧缩大腿、臀部和肛门的肌肉，然后放松。两腿交替练习，每日反复10次。利用大腿部肌肉的收缩，可减轻小腿和脚的疲劳、麻痹和抽筋现象。

孕六月胎教知识

1. 轻拍腹中的宝宝

到了孕六月，准妈妈可配合音乐轻拍肚子，并用双手轻轻推动宝宝。研究表明，这样做轻拍运动是一种很好的胎教。但是需要注意的是，到了38周后不宜进行。

轻拍宝宝的 注意事项

◆轻拍宝宝的手法要有规律，动作注意轻柔，时间不宜过长，每次以5～10分钟为宜。

◆如果胎儿出现"拳打脚踢"的反应，就表示不舒服了，应该停止。

◆最好在晚上9～10点时开始练习，这时胎儿的活动较为频繁。

◆运动练习要循序渐进，一开始以每周3次为宜，逐渐据具体情况增加次数。

◆如果准爸爸有时间，协助准妈妈做这项运动就更好。

2. 色彩环境能促进胎儿的发育

不同的颜色对人的情绪有不同的影响。长期处在黑色调房间的人，会感到心烦意乱、情绪低沉和极度疲劳。淡蓝色、粉红色等温柔的色调会给人洁净安静的感觉，人会变得宁静友好，性情比较柔和。红色会使人感到心情压抑和疲劳。白色会给人清洁、朴素、坦率、纯洁的感觉。

孕妇居室的色彩应该清新温馨，可采用乳白色、淡蓝色、淡紫色、淡绿色等。孕妇在这样的环境里，内心会趋于平和、安详，心情也会变得稳定。

如果孕妇是在紧张、繁忙、技术要求高的环境工作，家中不妨用粉红色、橘黄色、淡黄色布置，因为这些颜色都会给人一种轻松、活泼、悦目、希望的感觉。孕妇从单调的环境、紧张的工作状态中回到生机盎然、轻松活泼的家里，神经可以得到松弛，体力也可以得到恢复，有利于胎儿的发育。

孕妈咪在第七个月 (25~28 周)

1. 小宝宝的发育状况

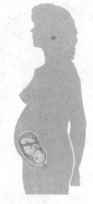

孕七月，宝宝身长为 36~40 厘米，体重 1000~1200 克。上下眼睑已形成，鼻孔开通，容貌可辨，但皮下脂肪还很少，皮肤暗红色，皱纹较多，脸部如老人一般。脑部逐渐发达。男胎的睾丸还未降至阴囊内，女胎的大阴唇也尚未发育成熟。胎儿还没有完全具备在体外生活的适应能力，若在此时出生，往往因为发育不良而夭折。

2. 准妈妈身体的变化

孕七月，子宫底高 23~26 厘米，上腹部已明显凸出、胀大。腹部向前凸出成弓形，并且常会有腰酸背痛的感觉。子宫对各种刺激开始敏感，胎动亦渐趋频繁，偶尔会有收缩现象，乳房更加发达。

3. 怀孕七月的注意事项

孕七月，由于大腹便便，身体重心会不稳，眼睛无法看到脚部，特别是在上下楼梯时要十分小心。这段时间母体若受到外界过度的刺激，会有早产的危险，应避免激烈运动，避免压迫腹部的姿势。

长时间站立或压迫下半身，很容易造成静脉曲张或足部浮肿，应时常把脚抬高休息。若出现静脉曲张，则应穿弹性袜来减轻症状。

在饮食方面，依然要注意摄取均衡的营养，尤其应多吃富含钙质、铁质的食物。

在此时期出生的胎儿是发育不足的早产儿，为防万一，住院用品应及早准备齐全。此外，婴儿床、婴儿房等都应准备妥当。孕妇可以在此时去美容院换一款比较清爽的发型。

孕七月健康饮食

1. 孕妈咪七月营养要素

(1)蛋白质

孕七月，准妈妈对蛋白质的需要量和六月一样，每天75～95克。

(2)热量

平均每天主食(谷类)400～450克。

(3)脂肪

植物油25克左右，总脂肪量60克左右。

(4)维生素与矿物质

准妈妈应注意维生素、铁、钙、钠、镁、铜、锌、硒等营养素的摄入，进食足量的蔬菜和水果。

2. 准妈妈七月饮食原则

准妈妈七月腹部凸出胀大，容易出现妊娠期糖尿病、妊娠期高血压疾病、下肢水肿，同时体内钙的水平较低，有可能出现抽筋，循环血量增多。

准妈妈七月的 饮 食 原 则

◆胎儿此时生长速度较快，脑组织快速增殖，皮肤与生殖器的发育处在重要阶段，需要丰富的营养。准妈妈要注意保证全面营养，尤其应多吃钙质、铁质、维生素E含量丰富的食物。

◆坚持低盐、低糖、低脂饮食，以防妊娠期糖尿病、妊娠期高血压疾病和下肢水肿。

◆少吃或不吃难消化或易胀气的食物，如油炸的糯米糕、白薯、洋葱、土豆等，以免引起腹胀，使血液回流不畅，加重水肿。

3. 适合孕七月食用的食物

◆多吃冬瓜、萝卜等可以利尿、消水肿、顺气的蔬菜。

◆多吃钙质、铁质、维生素E含量丰富的食物，如大豆、牛奶、猪排骨汤、胡萝卜、玉米等食品。

4. 准妈妈营养不良会影响宝宝未来寿命

研究表明，采用合理膳食结构的试验白鼠所生出来的后代活得更健康，更长寿。研究结果还显示，那些在母体里得不到良好营养供给的白鼠在出生后死得早。研究人员表示，尽管他们的研究结果不能直接用于解释人类的健康问题，但是却可以充分证实那些"轻量级"的婴儿在长大成人后更容易患上心血管等疾病与其在母体中的营养供应有关。

5. 准妈妈应少吃动物肝脏

妊娠期间，尤其在怀孕前3个月，孕妇每天所摄入的维生素A如果超过15000国际单位，就会增加胎儿致畸的危险性。通常孕妇每天需维生素A 3000～5000国际单位。同量的牛、羊、鸡、鸭等动物肝脏中维生素A含量均高于猪肝，其中鸡肝竟数倍于猪肝。为了保障下一代的健康，提醒孕妇不宜多吃动物肝脏及其制品。

为了保证孕妇在妊娠期摄入所需的维生素A，可以多吃一些富含β－胡萝卜素的新鲜果蔬，因为胡萝卜素可以在人体内转变为维生素A，同时还可获得孕妇所必需的叶酸，有助于预防胎儿先天性无脑儿畸形，可谓是一举两得。

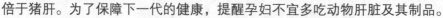

6. 准妈妈应少吃刺激性食物

刺激性食物主要是指葱、姜、蒜、辣椒、芥末、咖喱粉等调味品。用这些调味品烧菜可起到促进食欲、促进血液循环和补充人体所需的维生素、微量元素（如锌、硒）等作用。这些刺激性食物一般都具有较重的辛辣味，孕妇不宜食用。

当这些辛辣物质进入母体后，会随母体血液循环进入胎儿体内，容易给胎儿带来不良刺激。中医指出，妊娠期间，孕妇大多呈现血热阳盛的状态，这些辛辣食物性质都属辛温，会加重孕妇血热阳盛、口干舌燥、生口疮、心情烦躁等症状。

7. 准妈妈不宜过多食用鱼肝油

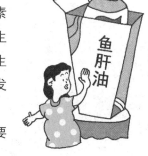

孕妇可以适量吃些鱼肝油，因为鱼肝油所含的维生素D可促进人体对钙和磷的吸收，但孕妇体内如果积蓄维生素D过多，则对胎儿不利。研究表明，如果孕妇体内维生素D含量过多，就会引起胎儿主动脉硬化，影响其智力发育，导致肾损伤及骨骼发育异常。

资料表明，如果孕妇过量服用维生素A（鱼肝油的主要成分之一），就会出现进食锐减、头痛及精神烦躁等症状。

胎儿在母体内长到5个月时，牙齿开始钙化，骨骼迅速发育，这时特别需要对钙质的补充。孕妇可以多吃些肉类、蛋类和骨头汤等富含矿物质的食物。此外，孕妇还应经常到户外活动，接触阳光，这样在紫外线的照射下，可以自身制造维生素D，不需要长期服用鱼肝油，也完全可以保证胎儿正常发育。

8. 准妈妈服用人参有讲究

体弱的孕妇在孕早期可适当进补人参，提高自身免疫力，抵御外来病菌的侵入，并能增进食欲。

研究表明，人参可明显增加机体红细胞膜流动性，具有明显的抗缺氧作用，对血液循环有改善作用，还能增强心肌收缩力，对胎儿的正常发育可起到促进作用。

在孕早期，中医主张服用红参，体质偏热者可服用生晒参。孕中晚期，如水肿较明显，动则气短，也以服红参为宜，体质偏热者可服西洋参。总之，应在医生指导下选择服用，千万不要服用过量。

红参、西洋参常用量为3～10克，生晒参为10～15克，蒸煮45分钟左右为佳，服时以少量多次为宜。服参时忌与萝卜同服，少饮茶。

在临近产期及分娩时，不提倡服用人参，以免引起产后出血。其他人参制剂也应慎服。当出现头胀、头痛、发热、舌苔厚腻、失眠、胸闷、憋气、腹胀、玫瑰疹、瘙痒、鼻衄等症状时，应立即停服。

孕七月居家健康

1. 准爸爸在孕期的责任

丈夫是妻子最亲近的人，妻子能否顺利度过孕期，丈夫有非常重要的责任。丈夫应善于观察妻子细微的变化，当好妻子孕期保健的助手，确保母婴安全。丈夫要做的内容可归纳为看、算、听、测四项：

准爸爸在孕期应做的 事 情

(1)看

丈夫应细心观察妻子孕期身体及情绪变化，如腹部增大情况、有无浮肿、休息后浮肿能否缓解、饮食情况、情绪状况等，以便尽早发现异常，早期处理。

(2)算

算算孕周以及应进行检查的日期，以便督促妻子按时进行检查。

(3)听

应从孕32周开始，每日听胎心1次，正常胎心每分钟120~160次，胎动时胎心可加快。通过听胎心可增加夫妻感情，同时增加了丈夫对胎儿的责任感，有利于与胎儿的交流，有利于胎教的实施。

(4)测

测量内容包括体重、胎动次数、宫高等。

孕妇孕期体重应增长10~15千克，若增长过多，则易出现巨大儿；若增长过少，则易发生胎儿宫内生长受限。

胎动次数是反映胎儿宫内安危的重要指标，孕32周后，丈夫应协助妻子测胎动，每日早、中、晚各测1小时，每天尽可能在相同时间观察其变化，及时发现胎动异常。

测量宫高应在孕晚期进行。宫底高度随胎儿生长而增长，可反映胎儿大小。测量时，孕妇应先排尿，平卧床上，用软尺测量耻骨联合中点上缘到宫底的长度。

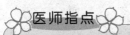 医师指点

丈夫要为妻子创造一个温馨安宁的居住环境，安排好营养丰富的饮食，调节好妻子的情绪。丈夫还应在胎教过程中充当重要的角色，和妻子一起进行胎教，与胎儿直接交流。

2. 双亲与子女的血型

子女可能出现的 血型

父	母	子女
A	A	A 或 O
B	B	B 或 O
A	B	A，B，AB，O
B	A	A，B，AB，O
O	O	O
AB	任何血型	不可能有 O 型
任何血型	AB	不可能有 O 型
Rh 阳性	Rh 阴性	Rh 阳性或 Rh 阴性
Rh 阴性	Rh 阴性	Rh 阴性
O	A	A 或 O，不可能有 B、AB 型
O	B	B 或 O，不可能有 A、AB 型
O	AB	A 或 B，不可能有 AB、O 型

3. 什么是母子血型不合

(1)ABO 血型不合

如果母亲血型为 O 型，父亲是 A 型、B型或 AB 型，胎儿血型与母亲相同，胎儿平安无事；如果胎儿血型与父亲相同，母体就可能产生对抗胎儿血细胞的抗体，并经胎盘进入胎儿体内，导致胎儿红细胞破坏，产生溶血。并不是所有 O 型血的母亲都发生此病，这取决于母亲体内抗体的多少。

(2)Rh 血型不合

如果母体血型为 Rh 阴性，胎儿血型为 Rh 阳性，带有 Rh 阳性抗原的红细胞会通过胎盘进入母体血液，产生血型抗体，此抗体经胎盘进入胎儿血液循环，作用于胎儿红细胞，从而导致溶血。

4. 可能有母子血型不合的准妈妈怎么办

既往分娩有过死胎、死产或其新生儿有溶血病史的孕妇，如再次妊娠仍可能产生母子血型不合性溶血。这类孕妇要及早检查，如怀疑母子血型不合，要立即采取预防措施。医生要详细询问既往病史，测定夫妇双方的血型和RH因子。如果孕妇血型为O型，丈夫为A型、B型或AB型，则胎儿有可能发生ABO型的血型不合症；如果夫妇一方为RH阳性，另一方为RH阴性，则可能发生RH型血型不合症。

母子血型不合的 防治措施

(1)按医嘱服中药

黄疸茵陈冲剂以及一些活血化瘀理气的药物可以对血中免疫抗体的产生起到抑制作用。

(2)提高胎儿抵抗力

在妊娠24、30、33周各进行10天左右的综合治疗，每日静脉注射25%葡萄糖40毫升，加维生素C1000毫克。同时口服维生素E 30毫克，每日3次。间断吸氧，每日3次，每次20分钟。

(3)在适当时机终止妊娠

妊娠越近足月，产生的抗体就越多，对胎儿的影响越大。因此，在妊娠36周左右就可酌情终止妊娠。

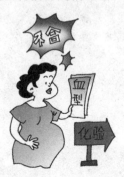

5. 母子血型不合会造成新生儿溶血症

母子血型不合会造成新生儿溶血症，主要是由于母亲为O型血，子女为A型或B型血的缘故。在正常情况下，母体与胎儿的血液被胎盘中的一层膜隔开，通过这层膜进行物质交换，保证胎儿的营养和代谢物质的出入，母体和胎儿的血液并不是相通的。如果由于某种原因，胎盘的天然屏障遭到破坏，胎儿有少量的血液流入母体，这就等于胎儿给母亲输血。由于母子血型不一样，胎儿的血会刺激母体产生抗体。母

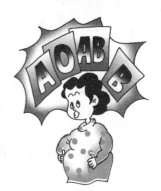

体产生的这种抗体会通过胎盘带给胎儿，进而与胎儿红细胞发生作用，尤其在有较多的抗体进入胎儿体内时，便会破坏红血球，这就造成新生儿溶血症，也就是ABO溶血症。除了ABO溶血症外，还可发生其他血型系统的溶血症，但在中国以ABO溶血症最为常见。

新生儿溶血症，轻者表现为黄疸、贫血和水肿等，重者发生核黄疸，使脑神经核受损，出现抽风、智力障碍等症状，更为严重者，胎儿会在母体内死亡。

6. 准妈妈孕期莫忘查血型

(1)为输血做准备

应为分娩时有可能出血的产妇提早验好血型，备好血液，如果不能及时输血，延误抢救时机，大出血的产妇就会有生命危险。

(2)预防新生儿溶血症

如果发生ABO或Rh血型不合，导致红细胞破坏过多，胎儿或新生儿就会出现黄疸、贫血等症状，即新生儿溶血症。重者可能损害脑组织，引起核黄疸、脑瘫，造成终生残疾，或因心力衰竭而死亡。

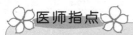

医师指点

血型为O型或有新生儿溶血史的孕妇都应在分娩前尽早测定血清血型抗体的浓度。浓度较高者应进行治疗，减少或中和抗体，以预防新生儿溶血或减轻溶血程度。

7. 准妈妈不宜盲目保胎

盲目保胎是不科学的。因为流产的原因很多，如胚胎发育不良、受精卵染色体异常、孕妇全身性疾病、孕激素分泌不足、孕期碰撞或跌跤等。医学专家认为，习惯性早产60%以上是由于胚胎发育不良或染色体异常引起的。有一种叫做先天性卵巢发育不全的染色体异常胎儿，其自发性流产率竟高达99.7%，出生率只占0.3%。在人类的所有妊娠中，异常胚胎占0.1%。这就是说，在孕期28周内，大多数发育不良的胚胎通过自然流产而淘汰，发育正常的胚胎不容易引起流产。

孕七月职场健康

1. 准妈妈工作累了要及时休息

"累了就休息"这是对上班族准妈妈孕晚期最好的忠告。准妈妈晚上应保证8小时左右的睡眠时间，中午1~2小时的休息时间。怀孕对于准妈妈来说，是增加了额外的负担，准妈妈在孕晚期更要保证足够的睡眠，以保证顺利渡过妊娠期。

2. 从孕七月开始孕妇不应再值夜班

《女职工劳动保护条例》规定：女职工怀孕期间不得延长劳动时间，一般不得安排其从事夜班劳动。怀孕女职工不能胜任原劳动的，应当根据医务部门的证明，予以减轻劳动量或者安排其他劳动。怀孕7个月以上的女职工，在劳动时间内应当安排一定的休息时间和适当减轻工作。

从怀孕7个月开始，准妈妈就不应再值夜班。如果所在的单位仍安排准妈妈值夜班，可以说明情况，征得理解，不要勉强从事。在工作中，要注意劳逸结合，一旦觉得劳累，便可停下来休息。即使中午不回家，也要躺下来睡个午觉。

孕七月疾病用药

1. 孕晚期应做的检查

孕7～10月为妊娠晚期，这期间孕36周前要每两周做一次产前检查，孕36周后每周做一次产前检查。

(1)一般检查

通过一般检查，了解准妈妈的妊娠时间，有无不适症状，有无慢性疾病史、遗传史、早产、流产、宫外孕、胎盘早剥、前置胎盘史等，测血压、数脉搏、听心肺等，检查有无贫血，检查下肢有无水肿。通过心电图检查孕妇的心脏功能。

(2)超声波检查

超声波检查可以帮助了解胎位，了解胎儿发育是否正常，必要时了解胎儿的性别。前置胎盘也需用超声波诊断。

(3)妇科检查

腹部检查包括测量腹围和宫高、检查胎位和胎心、了解胎头是否入骨盆、估计胎儿大小等。

通过骨盆测量了解骨盆的大小，以便准确估计能否自然分娩，是否需要剖宫产，以便医生和孕妇都能心中有数。

借助阴道检查了解产道有无异常。通过肛门检查，了解骨盆有无异常，包括坐骨棘、尾骨等。

(4)实验室检查

实验室检查包括血常规、尿常规、大便常规、肝肾功能、查尿中 E_3 值或 E/C 比值、血 HPL 测定、乙肝五项、抗 HCV 检测、有关凝血功能检查等。

对有遗传病家族史或有分娩死胎、畸胎史者，应行绒毛培养或抽羊水做染色体核型分析，以降低先天缺陷及遗传病儿的出生率。

2. 准妈妈下肢浮肿巧应对

在孕晚期，由于增大的子宫压迫下腔静脉，影响下肢静脉回流，孕妇容易出现踝部及小腿下半部轻度浮肿，休息后便可消退，这属于正常现象。若水肿明显，且无缓解，则应进一步检查有无其他妊娠合并症，及时诊断与治疗。若为单纯性下肢浮肿，在睡眠时应取侧卧位，下肢抬高15°，有利于下肢血液回流，可减轻浮肿。

3. 准妈妈下肢肌肉痉挛巧应对

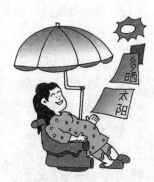

下肢肌肉痉挛多见于妊娠后期，是孕妇缺钙的表现，出现痉挛时可行局部按摩，痉挛症状常能迅速缓解。已出现下肢肌肉痉挛的孕妇应及时补充钙质，多晒太阳。

4. 准妈妈便秘巧应对

妇女在妊娠期容易发生便秘，排便困难。由于便秘，又可发生内外痔，便时出血，还会出现腹内胀气、食欲不振等现象。

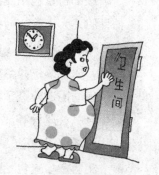

为了防止便秘，孕妇应适当进行户外活动，同时注意调理饮食，多吃新鲜的蔬菜和水果，养成每日按时排便的习惯。

若经过适当的调理仍有便秘，可服用缓泻剂，如果导、石蜡油等，也可在肛门内放入甘油栓或开塞露，使大便润滑后得以排出。但一定注意不要用强泻剂，如硫酸镁、大黄、芒硝等，也不宜灌肠。

5. 准妈妈心悸巧应对

(1)孕期心悸的发生原因

妇女在妊娠期间血量增加，将血液送往全身，心脏负担就比平常大得多。随着妊娠的进展，子宫变大，压迫心脏和肺，使心脏负荷加重。

此外，在伴有眩晕和浮肿的同时，可能患有心脏病、贫血、高血压等病，也可能引起心悸。因此，平时毫不费力的动作也会引起心悸，呼吸急促，大口喘气，有时还会出现心律不齐。

(2)孕期心悸的预防措施

为避免发生心悸和呼吸困难，孕妇不要勉强去干费力的活，上下楼梯要慢走，如在走路中发生心悸和呼吸困难，要站立或坐下休息。平时要多卧床休息。

准妈妈饮食应以高蛋白、高维生素、低脂肪及低盐为宜，孕晚期每日食盐量不宜超过 5 克。宜多吃些桑葚、松子仁、枸杞子、葡萄等物品。忌食胡椒、辣椒、花椒、肉桂、紫苏、茴香、烧酒、丁香、葱、姜、蒜等辛热香燥之物。要适当控制体重，以免加重心脏负担。

6. 准妈妈手腕疼巧应对

(1)妊娠期腕管综合征

有不少准妈妈在孕期会感到手指肿胀或手腕疼，无法握拳和手持重物，夜里有时会疼醒，其发生率可在 2%~2.5%，这是妊娠期腕管综合征的表现。

妊娠期腕管综合征与怀孕后激素水平的改变及水肿有关。有手指肿胀史、年龄偏大、体力劳动过重、有外伤史、风湿性关节炎、颈椎病、全身水肿、妊娠期高血压疾病或糖尿病的孕妇容易发生腕管综合征。

由于怀孕引起的腕管综合征一般预后好，几乎所有患者的症状可以在产后数周消失。如果症状不严重，孕期也不需要治疗，注意休息就可以了。如果疼得厉害，可以局部封闭或用腕部夹板固定等。

(2)狭窄性腱鞘炎

狭窄性腱鞘炎也会引起妊娠期手腕疼，由于大拇指肌肉和肌腱受压引起，水肿可能是诱发原因。狭窄性腱鞘炎常常发生在孕中晚期或产后，产后突然症状加重，劳累会使症状更重，症状一般持续到停止喂奶。治疗方法与妊娠期腕管综合征的治疗方法一样。

7. 孕期可接种的疫苗

　　孕期接种疫苗时需慎重，权衡利弊，决定是否接种。除非有明确接触某种疾病史，且预防接种对母婴无明显影响时才可接种。

准妈妈孕期可以接种的 疫 苗

(1)乙型肝炎灭活疫苗

　　乙型肝炎灭活疫苗标准的接种方案是孕期接种3次疫苗，可分别于孕2、3、9月接种。资料表明，在完成免疫接种后，对孕妇的保护率在95%以上，母婴隔断率在85%以上。

(2)甲型肝炎灭活疫苗

　　人血或人胎盘丙种球蛋白适用于已经受到或可能受到甲型肝炎感染的孕妇。

(3)破伤风类毒素

　　适用于怀孕前从未接种过或近10年未再接受加强免疫者，接种方案也是在妊娠期进行3次正规的破伤风类毒素接种，时间可分别为孕2、3、9月。

(4)狂犬病疫苗

　　孕妇若被狗或其他动物咬伤，则应注射狂犬疫苗。孕早期尽量避免注射狂犬疫苗。

(5)流感病毒疫苗

　　在流感流行期间，孕妇可接种流感病毒疫苗，但应以妊娠中、晚期接种为宜，孕12周前避免接种。流感病毒疫苗主要接种对象是患有慢性疾病的孕妇。

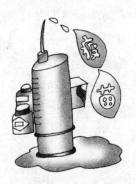

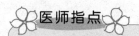 医师指点

　　预防接种是预防疾病的有效手段，恰当地进行预防接种对孕妇及胎儿都是非常必要的。

8. **孕期不宜接种的疫苗** ································

为了保护孕妇的健康，孕期可以打预防针，但不是所有的预防针孕妇都能打。孕妇应该向医生介绍自己的健康情况、过敏史和怀孕情况等，让专科医生决定是否需要打预防针。

孕期最好不用活疫苗，因为活疫苗有直接感染胎儿的可能。虽然死疫苗无传染力，但可引起发热、头痛、无力等全身反应，从而诱发子宫收缩，可增加流产、早产的危险。胎盘球蛋白主要用来预防麻疹及传染性肝炎，有时可发生过敏反应，所以也不应作为增加孕妇体质的补药。

准妈妈孕期不宜接种的 疫 苗

(1)麻疹疫苗

孕妇不能打麻疹疫苗，因为麻疹疫苗是活疫苗。如果孕妇从来没有得过麻疹，也没注射过麻疹疫苗，却又接触了麻疹患者，就应马上注射丙种球蛋白。不过，在人的生长过程中，从未患过麻疹，也没注射过麻疹疫苗，这种情况几乎是没有的。

(2)风疹疫苗

风疹疫苗也是活疫苗，孕妇也应禁用，只能在育龄期及早注射疫苗。未患过风疹的孕妇如果在妊娠早期接触风疹病人，最好终止妊娠。因为风疹极易引起胎儿畸形，而免疫球蛋白的预防效果又不肯定。

(3)水痘、腮腺炎

卡介苗、乙脑和流脑病毒性减毒活疫苗、口服脊髓灰质炎疫苗和百日咳疫苗，孕妇都应忌用。

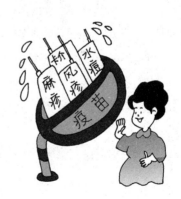

爱 心 提 示

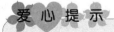

有过流产史的孕妇不宜打预防针。

9. 什么是妊娠性皮痒症

平均每5个孕妇中就有1个会有发生皮肤瘙痒，其中大多数患者皮肤出现病变，如疥疮、湿疹、荨麻疹、药物疹、妊娠性多形性皮痒症及妊娠性痒性结节等。

由于这种瘙痒会影响孕妇日常生活，因此一定要找医生帮助解决。发生妊娠性皮痒的真正原因尚无定论，但有学者认为，这与怀孕后期胎儿快速长大造成孕妇肚皮张力过大有关，怀双胞胎或多胞胎的孕妇易患此病。

妊娠期肝内胆汁淤积症是一种以全身瘙痒为主的病症，发生时要尽快去医院检查，以免发生胎死宫内等严重并发症。

10. 妈妈"瘙痒"，宝宝遭殃

有些准妈妈在怀孕7个月时，经常觉得皮肤瘙痒，不光是肚皮痒，手心、足心也痒，眼睛好像有些发黄。这就是妊娠期肝内胆汁淤积症的症状。

妊娠期肝内胆汁淤积症患者最先出现的症状大多是瘙痒，一般在怀孕28~32周的时候出现，手掌和脚掌是比较常见的部位，有些患者甚至因为瘙痒而整夜无法入睡，在瘙痒发生后不久，患者还会出现黄疸，程度比较轻。

妊娠期肝内胆汁淤积症对宝宝的危害是非常大的。患有该病的孕妇早产率是36%，围产儿死亡率可高达11%。同时，分娩时（在怀孕时容易合并有妊娠期高血压疾病）会增加产后出血的可能性。因此，这是一种严重危害母婴健康的疾病。

为预防妊娠期肝内胆汁淤积症，准妈妈要定期进行产前检查，将自己的不适告诉医生，以便及早诊断，及早治疗，一般需要提早住院，在医院里对胎儿进行严密的监护，必要的话，提早终止妊娠，以确保宝宝的安全。

11. 准妈妈莫为减轻浮肿而用利尿剂

随着妊娠月份的增加，孕妇下肢等处会出现不同程度的浮肿，俗称"胎肿"。对于孕期浮肿，一般不需处理，除非是高度浮肿并伴有蛋白尿，要到医院进行处理。有些孕妇为了减轻浮肿，自己使用利尿剂是很危险的。

利尿剂，特别是噻嗪类药物，不但可导致低钠血症、低钾血症，还可引起胎儿心律失常、新生儿黄疸、血小板减少症。在妊娠期间使用利尿剂，还可使产程延长、子宫收缩无力及胎粪污染羊水等。使用噻嗪类利尿剂可使胎儿患出血性胰腺炎。

孕七月运动健身

准妈妈做一做水中运动

准妈妈可以做的水中运动包括游泳、水中健身操等。水中运动作为有氧运动中特殊的一种，对孕妇有极大的益处。水的浮力可以帮助孕妇支撑比怀孕前多出的10~13千克体重，水的阻力可以减少准妈妈逐渐松弛的关节的损伤机会，水比空气良好的传导能力使孕妇不必担心体温过度升高，而且水中运动还能给准妈妈无穷的乐趣。

孕七月以后不宜多做运动

在怀孕的后期，即7个月以后，准妈妈不适宜多做运动，因为这时胎儿已经长得很大了，多运动有可能导致早产等问题。

孕七月胎教知识

1. 孕七月胎教方案

孕七月，准妈妈可以帮助胎儿运动，给胎儿读画册，介绍各种色彩和各种动物。丈夫应多陪妻子散步、做操、听音乐、看电视(不要看刺激性太强，情节太激烈的)、会朋友、看书画展、玩轻松活泼的游戏等，以松弛压力，让准妈妈保持愉快的情绪。

2. 准妈妈读书给宝宝听

妊娠3~4个月时，胎儿大脑对声音已有一定反应。腹中的胎儿常听欢快、轻松、美好动听的音乐时，则会翩翩起舞；听到噪声时，则胎动减少或不动。胎儿在7~8个月时能听到妈妈的读书声。音乐和读书提供的刺激有助于胎儿脑部的发育，可为日后教育奠定基础。

孕妈咪在第八个月(29~32周)

 小宝宝的发育状况

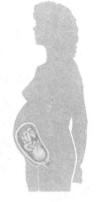

孕八月，身长为41~44厘米，体重1600~1800克。胎儿身体发育基本完成，肌肉发达，皮肤红润，皮下脂肪增厚，体形浑圆，脸部仍然布满皱纹。神经系统变得发达，对体外声音有反应。胎儿动作更活泼，力量更大，有时会踢母亲腹部。此时胎儿头部朝下才是正常胎位。胎儿已基本具备生活在子宫外的能力，但孕妇仍需特别小心。

 准妈妈身体的变化

孕八月，孕妇下腹部更显凸出，子宫底高27~29厘米，将内脏向上推挤，心、肺、胃受到压迫，会感到呼吸困难，食欲不振。腰部更容易感到酸痛，下肢可出现浮肿或静脉曲张。此时是第二次孕吐出现的痛苦时期。孕妇腹部皮肤紧绷，皮下组织出现断裂现象，从而产生妊娠斑。下腹部、乳头四周及外阴部等处的皮肤有黑色素沉淀，妊娠黄褐斑也会非常明显。

 怀孕八月的注意事项

孕八月，孕妇很容易患妊娠期高血压疾病。如果在早晨醒来，浮肿未退，或一周内体重增500克以上，就应尽快到医院做检查。妊娠期高血压疾病虽然可怕，但只要及早发现，及时治疗，应无大碍。因此从这个月起，定期产前检查最好改为两周一次，千万不要忽略了。平时应多休息，不可过度疲劳，并且控制水分和盐分的摄取量。此外，还应严防流行性感冒。

 孕妈咪八月指南

孕妈咪现在要开始为生产做准备，练习分娩时的呼吸方法、按摩方法及用力方法。孕八月准妈妈一定要警惕，因为这段时期非常容易出现早产，应该避免过度疲劳和强烈刺激，并且不要使腹部受压。

孕八月健康饮食

1. 孕晚期饮食指导

　　孕晚期胎儿生长最迅速，需要的营养素最多，同时准妈妈的食量增加，体重增长加快。由于胎儿长大，压迫母体，使准妈妈常有胃部不适或饱胀感，胃容量相对减少，消化功能减弱，因此饮食宜少吃多餐(每日可进5餐)，食物应清淡可口，易于消化，少放食盐，不吃过咸的食物。准妈妈的膳食应注意以下几点：

准妈妈孕晚期膳食 注 意 事 项

　　(1)增加蛋白质和热能

　　孕晚期，胎儿逐渐长大，大脑发育加快，同时准妈妈代谢增加，胎盘、子宫和乳房等组织的增大需要大量蛋白质以及热量的供应(每克蛋白质可供热能4千卡)。因此需要增加蛋白质的摄入，每日摄入量不少于80克(在未孕基础上每日增加25克)。

　　(2)脂肪和碳水化合物不宜摄入过多

　　孕晚期绝大多数准妈妈由于各器官负荷加大，血容量增大，血脂水平增高，活动量减少，总热能供应不宜过高。尤其是最后一个月，

要适当控制脂肪和碳水化合物的摄入量，以免胎儿过大，造成分娩困难。

　　(3)继续保证钙和维生素D的足量摄入

　　准妈妈在整个孕期全过程都需要补钙，但孕晚期的需要量明显增加，因为胎儿的牙齿和骨骼的钙化加速，体内钙的一半以上是在孕期最后两个月储存的。

　　准妈妈应多摄入维生素D，以促进钙的吸收。准妈妈每日膳食中应供给维生素D10微克(相当于400国际单位)，海鱼、肝、蛋黄、奶油中含量较高。准妈妈还可以在户外散步，多让阳光照射皮肤。

2. 孕晚期准妈妈日常饮食要点

(1)添加零食和夜餐

孕晚期除正餐外，准妈妈要添加零食和夜餐，如牛奶、饼干、核桃仁、水果等食品，夜餐应选择容易消化的食品。

(2)摄入充足的维生素

孕晚期需要摄入充足的水溶性维生素，尤其是维生素B_1。如果准妈妈缺乏维生素 B_1，就容易引起呕吐、倦怠，并在分娩时子宫收缩乏力，导致产程延缓。

(3)忌食过咸过甜或油腻食物

过咸的食物可引起或加重水肿；过甜或过于油腻的食物可致肥胖。孕妇食用的菜和汤中一定要少加盐，并且注意限制摄入含盐分较多的食品。

(4)忌食刺激性食物

刺激性食物包括浓茶、咖啡、酒及辛辣调味品等。特别是怀孕7个月以后，这些刺激性食物易导致大便干燥，会出现或加重痔疮。

3. 孕妈咪八月营养要素

(1)蛋白质

准妈妈要增加摄入优质蛋白质，每天 75～100 克。

(2)碳水化合物与脂肪

孕八月，胎儿开始在肝脏和皮下储存糖原和脂肪。此时如果准妈妈碳水化合物摄入不足，就会导致母体内蛋白质和脂肪分解加速，易造成蛋白质缺乏或酮症酸中毒，所以准妈妈要保证热量的供给，保证

每天主食(谷类)400～450克，总脂肪量60克左右。

(3)维生素与矿物质

准妈妈要适量补充各种维生素和矿物质。为了减轻水肿和妊娠期高血压疾病，在烹饪食物时要少放食盐。

(4)水

准妈妈每天要喝6～8杯水，保证水分充足供应。

4. 准妈妈八月的饮食原则

◆孕八月，母体的基础代谢增至最高峰，胎儿的生长速度也达到最高峰，体重迅速增大，对营养需求量较大，应继续保证全面营养。

◆保证热量供给和全面营养，增加摄入优质蛋白质。

◆准妈妈要尽量补足因胃容量减小而少摄入的营养，实行一日多餐，均衡摄取各种营养素，防止胎儿宫内发育受限。

◆限制食盐和水分的摄入。

◆多吃预防感染和增强抵抗力的食物，严防流行性感冒。

5. 适合孕八月食用的食物

◆要多吃富含蛋白质的豆制品，如豆腐和豆浆等。

◆多食海产品，如海带、紫菜等。

◆多食坚果类食品。

6. 孕晚期无须大量进补

孕晚期无须大量进补，孕妇的过度肥胖和巨大儿的发生对母子双方健康都不利。孕妇在怀孕期的体重增加10～15千克为正常，准妈妈体重超标，极易引起妊娠期糖尿病。

新生婴儿也并非越重越好，2.5～4.0千克为正常出生体重。2.5千克是及格体重，从医学角度看，超过4千克属于巨大儿，巨大儿产后对营养的需求量大，但自身摄入能力有限，所以更容易生病，此外巨大儿母亲产道损伤、产后出血概率也比较高。

7. 对抗孕晚期水肿的食物

准妈妈在妊娠中晚期经常会出现水肿，这不单加重了怀孕的辛苦，还容易发生妊娠期高血压疾病。为了对抗水肿，需要限制饮食中的盐分。准妈妈每餐进食1克食盐，全天不超过3克，即可满足孕妇水肿时对低盐饮食的要求。可盐是百味之首，怎样在缺少盐分的情况下烹制出美食呢？可借助甜、酸来调剂食物味道，或是充分发挥食材本身的鲜香。这里为准妈妈推荐几款用甜味和酸味来调剂的美食：

用甜味或酸味来调剂的 美 食

(1)番茄炖牛肉

番茄中含有的有机酸，不仅可以调剂低盐对食物口味的影响，还有助于让纤维粗大的牛肉变得软烂易熟。

(2)醋烹翅中

醋烹的方法能让餐桌上荡漾着诱人的醋香，可很好地弥补低盐使食物味道不足的缺憾，也同样适用于其他食材的烹制。

(3)酸辣冬瓜汤

夏天孕妈咪胃口较差，低盐酸辣冬瓜汤兼有消暑开胃、补水利水的功效，是孕妈咪的理想选择。

 8. 准妈妈多吃鱼可降低早产概率

研究发现，孕妇吃鱼越多，怀孕足月的可能性越大，出生时的婴儿也会较一般婴儿更健康、更精神。

研究发现，经常吃鱼的孕妇出现早产和生出体重较轻婴儿的可能性要远远低于那些平时不吃鱼或很少吃鱼的孕妇。调查还发现，每周吃一次鱼，就可使从来不吃鱼的孕妇早产的可能性从7.1%降至1.9%。

研究人员推断，鱼肉之所以对孕妇有益，因为它富含$\omega-3$脂肪酸，这种物质有延长怀孕期、防止早产的功效，也能有效增加婴儿出生时的体重。

孕八月居家健康

1. 孕期常见生活保健误区

误区一：产前检查没用

目前，很多孕妇忽视常规产前检查，对孕期出现的非正常症状不能引起足够重视，拖延了病情。

有些疾病，如妊娠期高血压疾病等，通过认真的产前检查和自我监护是完全可以做到早发现、早治疗的，所以产前检查非常重要。

误区二：怀孕不能吃药

有的孕妇患感冒、发热、腹泻等疾病时，坚持认为怀孕期间不能服药，强忍硬扛。

事实上，有病就得吃药，但吃药前要咨询医生，医生可以根据用药的种类与性质、胎儿发育的状况、药物用量多少以及疗程的长短等来综合分析，供孕妇及家属参考。

误区三：孕妇饮食口味要清淡

有些孕妇在孕期不吃蔬菜，只吃小米粥和鸡蛋，饮食口味过于清淡，会影响消化功能。其实，孕妇每天除应保证摄入足量的蛋白质及各种维生素以外，也应摄取铁、铜、锌、碘、锰、钙、镁等矿物质。

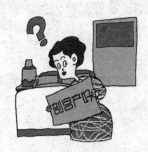

误区四：剖宫产好

不少孕妇心理上过分依赖剖宫产。其实，自然分娩是一种生理现象，创伤小，较安全，而且产后能很快恢复健康，对体形恢复有益。自然分娩时，婴儿的大脑受到挤压，今后的智力发育会更好。

2. **孕期腹痛的鉴别**

(1)正常的腹痛现象

有些准妈妈下腹两侧经常会有抽痛的感觉，尤其在早晚上下床的时候，总是会感到一阵抽痛，这种抽痛一般是因为子宫圆韧带拉扯而引起的抽痛感，这并不会对怀孕过程造成危险。

(2)紧急的腹痛状况

如果下腹感觉到规则的收缩痛，就要怀疑是不是由于子宫收缩引起的，应该尽快到医院就诊，检查是否出现早产。如果的确属于早产前兆，就应在子宫口尚未打开前赶快到医院就诊，只要找出早产的原因，还是可以顺利安胎的。如果延误了就诊时机，等到子宫口已开了3厘米以上，想安胎就很难了。

3. **孕晚期居家注意事项**

(1)卧床休息

采取左侧卧位，可减轻子宫对下腔静脉的压迫，使右旋的子宫复位，增加胎儿的供血量。

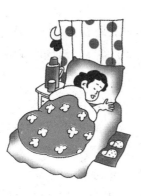

(2)维持高蛋白的饮食

每天摄取80~90克的蛋白质，可补充尿中流失的蛋白质，减少水肿的危险。

(3)观察水肿

孕妇在怀孕末期大都会出现足部水肿，但妊娠期高血压疾病导致的水肿通常会在妊娠中期（怀孕4~6个月）开始出现，且会发展到眼睑。

(4)自行监测血压

可早晚各测量1次血压，并做记录。

(5)每1~2周做一次身体检查

每1~2周做一次身体检查，一旦有异常，应提早就诊。

4. **准爸爸时常为准妈妈做按摩**

准妈妈在怀孕后期，不仅行动会不方便，而且身体还会有很多不适。准爸爸在这段时期要是能为妻子每天做个按摩，对缓解妻子身体不适会很有帮助，而且准爸爸的体贴还会让准妈妈心理放松。一开始准爸爸可能笨手笨脚，不知道该如何做，试过几次，就会找到妻子喜欢的方式了。如果准爸爸的手比较粗糙，记着在按摩的时候使用按摩油或润肤油。

5. **哪些准妈妈不适合做家务**

◆体态臃肿、灵活度不够者。

◆医师告知有早产、需要卧床休息者。

◆正在有活动性出血或出现破水者。

◆即使只做简单家务，但也会诱发子宫收缩者。

◆做家务时出现呼吸急促(每分钟超过 30 次)、心跳加快(每分钟超过 100 次)者，表明家务活动对孕妇的心肺造成过度负荷，因而产生生理上的不适。

6. **孕晚期学会腹式呼吸法**

到了孕晚期，很多准妈妈都会出现呼吸困难或胸闷的感觉。也许医生没有告诉你，怀孕最后3个月，准妈妈应学会腹式呼吸。

孕晚期准妈妈的耗氧量明显增加，而且胎儿生长发育最快，胎儿需要的氧气更多，如果准妈妈练习腹式呼吸，不仅能给胎儿输送新鲜的空气，而且可以镇静神经，消除紧张与不适，在分娩或阵痛时，还能缓解紧张心理。

腹式呼吸法的具体做法是：首先平静心情，并轻轻地告诉胎儿："宝宝，妈妈给你输送新鲜空气来啦。"然后，背部紧靠椅背挺直，全身尽量放松，双手轻轻放在腹部，在脑海里想象胎儿此时正舒服地居住在一间宽敞的大房间里，然后鼻子慢慢地长吸一口气，直到腹部鼓起为止，最后缓慢呼出。每天练习不少于3次。

准妈妈腹式呼吸法的练习最好请专业人士指导后再进行，以免做法不得当。

7. **准妈妈妊娠晚期不宜远行**

怀孕晚期，孕妇生理变化很大，适应环境的能力远不如平时，长时间的车船颠簸会使孕妇难以入睡，精神烦躁，身体疲惫，而且旅途中孕妇免不了要经常受到碰撞、拥挤。车船上空气一般都很污浊，各种致病菌也比其他环境多，很容易使孕妇感染疾病。在这种条件下，孕妇往往容易发生早产、急产等意外。

准妈妈孕晚期远行应做的 准 备

🌸 不要临近预产期时才开始动身，最好提前1~2个月动身，以免途中早产。

🌸 出发前最好随身带些临产用的东西，如纱布、酒精、止血药品等。若有医护人员护送，最为理想。

🌸 外出最好乘火车，并购买卧铺票，以便孕妇中途休息，尽量不要乘坐汽车。

🌸 有晕车、晕船现象的孕妇应带上一些防晕车的药物，必要时遵医嘱服用。因为晕车、晕船造成的恶心、呕吐易诱发子宫的收缩，导致早产。

🌸 应事先考虑目的地的气候条件，带好必要的衣物，以免受凉受寒。

🌸 出现腹部阵痛、阴道出血等分娩先兆症状时，应立即报告车船上的工作人员，以采取紧急措施。

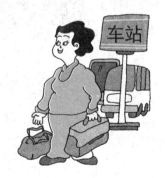

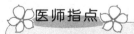 医师指点

孕妇分娩绝非小事，稍有不慎，将会危及孕妇和胎儿生命。因此，孕妇在怀孕晚期一般不要离家远行。

8. 孕晚期宜采取左侧卧位

孕晚期准妈妈的睡姿会影响到子宫的位置及胎儿的健康，不正确的睡姿会增加妊娠子宫对周围组织及器官的压迫，影响子宫和胎盘的血流量。孕妇在妊娠期，特别是妊娠晚期，采取左侧卧位是孕妇的最佳睡眠姿势。

准妈妈采取左侧卧位的 益 处

○ 左侧卧位可减轻增大子宫对动脉的压迫，可维持子宫正常血流量，保证胎盘血液供给，给胎儿提供生长发育所需的营养物质。

○ 左侧卧位可减轻子宫对下腔静脉的压迫，增加回心血量，使肾脏血流量增多，改善脑组织的血液供给，有利于避免和减轻妊娠期高血压疾病的发生。

○ 在妊娠晚期，子宫呈右旋转，左侧卧位可改善子宫的右旋转程度，由此可减轻子宫血管张力，增加胎盘血流量，改善子宫内胎儿的供氧状态，有利于胎儿的生长发育，这对于减少低体重儿的出生和降低围产儿死亡率有重要意义。特别是在胎儿发育迟缓时，采取左侧卧位可使治疗取得更好效果。

爱心提示

若有下肢浮肿或腿部静脉曲张的孕妇，在采取左侧卧位的同时，最好将腿部适当垫高，以利于血液回流，减轻下肢浮肿。

9. 妊娠期乳头护理注意事项

◆洗澡后，在乳头上涂上按摩膏，用拇指和食指轻轻抚摩乳头及周围。不洗澡时应用干净的软毛巾擦拭。

◆如果乳头上有硬痂样的东西，不要生硬取掉，入睡前，在乳头上覆盖一块涂满油脂的纱布，次日早晨起床后擦掉。

◆孕妇平时不要留长指甲，以免在做乳头养护时使其受到损伤。

◆为开通乳腺管，促进乳腺发育，可用温热毛巾敷在乳房上，在毛巾上面把乳房夹住在手掌和肋骨间进行按摩。

◆从怀孕的第33周起，用手指把乳晕周围挤压一下，使分泌物流出，以预防腺管不通，造成产后乳汁郁积。

10. **妊娠晚期应为母乳喂养做准备**

如果决定要用自己的乳汁喂养宝宝,那么从怀孕开始就应该为将来的母乳喂养做好各方面的准备。

准妈妈孕晚期为母乳喂养应做的 准 备

(1)注意孕期营养

母亲营养不良会造成胎儿宫内发育不良,还会影响产后乳汁的分泌。在整个孕期和哺乳期,都需要摄入足够的营养,多吃富含蛋白质、维生素和矿物质的食物,为产后泌乳做准备。

在这一时期,可定量食用孕妇奶粉,可促进产妇初乳及早分泌。

(2)注意对乳头和乳房的保养

乳房、乳头的正常与否会直接影响产后哺乳。在孕晚期,可在清洁乳房后用羊脂油按摩乳头,增加乳头柔韧性;使用宽带、棉制乳罩支撑乳房,防止乳房下垂。乳头扁平或凹陷的孕妇,应在医生指导下,使用乳头纠正工具进行矫治。

(3)定期进行产前检查

发现问题及时纠正,保证妊娠期身体健康及顺利分娩,是妈妈产后能够分泌充足乳汁的重要前提。

(4)了解有关母乳喂养的知识

取得家人的共识和支持,树立信心,下定决心,这样母乳喂养才能够成功。

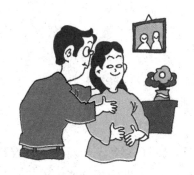

11. **妊娠期乳房保健注意事项**

怀孕以后,乳房变得至关重要,因为它对哺育婴儿有着重要的意义。因此,在孕期必须对乳房进行很好的保健。采取以下措施后,对于保持乳房的美观和方便哺乳婴儿都是有益的。

准妈妈乳房保健 注 意 事 项

切不可挤压乳房。睡眠时要侧卧或仰卧，不要俯卧，因为俯卧会使乳房受到挤压。

不要穿过紧的衣服。不要束胸，否则会影响乳腺的发育，甚至会造成腺管的阻塞，使产后乳汁排出不畅，造成乳腺炎。

勤洗澡，勤换内衣，保持乳房清洁。勤用温开水清洗乳头，用毛巾轻轻将乳头擦洗干净，既可保持乳房的卫生，同时也可增加乳头表皮的韧性，以便以后喂奶时经得起孩子的吸吮。如果乳头内陷，在擦洗时可用手轻轻将乳头拉出来。

轻轻按摩乳房。如果乳房出现胀痛，可用手握住对侧的乳房，轻轻按摩，两手交替进行。如果在孕期乳房出现异样疼痛和外形改变，应及时就诊。

禁用丰乳霜或减肥霜。丰乳霜和减肥霜都含有一定的激素或药物成分，无端使用会影响乳房正常发育。

要戴松紧适宜的乳罩。既不束缚乳房的正常发育，以便分娩后哺乳，又能使乳房不过于下垂，保持乳房的形象美。

按摩乳头。将按摩油或按摩膏涂在乳头和乳房上，轻轻地按摩，使乳头表皮增厚并富有弹性，使乳房皮肤光滑，帮助促进乳腺导管发育成熟。按摩之后，把按摩膏或按摩油洗去，再涂上润肤霜。

防止出现大小乳房。怀孕期间，由于雌激素增多，乳腺导管出现增生，血量供应增加，乳房内基质增多，脂肪沉积，乳房此时的体积和重量都增大。此时，睡觉时尽可能不要经常性地侧向固定的一边，要均匀地两边侧睡，以免产后乳房变成一边大一边小。也可适当多按摩小一边的乳房。

少刺激乳头。乳头分布有丰富的神经，在怀孕期间乳头更敏感，因此在怀孕期间少刺激乳头，以免刺激其过大增长，同时还可避免子宫的过多收缩，避免流产。

让乳房变得结实。由于怀孕期间脂肪沉积、乳房增大，易造成产后乳房松垂。为减少其松垂，怀孕期间可每星期用面膜膏涂于乳房及胸肌上，令乳房和胸肌增强收缩力。

孕八月职场健康

 1. 孕晚期何时停止工作

孕晚期准妈妈可能会感到行动特别不便，这是因为胎儿在腹中的位置在不断下降，孕妇会感到下腹坠胀。如果准妈妈的工作不属于体力劳动，孕晚期还可以坚持工作，只是要避免上夜班、长期站立、抬重物及颠簸较大的工作。

按照有关规定，育龄妇女可以享受不少于90天的产假。从女性保健的观点来说，这90天的产假实际上有两周是为产前准备的。因此，怀孕满38周的上班族准妈妈，就可以在家中休息，一方面调整身体，另一方面为临产做一些物质上的准备。

如果准妈妈在孕晚期出现早产、妊娠期高血压疾病等异常情况，医生会建议休息或住院监护，上班族准妈妈应绝对听从医嘱，马上停止工作。

 2. 需要马上停止工作的异常情况

◆有早产征兆或怀了双胞胎。

◆患有妊娠期高血压疾病或先兆子痫。

◆宫颈无力，曾有过流产经历。

◆胎儿生长出现问题。

 3. 坚持工作的准妈妈要警惕早产

孕八月，坚持工作的准妈妈一定要警惕，因为这段时期非常容易出现早产，注意避免工作过度疲劳和强烈的刺激，并且不要使腹部受压。

孕八月疾病用药

 1. **孕八月产前检查项目**

◆询问孕妇的健康状况和胎动计数，自上次检查后身体有无不适的感觉，如头晕、头疼、眼花、下肢浮肿、阴道出血等。

◆测量血压、体重，检查子宫高度、腹围、胎位、胎心，绘制妊娠图，以便了解孕妇和胎儿的情况。

◆情况正常者孕34周后做胎心监护，高危妊娠者孕32周做胎心监护，以便了解胎儿在宫内的安危。

◆进行骨盆测量，了解骨盆内部的大小，以便估计分娩有无困难。

◆对孕妇进行健康指导，讲解胎动的自我监测和母乳喂养的提前准备等孕产育儿知识，让孕妇做到心中有数。

 2. **孕八月骨盆测量**

产道包括骨产道和软产道。骨产道指的是骨盆。骨盆的大小及形状与宝宝能否顺利分娩密切相关。通过骨盆测量，可了解骨盆大小形状，估计胎儿与骨盆的比例，判断能否自然分娩。骨盆测量一般在孕30～34周进行。若过早测量，因为阴道和韧带不够松弛，会影响测量结果；过晚有引起感染或胎膜早破的危险。骨盆测量分内测量和外测量。

(1)骨盆内测量

内测量前，医生会检查阴道分泌物和宫颈情况。测量时医生将手指伸入阴道，测量骨盆各个平面的宽度。测量时准妈妈要放松，这样才准确。若有先兆流产或早产史，则可暂不做内测量。

(2)骨盆外测量

骨盆外测量是用特制的尺子从体外测量骨盆大小，由于受到骨骼厚度和皮下脂肪肌肉等软组织影响，测量结果往往不十分准确。

即使骨盆形态正常，径线小，仍有难产的可能；骨盆形态虽然异常，但径线长，分娩不一定会出现困难。相反，即使骨盆大小正常，如果胎儿过大，与骨盆不相称，也会造成难产。医生要在产前通过测量来综合考虑这些因素。

3. 孕晚期为什么会感到胃灼痛

到了孕晚期，很多准妈妈在进餐完毕后，会觉得胃部麻乱，有烧灼感，有时烧灼感逐渐加重而成为烧灼痛，尤其在晚上，这种胃灼热甚至会影响准妈妈的睡眠。这种胃灼热通常在妊娠晚期出现，分娩后消失。

孕晚期胃灼热的主要原因是内分泌发生变化，胃酸返流，刺激食管下段的痛觉感受器，从而引起灼热感。此外，妊娠时巨大的子宫、胎儿对胃有较大的压力，胃排空速度减慢，胃液在胃内滞留时间较长，也容易使胃酸返流到食管下段。

为了缓解和预防胃灼热，准妈妈在日常饮食中应避免饱食，少食用高脂肪食物和口味重或油煎的食品，这些食物都会加重胃的负担。临睡前喝一杯热牛奶，也有很好的效果。晚上睡觉时还可适当多用几个枕头。未经医生同意，准妈妈不要服用治疗消化不良的药物。

4. 准妈妈小心预防妊娠期高血压疾病

妊娠期高血压疾病是指妊娠20周后孕妇的收缩压高于140毫米汞柱或舒张压高于90毫米汞柱，或妊娠后期比早期收缩压升高30毫米汞柱或舒张压升高15毫米汞柱，且伴有水肿、蛋白尿的疾病。妊娠期高血压疾病多发于初产妇或多胞胎、家族中曾发生过妊娠期高血压疾病或肾脏疾病的孕妇。

妊娠期高血压疾病的主要病变是全身性小血管痉挛，主要症状为全身水肿、恶心、呕吐、头痛、视力模糊、上腹部疼痛、血小板减少、凝血功能障碍、胎儿生长受限或胎死腹中、尿蛋白。

预防胜于治疗，应控制饮食，勿吃太咸或含钠高的食物，如腌制品、罐头加工食品等，再用药物控制血压。除了口服降低血压药物之外，可用硫酸镁解除痉挛。不过血液中镁离子的浓度必须维持一定治疗浓度，太低无效，太高又怕会产生副作用，因此应经常抽血检查，以监测镁离子浓度，中重度妊娠期高血压疾病患者必须住院治疗。

可采用自然分娩方式，除非是产程迟滞、胎儿呼吸窘迫或骨盆胎头不对称、前胎剖宫生产等情况，才须剖宫产。

5. 宝宝为何早产

早产是指妊娠在28～37周之内结束。此时娩出的新生儿发育尚未成熟，体重多在2500克以下。早产儿由于各器官系统尚未发育成熟，抵抗力较差，容易感染疾病。部分早产儿需用暖箱保育，给予特殊护理。

宝宝早产的 原 因

◆孕妇年龄过小，如小于18岁，或过大，如大于40岁，体重过轻，轻于45千克，有吸烟、酗酒习惯者。

◆孕妇曾有过流产、早产史。

◆孕妇生殖器官异常，如子宫肌瘤、双子宫、子宫颈内口松弛等。

◆孕妇患急性传染病或慢性疾病，如严重贫血、心脏病、肾病、阑尾炎、原发性高血压、甲状腺机能亢进等。

◆胎儿及胎盘的原因有双胎、羊水过多、胎盘功能不全、前置胎盘、胎盘早期剥离、胎位不正、胎膜早破等。

◆孕妇营养不良或过于劳累，或遭受严重的精神刺激或创伤。

◆医源性因素，如孕妇有内科、外科合并症或产科合并症，应提前终止妊娠。

6. 妊娠晚期会出现的异常情况

(1)阴道流血

一旦出现阴道流血，要警惕前置胎盘和胎盘早剥，应立即就诊。

(2)阴道流水

临产前发生胎膜破裂，称胎膜早破，表现为阴道流水。胎膜破裂后，胎儿失去羊膜保护，受感染的机会较多，脐带易脱垂，会造成胎儿死亡。一旦阴道流水，要立即去就诊。

(3)浮肿现象迅速加重

当孕妇发生妊娠期高血压疾病时，就会出现面部和四肢浮肿。严重者因水肿一周内体重会增加500克以上。如属此病，胎盘血管也会发生痉挛，容易造成胎儿的血液和营养供应不良，严重时，胎儿血供可减少2/3，胎儿发育就会明显迟缓，出生时常属低体重儿。

(4)胎动过多或过少

胎儿缺氧或胎盘功能不佳都易造成胎动过多或过少，胎动消失意味着胎儿已濒临死亡或已经死亡。

1. 孕晚期适宜的运动

(1)体操

孕晚期准妈妈运动的目的是舒展和活动筋骨，以稍慢的体操为主。舒展体操运动能加强骨盆关节和腰部肌肉的柔软性，既能松弛骨盆和腰部关节，又可以使产道出口肌肉柔软，同时还能锻炼下腹部肌肉。

(2)孕妇瑜伽

孕妇瑜伽对于分娩时调整呼吸很有帮助。

(3)棋类活动

棋类活动能够起到安定心神的作用。

爱 心 提 示

准妈妈在孕晚期运动时，一定要注意安全，千万不能过于疲劳。

2. 孕晚期运动注意事项

自孕八月起，准妈妈的子宫过度膨胀，宫腔内压力较高，子宫口开始变短，准妈妈身体负担也较重，会出现浮肿、静脉曲张、心慌、胸闷等。此时，准妈妈应适当减少运动量，以休息和散步为主，过于频繁的活动会诱发宫缩，导致早产。

3. 适度运动有利分娩

有些准妈妈担心活动会伤胎，不敢参加适当的劳动或运动，这是不对的。适当的运动能使准妈妈全身肌肉得到活动，促进血液循环，增加母亲血液和胎儿血液的交换；能增进食欲，使胎儿得到更多的营养；能促进胃肠蠕动，减少便秘；还可以增强腹肌、腰背肌和骨盆底肌的能力，有效改善盆腔充血状况；能够有助分娩时肌肉放松，减轻产道的阻力，有利顺利分娩。

孕八月心理健康

1. 准爸爸的关怀会让准妈妈放松心情

准爸爸不要认为只有在生日或结婚纪念日才应该给妻子买礼物。现在妻子怀孕了，忍受着很多不适，是不是应该经常犒劳一下呢？准妈咪发现下班回家的丈夫竟然会带着一件礼物，这样的意外惊喜当然会给准妈咪一份好心情。给妻子准备的礼物不一定要多么贵重，重要的是体现丈夫对妻子的一份关心。一双合脚的平底鞋，一本精彩的小说，一件电脑防辐射服，相信都可以让妻子的不良情绪烟消云散。

2. 准爸妈多谈论快乐的话题

如果准妈妈脑子里想的总是生孩子多么疼，担心自己生产时会遇到各种危险情况，心情当然不会好了。准爸爸要帮助快要临产的妻子转移注意力，不要谈论这些令人不快的话题。准爸爸要巧妙地把话题转移到其他高兴的事上，比如商量一下宝贝的名字，计划一下还需要给宝贝再准备些什么东西，等等，这些话题都是准妈咪比较感兴趣的。

3. 帮准妈妈找回自信

虽然常说"怀孕了的女人是最美的"，但是这句话多少包含着一些安慰的意味。怀孕以后，以前的漂亮衣服不能穿了，不敢化妆了，行动笨重了，准妈妈心里多少有些嘀咕：自己还有魅力吗？还能恢复到从前靓丽苗条的样子吗？准爸爸这时候要采取积极的行动帮妻子找回自信。最有效的办法是真诚的赞美，告诉妻子你喜欢她现在这个样子。准爸爸还可以主动带妻子去逛逛商场，不要觉得孕妇装穿不了多久就不买。帮妻子挑选几件专门为孕妇设计的衣服，不仅可以让妻子漂亮起来，而且还能让她体会到丈夫对妻子的爱，让准妈妈的心情开朗起来。

4. 准爸爸对准妈妈宽容些

怀孕也许让原来温柔、善解人意的妻子像变了一个人，可能一句话没说好就大发脾气，或者稍不如意就泪如泉涌。

准爸爸要了解，这种情绪波动是怀孕的女人的"专利"，并不是妻子真的变得不可理喻。碰到这个时候，准爸爸要对准妈妈宽容些。想一想，准妈妈为了孕育宝宝承受诸多的不适，偶尔发发脾气也无可厚非。妻子发脾气时，丈夫可以开个玩笑把话题转移一下，或者干脆让妻子自己安静一会儿。只要准爸爸对准妈妈宽容些，准妈妈过后就会意识到自己乱发脾气是不对的。

5. 产时心理保健应从孕期开始

怀孕期，许多心理和生理的变化交织在一起，形成孕妇独特的心理应激反应。这些心理和情绪的变化会延续到产时，并逐渐加重。孕妇对分娩的认识，对疼痛的心理准备以及家庭成员和周围朋友的态度，都将对分娩过程产生巨大的影响。因此，产时心理保健应该从孕期开始，消除对分娩的紧张恐惧心理。

消除分娩紧张恐惧心理的 方 法

(1) 了解分娩知识

分娩能否顺利完成，取决于产力、产道、胎儿这三大要素。最近研究认为，精神因素对分娩过程影响很大，被认为是第四要素。四个要素中任何一个不正常，都会影响产程顺利进行。只有四个因素相互协调配合，才能顺利完成分娩过程。

(2) 了解正常分娩过程

自然分娩一般经历三个阶段，称为三个产程。产妇只有充分了解分娩中各个产程的具体特点，并且在分娩前开始积极做好充分的心理准备，分娩的时候才能充满信心，积极与医护人员配合。

孕八月胎教知识

1. 经常抚摸胎儿益处多

在妊娠期间，孕妇经常抚摸一下腹内的胎儿，可以激发胎儿运动的积极性，并且可以感觉到胎儿在腹内活动而发回给母亲的信号。这是一种简便有效的胎教运动，值得每一位孕妇积极采用。

通过对胎儿的抚摸，沟通了母子之间的信息，并且也交流了感情，从而激发了胎儿运动的积极性，可以促进出生后动作的发展。如翻身、抓、握、爬、坐、立、走等动作，都有可能比没有经过这项运动训练而出生的婴儿要出现的早一些。在动作发育的同时，也促进了大脑的发育，从而会使孩子更聪明。

2. 训练宝宝的记忆

很多年轻的母亲们都有过这样的体会，当刚出生的宝宝哭闹不止时，如果将宝宝的耳朵贴近母亲的胸口，母亲心脏跳动的声音传到宝宝耳朵里，宝宝就会立即停止哭闹，安静地入睡。这是因为胎儿对母亲心跳声有了记忆，一旦又听到了熟悉的心脏跳动声音，马上又产生一种安全感，立刻停止哭闹，安静入睡。

研究表明，胎儿对外界有意识的刺激的感知体验，将会长期保留在记忆中直到出生后，而且对婴儿的智力、能力、个性等均有很大的影响。胎儿在子宫内通过胎盘接受母体供给的营养和母体神经反射传递的信息，使胎儿脑细胞在分化、成熟过程中不断接受母体神经信息的调节与训练。因此，妊娠期母体"七情"的调节与子女记忆的形成、才干的发展有很大的关系。

孕妈咪在第九个月 (33~36 周)

1. 小宝宝的发育状况

胎儿身长为 47 ~ 48 厘米，体重 2400 ~ 2700 克。可见完整的皮下脂肪，身体圆滚滚的。脸、胸、腹、手、足等处的胎毛逐渐稀疏，皮肤呈粉红色，皱纹消失，指甲也长至指尖处。男婴的睾丸下降至阴囊中，女婴的大阴唇开始发育，内脏功能完全，肺部机能调整完成，可适应子宫外的生活。

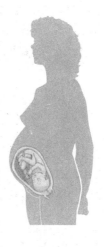

2. 准妈妈身体的变化

孕九月，准妈妈肚子越来越大，子宫底高 30 ~ 32 厘米。子宫胀大，导致胃、肺与心脏受到压迫，所以会感到心中闷热，不想进食，心跳，气喘加剧，呼吸困难。有时腹部会发硬、紧张，此时就应平躺休息。分泌物还会增加，排尿次数增多，而且排尿后仍会有尿意。

3. 怀孕九月的注意事项

孕九月，准妈妈母体的体力大减，容易疲倦。为了储备体力准备生产，应保证充分的睡眠与休养。做完家务事后的休息时间也应加长，但不可忘了适度的运动。此时不可随意刺激子宫，最好能停止性生活。不要一次进食太多，以少量多餐为佳，多摄取易消化且营养成分高的食物。

想回娘家待产的孕妇，最好此刻就开始动身，应选择震动性不大的交通工具。最好到预定生产的医院做一次检查，不要忘了携带以往的检查记录。应仔细检查生产所需的用品，避免遗漏任何物品。

孕九月健康饮食

1. 孕九月准妈妈的饮食对策

◆准妈妈胀大的子宫容易使胃、肺与心脏受到压迫，因此不要一次进食太多，最好采取少量多餐的进餐方式，多摄取易消化且营养成分高的食物。

◆保证全面营养，限制钠的摄入，增加铁、钙与维生素K、维生素B$_1$的摄入，为分娩做好准备。

◆准妈妈要注意调整食量，使胎儿保持一个适当的出生体重，从而有利于婴儿的健康生长。

2. 适合孕九月食用的食物

◆富含维生素K的食物有菜花、白菜、菠菜、莴苣、番茄、瘦肉、肝脏等。

◆富含维生素B$_1$的食物有小米、玉米。葵花子、猪肉、肝脏、蛋类等。

◆富含脂肪的食物有核桃、芝麻、栗子、桂圆、黄花菜、香菇、虾、鱼头、鹌鹑、鸭等。

3. 准妈妈吃巧克力，孩子笑更多

专家发现，怀孕期间，经常吃巧克力的母亲，他们的孩子会比其他孩子笑得多，而且对陌生环境很少有畏惧表现。而怀孕期间不常吃巧克力并且常常感到紧张的母亲、所生的孩子就不具备这些特点。因此专家推测，巧克力中含有的化学成分也许可以改善孕妇的心情，从而间接影响胎儿未来的情绪素质。

4. 孕妈咪九月营养要素

(1)蛋白质

准妈妈每天摄入优质蛋白质75~100克，蛋白质食物来源以鸡肉、鱼肉、虾、猪肉等动物蛋白为主，可以多吃一些海产品。

(2)碳水化合物

准妈妈保证每天主食(谷类)400克左右。

(3)脂肪

准妈妈保证每天总脂肪量60克左右。孕九月时，胎儿大脑中某些部分还没有成熟，因此，准妈妈需要适量补充脂肪，尤其是植物油仍是必需的。

(4)维生素 B_1

孕九月的准妈妈应注意补充维生素，其中水溶性维生素以维生素 B_1 最为重要。如果准妈妈维生素 B_1 补充不足，易出现呕吐、倦怠、体乏等现象，还可能影响分娩时子宫收缩，使产程延长，分娩困难。

(5)维生素 K

如果准妈妈缺乏维生素 K，将会造成新生儿在出生时或满月前后出现颅内出血，因此应注意补充维生素 K，多吃动物肝脏及绿叶蔬菜等富含维生素 K 的食物。

(6)维生素 A、维生素 D 和维生素 C

为了利于钙和铁的吸收，还要注意补充维生素 A、维生素 D 和维生素 C。

(7)铁质

准妈妈在孕九月应补充足够的铁。胎儿肝脏以每天 5 毫克的速度储存铁，直到存储量达到 240 毫克。

如果孕九月准妈妈铁质摄入不足，有可能影响胎儿体内铁的存储，出生后易患缺铁性贫血。

(8)钙质

准妈妈在此时还应补充足够的钙。胎儿体内的钙一半以上是在怀孕期最后两个月存储的。如果孕九月准妈妈钙摄入量不足，胎儿就要动用母体骨骼中的钙，致使母亲发生软骨病。

(9)水

由于准妈妈胃部容纳食物的空间不多，所以不要一次大量饮水，以免影响进食。

孕九月居家健康

1. 保证孕晚期的睡眠质量

　　准妈妈难以入睡有很多原因。随着宝宝的生长发育,孕妇身体发生较大变化,晚上入睡时本身就存在不适。此外,有的准妈妈睡觉多梦,甚至做噩梦。如果准妈妈存在心理压力,也会影响睡眠质量。如果准妈妈信心不足,担心不能顺利生产、宝宝不健康及以后难以抚养等,就容易影响晚上的睡眠质量。

改善准妈妈睡眠质量的 对 策

　　◆在睡前两小时内不要过多进食。

　　◆睡前不要做剧烈运动或令人兴奋、劳累的事情。可以冲个热水澡,喝杯自己喜爱的热饮料。

　　◆如果努力入睡却怎么也睡不着,还不如干脆起床,做点轻松的事情,如读读书、听听音乐、看看电视、写写信等,过上一会儿,你就会因劳累而自然入睡了。

2. 每周监测孕妈咪体重增长是否正常

　　孕妈咪在整个孕期体重会增加10～15千克。孕妈咪的体重变化可以间接地反映宝宝的生长发育情况,一般每周测1次体重。不管体重增长过多还是过少,都应及时去看医生,尽早查明原因,并采取相应的治疗方法,以免造成不良后果。

　　怀孕28周后,准妈妈的体重大约每周增长350克。如果连续数周不增,表明宝宝生长发育缓慢,可能是孕妈咪的不良饮食习惯所造成;如果体重增长过快,可能是孕妈咪存在妊娠期糖尿病、妊娠期高血压疾病或羊水急性增多等疾病。

3. **摸摸宝宝的胎位是否正常**

宝宝的头呈圆球状，相对较硬，是最容易摸清楚的部位。因此，胎位是否正常可以通过监测胎头的位置来确定。孕妈咪最好在产前检查时向医生学习这种检查方法，但在怀孕早、中期时，胎儿往往还漂浮在羊水中，加之活动，所以胎位会经常发生变化，不过在32孕周后就比较固定了。

正常胎位时，可以在下腹的中央即耻骨的联合上方摸到胎儿的头部，如果在这个部位摸到圆圆、较硬、有浮球感的东西，那就是胎头。但要是在上腹部摸到胎头，在下腹部摸到宽软的东西，表明胎儿是臀位，属于不正常胎位；在侧腹部摸到呈横宽走向的东西为横位，也属于不正常胎位，这两种胎位均需在医生指导下采取胸膝卧位纠正，每次15～20分钟，早晚各1次。即使胎位纠正过来后还需坚持监测，以防再发生胎位不正。

4. **孕晚期准妈妈干家务注意事项**

(1)以缓慢为原则

随着妊娠周数的增加，准妈妈的肚子越来越大，身体负担越来越重，行动也不那么灵活了，所以在做家务时，要以缓慢为原则，同时一定要采用不直接压迫到肚子的姿势。准妈妈最好能将时间妥善安排，千万不要想将全部家事一口气做完，而是要分段进行。

(2)不要长时间站立

准妈妈做家务时，注意不要长时间站立，建议准妈妈在做了15～20分钟家务后，要休息10分钟左右。

(3)降低清洁标准

如果有些准妈妈平时对家务要求严格的话，怀孕时就可以稍微降低标准了。当然，最重要的是，家中的其他成员能适当地分担家务劳动，让准妈妈安心休息。

(4)以不影响舒适为原则

做家务时，要以不影响孕妇身体的舒适为原则。如果突然出现腹部阵痛，这表示子宫收缩，也就是活动量已超过孕妇身体可以承受的范围，此时要赶紧停止手里的家务活，并躺下休息。如果还不能缓解不适，就应赶紧就医。

5. 带你到产房看看

(1)产床

产床上设有利于产妇分娩的支架，有些部位可以抬高和降低，床尾可去掉。

(2)胎儿监测仪

胎儿监测仪可时刻记录下宫缩和胎儿心跳，通过这种仪器可以了解胎儿情况。

(3)保温箱

因新生儿的热量易于丧失，为防止体温降低，有时将其放入保温箱内。

(4)吸氧设备

宫缩时胎儿的血液和氧气供应都会受到影响，吸氧会使产妇的氧气储备增加，增加对宫缩的耐受能力，对产妇和胎儿都有好处。

(5)吸引器

胎儿在母体内处于羊水包围之中，口腔和肺内有一定量的羊水存在，新生儿受到产道的挤压，羊水被挤压出去，可减少肺部疾患的发生。少数新生儿口腔内仍有羊水，甚至还会有胎粪，就需要用吸引器吸出，它是产房必备的设备之一。

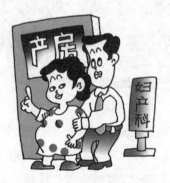

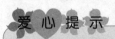 爱 心 提 示

生孩子前如果对你所要待的产房环境有所了解，你就不会那么紧张了。

6. 怀孕时间过长易导致胎儿畸变

妇女正常的怀孕期为38~40周，如果妊娠超过42周，就称为过期妊娠。怀孕时间过长会导致胎儿畸变。有的人认为"瓜熟蒂落"，对怀孕时间抱无所谓的态度，甚至误认为怀孕时间越长，胎儿就越健壮，这是不科学的观念。

胎儿在母体内是靠胎盘供给营养得以生长发育的。过期妊娠会导致胎盘发生退行性变化，血管发生梗塞，胎盘血流量减少，直接影响胎儿营养的供给，不仅胎儿无法保持正常生长，而且会消耗自身的营养而日渐消瘦，皮肤出现皱褶，出生后像个"小老头"。此外，由于子宫内缺氧，可使羊水发生污染，使胎儿出现宫内窒息、吸入性肺炎而死亡；或因脑细胞受损，造成智力低下等不良后果。另外，妊娠期延长使得胎儿头颅骨大而坚硬，分娩时容易出现难产或产伤，对母体健康和胎儿都有一定损害。

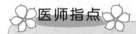

过期妊娠对母子毫无益处。如果已过预产期，仍不分娩，就要去医院请医生采取措施，让婴儿早日娩出，以保证母子的安全与健康。

 7. 羊水的来源

充满在羊膜腔内的液体称为羊水。在妊娠的不同时期，羊水的来源、容量及组成均不同。

不同妊娠时期的 羊水状况

(1)早期妊娠羊水的状况

早期妊娠时，羊水主要来自母体血清，经胎膜进入羊膜腔。胎儿血液循环形成后，水分可通过胎儿皮肤排出，成为羊水的来源之一。

(2)中期妊娠羊水的状况

中期妊娠时，胎儿尿液排入羊膜腔，胎儿会吞咽羊水，使羊水量平衡。此时胎儿皮肤已角化，不再是羊水的通道。

(3)晚期妊娠羊水的状况

晚期妊娠时，羊水除了来自胎尿的排泄及胎儿对羊水的吞咽外，又增加了胎肺吸收羊水这一运转途径。

不同孕周的羊水量

孕周	羊水量
孕8周	5~10毫升
孕20周	400毫升
孕34~38周	1000毫升
足月	800毫升
过期妊娠	羊水量明显减少
羊水过少	小于300毫升
羊水过多	大于2000毫升

8. 羊水的作用

(1)保护胎儿

羊水能够使子宫膨胀，为胎儿提供适当的活动范围，使胎儿在子宫内可做呼吸运动及肢体活动，以助胎儿发育，防止肢体粘连、畸形或关节固定等。羊水还可以使胎儿与外界环境隔离，以免感染。

(2)保持恒温环境

羊水能够使胎儿在恒温下进行代谢、生长、发育。

(3)调节胎儿体液平衡

当胎儿体内液体较多时，可随尿液排至羊水内；当体内液体少时，胎儿可吞咽羊水作为补充。

(4)缓冲外来压力

羊水可以缓冲外界压力，以减少胎儿的直接损伤，同时可保护脐带，避免受压，以防胎儿缺氧。

(5)促进产程

临产时，子宫开始收缩，宫腔内压力由羊水传到宫颈，以扩张宫颈口及阴道，可避免胎儿头部直接压迫母体组织，引起母体软组织损伤。

(6)检测胎儿宫内情况

羊水中含有丰富的胎儿代谢产物，可用于测定胎儿宫内情况，如性别、血型、胎儿发育成熟度、胎儿缺氧情况、胎儿畸形、遗传病等。

B超下羊水指标

羊水过少	最大羊水深度≤2厘米	羊水指数≤8厘米
羊水过多	最大羊水深度>7厘米	羊水指数>18厘米

1. 孕九月应进行胎心监测

胎心监测是指用胎心监护仪检测胎儿的心率，同时让孕妇记录胎动，观察这段时间内胎心率情况和胎动以后胎心率的变化。医生据此来了解胎儿宫内是否缺氧和胎盘的功能。

胎心监测一般在妊娠33～34周后进行。进行胎心监测时，医生会在准妈妈腹部涂上超声耦合剂，将胎心监护仪上的带子绑到宫底和胎心最强的位置上，仪器可显示胎儿心率及子宫收缩的频率和强度。记录需20～40分钟。

正常情况下，20分钟内应有3次以上的胎动，胎动后胎心率每分钟会增快15次以上。如果有宫缩，宫缩后胎心率则不易下降。不要空腹做胎心监护，否则会出现假阳性的情况。一般在孕36周后每周行一次胎心监护，如果孕妇属于高危妊娠，如妊娠合并糖尿病等，就应每周做两次监护。

2. 及时发现胎动异常

胎儿在孕晚期的睡眠周期一般为20~40分钟，睡20~40分钟，醒20~40分钟，然后又睡20~40分钟。胎儿醒的时候动得多，睡眠的时候动得少，通常早晨胎动最少，晚上6~11点胎动最活跃。

有的胎儿爱动，有的胎儿不怎么爱动；有的胎儿动得多，有的胎儿动少。据统计，怀孕20周时，平均12小时胎动数为200次；怀孕32周时，平均12小时胎动数575次；到临近分娩时，平均12小时胎动数下降为282次。

由于孕妇敏感性、腹壁厚度、胎儿活动程度的不同，胎动计数会有一定的误差，但经过重复练习，孕妇就可以逐渐掌握胎动计数的方法。如果出现以下情况，就说明胎动异常，需及时去医院就诊。

◆如果观察1小时胎动不到4次，就应该再观察1小时；如果胎动依然不到4次，就说明胎儿可能有危险，要及时到医院检查。

◆如果今日的胎动数比昨日胎动数下降30%，就应严密注意，及时做胎心监护，以便及早发现胎儿窘迫的情况。

◆12小时胎动结果超过30次为正常，12小时胎动少于20次为异常。如果胎动下降后还能回升，就说明胎儿宫内缺氧能够缓解；如果持续下降，就说明胎儿宫内缺氧情况没有改善，应做缩宫素激惹试验，了解胎儿胎盘的储备能力，以决定下一步该如何处理。

◆如果胎动消失12~24小时，胎心消失，就说明胎儿宫内死亡。因此，当发现胎动异常时要及时就诊，即使胎动消失，也还有抢救胎儿的可能。

3. 孕九月查查胎盘功能

自孕36周开始，应定期到医院做有关胎盘功能的检查，关注胎盘的健康状况。医生会根据你的综合情况来判定是否存在胎盘功能不全，或做进一步干预措施。下面列出了胎盘功能的检查方法：

(1)胎动计数

因为胎动和胎盘供血状态有密切联系，如果胎盘功能减退，胎儿可因慢性缺氧而减少活动。

如果胎儿在12小时内的活动次数少于10次，或逐日下降超过50%而不能恢复，或突然下降超过50%，就提示胎儿缺氧。孕妇应高度重视，及时采取左侧卧位，增加胎盘血流，并到医院进一步检查和治疗。

(2)化验检查

胎盘分泌绒毛膜促性腺激素、孕激素、胎盘生乳激素等，借助对胎盘分泌的这些激素的检查，可以看出其胎盘功能是否正常。

(3)胎心率监测

目前大都使用"非加压试验"(NST)，如果胎动时呈现胎心率加速变化，就属于正常反应，说明胎盘功能还不错，一周内将不会发生因胎儿、胎盘功能减退所致的胎儿死亡。

(4)B超检查

B超检查包括胎儿双顶径大小、胎盘功能分级、羊水量等。

4. 准妈妈要预防胎盘功能不全

◆怀孕期间要摄入足够的维生素、钙、铁、蛋白质等营养物质，注意合理饮食，平衡膳食。

◆孕期要劳逸结合，尤其在妊娠晚期，更要坚持适度散步，以促进全身血液循环。自己在家里可数胎动，对腹中宝宝的健康状态密切关注。

◆遵照医生的要求，定时做产前检查。尤其是患妊娠期高血压疾病、心脏病或肾病的孕妇，只有这样，才能及时发现胎盘功能异常，及时进行治疗。

5. 准妈妈要注意胎儿六大危险信号

准妈妈孕育宝宝的过程，既充满希望和快乐，又潜伏着危险。准妈妈需要注意胎儿传递的危险信号。

危险信号1：阴道出血。

阴道出血是流产的主要症状。如果准妈妈在妊娠尚未满28周时出现阴道流血，就表明有先兆流产的可能。此时准妈妈不必太过紧张，最简单的方法就是左侧卧位休息，放松精神。若情况没有改善，反而严重，则应及时就医。如经治疗，出血停止且腹痛消失，说明胎儿能保住，否则可发展为难免流产。

孕妇在孕晚期如果出现前置胎盘或胎盘早剥的现象，通常会突然出现阴道大量出血。此外，子宫颈长息肉或是癌症的发生，也会出现阴道流血现象，需要及时就医。到达医院后，医生先要检查胎儿的心跳是否仍然存在。如果心跳仍在，只是有所减弱，就可能需要立即将胎儿产下。

危险信号2：不明原因的腹痛。

在怀孕过程中，孕妇在某些阶段会感觉轻微的腹部闷痛，这种状况大都正常。但如果是突如其来的腹部疼痛，并且是痉挛性的，这就需要引起重视。在孕早期，剧烈的下腹疼痛并伴有阴道出血，可能是宫外孕或先兆流产的预警。如果是宫外孕，腹腔出血会导致一阵一阵如撕裂般的强烈疼痛，阴道有出血现象；若是先兆流产，孕妇的腹部会有明显的下坠感，腹部疼痛不是很剧烈，阴道有出血现象。一旦出现上述症状，孕妇需及时去医院就诊。

危险信号3：胎动减少。

胎动是胎儿生命征兆之一，孕妇经常掌握胎动情况，可以了解胎儿的安危，及时发现问题。

当胎盘功能发生障碍、脐带绕颈、孕妇用药不当或遇外界不良刺激时，有可能引起不正常的胎动。若在1小时以内胎动少于3次，或12小时胎动少于10次，则说明胎儿有宫内缺氧危险，应去医院检查，及时处理。

危险信号4：子宫增长过缓。

宫底达不到孕周应有的高度，这是胎儿宫内生长受限的信号。一般认为，胎儿宫内生长受限与遗传因素、胎盘与血管因素、母亲营养及母体妊娠合并症或妊娠并发症有关。正常情况下，孕妇的体重从孕13周起至足月，体重以平均每周增加350克的速度增长。

从孕13~28周起，孕妇体重的增加是以自身重量增加为主，孕28周后则以胎儿的体重增加为主。孕28周后，如产前检查发现孕妇的宫高低于该孕周宫高的第10百分位数，就有胎儿生长受限的可能。最后要由有经验的医师根据宫底高度测量和B超检查的结果来综合判断并确诊。如确诊为胎儿宫内生长受限，应遵照医生的建议进行合理的治疗。

危险信号5：临产提前。

怀孕中晚期，如果出现腹部胀痛、破水，或者阴道见红，子宫强烈收缩并引起下坠感，肚子明显变硬，这些是早产的迹象。早产儿因未成熟，出生后容易出现各种并发症，如呼吸窘迫、颅内出血、低血糖等，早产儿的死亡率远高于足月儿。据统计，除去致死性畸形，75%以上围产儿死亡与早产有关。早产儿即使存活，未来的身心发育也会受到一定影响。因此，准妈妈要定期进行产前检查，对可能引起早产的因素给予充分重视，尽量避免早产的发生。

危险信号6：预产期超过两周仍不分娩。

孕妇在接近预产期时应到医院进行产前检查，如果超过预产期仍未出现宫缩，就应到医院进行胎盘功能检查和胎儿状况的检查，这对于制订处理方案是很必要的。若超过预产期10天仍未分娩，则应住院引产。确诊为过期妊娠，且胎儿大、颅骨较硬、羊水较少，尤其是对于有其他妊娠并发症者，医生可能会建议用剖宫产的办法来终止妊娠。

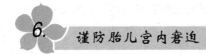

6. 谨防胎儿宫内窘迫

胎儿宫内窘迫又叫胎儿宫内窒息，是胎儿在子宫内因缺氧及酸中毒而发生的一组危及胎儿健康和生命的综合表现。

(1)导致胎儿宫内窘迫的原因

导致胎儿宫内窘迫的原因主要来自于孕母、胎盘、脐带、胎儿自身等几个方面，具体介绍如下：

◆孕母因素：能造成孕妇血液含氧量下降的因素都可以引起胎儿宫内窘迫，如严重的心脏病、肺病、肝病、肾病、妊娠期高血压疾病、妊娠期糖尿病、过期妊娠、前置胎盘、胎盘早剥、大出血或严重的贫血、各种原因引起的休克、各种原因导致的中毒（如药物或一氧化碳中毒）、精神过度紧张、子宫收缩过强、长时间仰卧造成的体位性低血压、胎膜早破、产程延长等。

◆胎盘和脐带因素：胎盘和脐带是胎儿和母亲进行氧和物质交换的唯一通道，如果这个通道出现问题，就会导致胎儿宫内窘迫，甚至胎死宫内。

胎盘因素是指导致胎盘功能减退的各种因素，如过期妊娠、胎盘炎症、胎盘过小、胎盘过薄，以及妊娠并发症造成的胎盘功能异常等。

脐带因素包括脐带过短、脐带打结、脐带扭转、脐带过长、脐带脱垂、单脐动脉等异常。

◆胎儿自身的原因：胎儿自身的原因包括胎儿患有严重的心血管疾病、胎儿畸形、母儿血型不合、胎儿宫内感染、胎儿颅内出血等。

(2)胎儿宫内窘迫的主要表现

◆胎心异常：正常的胎心率是120~160次/分钟，规律有力，宫缩和胎动后胎心有加快的表现。当发生胎儿宫内窘迫时，胎心率不在正常范围内，或快或慢，宫缩和胎动后胎心不加快甚至减慢。

◆羊水被胎粪污染：如果发生宫内缺氧，胎儿就会在子宫内排便和提前呼吸，排出的胎粪会把羊水污染成黄色或黄绿色；子宫内没有氧气，胎儿提前呼吸，就会将带有胎粪的羊水吸到肺里，出生后易患胎粪吸入性肺炎。

◆胎动异常：胎儿宫内缺氧，开始可表现为躁动，逐渐发展为胎动减少和消失。出现慢性胎儿宫内窘迫时，常表现为胎动异常。

◆辅助检查：通过胎心监护、胎儿生物物理评分、胎盘功能检查、羊水镜等可发现有异常表现。

(3)胎儿宫内窘迫的预防措施

胎儿宫内窘迫是严重威胁胎儿生命的并发症，一定要及早发现和及时处理。定期进行产前检查、及时发现可能造成胎儿宫内窘迫的各种母婴因素、加强孕妇自我监护、安全度过分娩期是避免胎儿宫内窘迫的有力措施。

7. 胎盘钙化表示胎儿有危险吗

临近预产期的孕妇，有时B超检查会报告胎盘钙化。胎盘钙化是由于妊娠晚期胎盘发生局灶性梗死引起的，梗死灶越多，出现的钙化点就越多，B超下表现的较强光斑点就越多。可根据胎盘钙化斑点的分布大小及胎盘小叶的分枝情况将胎盘成熟度分为三度，即Ⅰ度、Ⅱ度、Ⅲ度。B超诊断的钙化情况不一定与实际相符，确诊须通过产后检查胎盘钙化面积来断定。

胎盘钙化的不良后果是胎盘血流减少，胎盘功能减退。这是妊娠后期不可避免的现象。胎盘钙化并不一定会引起胎盘功能严重减退而危及胎儿。正常情况下，孕足月后，B超检查均会发现胎盘Ⅱ~Ⅲ度成熟，这是胎儿已近足月的间接标志。只有当Ⅲ度成熟并伴有羊水过少时才提示胎盘功能不良，胎儿有危险，这时须提前住院做计划分娩。

8. 如何监测胎儿成熟度

当孕妇因患某些疾病需要提前分娩，或对怀孕的确切时间搞不清楚的时候，为了避免娩出的胎儿没有发育成熟，就需要做胎儿成熟度的检查。

通过B超测量双顶径，双顶径＞8.5厘米，提示胎儿已成熟；通过胎盘的分度了解胎儿是否成熟；抽取羊水做生化监测，如羊水中的肌酐值、卵磷脂和鞘磷脂的比值、羊水中的胆红素值等，可以了解胎儿肺、肾、肝等各脏器的成熟情况。

9. 宝宝迟迟不降生危害多

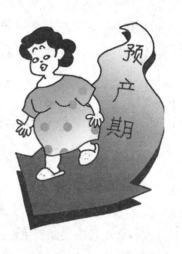

妊娠达到或超过42周（即超过预产期两周）称为过期妊娠，发生率为8%～10%。有人认为，胎儿在母体内多待一段时间，可以长得更大一些，更成熟一些，对胎儿更好，其实过期妊娠有许多危害。

由于妊娠过期，胎盘老化，出现退行性改变，使绒毛间隙血流量明显下降，形成梗塞，使血流量进一步减少，供应胎儿氧和营养物质减少，胎儿无法继续生长。过期妊娠的胎儿头骨变硬，胎头不易塑形，因此不易通过母体狭窄、曲折的产道。同时，过期妊娠的胎儿长得较大，羊水量较少。上述因素均易造成难产，分娩时易损伤母体产道软组织及造成胎儿锁骨骨折。过期妊娠的胎儿皮肤皱缩，呈黄绿色，头发指甲很长，外表像个"小老头"，哭声轻微，健康状况远较正常分娩儿差。

因此，妊娠超过42周时，产妇应及时看医生。医生会根据实际情况决定终止妊娠的方案，如引产或剖宫产等。严重时胎儿可因缺氧窒息而死亡，且羊水量过少对分娩不利。过期妊娠的胎儿在分娩时因胎儿过大，胎头过硬，会造成难产。

10. 孕晚期腹部为何发硬

孕晚期腹部发硬的现象通常称为希克收缩。这种子宫收缩的作用在于可为胎儿娩出后子宫能迅速收缩做准备。

希克收缩通常为无痛性的，极少数孕妇会有不适感。希克收缩开始于子宫顶部，一直向下延续，一般持续30秒，也有持续两分钟者。怀孕9个月时，随着妊娠接近尾声，希克收缩越来越多，有时甚至出现疼痛。

希克收缩的力量虽然不能娩出胎儿，但这种子宫收缩有助于促进子宫颈变短及扩张，在临产前为分娩助一臂之力。

在这种子宫收缩期间，为缓解不适，可试着躺下来并放松，或站起来四处走动，变换姿势会使宫缩停止。

希克收缩并不是真正的阵痛，孕妇不容易分辨希克收缩和引起早产的子宫收缩，应在就诊时向医生描述这种子宫收缩的情形。如果属于早产高危孕妇、子宫收缩过频(每小时达4次或更多)、子宫收缩伴阴道分泌物增多或下腹部疼痛，就应及时就诊。

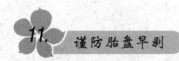

11. 谨防胎盘早剥

正常情况下，胎盘从子宫壁剥离的时间应该在胎儿娩出后，如果在怀孕20周以后，胎儿娩出之前胎盘发生部分或全部剥离，就称为胎盘早剥。

(1)胎盘早剥的诱发原因

◆孕妇患有使血管发生病变的疾病，如重症的妊娠期高血压疾病，糖尿病合并血管病变、慢性高血压、慢性肾炎合并妊娠等，这些病变都可以使胎盘血管发生痉挛、变细、变脆，发生胎盘小动脉破裂出血，造成胎盘血肿，继而发展为胎盘剥离。

◆孕妇如果遭受外伤，就有可能导致胎盘早剥。

◆如果脐带过短或脐带绕颈，在分娩的过程中偶尔也可能造成胎盘早剥。

◆孕晚期长时间仰卧会使子宫的血管压力升高，发生血管破裂后，可造成胎盘早剥。

(2)胎盘早剥的主要表现

◆胎盘早剥造成的出血，流出到阴道外的常常是小部分，甚至没有阴道外出血，剥离面的出血大部分流到子宫里或渗到子宫的肌肉里，这样就很容易造成对出血量估计不足，从而延误病情。

◆轻型胎盘早剥的剥离面不大，有可能完全没有症状，只在产后检查时发现胎盘有早剥面。

◆重型胎盘早剥的剥离面超过胎盘面积的1/3，且以隐性出血为主。患者主要表现为起病急骤，腹部剧痛，子宫如板状硬，胎心消失，病人可出现休克，尤其是大量血液渗入子宫壁所造成的子宫不收缩及弥漫性微血管病变，均可引起产后大出血和血液不凝固，甚至导致死亡。

(3)胎盘早剥的预防措施

胎盘早剥重在预防。应积极治疗孕期合并症和并发症，防止外伤和剧烈的运动，孕期性生活要轻柔，孕晚期应避免性生活。一有可疑症状要及时看医生，及早发现胎盘早剥的情况，发现得越早，治疗的效果就越好。

12. 孕晚期为何容易气喘

孕妇在孕晚期容易出现气喘，这是孕期正常的反应，并不属于病理情况，准妈妈不必担心。

造成准妈妈气喘的原因往往是由于孕妇子宫体积增大，往上顶压腹部膈肌，减少了胸廓的体积，造成孕妇时而呼吸短促，甚至有窒息感。一旦胎头下降进入骨盆，准妈妈气喘的感觉便会消失。

当准妈妈出现气喘时，如果较轻微，一般不必就诊，为了减轻气喘不适，可尽量减少体力消耗。若出现严重的呼吸困难，则应去医院就诊。

13. 准妈妈贫血纠正方法

在怀孕期间，孕妇要进行定期检查，如发现有引起铁吸收不良的疾病时，要及时治愈。

准妈妈贫血的 治 疗 方 法

(1) 用铁剂药物治疗

用铁剂药物治疗孕妇贫血时，可服用硫酸亚铁，每次0.3克，每日口服3次，同时口服维生素C 0.1克，应在饭后用白开水服药。

一般服药两周后血红蛋白就开始上升，轻度贫血者服药4~6周后即可恢复正常。

(2) 用食疗食补

孕妇可多吃一些含铁元素多的食物，如猪肝、猪腰、瘦肉、猪血、鸡血、鸡蛋、豆类、新鲜蔬菜等。

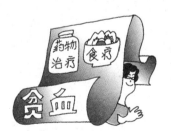

医师指点

孕妇发生贫血后要去看医生，认真治疗，不要掉以轻心，以免影响母子的健康与生命安全。

14. 肥胖的准妈妈容易发生难产

临床观察证实，如果孕妇在孕期体重增加过多，就容易造成难产，对胎儿健康也不利。

一般来讲，孕期体重增加15千克以上就可称为孕期肥胖。但这一标准也不是绝对的，应视孕妇自身情况而有所不同。如高个孕妇体重增加多些也属正常，而矮个孕妇体重增加不到15千克也可能属于孕期肥胖。

造成孕期肥胖的原因很多。有的孕妇认为胎儿的生长发育需要大量增加营养，于是就多吃多餐，以致能量摄入过多，形成肥胖。有的孕妇认为多吃水果可使婴儿皮肤白嫩，于是进食大量水果，甚至拿水果当主食吃，而多数水果含糖分较高，过多的糖类进入体内会转化成过多的脂肪，最终导致肥胖。也有的妇女怀孕后就不再上班工作，孕期的体力活动和锻炼大大减少，这也使得摄入的能量相对过多，而使孕妇形成肥胖。

肥胖会给孕妇带来许多不利。肥胖会使孕妇腹壁肌的收缩能力大为减弱而致产力不足，孕妇无力顺产，常需借助手术生产。其次，由于肥胖，盆腔脂肪组织堆积较多，使产道变得相对狭窄，而孕期肥胖又大多伴有胎儿较大，这就使胎儿难以通过相对狭窄的产道，因此容易造成难产，有时产科医生不得不采取胎头吸引术、产钳术、剖宫产术等手术方法来帮助产妇完成分娩，这就使胎儿难免受到损伤。

此外，孕期肥胖不仅容易发生难产，而且由于身体肥胖，致使体内的内分泌代谢平衡失调，易使孕妇并发妊娠期糖尿病、妊娠期高血压疾病等。这些并发症可直接影响孕妇、胎儿的健康，因此应引起孕妇的高度重视。

15. 矮小的准妈妈不一定就难产

不少身材矮小的妇女怀孕后总是担心自己会不会难产，其实这种担心是多余的。因为胎儿能否顺利娩出与骨盆的形态有关。一个人身材的高矮与骨盆的大小不一定成正比，有些身高超过1.70米的女性，有着男子型的骨盆，盆腔呈漏斗状，骨质厚，内径小而深，胎儿不易通过。而许多身高不足1.60米的女性，臀部宽，呈典型的女性骨盆，盆腔呈桶状，宽而浅，骨质薄，内径大，胎儿很容易通过。

此外，胎儿的大小与骨盆是否相称也是衡量能否顺产的因素。因此，身材矮小的孕妇大可不必忧心忡忡。骨盆的形态是否正常，通过骨盆外测量就可以得出。利用超声检查可以准确地测量出胎儿的大小。因此临产时，医生完全可以预测出你生产过程是顺产还是难产。即使真的难产，还可采取剖宫产手术。个子矮小的女士尽可放下心来，只管一心一意地孕育自己的宝宝好了。

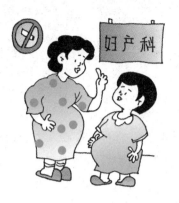

16. 脐带绕颈一定要剖宫产吗

由于羊水过多、脐带过长、胎动过于频繁、胎儿较小或胎位的反复变化等原因，经常会发生脐带缠绕胎儿的现象，如绕颈、绕四肢、绕胎儿身体等。最常见的是脐带绕颈，脐带绕颈一周的发生率可达20%。

脐带缠绕的后果是导致脐带过短。脐带过短的程度和脐带的长度、缠绕的周数、缠绕的松紧度等有直接关系。缠绕的周数越多、越紧，对胎儿的影响就越大。

据统计，由于胎儿的胖瘦不同，脐带绕颈一周浪费的长度为14~17厘米。根据从宫底到阴道口的距离推算，如果脐带长度超过32厘米，分娩就应该是安全的，脐带的平均长度是55厘米，绕颈一周减掉14~17厘米，还剩38~41厘米。由此可见，脐带绕颈一周通常对胎儿影响不大，不需要做剖宫产。

据统计，54.7%的头位脐带绕颈自然分娩（即阴道分娩）时并没有发生胎儿宫内窒息和新生儿窒息。因此，即使存在脐带绕颈，也应首先选择阴道分娩，不要因过分担心而采取不必要的剖宫产手术。

只要脐带没有缠绕得过紧，孕期对胎儿的影响一般不大，生产时由于胎儿下降的原因，缠绕的脐带会被拉紧，就有发生胎儿宫内窘迫的可能，此时胎心监护也会出现异常的图形。当出现这些异常表现时，应及时采取相应的措施，保证胎儿的安全。

除胎心监护发现胎心减速外，当B超提示有脐带缠绕时，孕妇一定要注意观察胎动。尤其在孕晚期和临产前，当脐带缠绕过紧或胎儿出现宫内缺氧时，一般都会表现为胎动减少。因此当出现胎动减少时，一定要及时到医院做检查，以免发生意外。

17. 安全度过高危妊娠期

一般来说，妇女能够安全度过怀孕过程，但妊娠期存在一定的危险性，母子的健康甚至生命会受到威胁，出现的危险情况称为高危因素，这种妊娠过程称为高危妊娠。女性担负着人类繁衍后代的神圣使命，在完成这一使命的过程中，始终伴随着和各种妊娠并发症的斗争，母亲真可谓任重道远、劳苦功高的人。

高危妊娠对孕妇和胎儿都不利，及早诊断出高危妊娠的妇女，是孕妇保健的重要措施。初次产前检查时，医生根据孕妇的病史、全身及妇科检查、实验室检查结果，评定孕妇是否属于高危妊娠。以后在20周、30周、分娩开始后各评1次，共4次。

有10%~20%的孕妇属于高危妊娠，60%的剖宫产发生于高危孕妇中。在高危孕产妇中，早产和低体重儿发生率、新生儿呼吸抑制和呼吸困难综合征均比正常孕产妇高两倍。这说明高危孕产妇的划分有利于集中精力对高危孕产妇加强管理，重点医疗和护理，降低产妇并发症、死亡率和围产期发病率、死亡率。

18. 小心应对高危妊娠

高危妊娠对孕妇及胎儿的危害是很大的。对于医生和孕妇来说，更重要的是采取措施，将对孕妇及胎儿的危害减少到最低程度，以确保母子的健康和安全。

高危妊娠的 注 意 事 项

(1)增加营养

孕妇的健康及营养状态对胎儿的生长发育极为重要。凡营养不良、显著贫血的孕妇所分娩的新生儿，其出生体重均较正常者为轻，故应给予孕妇足够的营养，并积极纠正贫血。对伴有胎盘功能减退、胎儿宫内生长迟缓的孕妇，应给予高蛋白、高能量的饮食，并补充足量维生素和铁钙等。

(2)卧床休息

卧床休息可改善子宫胎盘血循环，减少水肿和妊娠对心血管系统造成的负担。

(3)改善胎儿的氧供应

给胎盘功能减退的孕妇定时吸氧，每日3次，每次30分钟。

孕九月心理健康

1. 多与其他准妈妈交流经验

准妈妈应多与其他准妈妈或有经验的妇女交流，她们会给你很好、实用的建议。特别是在心理压力较大，自己难以克服的情况下，更要与别人多交流，多学一些相关的孕产知识，以便加强自信，摆脱烦恼，从而保证稳定的情绪，促进心理健康。

2. 准妈妈情绪不良易导致孩子多动症

孕妇在妊娠期间的心理状态，对胎儿的身心发育具有很大影响。如果孕妇在妊娠期间受到不良心理的困扰，往往就会造成妊娠和分娩合并症，严重者会造成高危妊娠。

有严重焦虑心理的孕妇经常伴有恶性妊娠呕吐，还会导致早产、流产、产程延长或难产。专家们发现，孕妇在妊娠期间如果存在过度紧张心理或焦虑心理，胎儿出生后往往表现为多动，容易激动，好哭闹，长大以后又会表现为情绪不稳定、易焦躁、易被激怒等。

对多动症儿童调查后发现，这些儿童在胎儿期，其母亲大多都曾有过较大的情绪波动和心理困扰过程。有报道，一位妇女在怀孕期间，遭受丈夫车祸身亡的打击，以致精神完全崩溃，陷入无尽的痛苦和焦虑之中。妊娠晚期她患了严重的高血压，生产时又难产，她闯过了一关又一关，总算母子平安，可是她的孩子却患有多动症，智商较低。这正是因为她在孕期过度悲伤焦虑造成的。

准妈妈良好的情绪是胎儿健康发育的前提，为此，准妈妈要积极调理好自己的情绪，使自己的精神处于最佳状态。

孕九月胎教知识

1. 训练宝宝的听力

胚胎学研究证明，胚胎从第8周开始神经系统初步形成，听神经开始发育。当胎儿发育进入5~7个月时听力完全形成，能分辨出各种声音，并在母体内做出相应的反应。胎儿通过辨别不同的声响，表示出对自己母亲的声音特别敏感。

研究者在怀孕最后5~6周时让孕妇给胎儿朗读一篇故事，历时5个多小时，当胎儿一出生后进行吸吮试验，先准备两篇韵律完全不同的儿童读物，一篇是孕妇曾经给胎儿朗读的故事，另一篇是婴儿在母亲体内没听到过的故事。婴儿通过不同的吸吮方法才能听到这两篇不同的儿童读物。结果发生了让人非常惊喜的事情，这些婴儿完全选择了他们出生前学过的故事。

当准爸爸通过话筒直接与胎儿讲话和唱歌时，研究发现，如果胎儿喜欢听某种声音，就会表现得安静，而且胎头会逐渐移向妈妈腹壁；如果听到不喜欢听的声音，胎头就会马上扭开，并且用脚踢妈妈的腹壁，表示不高兴。

以上这些事实说明了胎儿在未出生前已经具备了听力。此外科学家们还发现，如果胎儿在母体内患有先天性耳聋，通过听力训练可以做出初步的诊断，当胎儿一出生就可以采取相应的措施。

2. 胎儿期的记忆对宝宝一生影响巨大

一位著名的催眠医学专家在治疗患者的过程中，发现了胎儿期的潜在记忆对人的一生将产生巨大的影响。

有位患者在遭受剧烈不安时，全身常出现暂时性发热感觉。为查明原因，催眠医学专家将患者引入睡眠状态，于是这位患者回想起胎儿7个月以前的情况时，语调平缓，神情自若。当开始讲述其后的情况时，突然嘴角僵硬，浑身颤抖，身体发高烧，露出惊惧的神色。显而易见，这位患者回忆起了导致他出现这一症状的胎儿时期的体验。然而，其原因何在呢？医生走访了这位患者的母亲。据患者的母亲说，当她妊娠7个月后曾洗过热水浴，试图堕胎。

在出生前数月内，胎儿的行为渐趋复杂、成熟。这是因为迅速增多的记忆储存促进了自我的形成，并开始引导胎儿行为的发展。

在某一个阶段内，人的对立情绪皆起源于记忆，不管这一记忆是有意识的，还是无意识的。譬如说，在这名患者的记忆中并未储存不安的发生源，但从其发生源中产生的恐怖却并未因此而销声匿迹。因为二十年来，胎儿期的深刻记忆一直潜在地支配着患者的行为。

每个人都有自己所忘却的记忆，而且胎儿期的记忆，也会对人的一生产生着巨大的影响。准妈妈要用自己的爱心带给宝宝美好的初始记忆。

3. 准妈妈的人际关系会影响胎儿

经调查发现，妊娠过程中孕妇的人际关系会对胎儿产生影响，其中夫妻吵架、邻里不和所导致的不良心境对胎儿影响最大。特别是孕妇发怒时，大声哭叫能引起胎儿不安和恐惧。另外，孕妇发怒时体内分泌大量去甲肾上腺素，使血压上升，胎盘血管收缩，会引起胎儿一次性缺氧，从而影响宝宝身心健康。因此，孕妇应注意保持良好的情绪状态和人际关系，使胎儿得以健康发展。

4. 母亲的情感可以向宝宝传递

母亲与胎儿之间，不但有血脉相连的关系，而且具有心灵情感相通的关系。母亲的情感，诸如怜爱胎儿、喜欢胎儿，以及恐惧、不安等信息，也将通过有关途径传递给胎儿，进而对胎儿产生潜移默化的影响。

比如说，当母亲心情愉快舒畅地在绿树成荫的小路上散步时，这种信息便很快地传递给胎儿，使胎儿体验到母亲恬静的心情，从而随之安静下来。而当母亲愤怒时，胎儿则迅速捕捉到来自母亲的情感信息，变得躁动不安。据报道，一些毫无医学原因的自然流产正是由于母亲的极度恐惧不安造成的。

据国外医学报道，有一个出生不久的婴儿始终拒绝吃母奶，却迫不及待地大口吸吮牛奶或其他乳母的乳汁。这种有悖于常情的举动，不禁使人愕然。经过调查分析，发现这位母亲在怀孕时不想要这个孩子，只是由于其他原因才勉强生了下来。可见，这个婴儿在胎儿时期已感觉到母亲不希望生下自己的想法，因而在出生后仍对母亲"存在戒心"。

充分的事实证明，凡是生活幸福美满的母亲所生的孩子大都聪明伶俐，性格外向；而生活不幸福的母亲所生的孩子易出现反应迟钝、自卑怯懦等心理缺陷。

5. 母亲的爱能让宝宝发育得更好

婴儿对于爱的感受力是非常敏锐的，准妈妈千万不要以为腹中的小生命懵懂无知，如果母亲或其他亲人不喜欢这个婴儿，婴儿生下不久就会感觉出家人的失望和自己的不受欢迎。只靠充分的营养和完善的护理是远远不够的。没有爱的滋润，孩子的生长发育会显得迟滞而缓慢。

腹中的宝宝同样需要母爱，就如同植物需要阳光一样，被母亲的爱保护着的孩子是幸福而安定的。缺乏爱滋润的孩子，在他们幼小的心灵里将充满着疑惧不安和焦虑。

6. 从孕期开始培养宝宝良好的习惯

一个人的习惯是什么时候养成的呢?有人说是儿童时期养成的,也有的人说是出生后开始逐渐养成的。其实孩子的生活习惯在母亲腹内就受到母亲本身习惯影响,而潜移默化地继承下来。

实验结果证明，新生儿的睡眠类型是由母亲怀孕后几个月内的睡眠类型所决定的。一般将孕妇的睡眠类型分为早起型和晚睡型两种，通过对孕妇进行追踪调查，结果发现，早起型的母亲所生的孩子天生就有同妈妈一样的早起习惯，而晚睡型母亲所生的孩子也同其妈妈一样喜欢晚睡。

宝宝在出生前的几个月内，就可能和母亲在某些方面就有着共同的节律了。母亲的习惯将直接影响到胎儿的习惯。如果有些母亲本身生活无规律、习惯不良，那么从您怀孕起，就要养成一个良好的习惯，这样才能培养出具有良好习惯的孩子。

孕妈咪在第十个月(37~40周)

 1. **小宝宝的发育状况**

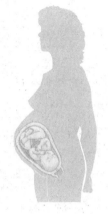

胎儿身长50~51厘米，体重2900~3400克。皮下脂肪继续增厚，体形圆润。皮肤没有皱纹，呈淡红色。骨骼结实，头盖骨变硬，指甲越过指尖继续生长，头发长2~3厘米，内脏、肌肉、神经非常发达，已具备生活在母体外的条件。胎儿身长约为头的4倍，正常情况下头部嵌于母体骨盆之内，活动比较受限。

 2. **准妈妈身体的变化**

子宫底高30~35厘米。胎儿位置有所降低，腹部凸出部分有稍减的感觉，胃和心脏的压迫感减轻，膀胱和直肠的压迫感却大为增强，尿频、便秘更加严重，下肢也有难以行动的感觉。身体为生产所做的准备已经成熟，子宫颈和阴道趋于软化，容易伸缩，分泌物增加。子宫收缩频繁，开始出现生产征兆。

 3. **怀孕十月的注意事项**

因随时有可能破水、阵痛而生产，应该避免独自外出或出远门，最好留在家中。适当的运动不可缺少，但不可过度，以免消耗太多的精力而妨碍生产，营养、睡眠和休养也必须充足。保持身体清洁，内衣裤应时常更换。若发生破水或出血等生产征兆，就不能再行洗浴，所以在此之前最好每天勤于淋浴。

终于接近生产的时刻，孕妇的心情一定既紧张又喜悦。为防止胎儿发生异常情况，必须每周进行一次定检。检查准备事项是否还有遗漏之处，譬如与家人的联络方法、前往医院的交通工具等是否安排就绪，以便随时到医院生产。此外，还需了解生产开始的各种症候以及住院、分娩和产褥期的相关知识。生产时间在预产期的前后两周内均为正常现象，所以如果预产期已过，仍无生产迹象，也不用紧张，只要遵从医生指示即可。

孕十月健康饮食

1. 怀孕十个月的饮食

怀孕十个月，准妈妈已经进入冲刺阶段，胃部不适感会有所减轻，食欲会有所增加，但往往会对分娩过程产生恐惧心理，心情紧张而忽略饮食，这时，准爸爸应帮助准妈妈调节情绪，做一些准妈妈爱吃的食物，以减轻心理压力，正常地摄取营养。

孕十月，准妈妈应限制脂肪和碳水化合物等热量的摄入，以免胎儿过大，影响顺利分娩。为了储备分娩时消耗的能量，准妈妈应多吃富含蛋白质、糖类等能量较高的食品。在孕十月，由于胎儿的生长发育已经基本成熟，如果准妈妈还在服用钙剂和鱼肝油的话，就应停止服用，以免加重代谢负担。

2. 产前吃巧克力好

产妇在临产前要多补充些热量，以保证有足够的力量，屏气用力，顺利分娩。很多营养学家和医生都推崇巧克力，认为它可以充当"助产大力士"，并将它誉为"分娩佳食"。

产前吃巧克力的 益 处

◆由于巧克力营养丰富，含有大量的优质碳水化合物，而且能够在很短时间内被人体消化吸收和利用，产生出大量的热能，供人体消耗。

◆由于巧克力体积小，发热多，而且香甜可口，吃起来也很方便。产妇只要在临产前吃一两块巧克力，就能在分娩过程中产生热量。

因此，让产妇在临产前吃些巧克力，对分娩十分有益。

3. **准妈妈临产时要重视食物补充**

　　生产相当于一次重体力劳动,产妇必须有足够的能量供给,才能有良好的子宫收缩力,宫颈口开全后,才能将孩子娩出。如果产妇在产前不好好进食、饮水,就容易造成脱水,引起全身循环血容量不足,供给胎盘的血量也会减少,容易使胎儿在宫内缺氧。

　　产妇在分娩过程中,要消耗极大的体力,而且时间较长,一般产妇整个分娩过程要经历 12～18 小时,分娩时子宫每分钟要收缩 3～5 次,这一过程消耗的能量相当于走完 200 多级楼梯或跑完 1 万米所需要的能量,可见分娩过程中体力消耗之大。这些消耗的能量必须在分娩过程中适时给予补充,才能适应产妇顺利分娩的需要。这些能量消耗光靠产妇原来体内贮备的能量是不够的,如果不在分娩中及时补充,产妇的产力就容易不足,分娩就有困难,甚至延长产程或出现难产。

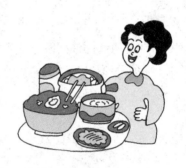

准妈妈两个产程的 饮 食

(1)第一产程的饮食

　　第一产程中,由于不需要产妇用力,因此产妇可以尽可能多吃些东西,以备在第二产程时有力气分娩。所吃的食物应以碳水化合物性的食物为主,因为它们在体内的供能速度快,在胃中停留时间比蛋白质和脂肪短,不会在宫缩紧张时引起产妇的不适或恶心、呕吐。食物应稀软、清淡、易消化,如蛋糕、挂面、糖粥等。

(2)第二产程的饮食

　　第二产程中,多数产妇不愿进食,可适当喝点果汁或菜汤,以补充因出汗而丧失的水分。由于第二产程产妇需不断用力,应进食高能量、易消化的食物,如牛奶、糖粥、巧克力等。如果实在无法进食,也可通过输入葡萄糖、维生素来补充能量。

孕十月居家健康

1. 分娩前的物质准备

怀孕第十个月时，分娩时所需要的物品都要陆续准备好，要把这些物品归纳在一起，放在家属都知道的地方。

分娩前需要准备的 物 品

(1)产妇的证件

产妇的证件包括医疗证（包括孕妇联系卡）、挂号证、劳保或公费医疗证等。

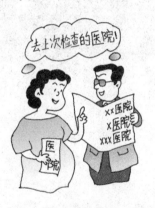

去上次检查的医院！

(2)婴儿的用品

婴儿内衣、外套、包布、尿布、小毛巾、围嘴、垫被、小被头、婴儿香皂、肛表、扑粉等均应准备齐全。

(3)产妇入院时的用品

产妇入院时的用品包括面盆、脚盆、牙膏、牙刷、大小毛巾、月经带、卫生纸、内衣、内裤等。

(4)点心和饮料

分娩时需吃的点心、饮料也应准备好。

2. 分娩前的思想准备

分娩临近，孕妇及家属应及早做好分娩的思想准备，愉快地迎接宝宝的诞生。丈夫应该给孕妇充分的关怀和爱护，周围的亲戚、朋友及医务人员也必须给予产妇支持和帮助。实践证明，思想准备越充分的产妇，难产的发生率越低。

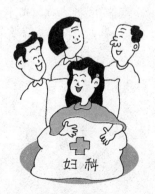

妇科

3. 分娩前的身体准备

预产前两周随时有发生分娩的可能。分娩前两周，孕妇每天都会感到几次不规则的子宫收缩，经过卧床休息，宫缩就会很快消失。这段时间，孕妇需要保持正常的生活和睡眠，吃些营养丰富、容易消化的食物，如牛奶、鸡蛋等，为分娩准备充足的体力。

4. 分娩前妈妈的准备

准妈妈要将坐月子所穿用的内衣、外衣准备好，洗净后放置在一起。

准妈妈的内衣要选择纯棉制品，因纯棉制品在吸汗方面较化纤制品优越，穿着比较舒服。上衣要选择易解、易脱的样式，这样就比较适宜产期哺乳和室内活动的特点。衬衣要选择能够保护身体、方便哺乳的样式。

准妈妈的裤子可选购比较厚实的针织棉纺制品，如运动裤，既保暖，又比较宽大，穿着舒适，同时还很容易穿脱。坐月子洗澡不便，多准备几套内衣，以便换洗。准备专用的洗脸毛巾、洗澡毛巾和10包左右的卫生垫（纸）。

宝宝的衣服保暖性要好，对皮肤没有刺激，质地要柔软，吸水性强，颜色要浅淡，最好选择纯棉制品。宝宝的衣服要适当宽大，便于穿脱，衣服上不宜钉纽扣，以免损伤皮肤。宝宝的各种衣裤都要准备2~3套，便于更换。

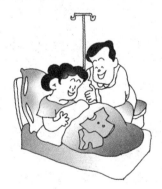

临产前要保证会阴清洁，每天应洗一次澡，至少要清洗一次会阴。

5. 分娩前爸爸的准备

(1)清扫布置房间

产前应将房子清扫布置好，要保证房间采光和通风情况良好，让妻子愉快度过产褥期，让母子生活在清洁、安全、舒适的环境里。

(2)拆洗被褥和衣服

在孕晚期，妻子行动已经不方便了，丈夫应主动地将家中的衣物、被褥、床单、枕巾、枕头拆洗干净，并在阳光下暴晒消毒，以便备用。还要购置洗涤用品，如肥皂、洗衣粉、洗洁精、去污粉等。

(3)购置食品

购置挂面或龙须面、小米、大米、红枣、面粉、红糖，这是产妇必需的食品。还要准备鲜鸡蛋、食用油、虾皮、黄花菜、木耳、花生米、芝麻、黑米、海带、核桃等食品。

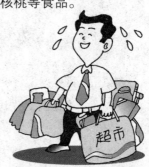

爱 心 提 示

在妻子临产的前一个月，丈夫就要开始忙碌了，做好妻子产前的各项准备，迎接小宝宝的诞生。

6. 分娩前准妈妈贴心提示

◆自我监测胎动是准妈妈分娩前的主要任务，因为胎动是评判胎儿是否宫内缺氧的最敏感指标。

◆避免远足或外出旅行，因为随时都会分娩启动，在陌生的环境容易造成措手不及，尤其是发生胎膜早破、阴道流血等特殊情况。

◆准备好产妇的生活洗漱用品、宝宝的必需用品、住院押金等，以便在任何时候能尽快赶到医院。

◆尚未临产的孕妇，无任何异常的情况下，要求提前住院，易给自己带来心理恐慌，增加难产因素。

◆发生胎膜早破(在家)时，没有采取平卧位来医院，易发生脐带脱垂，尤其是胎位不正者。

◆有妊娠合并症或并发症但产前未经治疗的孕妇，直到临产才找家医院分娩，对母子都极不安全，孕产妇死亡往往发生在初诊孕妇身上。

准妈妈分娩前的 注意事项

(1)睡眠休息

分娩时产妇体力消耗较大，因此分娩前必须保证充分的睡眠时间，午睡对分娩也比较有利。

(2)合理安排生活

接近预产期的孕妇尽量不外出旅行，也不要整天卧床休息，做一些力所能及的轻微运动是有好处的。

(3)禁止性生活

临产前应绝对禁止性生活，免得引起胎膜早破和产时感染。

(4)产前要洗澡

准妈妈应注意保持身体的清洁，由于产后不能马上洗澡，因此，住院之前应洗澡，以保持身体的清洁。

若到公共浴室洗澡，必须有人陪伴，以防止湿热的蒸汽引起孕妇的昏厥。

(5)家属照顾

妻子临产期间，丈夫尽量不要外出，夜间要在妻子身边陪护。

7. 待产中的突发情况

(1)胎儿窘迫

若胎儿心跳频率下降，可能是胎儿脐带受到压迫，胎头下降受到骨盆压迫。此时，医生会先给产妇吸氧、打点滴。如果胎心音仍未恢复正常，就必须立即行剖宫产。

(2)胎头骨盆不对称

如果胎头太大或产妇骨盆腔过于狭窄，子宫颈无法开全，或胎头不再下降，医生就会采用剖宫产。

(3)胎盘早期剥离

在待产中，如果产妇的阵痛转变为持续性的腹痛，且阴道出血有所增加，就表明可能是胎盘早期剥离。如

果确诊为胎盘早期剥离，医生就应紧急为产妇实施剖宫产。

(4)麻醉意外

对于采用无痛分娩或剖宫产分娩的产妇来说，在使用一定剂量麻醉剂时，有可能会出现过敏或麻醉意外。一旦发生这种情况，需及时处理，以免发生危险。

(5)脐带脱垂

脐带脱垂多发生在早期破水、胎头尚在高位及胎位不正时。脱垂的脐带受到胎头压迫，中断胎儿血液养分供应，危及胎儿生命。若出现这种状况，应立即实行剖宫产。

8. **准父母应当了解的数字**

◆最佳受孕时间是 7～8 月。

◆容易受孕时间是下次月经前 14 天或两次月经中间的 4～5 天内。

◆产前检查的时间：一般怀孕后 1 月，开始产前检查；怀孕 28 周前，每四周检查 1 次；怀孕 28 周以后，每两周检查 1 次；36 周后，每周检查 1 次或遵医嘱。

◆孕妇洗澡的适宜温度：38℃左右。

◆孕妇每周增加的体重：正常值应小于 0.15 千克。

◆孕妇体重增加总值：增重量以 10～15 千克为宜。

◆自然流产容易发生的时间：怀孕后 7 个月以内，一般在 3 个月以内。

◆人工流产的适宜时间：停经后 2 个月内。

◆中期引产的适宜时间：妊娠 16～24 周内。

◆产妇可以下床活动的时间：顺产后 24 小时。

◆产妇可以做轻微活动的时间：产后 2 周。

◆产妇可以做一段家务的时间：产后 5～6 周。

◆产妇身体完全恢复正常的时间：产后 6～8 周。

◆产后可以恢复性生活的时间：产后 6～8 周。

◆新生婴儿出生后的正常体重：2.5～3.5 千克。超过 4 千克为巨大儿，低于 2.5 千克为低体重儿。

◆婴儿头三个月体重增加值：平均 500～900 克／月。

医师指点

　　每一对准备做父母的年轻夫妇，为了生育一个健康聪明的孩子，都应当了解有关孕前准备、孕产期保健和新生婴儿哺育的知识，应了解以上科学数字。

9. 宝宝臀位要积极转向

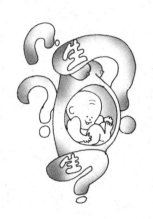

预产期到了,可宝宝明明就要出来了,还把小屁股朝着下面坐得稳稳的,称为"臀位宝宝",该怎么生呢?

宝宝臀位并不表示你一定非剖宫产不可。医生会权衡剖宫产和自然产的风险,然后根据具体情况给予最好的建议。

首先应让宝宝在母体内转向。半数左右的宝宝一开始,也就是在怀孕早期都是臀部朝下的。到了孕26～28周,才变成头朝下。如果宝宝到了孕28周还没转向,很可能就会一直保持臀位。如果你的宝宝到了孕28周还没有自行转向,医生会教你采取胸膝卧位纠正,或进行外部胎位倒转术,也就是在你的腹部推挪,帮宝宝转为头向下的姿势。外部胎位倒转术有60％～70％的成功率。有些宝宝还会再转回来,所以需要再实施一次倒转术。

如果宝宝足部先露或膝先露,体重超过3500克,或是早产儿,医生可能就会选择以手术方式生产。

10. 孕妇临盆入院不宜过早或过晚

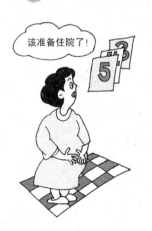

该准备住院了!

正常的孕妇在接近预产期时应及时入院。入院太早,时间过长不生孩子,就会精神紧张,也容易疲劳,往往引起滞产;入院太晚,又容易产生意外,危及大人和小孩生命。

对于患有妊娠并发症的孕妇,医生会根据具体病情决定其入院时间,孕妇及其亲属应积极配合,不可自作主张,以防发生意外。

准妈妈需要入院的 征 兆

(1)临近预产期

如果平时月经正常的话，基本上是预产期前后分娩。所以，临近预产期时就要准备入院。

(2)子宫收缩增强

当宫缩间歇逐渐缩短，并持续时间逐渐增长，且强度不断增加时，应赶紧入院。

(3)尿频

孕妇本来小便间隔时间就短，在临产前会突然感觉到离不开厕所，这说明小儿头部已经入盆，即将临产，应立即入院。

(4)见红

分娩前24小时内，50%的妇女常排出黏液血性分泌物，称"见红"，这是分娩即将开始的可靠征兆，应立即入院。

准妈妈需及早入院的 情 况

🔵 高危孕妇应早些入院，以便医生检查和采取措施。

🔵 妊娠合并内科疾病，如心脏病、肝、肾疾患等。

🔵 曾有不良生育史，如流产3次以上、早产、死胎、死产、新生儿死亡或畸形儿史等。

🔵 本次妊娠出现某些异常现象，如妊娠期高血压疾病、羊水过多、羊水过少、前置胎盘、胎位不正等。

🔵 存在高龄产妇、身材矮小、骨盆狭窄等特殊情况。

🔵 经检查确定骨盆及软产道有明显异常者，不能经阴道分娩，应适时入院，进行剖宫产。若孕妇患有中、重度妊娠期高血压

疾病，或突然出现头痛、眼花、恶心、呕吐、胸闷或抽搐，应立即住院，以控制病情的恶化，待病情稳定后适时分娩。

🔵 如果胎位为臀位、横位等，或属于多胎妊娠，就需做好剖宫产准备。

🔵 有急产史的经产妇应提前入院，以防再次出现急产。

🔵 前置胎盘或过期妊娠者应提前入院待产，加强监护。

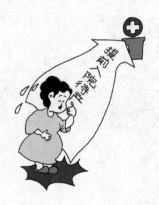

孕十月运动健身

1. 提肛运动有助分娩

盆底肌肉支撑着直肠、阴道、尿道，通过提肛运动可以增强盆底肌肉的强度，增加会阴的弹性，可以让准妈妈更容易分娩，避免分娩时会阴部肌肉被撕伤，还能有助于准妈妈避免孕中后期出现的尿失禁现象。将手指洗干净，伸入到阴道内，如果感觉到了手指周围肌肉的压力，那就是盆底肌群。

提肛运动的方法：以中断排尿的方法用力收缩肛门，收缩盆底肌群 10～15 秒，放松 5 秒钟；重复做 10～20 次，一天做 3 次。准妈妈在站立、坐或躺下时都可以做这项运动。

2. 接近预产期应控制运动强度

接近预产期的准妈妈体重增加，身体负担很重，时刻准备着分娩的到来，这段时间可以经常散散步，或者进行一些适合于自然分娩的辅助体操。

这时候准妈妈运动一定要注意安全，本着对分娩有利的原则，千万不能过于疲劳。在运动时，控制运动强度很重要，脉搏不要超过 140 次/分，体温不要超过 38℃，时间以 30～40 分钟为宜。不要久站久坐或长时间走路。

孕十月心理健康

1. 准妈妈应注重分娩心理保健

虽然分娩是一个自然生理过程，可它对人类却往往是一件重大的应激事件，尤其是初产妇，非常容易出现复杂的心理变化，对分娩产生不良的影响。目前，心身医学正在日益受到广泛重视，不但要重视生理因素对分娩的影响，还应关注社会及心理因素对分娩过程的影响，这样有助于提高自然分娩的安全性。

2. 了解分娩的应激反应

分娩应激反应，是产妇对内外环境中各种因素作用于身体时，所产生的非特异性反应，从妊娠期间就开始了以下心理应激反应：

准妈妈分娩时的 应 激 反 应

◆对怀孕后身体的生理变化不适应，尤其是妊娠早期。胎儿作为一种新事物刚刚被接受，加上妊娠反应引起的呕吐不适等，孕妇对怀孕及分娩有不同程度的恐惧心理。

◆过于关注怀孕过程，如经常担心妊娠不顺利，担心胎儿发育不正常。研究表明，对怀孕表现出消极态度，对胎儿状况太担心的孕妇，在孕期容易发生并发症，分娩时也常常更危险。

◆担心分娩不顺利，害怕手术，害怕分娩时的宫缩痛。

◆害怕陌生的分娩环境，害怕听到周围产妇痛苦的呻吟，害怕医务人员冷漠的面孔或语言刺激。

◆为胎儿性别烦恼，担心分娩后遗症，担心胎儿不能存活，担心产后无人照顾及经济费用等。

3. 了解分娩时的生理和心理反应特点

准妈妈分娩时生理反应的 **特 点 表 现**

◆血压升高、心率加快、呼吸增加、血糖升高、肌肉紧张等。

◆内分泌系统发生变化，尤其是垂体－肾上腺皮质系统，使得肾上腺素分泌增加，导致子宫收缩乏力，影响产程的顺利进展。

准妈妈分娩时心理反应的 **特 点 表 现**

◆焦虑、恐惧、抑郁是心理应激最常见的反应。适当的焦虑，可提高个体适应环境的能力，而准妈妈过度焦虑则不利于适应环境，易导致子宫收缩乏力，是增加助产率和产后出血的一个可能因素。

◆不良的情绪反应可使痛域下降，加重疼痛。紧张－疼痛综合征可使产程延长，同时减少子宫血流，使胎儿缺氧。

◆处在应激状态的产妇心理承受能力下降，自我评价下降，缺乏自信。

◆由应激引起的强烈情绪反应，会使产妇分娩的自控力降低或丧失。

4. 学习减轻分娩疼痛的心理疗法

(1)增强分娩信心

增强分娩的信心，保持良好的情绪，可提高对疼痛的耐受性。

(2)想象与暗示

想象宫缩时宫口在慢慢开放，阴道在扩张，胎儿渐渐下降，同时自我暗示："生产很顺利，很快就可以见到我的宝宝了。"

(3)有助于放松的方法

有助于放松的方法有肌肉松弛训练、深呼吸、温水浴、按摩、改变体位等。

(4)分散注意力

看看最喜欢的照片或图片，或读书、看电视、听音乐、交谈等。

(5)呻吟与呼气

借助呻吟和呼气等方法减轻疼痛。

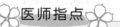 医师指点

　　焦虑、恐惧等不良情绪反应可使加重疼痛，疼痛又加重焦虑、恐惧等情绪，形成恶性循环。产妇应正确对待产痛，学会减轻产痛的方法。

5. 让准妈妈获得社会和家庭的支持

◆产前要对包括丈夫、公婆及父母等家庭成员进行有关心理卫生宣教，使其处理好与孕妇的关系。

◆对生男生女均持正确的态度，让孕妇有一个充满温馨和谐的家庭环境，感到舒适安慰，减轻心理负担，全身心投入到分娩准备中去。

◆家人应多关心、鼓励孕妇，并督促她们定期检查。

◆熟悉分娩环境及工作人员，可通过各种途径，如播放录像、参观、咨询和交流，设法使孕妇熟悉医院。熟悉分娩环境和医护人员，减少入院分娩的紧张情绪。

6. 产妇临产时应克服恐惧

有的孕妇，尤其初产孕妇对临产非常恐惧，害怕痛苦和出现意外，其实这是不必要的。

怀孕、分娩都是生理功能的一种自然现象，是一种平常而又正常的事，符合女性的生理特点，所以产妇不必惊慌、恐惧，顺其自然，又有接生医生的帮助，自会顺利分娩。相反，如果临产时精神紧张，忧心忡忡，将会影响产力，从而导致产程延长，造成分娩困难，带来多余的麻烦和痛苦。

7. 产妇待产时不宜精神紧张

临产妇的情绪对能否顺利分娩起着相当重要的作用，所以医务人员要特别重视产妇的心理保健。这个工作需要医务人员去做，讲解分娩的知识和安全问题，同时，还需要家属的积极配合，尤其是孕妇的丈夫，应该给予即将分娩的妻子无微不至的关心和照顾，针对妻子思想上存在的一些不必要的顾虑，要耐心地解释，特别是在妻子分娩期间，尽量不要外出，要守在妻子身边，做好妻子的心理安慰工作。

作为产妇母亲和婆婆，应该采取"现身说法"的方法给临产妇解除精神负担。特别是对生男生女亲人都不要表态，应该说，男孩女孩都是家里的好宝宝。

家里的亲人通过做细致的工作，可给产妇创造一个安静、轻松的临产环境。那种为生男生女向产妇施加精神压力的做法，不仅无济于事，而且会给本来思想负担就很重的产妇火上浇油，使其精神更加紧张，容易出现各种意外。

孕十月胎教知识

1. 孕十月胎教方案

在各种胎教活动正常进行的同时，孕妇应适当了解一些分娩知识，消除害怕心理，保持企盼、愉快的心态。要养精蓄锐，避免劳累，为分娩作准备。

2. 剖宫产的小孩聪明吗

许多人认为,剖宫产的小孩比阴道分娩所生的孩子更聪明。理由是剖宫产的小孩不受挤压，不会有脑部缺血、损伤等情况的发生。

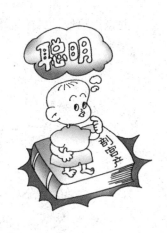

其实，正常分娩时，虽然胎儿头部会受到挤压而变形，但一两天后即可恢复正常。胎儿受压的同时，也是对脑部血液循环加强刺激，为脑部的呼吸中枢提供更多的刺激信号，出生后更容易激发呼吸。此外，胎头经过子宫收缩与骨盆底的阻力，可将积存在胎儿肺内以及鼻、口中的羊水和黏液挤出，有利于防止吸入性肺炎的发生。这些好处都是剖宫产所不及的。

医师指点

资料证实，剖宫产与自然分娩的孩子在智力上并无差异。认为剖宫产的小孩聪明的说法是不科学的。选择哪种分娩方式应该本着保证母子健康的原则，由医生根据产前检查结果而定。

3. 剖宫产孩子的训练

越来越多的妈妈选择剖宫产来生孩子。心理学家研究发现，剖宫产的孩子由于没有经过产道的挤压，容易产生情绪敏感、注意力不集中、手脚笨拙等问题。

剖宫产出生的孩子需加强的 训 练

(1)大脑平衡功能的训练

出生后前3个月，要适当地摇抱孩子，或让孩子躺在摇篮里，训练他们的前庭平衡能力。7~8个月时，可以多让宝宝爬行，不要过早地使用学步车。学会走路以后可以训练走独木桥、荡秋千等。

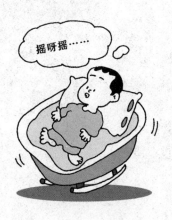

摇呀摇……

(2)本体感的训练

剖宫产出生的孩子对自己的身体感觉不良，身体协调性差，动作磨蹭，写作业拖拉，有的孩子还会出现语言表达障碍和尿床等问题，可以训练他们翻跟头、拍球、跳绳、游泳、打羽毛球等活动。

(3)触觉训练

2~3岁的孩子若经常吃手，则不用限制他，如果孩子再大一些还有咬指甲、咬笔头、爱玩生殖器等习惯，则是孩子触觉敏感的反映。有些剖宫产的孩子还容易发脾气、胆小、紧张、爱哭、偏食、爱惹人等。可以让孩子玩水、土、沙子，游泳、赤脚走路及洗澡后用粗糙的毛巾擦身体等，和小朋友一起玩需要身体接触的游戏。

分娩时刻

1. 丈夫是最佳的生产陪护人

产妇生产时，最佳的陪护人应该是丈夫。丈夫陪伴在妻子身边，可以帮助妻子克服紧张心理，丈夫温柔体贴的话语可以使妻子得到精神上的安慰，丈夫的鼓励和支持可以增强妻子顺利分娩的信心。有丈夫在其身边，产妇感觉自己有了强大的支撑力。丈夫可以分担妻子的痛苦，也可以分享婴儿安全降生的快乐，这对于增进夫妻感情来说，也是至关重要的。

2. 丈夫应帮助妻子顺利生产

(1)一起参加产前训练班

丈夫与妻子可以一起参加产前训练班，一起了解生产的过程，做好充分的思想准备，尽量为妻子减轻痛苦，帮助妻子顺利生产。

(2)学一套缓解妻子痛苦的"奇招"

招数一	多鼓励，多安慰，用话语为妻子树立顺利生产的信心。
招数二	为妻子按摩。在整个生产过程中，通过对妻子背部、腰部、腹部等部位的按摩，可以使妻子的疼痛得到缓解。
招数三	制造轻松气氛。在阵痛间隙，可以和妻子一起想象宝宝的模样，讲讲将来怎样培养他，宝宝会如何调皮，如何可爱，生活会如何精彩，等等，努力制造轻松气氛。

(3)"兵马"未动，"粮草"先行

要准备好充足的水、点心或妻子平时喜欢吃的小零食，最好再准备一些巧克力，随时补充能量。

3. 临产征兆

(1)宫底下降

胎头入盆，子宫开始下降，减轻了对横膈膜的压迫，孕妇会感到呼吸困难有所缓解，胃的压迫感消失。

(2)腹坠腰酸

胎头下降使骨盆受到的压力增加，腹坠腰酸的感觉会越来越明显。

(3)大小便次数增多

胎头下降会压迫膀胱和直肠，使得小便之后仍感有尿意，大便之后也不觉舒畅痛快。

(4)分泌物增多

自子宫颈口及阴道排出的分泌物增多。

(5)胎动减少

这是由于胎位已相对固定的缘故。但如持续12小时仍感觉不到胎动，应马上接受医生诊断。

(6)体重增加停止

准妈妈体重增加停止，有时还有体重减轻的现象，这标志着胎儿已发育成熟。

(7)假宫缩

从孕28周开始，时常会出现假宫缩。如果孕妇较长时间用同一个姿势站立或坐下，就会感到腹部一阵阵变硬，这就是假宫缩。其特点是出现的时间无规律，程度也时强时弱。临产前，由于子宫下段受胎头下降所致的牵拉刺激，假宫缩会越来越频繁。

(8)见红

从阴道排出含有血液的黏液白带，称为见红。一般在见红几小时内应去医院检查。但有时见红后仍要等数天才开始出现有规律的子宫收缩。

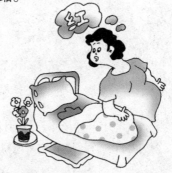

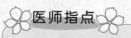医师指点

　　当你的身体出现以上症状时，说明你的产期越来越近了，分娩可能随时发生。

4. 产程的三个阶段

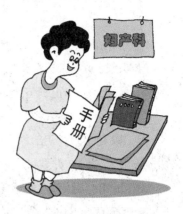

如果产妇的骨盆情况良好，胎位正常，胎儿也不太大，只要在不同的产程进行相应的配合，增加分娩时的产力，分娩就会比较顺利。初孕的妇女没有生孩子的体会，可能不了解分娩过程是怎样的，因而对分娩怀有神秘感，甚至有畏惧感，但当你了解了分娩的全过程后，这种神秘感和畏惧感就会大大减轻，也可以按产程的规律与医生配合，这对顺利分娩大有益处。

胎儿离开母体要经过三个阶段，医学上称为三个产程。这三个产程就是从子宫有节奏的收缩到胎儿胎盘娩出的全部过程，完成这个过程，才算分娩结束。

三个产程所需要的时间为：初产妇13~17小时，经产妇6.5~7.5小时。下边就三个产程进行简要介绍。

第一产程的 介绍

第一产程开始时，子宫每隔10多分钟收缩一次，收缩的时间也比较短。后来，子宫收缩得越来越频繁，每隔1~2分钟就要收缩一次，每次持续1分钟左右。当宫缩越紧，间歇越短时，宫口就开得越快，产妇的疼痛感就越明显。当子宫收缩时，产妇会有子宫发紧、发硬的感觉，下腹或腰部疼痛，并有下坠感。

有些产妇对分娩异常恐惧，精神十分紧张，临产后子宫收缩引起的正常疼痛，对她们来说都成为难以忍受的巨大痛苦，不休息，不吃东西，大喊大叫，结果使体力大大损耗，没有足够的力量来增加腹压，娩出胎儿。宫缩无力往往使本来可以顺产的分娩变成难产。所以待产的准妈妈一定要以充足的精力和良好的心态迎接宝宝的诞生。

助产人员会及时为产妇测量血压，听胎心，观察宫缩情况，了解宫口是否开全，还要进行胎心监护，她们会针对产妇的具体情况，做出正确的判断和及时处理。

第二产程的 介 绍

在第二产程，产妇要躺在产床上等候，助产人员会帮助分娩。产妇用力的大小和正确与否，都直接关系到胎儿娩出的快慢、胎儿是否缺氧，以及你的会阴部损伤轻重程度。所以，这时产妇要按照助产师的指导，该用力时用力，不该用力时就抓紧时间休息。

这一时期，宫缩痛明显减轻，子宫的收缩力量更强。当出现宫缩时，产妇的双脚要蹬在产床上，两手紧握产床边上的扶手，深吸一口气，然后屏住，像解大便一样向下用力，并向肛门屏气，持续的时间越长越好。如果宫缩还没有消失，就换口气继续同样用力使劲。胎儿顺着产道逐渐下降。这时，子宫收缩越来越紧，每次间隔只有1~2分钟，持续1分钟，胎儿下降很快，迅速从宫颈口进入产道，然后又顺着产道达到阴道口露头，直到全身娩出。

在宫缩停止的间歇期里，产妇要全身肌肉放松，抓紧时间休息，切忌大喊大叫或哭闹折腾。当宫缩再次出现时，再重复前面的动作。

当胎头即将娩出时，助产人员会提醒产妇不要再用力了。此时，产妇可以松开手中紧握的产床扶手，双手放在胸前，宫缩时张口哈气，宫缩间歇时，稍向肛门方向屏气。这时，助产人员会保护胎头缓慢娩出，同时认真保护产妇的会阴部位，防止严重撕裂。当胎儿娩出的时候，产妇的臀部不要扭动，保持正确的体位。

🌸 医师指点 🌸

在第二产程，初产妇一般需要1~2个小时，经产妇只需要半个小时或几分钟。

第三产程的 介 绍

胎儿娩出，产妇顿觉腹内空空，如释重负，子宫收缩，待5~30分钟后，胎盘及包绕胎儿的胎膜和子宫分开，随着子宫收缩而排出体外。如超过30分钟胎盘不下，则应听从医生的安排，由医生帮助娩出胎盘。胎盘娩出意味着整个产程全部结束。

5. 产妇怎样配合接生

分娩第一阶段产妇的 配 合 方 法

(1)思想放松，精神愉快

紧张情绪会使食欲减退，引起疲劳乏力，影响子宫收缩和产程进展。

(2)注意休息，适当活动

利用宫缩间隙休息，节省体力，切忌烦躁不安，消耗精力。如果胎膜未破，可以下床活动，适当的活动能促进宫缩，有利于胎头下降。

(3)采取最佳的体位

除非是医生认为有必要，不要采取特定的体位。只要能使你感觉阵痛减轻，就是最佳的体位。

(4)补充营养和水分

尽量吃些高热量的食物，如粥、牛奶、鸡蛋等，多饮汤水，以保证有足够的精力来承担分娩重任。

(5)勤排小便

膨胀的膀胱有碍胎先露下降和子宫收缩。应在保证充分的水分摄入，每2~4小时主动排尿1次。

医师指点

在分娩的第一阶段，宫口未开全，产妇用力是徒劳的，过早用力反而会使宫口肿胀、发紧，不易张开。

分娩第二阶段产妇的 配 合 方 法

第二产程时间最短。宫口开全后，产妇要注意随着宫缩用力。宫缩间隙，要休息，放松，喝点水，准备下次用力。当胎头即将娩出时，产妇要密切配合接生人员，不要再用力屏气，以免造成会阴严重裂伤。

分娩第三阶段产妇的 配 合 方 法

第三产程，产妇要保持情绪平稳。分娩结束两小时内，产妇应卧床休息，进食半流质饮食，补充能量。一般产后不会马上排便，若产妇感觉肛门坠胀，有排大便感，要及时告诉医生，医生要排除软产道血肿的可能。如有头晕、眼花或胸闷等症状，应及时告诉医生，及时给予处理。

6. *产妇在分娩时不宜大声喊叫*

产妇在分娩时大声喊叫既消耗体力，又会使肠管胀气，不利于宫口扩张和胎儿下降。

正确的做法应该是，产妇要对分娩有正确的认识，消除精神紧张，抓紧宫缩间歇休息，按时进食、喝水，使身体有足够的体力贮备。这样不但能促进分娩，而且大大增强了对疼痛的耐受力。如果确实疼痛难忍，也可以做如下工作，以进一步减轻疼痛。

产妇减轻疼痛的 方 法

(1)深呼吸

子宫收缩时，先用鼻子深深地吸一口气，然后慢慢用口呼出。每分钟做10次，宫缩间歇时暂停，产妇休息片刻，下次宫缩时重复上述动作。

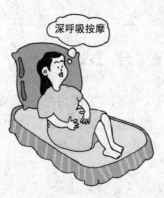

深呼吸按摩

(2)按摩

深呼吸的同时，配合按摩效果更好。吸气时，两手从两侧下腹部向腹中央轻轻按摩；呼气时，从腹中央向两侧按摩。每分钟按摩次数与呼吸相同，也可用手轻轻按摩不舒服处，如腰部、耻骨联合处。

(3)压迫止痛

在深呼吸的同时，用拳头压迫腰部或耻骨联合处。

(4)适当走动

如果产妇一切正常，经医生同意后，可适当走动一下，或靠在椅子上休息一会，或站立一会儿，都可以缓解疼痛。

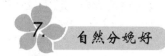

7. **自然分娩好**

　　事实上，剖宫产并非十全十美。对于多数孕妇来讲，最好还是选择自然分娩方式。原本只针对不能自然分娩孕妇的剖宫产，今天在我国却成为某些孕妇的首选生产方式，专家对此非常忧虑。

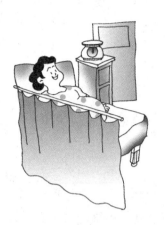

　　剖宫产对母婴造成的影响和危害必须引起重视。剖宫产是手术产，一般来说，不建议没有任何医学指征的健康孕妇选择剖宫产。与正常的阴道分娩相比，剖宫产并发症多，手术期间出血量增多，手术后易发生感染。剖宫产术后不能很快地恢复进食，会引起泌乳减少，使哺乳的时间推迟，不能及时给孩子喂奶。剖宫产恢复起来也没有自然的阴道分娩那么快。通常自然分娩3~5天后即可出院，剖宫产6~7天伤口才能愈合。

　　通过剖宫产生下的孩子，因为没有经过产道挤压的过程，并发症会比自然分娩的孩子高。剖宫产婴儿患羊水吸入性肺炎和湿肺的可能性极大，严重时可危及新生

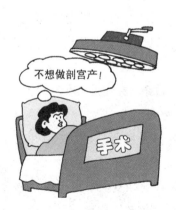

不想做剖宫产！

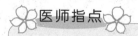

手术

儿的生命。与自然分娩的孩子相比，剖宫产孩子由于缺乏分娩过程中的应激反应，更易患小儿多动症和小脑不平衡综合征。

　　长期观察发现，4~5岁的多动症患儿有60%~70%是剖宫产孩子。小脑不平衡综合征的主要表现为精细运动协调能力下降，不能胜任如穿针、走平衡木等活动。此外，研究表明，剖宫产孩子抗感染能力也比较差。进行剖宫产手术的孕妇，不但在手术中出血多，产后不易恢复，母乳喂养困难，而且因手术带来的瘢痕、腹腔粘连都可对产妇造成长期影响。

　　🌸 **医师指点** 🌸

　　　　孕妇进行剖宫产手术一定要有手术指征。

8. 阴道产的优缺点

阴道产的 优 点

胎儿在分娩过程中受到产力和产道的挤压，发生了一系列形态变化，特别是适应机能方面的变化。

胎头出现一定程度的充血、淤血，使血中二氧化碳分压上升，处于一时性缺氧状态，因此呼吸中枢兴奋性增高；胎儿胸廓受到反复的宫缩挤压，使吸入呼吸道中的羊水、胎粪等异物被排出，同时血液中的促肾上腺激素和肾上腺皮质激素以及生长激素水平提高，这对于胎儿适应外界环境是十分有益的。以上因素均有利于产后新生儿迅速建立自主呼吸。

另外，阴道产母亲身体恢复得比较快，也比较好。

阴道产的 缺 点

◆产程较长。

◆产前阵痛、阴道松弛、子宫膀胱脱垂后遗症、会阴损伤或感染、外阴血肿等。

◆产后会因子宫收缩不好而出血，若产后出血无法控制，需紧急剖宫处理，严重者需切除子宫，甚至危及生命。

◆产后感染或发生产褥热，尤其是早期破水、产程延长者。

◆胎儿在子宫内发生意外，如脐绕颈、打结或脱垂等现象。

◆胎儿难产或母体精力耗尽，需用产钳或真空吸引协助生产时，会引起胎儿头部血肿。

◆胎儿过重，易造成肩难产，导致新生儿锁骨骨折或臂神经丛损伤。羊水中产生胎便，导致新生儿胎便吸入症候群。

◆毫无预警地发生羊水栓塞。

◆会发生急产（产程不到3小时），尤其是经产妇及子宫颈松弛的患者。

9. 剖宫产的手术指征

剖宫产母体方面的 手 术 指 征

◆孕妇骨盆狭窄或畸形，阻碍产道。

◆高龄初产。

◆孕妇生殖道受到感染。

◆孕妇有两次以上不良产科病史。

◆孕妇以前因子宫颈闭锁不全接受永久性缝合手术者，适宜剖宫产。

◆孕妇以前曾做过子宫的手术，如剖宫产、子宫肌瘤切除手术、子宫切开术或子宫成形术等，自然分娩时，阵痛可能会使子宫刀疤处裂开，造成生命危险，所以剖宫产较安全。

◆孕妇患有高血压，经催生不成时，宜剖宫产。

◆产程迟滞。

◆如前置胎盘、胎盘早期剥离、子宫破裂、前置血管等引起的出血会危及母子生命，宜赶紧施行剖宫产。

◆孕妇外伤，可能伤及胎儿，需紧急剖宫产来抢救胎儿。

◆孕妇有严重的心脏病等内科疾病。

剖宫产胎儿方面的 手 术 指 征

◆胎位不正，如臀位、横位等。

◆胎儿过大，母亲的骨盆无法容纳胎头。

◆胎儿窘迫，胎心音发生变化，或胎儿缺氧，出现胎便。

◆胎儿过重：胎儿预估体重超过 4000 克时，如经阴道分娩常会发生难产、胎儿外伤，采取剖宫产较安全。

◆胎儿过小：胎儿预估体重小于 1500 克时，剖宫产较安全。

◆多胞胎。

◆胎儿畸形。

◆子宫颈未全开而有脐带脱出。

10. 剖宫产的优缺点

剖宫产的 优 点

◆产程较短，且胎儿娩出不需要经过骨盆。当胎儿宫内缺氧、巨大儿或产妇骨盆狭窄时，剖宫产更能显示出它的优越性。

◆由于某种原因，绝对不可能从阴道分娩时，施行剖宫产可以挽救母婴的生命。剖宫产的手术指征明确，麻醉和手术一般都很顺利。

◆如果施行选择性剖宫产，于宫缩尚未开始前就施行手术，可以免去母亲遭受阵痛之苦。

◆腹腔内如有其他疾病时，也可一并处理，如合并卵巢肿瘤或浆膜下子宫肌瘤，均可同时切除。

◆做结扎手术也很方便。

◆对已有不宜保留子宫的情况，如严重感染、不全子宫破裂、多发性子宫肌瘤等，亦可同时切除子宫。

由于近年来剖宫产术安全性的提高，许多妊娠并发病和妊娠合并症的中止妊娠，临床医生选择了剖宫产术，减少了并发病和合并症对母儿的影响。

剖宫产的 缺 点

◆剖宫产创伤面大。

◆手术时麻醉意外虽然极少发生，但有可能发生。

◆手术时可能发生大出血，损伤腹内其他器官，术后也可能发生泌尿、心血管、呼吸等系统的合并症。

◆术后子宫及全身的恢复都比自然分娩慢。

◆发热，腹胀，伤口疼痛，腹壁切口愈合不良，甚至裂开，血栓性静脉炎，产后子宫弛缓性出血等。

◆两年内再孕有子宫破裂的危险，避孕失败做人流时易发生子宫穿孔。

◆婴儿因未经产道挤压，不易适应外界环境的骤变，易发生新生儿窒息、吸入性肺炎及剖宫产儿综合征，包括呼吸困难、紫绀、呕吐、肺透明膜病等。

11. **无痛分娩的特点**

确切地说，无痛分娩的无痛也不是绝对"无痛"，只是让疼痛减轻，让产妇变得容易忍受。

产程中镇痛的 主要方法

(1)精神无痛分娩法

给产妇及家属讲解有关妊娠和分娩的知识，使她们对分娩中所发生的阵缩痛有所了解，对分娩的安全性产生信心，这可使产妇消除恐惧、焦虑心理，分娩时产生强有力的宫缩，有助于产程顺利进展。指导产妇在宫缩增强以后，进行缓慢的深呼吸，以减轻阵缩时的疼痛感觉。目前开始提倡家属陪伴待产与分娩。痛苦之时，有亲人在旁守护，产妇会感到无限安慰，增强对疼痛的耐受性。

(2)药物镇痛

药物镇痛可起到镇静、安眠、减轻惧怕及焦急心理的作用。临床中常用的镇痛药物有安定、度冷丁等药物，但不可大量使用，尤其是胎儿临近娩出前3~4小时内，以免影响宫缩和抑制新生儿呼吸。

(3)使用镇痛分娩仪

当产妇出现规律性宫缩后，可使用镇痛分娩仪，临床中已收到良好效果。

(4)硬膜外腔阻滞镇痛

镇痛效果较为理想的是硬膜外阻滞镇痛，通过硬膜外腔阻断支配子宫的感觉神经，减少疼痛，由于麻醉剂用量很小，产妇仍然能感觉到宫缩的存在。产程可能会因为使用了麻醉剂有所延长，但是可以通过注射催产素加强宫缩，加快产程。硬膜外阻滞镇痛有一定的危险性，如麻醉剂过敏、麻醉意外等。由于在操作时程序比较繁琐，在整个分娩过程中需要妇产科医生与麻醉科医生共同监督、监测产妇情况。

(5)其他镇痛方法

孕期应加强对肌肉、韧带和关节的锻炼，放松思想，培养松弛和想象的艺术，创造良好的分娩环境，或者在分娩时身体浸在水中，这些方法都可减轻分娩时的疼痛。

12. 无痛分娩是消除疼痛的自然分娩

分娩带来的疼痛会对胎儿产生不利的影响。有关资料显示，当人体感到严重的疼痛时，会释放一种叫儿茶酚胺的物质（主要由肾上腺素和去甲肾上腺素组成），这种物质对产妇和胎儿都会产生不利的影响。儿茶酚胺的增多会减弱子宫收缩的协调性，不协调的宫缩会使宫颈扩张速度减慢，新生儿的血液和氧气供应都可能受到影响。

无痛分娩是没有疼痛的自然分娩。一项随机调查显示，93.6%的孕妇期望自然分娩，但却担心分娩疼痛，担心胎儿安全。也正是基于这些担心，很多产妇及其家人选择了剖宫产。

专家指出，剖宫产是处理高危妊娠和难产的有效方法，但它毕竟是一种手术，有可能对新生儿和产妇自身造成不必要的损伤。通过自然分娩的产妇产后身体恢复比较快，自然分娩的婴儿有经过产道挤压的过程，因此在呼吸系统等方面的发育也较好。两者利弊显而易见，无痛分娩为害怕生产疼痛的产妇提供了自然分娩的机会。

13. 笑气让分娩无痛

能够让产妇生孩子不痛的气体，被医生称为笑气，化学名字叫氧化亚氮。笑气加氧气的混合气体作为无痛分娩方式近年来正在流行开来。

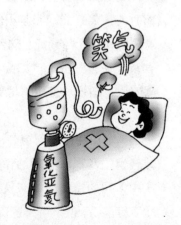

吸入笑气并不会影响宫缩和产程，也不会影响分娩质量。而且无痛分娩还有很多好处，如没有痛感就可减轻产妇的心理压力，因此就可降低剖宫产率。产妇不痛就不会大喊大叫，也减少了对其他产妇的不良刺激。还有，产妇吸入的气体中，50%是笑气，50%是氧气，提高了产妇血液中的血氧浓度，也对即将出世的胎儿有益，甚至产程也会有所缩短。

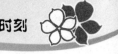

14. *选择自然分娩、无痛分娩还是剖宫产*

目前医院所采取的三种分娩方式——自然分娩、无痛分娩与剖宫产，到底哪一种对妈妈和宝宝最好？三种分娩方式有什么区别？

三种分娩方式的 区 别

(1)自然分娩

自然分娩是指胎儿通过阴道自然娩出，不用施行药物或助产手术。

(2)剖宫产

剖宫产是指不通过产道将胎儿取出。剖宫产的方法有好几种，大部分采取子宫下段横切口，即切开产妇的下腹部和子宫下段的方法。

(3)无痛分娩

无痛分娩其实是自然分娩的一种方式，是指在自然分娩的过程中，对孕妇施以药物麻醉，使其感觉不到太多疼痛，婴儿从产道自然娩出。近年来，开展较多的是用硬膜外阻滞麻醉镇痛及笑气吸入。

既然有三种方式可供选择，不同的分娩方式是由什么来决定的？首先，医院会对产妇做详细的全身检查和产科检查，检查胎位是否正常，估计分娩时胎儿有多大，测量骨盆大小是否正常等，如果一切正常，就采取自然分娩的方式。如果有问题，就采取剖宫产。无痛分娩则是由患者自身来决定的，不想忍受产程剧痛又能自然分娩的人可选择无痛分娩。

医生决定剖宫产的 情 况

什么情况下医生会建议采取剖宫产？医生决定剖宫产的情况有两种：

一是产前就清楚地知道不能自然分娩，能够预测到自然分娩会对胎儿和母亲都有危险。这种情况有很多，例如胎儿过大而母亲骨盆过窄，胎儿宫内缺氧，孕妇患有心脏病、高血压、慢性肾炎等。

另一种是在自然分娩过程中发生异常情况，必须紧急取出胎儿，如胎儿发生脐带缠绕，在产程中出现急性宫内缺氧，那时就必须立刻施行剖宫产了。

三种分娩方式的 安 全 系 数

(1)自然分娩的安全系数

在正常情况下，当然是自然分娩对母亲的伤害最小。自然分娩中，孕妇的每次宫缩就是对胎儿的按摩，对日后小孩皮肤感官系统的形成很有帮助。而且，通过正常产道的挤压，可以使胎儿把吸入肺里的羊水吐出，可降低发生娩出后窒息的几率。

(2)剖宫产的安全系数

剖宫产原本是为了将母子从危险中抢救出来不得不采用的方法。然而，现在有一种不良倾向，不少产妇在临产前即使能自然娩出，也要求施行剖宫产，她们认为阴道分娩太痛苦，还不如一刀干

脆爽快，而且不会使阴道松弛。其实，剖宫产毕竟是手术，有手术就会有风险，对于母子来说，都会有不利的影响。

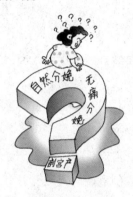

(3)无痛分娩的安全系数

无痛分娩相对来说也比较安全，对母亲及胎儿几乎没有什么影响。

15. 什么是导乐分娩

导乐分娩是指让丈夫和一名导乐(既有医学知识又有处理产程经验的助产士)对产妇从临产到产后两小时进行全程陪护，特别是在整个分娩过程中持续地给予产妇以生理、心理、感情上的支持与鼓励，使产妇在舒适、安全、轻松的环境下顺利分娩。

16. 做会阴侧切有利顺产

会阴是指阴道到肛门之间长2~3厘米的软组织。在分娩过程中，由于阴道口相对较紧，影响胎儿顺利娩出，需要做会阴侧切手术，扩大婴儿出生的通道。会阴切开术是产科常见的一种手术。

据抽样调查，目前在经阴道分娩的产妇中，会阴切开手术率越来越高，已高达86%。究其原因，当前人们的生活水平日益提高，孕妇在怀孕期间营养充足，劳动强度相对降低，胎儿发育良好，个头普遍较大，体重比以前增加，给分娩带来困难。如果片面强调实施会阴保护，就容易造成阴道撕裂，严重时会危及胎儿的生命。做会阴侧切手术可以使胎儿顺利娩出。

医师指点

产妇会阴切开后，阴道和会阴大约在一周内愈合，再经过一段时间即可完全恢复正常，阴道仍然可以保持良好的弹性。

17. 分娩时为何要做会阴侧切

对于会阴侧切，不少产妇都会感到恐惧。其实，进行会阴侧切对产妇和胎儿有时是必需的。胎儿出生时要经过子宫口、阴道和会阴等，会阴是产道的最后一关。子宫口与阴道需胎儿先露部分慢慢将其扩展，会阴也需要一定时间才能扩松。胎儿通过产道时间越长，缺氧的机会越多。所以，做侧切可扩大会阴，保护胎儿，使其尽快出生。资料证明，有侧切指征时，做会阴侧切与不做会阴侧切，和胎儿有无缺氧、有无新生儿窒息有直接关系。

在做侧切时一般要用少量麻醉药，产妇可无痛觉。胎儿娩出后，将侧切部分对齐缝好，5天后拆线，便可恢复原样。

产妇分娩需做会阴侧切的 情况

◆胎儿过大，第二产程延长，胎儿出现宫内窘迫。

◆施用产钳术、胎头吸引术、足月臀位或牵引术时。

◆产妇患有严禁加大腹压的心肺疾病。

◆产妇曾做过阴道损伤修补术及会阴发育不良。

◆会阴紧，不切开将发生会阴严重撕裂者。

◆早产（以减少颅内损伤）或胎儿须迅速娩出者。

准妈妈营养菜谱

1. 木耳肉丝蛋汤

用料： 瘦猪肉50克，鸡蛋1个，菠菜50克，水发木耳5克，水发笋片25克，水发海米10克，酱油、精盐、味精、香油、高汤各适量。

制法： 将猪肉切成细丝。鸡蛋打入碗内搅匀。菠菜择洗干净切成段，木耳切成块，笋片切成细丝。炒勺内放入高汤烧沸，放入肉丝、海米、木耳、笋丝、菠菜，加精盐、酱油调味，汤沸后把碗内的蛋液甩入汤内，放入味精、香油即可。

功效： 汤鲜色美，营养丰富，有利于孕妇营养补充和胎儿生长发育。

2. 番茄土豆牛肉汤

用料： 番茄50克，土豆150克，卷心菜50克，煮牛肉原汤750克，葱姜末、精盐、香油各适量。

制法： 土豆去皮洗净，切小丁。卷心菜洗净，切小片。番茄洗净后用开水烫一下，剥去皮，切小块。汤置火上，倒入牛肉汤，加葱姜末，投入土豆和卷心菜，烧开后撇去浮沫，倒入番茄块，再烧8分钟，放入精盐调味，至土豆酥烂，淋上香油即成。

功效： 菜酥软，汤香美，微酸，富含维生素C，滋补养人。

3. 花生蹄花汤

用料： 花生米200克，猪蹄1000克，油菜100克，老姜30克，葱、精盐、胡椒粉、味精各适量。

制法： 将猪蹄去毛，浸泡后刮洗干净。将净猪蹄对剖后拆成小块。花生米在温水中浸泡去皮。葱切花，姜拍松。油菜择洗干净。锅置旺火上，加入清水适量，下猪蹄，煮沸后打去浮沫，放入花生米、老姜。猪蹄半熟时，将锅移至小火上，加精盐、油菜继续煨炖，待猪蹄炖烂后，起锅盛入汤碗，撒上胡椒粉、味精、葱花即可。

功效： 此菜富含营养，蛋白质和脂肪含量高，能补脾益气，补肾健体，滋胃养颜，助血脉，充乳汁。

4. 什锦甜粥

用料：小米 200 克，大米 100 克，绿豆 50 克，花生米 50 克，红枣 50 克，核桃仁 50 克，葡萄干 50 克，红糖适量。

制法：将小米、大米淘洗干净。将绿豆淘洗干净，浸泡半小时。将红枣、花生米、核桃仁、葡萄干洗净。将绿豆放入锅里，加少量水，煮至七成熟时，向锅内加入开水，将小米、大米、花生米、红枣、核桃仁、葡萄干放入，再加入红糖搅匀，开锅后改用小火煮熟烂即可。

功效：香甜利口，营养丰富，碳水化合物和维生素含量丰富，是孕妇十分理想的粥品。

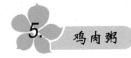

5. 鸡肉粥

用料：生鸡 1 只，粳米 50 克，精盐、酱油、香油、生姜、大葱各适量。

制法：将粳米淘洗干净。将鸡洗净，放入沸水中焯一下。锅内放水，用旺火烧开，将鸡下锅，加盖，用微火（保持水开为准）煮 40 分钟，捞出，放入凉开水中泡凉，再捞出控干水，在外皮抹上香油，以保持鸡肉光亮，不缩不老。将粳米倒入锅内，加原汁鸡汤，用大火煮沸，再改用小火煮至粥稠，便成鸡粥。食用时将鸡粥盛入碗内，将鸡肉切片装盘，用葱、姜、精盐、酱油、味精、香油调匀成作料，蘸食。

功效：鸡肉香醇，粥味可口，含有丰富的蛋白质、碳水化合物及钙、铁等多种营养素，是孕妇食用佳品。

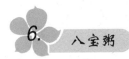

6. 八宝粥

用料：糯米 150 克，桃脯 15 克，蜜枣 25 克，糖莲子 25 克，杏脯 25 克，冬瓜条 25 克，核桃仁 25 克，白糖、桂花酱各适量。

制法：将冬瓜条切丁。将糯米淘洗干净，和其他各料一起放入锅中，加水烧沸后改用小火熬成稠粥，加入桂花酱和白糖拌匀。

功效：此粥黏甜，味香适口，易消化，含有碳水化合物、蛋白质、多种维生素和矿物质，适合孕妇食用。

7. 虾鳝面

用料：面条 200 克，虾仁 50 克，去骨鳝鱼片 25 克，清汤 750 克，蛋清 1 个，温芡粉 15 克，精盐、油、葱、姜、酱油、料酒、味精、香油各适量。

制法：将虾仁洗净，加精盐、蛋清、味精和温芡粉搅匀。炒锅放油烧热，加入虾仁炒熟。鳝片洗净，沥干，切段。锅内放油烧热，下入鳝段炒两分钟，至黄亮香脆时，取出，沥干油。锅底留油，放入葱、姜煸香，下入爆好的鳝片和炒过的虾仁，再放入酱油、料酒、味精，加清汤，烧开后，放入面条煮熟，然后将配料和面条盛入碗中，淋上香油即可。

功效：此面条柔滑爽口，富含优质蛋白质、钙、铁、锌和维生素，容易消化，适合孕妇食用。

8. 金钩嫩豇豆

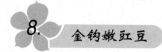

用料：嫩豇豆 500 克，小海米 20 克，香油、料酒、精盐、味精、葱末、花生油、鸡汤各适量。

制法：豇豆洗净，切成 5 厘米长的段。小海米洗净，加温水泡软，捞出沥干，剁碎。炒锅上火，放入花生油，烧至六成熟，下豇豆炸至面皱，捞出沥油。原锅内留油少许，置旺火上，下葱末、小海米略煸，倒入豇豆炒拌，加料酒、精盐、味精、鸡汤，用大火将卤汁收干，翻炒几下，淋入香油即成。

功效：此菜色泽翠绿，味道鲜美，营养丰富，有理中益气、补肾健脾消渴、利尿除湿等功效。

9. 蛋皮烧麦

用料：面粉 100 克，鸡蛋 1 个，鸡肉 25 克，虾仁 25 克，火腿 20 克，猪油 8 克，冬笋、香菇、精盐、味精、料酒各适量，葱花、姜末各少许。

制法：鸡肉洗净，剁成蓉。虾仁剁碎，加蛋清拌匀。火腿切小丁，冬笋切碎，香菇切丁。将各料放入碗中，再加入精盐、味精、料酒、葱花、姜末、猪油调拌均匀。面粉加水和面，做成剂子，擀成圆面皮，将馅料包入，收拢，不封口，呈大白菜状，开口处各置一粒虾仁。将生烧麦放入笼内大火蒸 15 分钟即成。

功效：甜咸可口，鲜香滑爽，富含优质蛋白、脂肪、钙、铁等多种营养成分，是孕妇的理想主食。

10. 银耳拌豆芽

🌸 用料：绿豆芽 150 克，银耳 25 克，青椒 50 克，香油 10 克，精盐少许。

🌸 制法：将绿豆芽去根洗净。青椒去蒂、子洗净，切丝。银耳用水泡发，洗净。将炒锅上火，放水烧开，下入绿豆芽和青椒丝烫熟，捞出晾凉，再把银耳放入开水中烫熟，捞出过凉水，沥干水分。将银耳、豆芽、青椒丝放入盘内，加入精盐、香油，拌匀装盘即成。

🌸 功效：白绿分明，清新爽口，此菜是孕妇的爽口菜，可减轻孕吐。

11. 猪肝拌菠菜

🌸 用料：猪肝 100 克，菠菜 200 克，海米 5 克，香菜 1 棵，精盐、味精、酱油、食醋、蒜泥、香油各适量。

🌸 制法：将猪肝洗净，切成薄片，入沸水中煮透。海米用温水浸泡好。香菜洗净，切成 2 厘米长的段。将菠菜择好洗净，切成 3 厘米长的段，放入沸水中氽一下捞出，再放入凉水中冲凉，控净水。将菠菜放入大碗内，上面放上猪肝片、香菜段、海米，再将精盐、味精、酱油、食醋、香油、蒜泥放在一碗内，对成调味汁，浇在菜上拌匀即成。

🌸 功效：此菜清淡鲜香，猪肝和菠菜均含有多种营养成分，是孕妇的可口菜肴。

12. 红烧栗子山药

🌸 用料：栗子 20 粒，山药 20 克，熟地黄 5 克，鸡肉 250 克，冬菇 5 只，精盐、糖、生粉水、酱油、姜汁、酒、油各适量。

🌸 制法：将鸡肉切丝，放入碗内，加入上述腌料拌匀，约腌 20 分钟。栗子去壳去皮，与山药同泡约 15 分钟。冬菇浸软去蒂，洗净后切成丝，用油、盐、糖少许拌匀。烧红油锅，炒热山药、栗子及冬菇，然后加入地黄、鸡肉等同煮，再加入水适量，加盖炖至栗子熟烂。加入辅料兜匀，至汁液将干时，加入生粉水勾芡即成。

🌸 功效：山药可补虚弱体质，对肠胃、肾脏都有补益。地黄属玄参科，有滋养强壮、补血的功效。

13. 茭白炒鸡蛋

用料：鸡蛋50克，茭白100克，熟猪油10克，精盐、味精、葱花、高汤各适量。

制法：将茭白去皮，洗净，切成丝。鸡蛋磕入碗内，加入精盐调匀。将熟猪油放入锅内烧热，葱花爆锅，放入茭白丝翻炒几下，加入精盐及高汤，炒干汤汁，待熟后盛入盘内。另起锅，放入熟猪油烧热，倒入鸡蛋液，同时将炒过的茭白放入一同炒拌，鸡蛋熟后点入味精装盘即可。

功效：此菜色泽黄白，味道鲜美，富含维生素A和钙质，适于孕妇食用。

14. 橘味海带丝

用料：干海带150克，白菜150克，干橘皮50克，白糖、味精、醋、酱油、香油、香菜段各适量。

制法：干海带放锅内蒸25分钟左右，捞出，放热水中浸泡30分钟，捞出，切成细丝。把白菜洗净，切成细丝。将干橘皮浸软洗净，切成丝末。将海带丝、白菜丝和橘皮末放入大碗内，加酱油、醋、白糖、味精和香油，撒上香菜段，拌匀即可。

功效：清凉可口，含有丰富的营养素，尤其碘的含量十分丰富。适于孕妇补碘。

15. 蜜烧红薯

用料：红心红薯500克，红枣50克，蜂蜜100克，冰糖50克，植物油500克（约耗50克）。

制法：红薯洗净，先切成长方形，再分别削成鸽蛋形。红枣洗净去核，切成碎末。炒锅上火，放油烧热，下红薯炸熟，捞出沥油。炒锅留底油置旺火上，加入清水300克，放冰糖熬化，放入过油的红薯，煮至汁黏，加入蜂蜜，撒入红枣末推匀，再煮5分钟，盛入盘内即成。

功效：晶亮红润，甜软香郁，营养丰富，是妊娠期、哺乳期妇女的美食。

16. 金针三丝

用料：金针（黄花菜）100克，鸡脯肉200克，韭菜50克，熟猪油、精盐、味精、香油、酱油各适量。

制法：将金针用沸水泡发，去老蒂头，用清水洗净，切成段。把鸡脯肉洗一下，切丝，放入沸水锅中余熟。将韭菜择去杂质，清水洗净，放入沸水锅中烫熟。把三种料放入盆内，加上熟猪油、精盐、味精、酱油拌匀，最后淋上香油即可。

功效：含有不饱和脂肪酸、蛋白质、维生素C、钙、磷等多种营养素，是孕妇健身、胎儿益智的上品。

17. 香椿拌豆腐

● 用料：豆腐300克，香椿100克，香油10克，精盐适量。

● 制法：豆腐用开水烫一下，切成小方丁，放入大碗内。香椿洗净，用开水烫一下，切成末，放在豆腐上面。食用时，加入精盐、香油，拌匀装盘即成。

● 功效：味甘微寒，能补脾益胃、清热解毒、利小便。适宜怀孕早期的妇女食用。

18. 肉丝海带

● 用料：瘦肉150克，水发海带150克，冬笋50克，红辣椒1个，花生油、酱油、精盐、味精、醋、白糖、姜各适量。

● 制法：把海带洗净，切成丝，放入开水锅内烫透捞出，控净水，装入盘中。把肉洗净，切成丝。把冬笋洗净，切成丝，放入开水内烫一下，捞出，控净水，放在盘内。把姜洗净，切成丝，放在盘内，再加入精盐、味精、醋、白糖。炒锅置火上，倒入花生油，油热冒烟时，将肉丝放入，迅速炒散，见肉丝变色时，加入酱油，翻炒几下，盛入盘中。辣椒去蒂、子，洗净切成丝。将炒锅置于火

上，倒入花生油。油热后，放入辣椒丝，炸出辣味，倒入盘中。将肉丝、海带丝、冬笋丝、姜丝、辣椒丝放入大碗中拌匀，装盘即可。

● 功效：此菜微辣，鲜香，动物性优质蛋白质、钙、磷、铁、碘、钾含量丰富，还有多种维生素，适合孕妇食用。

19. 炒腰花

● 用料：猪腰100克，荸荠肉50克，酱油、料酒、醋、糖、姜末、葱花、蒜蓉、胡椒粉、高汤、水淀粉、花生油各适量。

● 制法：将猪腰外膜剥去，切成两半，剔去臊筋洗净，用刀切成麦穗花纹小块，放入盐水中浸泡去臊味，捞出控干水分，用水淀粉拌匀。荸荠去皮洗净，切片。炒锅置火上，放入花生油烧至八成熟，放入拌好的腰花，炸3分钟捞出控油。原锅留油少许，放入葱花、姜末、蒜蓉，炝锅，随即下腰花、荸荠、料酒、醋、酱油、糖、胡椒粉，略炒几下，放入高汤、水淀粉勾芡，颠翻几下，出锅即可。

● 功效：猪腰味甘、咸，性平，能补肾气，利水，作用缓和。此菜脆嫩适中，富含蛋白质、维生素、磷、钙、铁等营养元素。

20. 什锦沙拉

用料： 胡萝卜1根，马铃薯1个，小黄瓜2根，火腿3片，鸡蛋1个，胡椒粉、糖、盐、沙拉酱各适量。

制法： 胡萝卜、黄瓜洗净切粒，用少许盐腌10分钟。火腿切成细粒。鸡蛋煮熟，蛋白切粒，蛋黄压碎。马铃薯洗净去皮切片，煮10分钟后捞出压成泥。将马铃薯泥拌入胡萝卜粒、黄瓜粒、火腿粒及蛋白粒，加入其余调料拌匀，撒上碎蛋黄即成。

功效： 色美味鲜，酸甜可口，含丰富的维生素和蛋白质，特别适合食欲不振的孕妇食用。

21. 贵妃牛腩

用料： 牛腩500克，胡萝卜250克，姜25克，葱2棵，辣豆瓣酱、番茄酱、酒、生粉、甜面酱、八角、香菜、盐、糖、花生油、牛腩汤各适量。

制法： 胡萝卜去皮洗净，切角形块。牛腩洗净，切厚片，放入开水中煮5分钟，取出洗净，再放入开水中煮10分钟，取出，汤留用。锅烧热，下油两汤匙，爆香姜片、葱段、辣豆瓣酱、番茄酱等，加入牛腩爆炒片刻，加酒，放入辅料、肉汤及八角烧开，改慢火煮30分钟，加入胡萝卜煮至熟，用少许生粉勾芡，装碟时放上香菜即成。

功效： 牛肉的营养成分高，能增强体力，补充元气。胡萝卜含有大量维生素，对孕妇健康和胎儿生长发育有良好作用。

22. 蚝油菜花

用料： 菜花400克，香油、虾子酱、精盐、蚝油、白糖、绍酒、葱花、干淀粉、花生油各适量。

制法： 将菜花洗净，掰成小朵，随凉水下锅，同时加入精盐5克，煮熟后捞出，沥去水分，均匀地滚上一层干淀粉。将虾子酱、精盐、蚝油、白糖、绍酒、水淀粉放入碗内，调成芡汁。炒锅上火，放入花生油，烧至七成熟，下菜花炸至金黄色，捞出沥油。锅内留底油，下葱花略煸，投入菜花，倒入芡汁，翻炒均匀，淋入香油，盛入盘内即成。

功效： 外脆里嫩，有蚝油的特殊香味。菜花中维生素C的含量丰富，核黄素和胡萝卜素的含量也比较高，经常食用，可补充维生素。

23. 姜拌脆藕

● 用料：鲜藕250克，精盐、酱油、食醋、味精、香油、大姜各适量。

● 制法：鲜藕洗净，去皮，切成薄片，再用清水洗一下，冲净藕眼中的泥。把大姜洗净，去皮，切成细末。锅中倒入水，用旺火烧沸，投入藕片汆一下，迅速捞出，放入凉开水中浸凉后，捞出，控净水，撒上姜末。将精盐、酱油、食醋、味精、香油倒在一起，调和成汁，浇在藕片上，调拌均匀，盛入盘中即可。

● 功效：味道清淡，脆嫩爽口。能清热生津，补益脾胃，益血生肌。

24. 炝肚丝

● 用料：熟猪肚200克，胡萝卜10克，香菜10克，水发冬菇10克，精盐、味精、花椒油、姜各适量。

● 制法：将熟猪肚切成丝，胡萝卜洗净，切成丝。水发冬菇洗净，切成丝。香菜洗净，切成2厘米长的段。姜洗净，用刀拍散，切末。将肚丝、胡萝卜丝、冬菇丝、香菜段放在沸水锅中烫一下，捞出，控净水，放入大碗内，加姜末、精盐、味精、花椒油拌匀，装盘即成。

● 功效：此菜清淡鲜香，含有蛋白质、脂肪、钙、磷、铁和维生素等多种营养成分，适于孕妇食用。

25. 烧香菇鹌鹑蛋

● 用料：鹌鹑蛋10个，香菇50克，青菜100克，植物油、湿淀粉、酱油、葱、姜、精盐、味精、香油各适量。

● 制法：将鹌鹑蛋煮熟去壳，放入油锅中炸至金黄色。青菜洗净切条，沥干。香菇用温水泡软，去蒂切片。锅烧热放油，下香菇、葱、姜、青菜，放料酒、酱油、精盐、味精后装盘。鹌鹑蛋挂上湿淀粉，入油锅炸一下，将油倒出，放精盐、味精，用湿淀粉勾芡，淋入香油，轻炒几下出锅装入香菇青菜上即可。

● 功效：此菜富含锌、铁、维生素A、蛋白质，适于孕妇食用。

26. 清蒸大虾

● 用料：大虾500克，香油、料酒、酱油、味精、醋、汤、葱、姜、花椒各适量。

● 制法：大虾洗净，剁去脚、须，摘除沙袋、沙线和虾脑，切成四段。葱切条，姜一半切片，一半切末。将大虾摆入盘内，加入料酒、味精、葱条、姜片、花椒和汤，上笼蒸10分钟左右，取出。拣去葱、姜、花椒装盘，用醋、酱油、姜末和香油对成汁，供蘸食。

● 功效：补肾壮阳，益脾胃，色泽鲜艳，清鲜可口，是怀孕初期妇女的理想菜肴。

27. 甜椒牛肉丝

🌸 **用料:** 牛肉、甜椒各200克,蒜苗15克,植物油100克,酱油、甜面酱、味精、嫩姜、淀粉、鲜汤各适量。

🌸 **制法:** 将牛肉去筋洗净,切成细丝,加入精盐、淀粉拌匀,甜椒、嫩姜洗净,切成细丝,蒜苗洗净切段。取碗一只,放入酱油、味精、鲜汤、淀粉调成芡汁。炒锅上火,放入植物油,烧至六成热,放入甜椒丝炒至断生,盛入盘内。另起锅置火上,放入植物油少许,烧至七成热,下牛肉丝炒散,放甜面酱炒至断生,再放入甜椒丝、姜丝炒出香味,烹入芡汁,加入蒜苗段,炒匀即成。

🌸 **功效:** 此菜色泽美观,牛肉细嫩,香鲜微辣,能增强胃肠功能,助消化。孕妇常食可防止便秘。

28. 韭菜炒虾仁

🌸 **用料:** 虾仁300克,嫩韭菜150克,花生油、香油、酱油、精盐、味精、料酒、葱、姜、高汤各适量。

🌸 **制法:** 虾仁洗净,沥干水分。嫩韭菜洗净,沥干水分,切成2厘米长的段。葱洗净切丝,姜去皮洗净切丝。炒锅放火上,放花生油烧热,下葱、姜炝锅,炸出香味后放入虾仁煸炒3分钟,烹料酒,加酱油、精盐、高汤稍炒,放入韭菜,急火炒3分钟,淋入香油,加味精炒匀即可。

🌸 **功效:** 色泽美观,鲜嫩清香,含有丰富的胡萝卜素、维生素C及优质蛋白,有温中行气、散血解毒的功效。

29. 木耳炒鲜鱿

🌸 **用料:** 木耳25克,鲜鱿360克,胡萝卜、蒜蓉、姜片、葱段、精盐、胡椒粉、芝麻油、生粉各适量。

🌸 **制法:** 木耳浸软,洗净,撕成小片。胡萝卜洗净切片。鲜鱿鱼洗净,吸干水分,在背上斜刀切花纹,加入调料腌一会,入沸水中稍焯,沥干水分。锅放火上,下油两汤匙,爆蒜蓉、姜片、胡萝卜片、木耳炒匀,鲜鱿回锅,用少许生粉勾芡,撒上葱段,淋入芝麻油即成。

🌸 **功效:** 此菜含有丰富的蛋白质、铁和胶原质,可使皮肤嫩滑而且有血色,适合妇女怀孕初期食用。

Part 3

产妇保健

　　在本章,破除传统坐月子的各种陋习,详细介绍了新妈妈在产褥期身体变化和科学的生活护理方法,列出了新妈妈产后健美操和滋补催乳食谱,介绍预防产后疾病的方法,仔细讲解了新生儿的正确哺育方法。

◆ 新妈妈产后护理
◆ 新妈妈疾病用药
◆ 新妈妈居家健康
◆ 新妈妈健康饮食
◆ 新妈妈哺乳指导
◆ 新妈妈心理健康
◆ 新妈妈运动健身
◆ 新妈妈断奶指导
◆ 新妈妈滋补菜谱
◆ 新妈妈催乳食谱

新妈妈产后护理

1. 新妈妈产后两小时要留在产房内观察

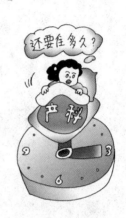

产妇分娩后两小时内，要留在产房内观察。医生要观察产妇阴道流血情况、子宫收缩情况，以及血压、心率和一般情况，鼓励产妇及时小便，帮助产妇进行母婴皮肤接触，产后30分钟内开奶。

2. 新妈妈产后要在医院住多久

如果是顺产，母婴均无异常情况，一般产后24小时后就可以出院。如果产妇分娩时会阴破裂或行切开术，产后4～5天拆线后，伤口愈合良好即可出院。剖宫产的产妇拆线时间为6～8天，拆线后即可出院。如果有其他异常情况，需要根据病情来决定。

3. 产后多长时间为产褥期

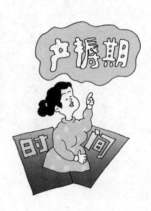

分娩过后，婴儿虽然降生了，但产妇的身体还要经过一段时间才能复原。从胎盘娩出到全身各器官（除乳房外）恢复或接近未孕状态的时间需要大约42天，这一时期称为产褥期，俗称"月子"。

4. 新妈妈产后身体发生的变化

产褥期产妇变化最大的是生殖系统。在此期间，产妇由于妊娠分娩而发生变化的全身各器官将逐渐恢复到妊娠前的状态，乳腺开始分泌乳汁。

产妇产后生殖器官的 主要变化

(1)子宫

分娩结束6~8周后，子宫逐渐恢复至未孕状态，此过程称为子宫复旧。子宫复旧的过程包括子宫肌纤维的缩复、子宫颈的复原、子宫内膜的再生等变化。除了子宫体由大变小以外，子宫内膜也需要一定的时间恢复正常。子宫颈在分娩时发生最大限度的扩张，宫颈口可扩大到直径10厘米。大约在产后4周，子宫颈可完全恢复正常。

(2)阴道与外阴

阴道壁和阴道口在分娩时也发生极度扩张，黏膜皱褶消失。分娩后，阴道变为松弛的管道，阴道周围组织和阴道壁出现水肿，淤血呈紫红色。在产褥期，阴道壁张力逐渐恢复，产后3周阴道皱褶重新出现，阴道逐渐缩小，但不能恢复到原有的程度。分娩时发生的裂伤或手术切口逐渐愈合。处女膜在分娩时撕裂成为残缺不全的痕迹，产后无法恢复。

(3)盆底

分娩过程中，由于长时间的压迫与扩张，使盆底肌肉和筋膜过度伸展，弹性降低，同时可能伴有部分肌纤维断裂。如果没有严重的损伤，产后1周内，水肿和淤血就可迅速消失，组织的张力逐渐恢复。最好能结合产后锻炼，否则难以恢复到孕前的水平。如果产后过早劳动，特别是体力劳动，就可引起阴道壁膨出及子宫脱垂，应特别注意。

新妈妈产后乳房发生的 变化

受大脑分泌的催乳激素的影响，妊娠晚期孕妇就开始分泌初乳，产后1~2天逐渐增多，乳汁的分泌量随婴儿的需要逐渐增多，最高每天可达1000~3000毫升，产后6个月逐渐减少。

产妇在产后24小时左右开始感觉乳房发胀，变硬，最初几天的初乳颜色发黄，含免疫性物质和胡萝卜素，非常有营养，易于吸收，并且可以增加新生儿的抵抗力。

产后1周乳汁颜色变白，变为成熟乳。宝宝对乳头的吸吮可促进母亲分泌乳汁，还可促进子宫收缩复旧。

新妈妈产后心血管系统发生的 变化

怀孕期间,血容量与心输出量均增加,分娩后便趋于缓解。产后3天内,由于子宫收缩,大量血液从子宫进入体循环,回心血量明显增加,心脏负担加重,易诱发心力衰竭。因此,凡有妊娠合并心脏病者,无论是顺产还是难产,均应特别注意产后3天的变化。

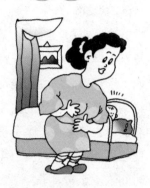

新妈妈产后呼吸系统发生的 变化

产后腹部器官已恢复正常位置与状态,因此,新妈妈不会有呼吸困难的情形发生。如果有呼吸困难,一般需先排除肺栓塞的可能性。

新妈妈产后泌尿系统发生的 变化

经阴道分娩者,膀胱受到胎儿通过的压力,以及尿道周围组织肿胀、淤血、血肿或会阴切口的影响,致使产妇对膀胱涨满的敏感度降低,易出现排尿困难。另外,涨满的膀胱也影响子宫收缩,因此,经阴道分娩的产妇产后6小时内排尿极为重要。

新妈妈产后消化系统发生的 变化

由于分娩时能量的消耗以及体液的大量丢失,产后妇女常会感觉到饥饿和口渴,如无麻醉等特殊原因,产后可立即进食,最好是清淡饮食。产妇产后腹部压力降低,肠蠕动减慢,容易出现便秘,宜多喝汤,多吃蔬菜,保持大便通畅。

5. 新妈妈在产褥期要把身体调养好

经历了妊娠和分娩的产妇都希望安静休养,但需要哺育新生儿,常会因婴儿啼哭、溢奶或奶水不足而焦虑。产妇坐月子既关系到自身康复,又关系到新生儿的健康成长,家庭、社会都应予以关怀,为产妇创造良好的休养环境,营造欢乐和谐的气氛,使产妇顺利地度过产褥期,早日康复。

在产褥期里,乳房要泌乳,子宫要复旧,各个系统要逐渐恢复正常状态,血液浓缩,出汗增多,尿量增多,消化系统恢复正常。因此,月子坐得好不好,对女性的一生都是至关重要的。

产褥期的 特 点

(1)全身状况

产后体温在一般情况下都在正常范围内,产后第一天略升高,与分娩过程有关,但一般不超过38℃。在产后的3~4天,乳房开始充盈,血管扩张,产妇会感觉胀痛,局部皮肤发热,也会引起体温短时间内升高,但不会持续时间太长。产后脉搏比平时稍慢些,呼吸略深。产后血压变化不大,较稳定。

(2)子宫

子宫在分娩结束时就收缩到脐部以下,腹部可触摸到子宫体,又圆又硬,以后逐渐恢复到非妊娠期的大小。宫底平均每天下降1~2厘米,产后10天子宫降入骨盆腔内,真正要恢复到正常大小需要6周时间。这个过程中子宫不断收缩,最明显的感觉就是阵发性腹痛。经产妇腹痛比较明显。

(3)恶露

恶露是指产后从阴道流出的排泄物,主要由血液、脱落的子宫蜕膜组织、黏液等组成。正常情况下,在产后1周内,恶露为鲜红色,量比较多。到了第二周,血量逐渐减少,恶露为淡红色。以后逐渐成为淡黄色,黏稠的,量更少。产后3~4周基本干净。恶露有血腥味,但不应有臭味。

(4)出汗多

产妇出汗多属生理现象,出汗是排泄体内水分的主要方式。妊娠期母体内增加了很多水分,产后主要通过出汗排泄掉。

(5)便秘和小便困难

产妇产后活动较少,容易发生便秘。分娩时胎儿头部压迫膀胱时间较长,产后腹腔压力有所改变,使膀胱收缩力差,容易造成排尿困难。

6. 新妈妈在产褥期的注意事项

◆产后 10 日内，应每天观察产妇的体温、脉搏、呼吸和血压。

◆产后 24 小时内，应卧床休息，及早下地。保证充分的睡眠时间。但不要做重体力劳动，以免发生子宫脱垂。

◆产后第一天可吃些易消化的清淡食物，第二天可多吃高蛋白和汤汁食物，适当补充维生素和铁剂。

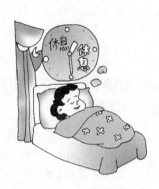

◆产后尿量增多，应及时排小便，以免胀大的膀胱妨碍子宫收缩。产后 2 日内应排大便。如有便秘，可用开塞露、肥皂水灌肠等进行处理。每日可用温开水或消毒液冲洗阴部 2～3 次，保持会阴部清洁干燥。

◆一般在产后 4～5 日拆除会阴缝线。

◆宫底高度逐日复原，产后 10 日应在腹部摸不到子宫，剖宫产产妇复原较慢，应适当用宫缩剂，恶露若有臭味，应进行抗炎治疗。

7. 新妈妈产褥期五大保养要点

(1)身体保养

产妇要注意休息，以恢复妊娠和分娩对体力的消耗，以保养和恢复元气。

(2)饮食保养

产妇因产后脾胃虚弱，必须注意饮食调理，要多进食富含高蛋白质的营养食物，多食用新鲜蔬菜、水果；身体虚弱者还应适当搭配一些药膳，忌食过咸、过硬、生冷及辛辣刺激性食物。

(3)精神调养

产妇为了早日康复，应保持精神愉快，避免各种不良情绪刺激，不要生气，不要发怒，不要郁闷，不要受到惊吓。

(4)环境调适

要注意保持室内温度适宜，预防寒湿热的侵袭，并保持通风朝阳，空气清新。

(5) 讲究个人卫生

产妇必须注意个人卫生，保证身体清洁卫生，勤换洗衣服，防止感染疾病。

8. 新妈妈产褥期四大护理误区

误区一：产妇要避风

不少人以为风是"产后风"(指产褥热)的祸首。其实，产褥热是藏在产妇生殖器官里的致病菌在作怪，多源于消毒不严格的产前检查或产妇不注意产褥卫生等。另外，夏日里门窗紧闭，裹头扎腿还会引起产妇中暑，实不可取。

误区二：越晚下床越好

许多人认为，产妇体质虚弱，须静养，就让其长期卧床。一般情况下，产后24小时就可在床上靠着坐起来，第3天便可下床行走。

误区三：初乳不能喝

有的产妇认为初乳是"灰奶"，不让婴儿吮吸，而事实上初乳营养价值很高，含有丰富的免疫抗体，因此不应浪费。

误区四：鸡蛋吃得越多越好

鸡蛋营养丰富，也容易消化，适合孕产妇食用，但并不是吃得越多越好。产妇每天吃2~3个鸡蛋足矣。

9. 产后为何还会出现阵阵腹痛

产后1周内，有些产妇常出现阵发性下腹痛，尤其在最初的3~4天内更为明显，这种疼痛称为产后宫缩痛。多见于经产妇，特别是急产后，并随妊娠分娩次数的增多而疼痛逐渐加重，哺乳时尤为显著。初产妇的宫缩痛相对较轻，这是生理现象。

腹痛的主要原因是由于在产后子宫复原的过程中，子宫发生阵发性收缩，引起局部血管缺血，组织缺氧，神经纤维受到强烈挤压所致。随着生育胎次的增加，子宫肌肉内含弹性纤维的平滑肌逐渐减少，而弹性差的结缔组织逐渐增加，使子宫肌层的弹性降低，子宫肌肉的收缩力不正常，恢复受到影响，容易出现痉挛性收缩，因此经产妇宫缩痛较重，而且哺乳时疼痛加重。

产后宫缩是子宫复原的表现，具有止血和排出宫腔内积血和胎膜的作用。在宫缩时，于下腹部可摸到隆起变硬的子宫。哺乳时婴儿吸吮乳头可引起反射性子宫收缩，疼痛会加剧。

宫缩产生的腹痛一般持续3~4天，然后自然消失，不需做特殊护理。重者可做下腹部热敷、按摩，也可应用适量的镇静止痛药物。另外，服用益母草膏、红糖水、黄酒、山楂等，也可见效。

10. 新妈妈不必对腹痛过于担心

产妇在产后会感觉腹痛，这是由于子宫收缩所致。子宫收缩时，引起血管缺血，组织缺氧，神经纤维受压，所以引起腹痛。当子宫收缩停止时，血液流通，血管畅通，神经纤维解除挤压，疼痛消失，这个过程一般在1～2天内完成。

初产妇因子宫肌纤维较为紧密，子宫收缩不甚强烈，易于复原，而且所用复原时间也短，疼痛不明显。经产妇由于多次妊娠，子宫肌纤维经多次牵拉，较为松弛，复原较难，疼痛时间相对延长，且疼痛也较初产妇剧烈些。以上情况的腹痛都是正常生理现象，不必过于担心有什么病。

11. 新妈妈恶露处置方法

恶露的处置应加以重视，如不注意卫生，会使阴道、子宫感染炎症。恶露处置前应先洗手，要用消毒纸或药棉，由阴道向肛门方向擦拭消毒，同一张纸或药棉不可使用两次，务必每次使用过后就换新的。药棉可用医院配制的。如果阴道或会阴有伤口，应特别注意避免从伤口处擦拭。要勤换卫生巾和内衣内裤，按医嘱服用子宫收缩剂和坐浴等，保持会阴的清洁。

12. 产后恶露应何时消失

正常情况下，恶露持续4～6周，总量约500克，有血腥味，但不臭。根据产后时间的不同，恶露的量和成分也随之发生变化。

一般在产后3～7天内为血性恶露，量多色红，含有大量血液，有时有小血块、黏液及坏死的蜕膜组织，有血腥味。随着子宫内膜的修复，出血量逐渐减少。3～4天后变为淡红色，形成浆液性恶露，量少色淡，内含少量血液，宫颈黏液相对增多，含坏死蜕膜组织及阴道分泌物和细菌。2～4周变为白色或淡黄色，形成白色恶露，含大量白细胞、坏死蜕膜组织、表皮细胞及细菌，量更少，不再有血，一般持续3周。

通过观察恶露的性质、气味、量及持续时间，可以了解子宫复原情况，判断子宫有无感染。如果血性恶露持续两周以上，量多，常提示胎盘附着处复原不良或有胎盘胎膜残留。如果恶露持续时间长且为脓性，或有臭味，表示有宫腔内感染。如果伴有大量出血，子宫大而软，常提示子宫复旧不良。

13. 剖宫产术后九大护理要点

(1)要少用止痛药物

剖宫产术后麻醉药作用逐渐消失，一般在术后数小时，伤口较为疼痛，可请医生在手术当天使用止痛药物。在此之后，最好不要再使用药物止痛，以免影响肠蠕动功能的恢复。伤口的疼痛一般在3天后便会自行消失。

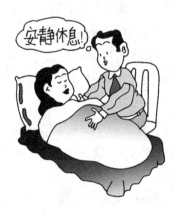

安静休息！

(2)术后应该多翻身

麻醉药物可抑制肠蠕动，引起腹胀。剖宫产的新妈妈产后宜多做翻身动作，促进肠肌蠕动功能及早恢复，术后12小时，可泡番泻叶水喝，以减轻腹胀。

(3)卧床宜取半卧位

剖宫产的新妈妈身体恢复较慢，不能与阴道自然分娩者一样，在产后24小时后就可起床活动。因此，剖宫产者会发生恶露不易排出的情况。如果采取半卧位，配合多翻身，就可以促使恶露排出，避免恶露淤积在子宫腔内，引起感染而影响子宫复位，也利于子宫切口的愈合。

(4)产后注意排尿

为了手术方便，通常在剖宫产术前要放置导尿管。术后24～48小时，麻醉药物的影响消失，膀胱肌肉才恢复排尿功能，这时可拔掉导尿管，只要一有尿意，就要努力自行解尿，降低导尿管保留时间过长而引起尿道细菌感染的危险性。

(5)保持阴部及腹部切口清洁

术后两周内，避免腹部切口沾水，全身的清洁宜采用擦浴，在此之后可以淋浴，但恶露未排干净之前一定要禁止盆浴。每天冲洗外阴1~2次，注意不要让脏水进入阴道。如果伤口出现红肿、发热或疼痛，不可自己随意挤压敷贴，应该及时就医，以免伤口感染迁延不愈。

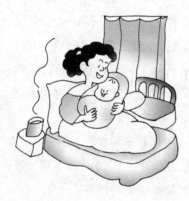

(6)尽量早下床活动

只要体力允许，产后应该尽早下床活动，并逐渐增加活动量。这样不仅可增加肠蠕动的功能，促进子宫复位，而且可避免发生肠粘连、血栓性静脉炎等。

(7)不要进食胀气食物

剖宫产术后约24小时，胃肠功能才可恢复，待胃肠功能恢复后，给予流食1天，如蛋汤、米汤，忌食牛奶、豆浆、大量蔗糖等胀气食物。肠道气体排通后，改用半流质食物1~2天，如稀粥、汤面、馄饨等，然后再转为普通饮食。

(8)产褥期绝对禁止房事

剖宫产术后100天，如果阴道不再出血，经医生检查伤口愈合情况良好，可以恢复性生活。但是，一定要采取严格的避孕措施，避免怀孕。否则，有疤痕的子宫容易在做刮宫术时而发生穿孔，甚至破裂。

(9)注意进行健身锻炼

剖宫产术后10天左右，如果身体恢复良好，可开始进行健身锻炼。方法如下：

◆仰卧，两腿交替举起，先与身体垂直，然后慢慢放下来，两腿分别做5次。

◆仰卧，两臂自然放在身体两侧，屈曲抬起右腿，大腿尽力靠近腹部，脚跟尽力靠近臀部，左右腿交替做，各做5次。

◆俯位，两腿屈向胸部，大腿与床垂直并抬起臀，胸部与床贴紧，早晚各做1次。

每次锻炼时，从2~3分钟逐渐延长到10分钟。

14. 新妈妈产褥期结束莫忘做健康检查

经过产褥期的休息和调养,产妇身体各器官究竟恢复得怎么样,需要做一次认真的产后检查。产后检查时间一般是在产后42～56天之间进行。

产后检查的 项 目

(1)体重

若产褥期体重过度增加,则应坚持体育锻炼,多吃富含蛋白质和维生素的食物,减少糖类和主食的摄入。

(2)血压

无论妊娠期的血压是否正常,产后都应测量血压。如果血压尚未恢复正常,就应进一步治疗。

(3)尿常规与血常规

患妊娠期高血压疾病的产妇要做尿常规检查。妊娠合并贫血或产后出血的产妇要检查血常规,如有贫血应及时治疗。患有心脏病、肝炎、泌尿系统感染或其他合并症的产妇应到内科或产科进一步检查和治疗。

(4)盆腔器官检查

检查会阴及产道的裂伤愈合情况,骨盆底肌、组织紧张力恢复情况,以及阴道壁有无膨出。检查阴道分泌物的量和颜色,如果是血性分泌物且量多,就表明子宫复旧不良或子宫内膜有炎症。检查子宫颈有无糜烂,如果有,可于3～4个月

再复查及治疗。检查子宫大小是否正常和有无脱垂,若子宫位置靠后,则应采取侧卧睡眠,并且要每天以膝卧位来纠正。检查子宫的附件及周围组织有无炎症及包块。行剖宫产术的产妇应注意检查腹部伤口愈合情况,以及子宫与腹部伤口有无粘连。

(5)内科检查

患有合并症的产妇,如患有肝病、心脏病、肾炎等,应到内科检查病情变化。怀孕期间患有妊娠期高血压疾病的产妇要检查血和尿是否异常;患有妊娠期高血压疾病的产妇还要检查血压是否仍在继续升高,如有异常,应及时治疗,以防转为慢性高血压病。另外,对于无奶或奶少的产妇,医生要进行饮食指导,或给予药物治疗。

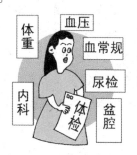

新妈妈疾病用药

1. 新妈妈注意护理产后会阴伤口

如果在分娩时会阴部有伤口，就要注意护理。在产后的头几天里，恶露量较多，应使用消过毒的卫生垫，并经常换。大小便后要用清洁的水清洗外阴，以保持伤口的清洁干燥，以防感染。伤口痊愈情况不佳时要坚持1:5000高锰酸钾坐浴，每天1～2次，每次10～20分钟，持续2～3周，这对伤口的复原极有好处，效果很好。坐浴前要先清洗肛门，以免造成污染。

睡觉的体位对伤口也有影响。如果伤口在左侧，就应靠右侧睡；如果伤口在右侧，就应靠左侧睡。

2. 新妈妈及时处理产后会阴胀痛

造成会阴胀痛的原因很多，在处理之前应首先明确原因，然后根据不同的原因分别进行处理。分娩时，如果会阴保护不当，或胎儿较大，或会阴体较长、较紧，就可造成会阴裂伤。做会阴切开缝合术也可使会阴部形成伤口，并可继发感染。先露部压迫会阴时间过久可造成会阴水肿。会阴伤口缝合时血管结扎不彻底，会形成会阴血肿。痔核脱出、肿胀等，都是导致会阴胀痛的常见原因。

会阴胀痛可不同程度地影响产妇的饮食、休息以及全身的康复，故应及时处理。针对造成会阴胀痛的不同原因，分别给予相应的处理。

如发现会阴血肿较大或逐渐增大，应该及时将血肿切开，取出血块，然后找出出血点，结扎止血，缝合血肿腔。

会阴有伤口者，应加强会阴护理，保持会阴清洁，用1:1000新洁尔灭溶液或1:5000高锰酸钾液进行会阴擦洗，每天两次，并使用消过毒的会阴垫。

如发现伤口感染，应及时将缝线拆除，有脓肿者应切开排出脓液，用1:5000高锰酸钾坐浴，并给予抗生素抗感染治疗。对会阴严重水肿者，可给50%硫酸镁湿敷，每天两次，每次15～20分钟，以促进水肿消失。痔核脱出者可给予还纳，水肿明显者可局部涂抹痔疮膏，或1:5000高锰酸钾坐浴。

3. 新妈妈小心产后常见并发症

(1)贫血

新妈妈可多吃富含铁质的食物，如肉类、黑糯米粥、红豆汤等。

(2)胀奶

若是胀奶，可用1两麦芽糖、3钱蒲公英、3钱王不留行，共同炖煮食物吃，可促进排乳。

(3)便秘

新妈妈如果便秘，可吃香蕉、芝麻糊(煮开加蜂蜜调味)，可以促进排便。

(4)发热

新妈妈若因乳腺炎、妇科炎症而有发热现象，或有极度不适症状，必须立即就医治疗。

4. 新妈妈多活动以防静脉栓塞

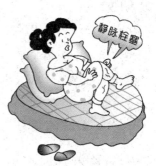

静脉栓塞是孕产妇最容易发生的疾病之一，而且以下肢发生静脉栓塞最为常见，还可发生于门腔静脉、肠系膜静脉、肾静脉、卵巢静脉及肺静脉等。深静脉栓塞是围产期的一种严重并发症，应引起警惕。

对孕产妇来说，预防深静脉栓塞最好的办法是多活动。在妊娠末期，不要因为行动不便而停止活动，应坚持散步或做适量家务。产后第一周是静脉栓塞的多发期，产妇应早下床，并做适量运动，即使是手术后，也应尽量在床上做翻身、伸屈肢体等运动。只要深部静脉血管内的血能不停地流动，血栓就难以形成了。

当然，产前产后还要严密观察，一旦出现发热，必须警惕是否发生静脉炎。如果是，就要用抗菌素进行治疗。如果发现下肢肿胀、疼痛、发凉、青紫等情况，要及时就医，如早期采用抗凝药物治疗，则无需开刀。如果延误了诊治，就需手术取出血块。对孕产妇来说，及早注意预防静脉栓塞为上策。

5. 新妈妈小心预防产褥中暑

产褥中暑是指产妇在高温、闷热的环境中，体内余热不能及时散发，导致中枢性体温调节功能障碍，而发生的急性病，重者可致死亡。在温度高、通风不良的环境，产妇更容易中暑。产妇中暑时，首先出现心悸、恶心、四肢无力、头痛、头晕、口渴多汗、胸闷等症状，继之体温升高，皮肤干燥无汗，脉搏和呼吸增快，胸闷烦躁，口渴，进一步高热，体温可达 40～42℃，继而尿少、神志不清、谵妄、狂躁、昏睡、昏迷、抽搐，严重时引起死亡。检查可发现颜面潮红，脉细数，瞳孔缩小，呼吸短促，皮肤灼热，干燥无汗。

事实上，产妇的生活环境应该与普通人是一样的。选择朝向好、通风好的房间，炎热的季节注意室内空气流通，让室内温度维持在28℃左右。空调要间断开启，不要连续运转，而且要经常开窗通风。产妇应每天用温水洗澡，经常洗头。夏季产妇衣服要宽大，凉爽，舒适，透气，利于散热。多喝开水，可以吃生津解暑的食物，如西瓜、西红柿、黄瓜等，少吃过于油腻的食品。产妇还要注意休息，保证足够的睡眠，以加快恢复、增强体质，提高对环境的适应能力。做到以上这些，就可以预防产褥中暑。

产妇一旦出现中暑症状，轻者可以立即将其移到通风良好的地方休息，用冷水、酒精擦浴，尽快降低病人的体温，按摩四肢促进血液循环，多喝些盐水，可口服仁丹、十滴水或藿香正气丸。中暑严重者应立即送医院治疗。

6. 新妈妈出汗多谨防感冒

产妇分娩后10天内，一般出汗较多，这是因为通过排汗协助排出体内积蓄的废物和过多的水分，此属正常生理现象。但是，产妇出汗过多，毛孔张开，如受风寒，极易感冒。产妇感冒不但对产后恢复健康不利，还会感染婴儿发病。婴儿发病比产妇更不好治疗。

因此，产妇应十分注意抵御风寒，防止感冒。产妇的室内温度要适宜，不可有冷风吹进，产妇的穿衣也要冷暖适度，不要穿得过少，也不要穿得过多，更不能一会儿穿，一会儿脱，冷热不均。被子厚薄也要适当，如果盖的被子很厚，夜间踢开被子，就会造成产后受寒。

7. 新妈妈应细心观察子宫复旧情况

怀孕期间，母体进行着一系列生理变化，子宫腔的容积由非孕时的5毫升增大到足月时的5000毫升，子宫的重量由非孕时的50克增加到足月时的1000～1200克。

分娩后，由于子宫肌肉的收缩、缩复作用，迫使肌层内血管管腔闭锁或狭窄，子宫肌细胞缺血并发生自溶，子宫体积明显缩小，胎盘剥离面亦随着子宫的缩小和新生内膜的生长而得以修复。一般在产后5~6周可恢复到非孕状态，这个过程称为子宫复旧。当复旧功能受到阻碍时，即引起子宫复旧不全。

子宫复旧情况可以通过产后宫底下降的情况以及恶露的量来观察。

正常情况下，当胎盘娩出后，子宫底降至脐下，12小时后由于盆底肌肉的恢复，子宫底上升与脐平，以后每天下降1~2厘米，大约在产后1周子宫缩小至12周妊娠大小，可在耻骨联合上方扪及，在产后20天降至骨盆腔内，腹部检查摸不到宫底，产后42天完全恢复至正常大小。可根据上述标准每天观察产妇产后子宫复旧的情况。检查前产妇要先排尿。

子宫复旧不全时，血性恶露持续的时间延长，可达7~10天或更长时间，量明显增多，有时可出现大量流血，恶露浑浊或伴有臭味。在血性恶露停止后还可有脓性分泌物排出。产妇多感觉腰痛及下腹坠胀。偶尔也有恶露量少而腹痛剧烈者。

通过检查还可发现，子宫如果复旧不全，会较同时期的正常产褥期子宫大且软，多为后倾后屈位，常有轻度压痛。宫颈也软，宫口多未关闭。

如子宫复旧不全未能及时纠正，因伴有慢性炎症，会使子宫壁内纤维组织增多，从而形成子宫纤维化。纤维化子宫可引起月经期的延长和月经量的增多。

8. 为什么会出现子宫复旧不全

子宫复旧不全的临床表现有腰痛，下腹坠胀，血性恶露经久不断，有时有大量脓性恶露，子宫大而软，有压痛。

出现子宫复旧不全的 原 因

◆在分娩过程中子宫蜕膜剥离不完全，有胎盘或胎膜残留。

◆子宫内膜有炎症或有盆腔炎。

◆孕前患子宫肌壁间肌瘤、子宫腺肌病，影响子宫收缩；膀胱过度膨胀或常处于膨胀状态，影响子宫收缩，以产后尿潴留引起的最为常见。

◆子宫过度后倾、后屈，影响恶露排出。

◆多胎妊娠或羊水过多，使子宫过度胀大，肌纤维被过度拉长，分娩后肌纤维收缩无力，子宫不能正常复旧；多产妇由于多次分娩引起子宫肌纤维组织相对薄弱，收缩无力。

◆胎盘过大，胎盘附着部位的肌层较薄，收缩力弱，也影响子宫复旧。

◆产后过度劳累、休息不足、情绪不好等。

9. 小心应对子宫复旧不全

◆应给予子宫收缩剂，以促进子宫收缩，如麦角流浸膏1毫升，每日3次，共两日；亦可用催产素10单位，肌肉注射，每日1~2次，连续3日；肌注麦角新碱0.2~0.4毫克，1~2次／天，共1~2天。

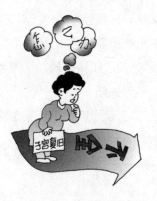

◆伴有炎症现象时，应给予广谱抗生素消炎治疗。

◆中药活血化淤，促进子宫收缩，如益母草膏2~3毫升，每日3次。

◆子宫后倾时，产妇应经常采取膝胸卧位，以纠正子宫位置。每日1~2次，每次10~15分钟。

◆如果怀疑有胎盘或大块胎膜残留，就应该行刮宫疗法。

◆子宫肌瘤合并子宫复旧不全者，应该采用保守治疗。如果长期流血不止，亦可考虑切除子宫。

◆产妇应该注意休息，保持良好的情绪，加强营养，大小便要通畅。

10. 新妈妈小心产褥感染

产褥感染是由于致病细菌侵入产道而引发的感染，这是产妇在产褥期易患的比较严重的疾病。

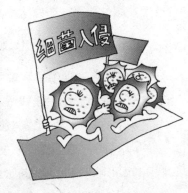

正常妇女的阴道、宫颈内存在着大量的细菌，但多数不致病。产后由于机体抵抗力下降，而且子宫腔内胎盘附着部位遗留下一个很大的创伤面，子宫颈、阴道和外阴筋膜可能遭到不同程度的损伤，这些创伤都给致病细菌提供了侵入的机会。

细菌侵入后，轻者会阴、阴道、宫颈伤口感染，局部出现红肿、化脓，压痛明显，重者引起子宫内膜炎、子宫肌炎、盆腔炎、腹膜炎、败血症等。患产褥期感染的产妇在产后48小时会出现寒战、发热，伴有下腹痛，恶露有臭味，量多，腹部压痛，反跳痛。

11. 为什么会出现产褥感染

致病菌可能是在妊娠期就已经存在于产妇体内，也可能是在临产前、临产时或产后从外界侵入的。

产褥感染致病菌的 来源

◆妊娠末期有阴道炎症，分泌大量带有刺激性的白带，临产前不久曾有过性生活或洗过盆浴。

◆胎膜早破，阴道和宫颈内的细菌可经过胎膜破口处侵入盆腔引起感染。

◆接生人员未经正规训练，双手或接生器械消毒不严格。

◆产程过长，肛门检查或阴道检查次数过多。

◆产妇的衣服被褥不卫生，或用未经消毒的纸或布做会阴垫。

◆产妇的呼吸道、胃肠道、泌尿系或皮肤上的细菌，可通过血液或双手的散播侵入阴道。

◆同产妇接触的人，上呼吸道内有细菌，通过谈话、咳嗽、喷嚏传播给产妇。

◆产妇产后出血过多，抵抗力下降，如果休息不好，营养跟不上，极易发生感染。

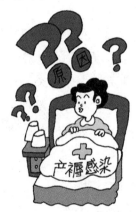

12. 及时辨别产褥感染的症状

产褥感染的病情轻重根据致病菌的强弱和机体抵抗力的不同而不同，发病前可有倦怠、无力、食欲不振、寒战等症状。

轻微的产褥感染，常常在会阴、阴道伤口处发生感染，局部出现红肿、化脓、压痛明显等症状，拆线以后刀口裂开。

如果感染发生在子宫，就可形成子宫内膜炎、子宫肌炎、脓肿。发热、腹痛、体温升高是产褥感染的一个重要症状。

大部分产妇发病于产后3~7天，体温常超过38℃，热度持续24小时不退。子宫复旧差，恶露量多，有臭味，子宫有压痛。

如果继续扩散，可引起盆腔结缔组织炎，炎症蔓延到腹膜，就可引起腹膜炎。这时除寒战、高热外，还会出现脉搏增快、腹痛加剧、腹胀、肠麻痹等症状。若细菌侵入血液，则可发生菌血症、败血症，这时体温的变化很大，而且出现全身中毒症状，情况比较严重，如不及时治疗，则可危及生命。

13. 新妈妈应重视预防产褥感染

由于轻度产褥感染会影响产妇健康，延长产后恢复时间，而重度产褥感染则会危及生命，因此必须重视预防。

预防工作应从妊娠期开始。加强孕期卫生，保持全身清洁，妊娠晚期避免盆浴及性生活。做好产前检查，加强孕妇营养，增强孕妇体质，防止贫血。临产时，应多进食和饮水，抓紧时间休息，避免过度疲劳，以免身体抵抗力降低。积极治疗急性外阴炎、阴道炎及宫颈炎，避免胎膜早破、滞产、产道损伤及产后出血。有胎膜早破或产前出血等感染因素存在时，必须住院治疗，用抗生素预防。接生时避免不必要的阴道检查及肛诊。产后要注意卫生，保持外阴清洁，尽量早期下床活动，以使恶露尽早排除。

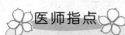

医师指点

　　如果已经发生产褥感染，应加强营养，及时补充足够的热量，尽快纠正贫血等。取半卧位，这样有利于恶露排出，将炎症局限于盆腔，减少炎症扩散。由医生根据情况使用消炎药。如果盆腔脓肿形成，需手术切开引流。

14. 为什么会出现产后发热

产后妇女体温大多正常，如果产程延长，产妇过度疲劳，可出现低热，大都在24小时后恢复正常。产后3~4天，由于乳房血管淋巴充盈、乳房胀痛，亦可引起低热，但也不会超过38℃，乳汁分泌畅通后即恢复正常。如果产后体温超过38℃或持续升高，多由感染引起。

15. 产后发热应考虑哪些疾病

(1)上呼吸道感染

产后体虚、多汗，常致感冒，主要症状有头痛、咳嗽、咽痛、发热等。

(2)急性乳腺炎

常因乳头破裂或乳汁郁积感染所致。乳房红肿、疼痛，伴有高热、寒战，体温可达 38～40℃。

(3)急性肾盂肾炎

持续发热，肾区有叩击痛，腰痛。导尿镜检有大量脓球。

(4)产褥感染

由生殖道感染引起，畏寒，发热持续不降，腹部疼痛，子宫压痛，恶露增多，混浊有臭味。

16. 新妈妈小心急性乳腺炎

不少初产妇往往在哺乳时未让婴儿将乳汁吸尽，致使乳汁郁积在乳腺小叶中。特别是一旦乳头发生皲裂，哺乳时会引起剧烈疼痛，更影响产妇的充分哺乳。此外，有些产妇的乳头发育不良（如乳头内陷），也影响顺利哺乳。初产妇的乳汁中又含有比较多的脱落上皮细胞，更容易引起乳管的阻塞，使乳汁郁积加重。乳汁的郁积又往往使乳腺组织的活力降低，为入侵细菌的生长繁殖创造了有利的条件。

急性乳腺炎的病原菌主要是金黄色葡萄球菌，链球菌引起的比较少见。

急性乳腺炎病菌侵入的 途 径

 由于哺乳不当引起乳头皲裂，产妇双手不清洁，使细菌污染乳房，然后细菌从裂口侵入，再沿淋巴管蔓延至皮下和腺叶间的脂肪和结缔组织，引起蜂窝组织炎。

另有一种在医院内流行的乳腺炎，多由耐青霉素的菌株引起，病菌通过婴儿的鼻咽部，在哺乳时直接沿乳腺管逆行侵入乳腺小叶，在郁积的乳汁中生长繁殖，引起乳腺小叶的感染。

产妇呼吸道感染或生殖道感染，细菌经血液循环到乳腺，造成感染。

17. 细心辨别乳腺炎的症状

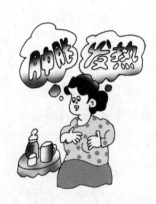

乳腺炎病程早期，乳房疼痛伴发热，体温在38℃左右，乳腺肿胀疼痛，出现界限不清的肿块，伴有明显的触痛，表面皮肤微红或颜色未变。乳房肿块主要是乳汁郁积和淋巴、静脉回流不畅所致，如能积极治疗，多能消散。

炎症继续发展，症状更为严重，多有寒战、高热。乳腺的疼痛加剧，常常呈搏动性。表面皮肤红肿发热，伴有静脉扩张。腋下可扪及肿大并有压痛的淋巴结。血白细胞计数明显增高。如系溶血性链球菌感染，则浸润更为广泛。感染严重的，可以引起败血症。

炎症逐渐局限而形成脓肿。脓肿的部位有深有浅。表浅的脓肿波动明显，可向体表溃破，或穿破乳管从乳头排出脓液。深部的脓肿早期不易出现波动感，如未经及早切开引流，则慢慢向体表溃破，可引起广泛的组织坏死，也可向乳腺后的疏松结缔组织间隙内穿破，在乳腺和胸肌之间形成乳腺后脓肿。

18. 早期发现乳腺炎

当哺乳妇女感到发冷、发热、全身不适、乳房局部红肿疼痛时，就应该及时就诊。检查乳腺炎时，室内应光线明亮，病人端坐，两侧乳房充分暴露。

(1)视诊

观察两侧乳房的大小、形态是否对称，有无局限性隆起或凹陷，乳房皮肤有无红肿及"橘皮样"改变，浅表静脉是否扩张，乳头、乳晕有无糜烂。

(2)扪诊

检查者用手指掌面而不是指尖进行扪诊，不要用手指抓捏乳腺组织。检查顺序为乳房外上、外下、内上、内下各象限以及中央区，先查健康的一侧，后查患病的一侧。

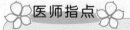
医师指点

如果确诊为乳腺炎，就应在医生的指导下服用抗生素及通乳药物。

19. 新妈妈应重视预防乳腺炎

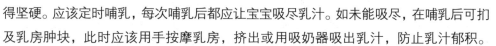

乳腺炎是初产妇常见的一种病症,轻者无法给婴儿正常喂奶,重者则要手术治疗。如果及早预防或发现后及时治疗,就可避免或减轻病症。

预防急性乳腺炎的关键在于防止乳汁郁积和保持乳头清洁,避免损伤。

从妊娠后期开始,经常用温水清洗两侧乳头。有人建议在产前经常用酒精擦洗乳头和乳晕,可促使局部皮肤变得坚硬。应该定时哺乳,每次哺乳后都应让宝宝吸尽乳汁。如未能吸尽,在哺乳后可扪及乳房肿块,此时应该用手按摩乳房,挤出或用吸奶器吸出乳汁,防止乳汁郁积。

如已发生乳腺炎,应及时治疗,必要时应暂停哺乳,并用吸奶器吸尽郁积的乳汁。

产前每月在乳头及乳晕上擦一次花生油,妊娠8个月后每日用酒精或温水洗擦乳头、乳晕,使乳头皮肤变韧耐磨,预防产后婴儿吸吮而皲裂。有乳头内陷者应注意矫正。

产后每次喂奶前后用3%硼酸溶液或温水洗净乳头及乳晕。产后按需哺乳,哺乳前按摩乳房,哺乳后用吸奶器吸尽乳汁。

掌握正确的哺乳姿势,要让婴儿含住大部分乳晕,而不是只含乳头。每次喂奶时要让宝宝将奶汁完全吸空,如婴儿吸吮力不够,无法吸空,可用吸奶器或手将乳汁挤出,不要让乳汁郁积在乳房内。如发生乳汁郁积,可局部热敷,每次20~30分钟,每天3~4次。用手从乳房四周向乳头方向轻轻按摩后,用吸奶器将乳汁吸出或用手挤奶,每天7~8次。

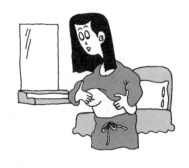

哺乳后应清洗乳头。不要让婴儿含着乳头睡觉。哺乳时间不宜过长,以防乳头破损或皲裂。若乳头皲裂,可涂鱼肝油铋剂或蓖麻油铋剂,喂奶前则要将药剂擦净。也可在哺乳后挤出少量乳汁涂在乳头上。皲裂严重时需暂停喂奶,用手将乳汁挤出或用吸奶器将奶吸出,伤口愈合后再喂奶。乳头内陷的产妇,每天清洗后用手指向外牵拉乳头加以纠正。

20. 新妈妈应及时治疗乳腺炎

治疗乳腺炎可选用青霉素、氨基苄青霉素、红霉素、先锋霉素等抗生素。处在乳汁郁积期的病人，可以继续哺乳。在局部硬结处可敷上中药如意黄金散，或仙人掌捣碎后外敷，2~3天即可见效。

早期乳腺炎如果得到及时治疗，就可以治愈。炎症早期可继续哺乳，排空乳汁，防止乳汁郁积。感染严重时可用健侧乳房哺乳，喂完奶后用吸奶器吸尽残余乳汁。患侧乳房应等脓肿切开，排出脓液后才可哺乳。如已经形成脓肿，要及时请外科医生切开引流。

21. 小心危险的产后出血

在胎儿娩出后24小时内，阴道出血量达到或超过500毫升者，称为产后出血。产后出血是产科常见而又严重的并发症之一，是我国产妇死亡的主要原因。产后出血的发生率约占分娩总数的2%，严重者可发生休克，抢救不及时，可造成死亡。产后出血还会使产妇抵抗力下降，易发生产褥感染，遗留后遗症，所以必须积极防治产后出血。

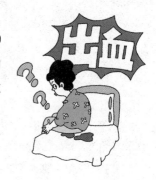

22. 新妈妈应重视预防产后出血

产后出血的原因有子宫收缩乏力、胎盘滞留、软产道裂伤、凝血功能障碍等，其中常见的原因是子宫收缩乏力，多见于产程过长、胎儿过大、产妇思想紧张、过度疲劳。

因此，在分娩过程中产妇要听从医生的指导，精神不要紧张，不要大声喊叫而浪费体力，要积极进食，注意休息，保持体力。对有可能出现子宫收缩乏力的，在胎儿娩出后立即注射缩宫素，促进子宫收缩。

有的产妇，特别是多次流产的产妇，胎盘可能会娩出困难，或有部分胎盘滞留在宫腔内，这样也可以造成出血不止。这样的病人可能需要医生协助剥离胎盘或刮宫。

若胎儿过大、会阴发育不良、急产或手术助产，则可出现软产道裂伤，因此对这类病人必要时可行会阴侧切术，若有裂伤，应尽快缝合止血。

23. 为什么会出现晚期产后出血

一般产后两小时内阴道流血量较多，两小时后流血逐渐减少。分娩24小时后阴道大量出血，且出血量超过400毫升者，称为晚期产后出血。晚期产后出血是严重的病症，多见于产后1~2周，也有产妇在6~8周才发病。阴道流血可持续或间断，也可表现为急剧大量出血，可伴有低热，患者常常因失血过多而导致严重贫血和失血性休克。

晚期产后出血的 发 病 原 因

◆产后子宫收缩乏力，多在产后最初几天。

◆胎盘或胎膜未完全排出，体内有残留，多在产后10天开始出血。

◆胎盘附着部位恢复不全，局部创伤不能及时修复，多在产后1~4周开始出血。

◆剖宫产术后，子宫切口部位血管内血栓脱落出血，多在手术后2~6周阴道开始出血，出血量比较多。

◆黏膜下子宫肌瘤、绒癌出血。

◆凝血功能障碍。

24. 冷静应对晚期产后出血

晚期产后出血的治疗因病因和病情的不同而不同。小量或中量阴道出血，应使用足量广谱抗生素、子宫收缩剂，一般会有明显的效果，阴道流血会逐渐减少和停止。若疑有胎盘、胎膜残留或胎盘附着部位复旧不全，在给予抗生素的同时或控制感染后，应做清宫术，刮出物送病理检查，以明确诊断，单纯药物治疗效果不佳。

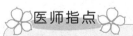 医师指点

发生急性大量出血的产妇，应及时入院输液、输血治疗，以避免发生休克。剖宫产后子宫切口感染出血，治疗无效时需做子宫次全切除术。

25. 准妈妈产后贫血巧防治

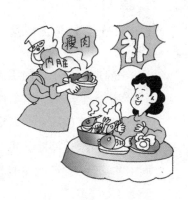

产后贫血是由于妊娠期贫血未得到纠正和分娩时出血过多造成的。贫血会使人乏力，食欲不振，抵抗力下降，容易引起产后感染，严重的还可引起心肌损害和内分泌失调，所以应及时治疗。

血色素90克/升以上者属轻度贫血，可通过食疗纠正，应多吃动物内脏、瘦肉、鱼虾、蛋、奶以及绿色蔬菜等。血色素60～90克/升者属中度贫血，除改善饮食外，还需药物治疗，常口服硫酸亚铁、叶酸等。低于60克/升者属重度贫血，单靠食疗效果缓慢，应多次输新鲜血液，尽快恢复血色素，减少后遗症的发生。

26. 新妈妈产后为什么容易便秘

◆产后卧床时间较长，活动量少，胃液中盐酸量减少，胃肠功能降低，蠕动缓慢，肠内容物停留过久，水分被过度吸收。

◆怀孕期间，腹壁和骨盆底的肌

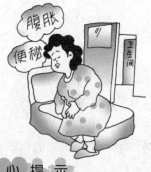

肉松弛，收缩力量不足，排便无力。

◆分娩晚期会阴和骨盆或多或少受到损伤，通过神经反射，抑制排便动作。

◆产后饮食过于讲究高营养，缺乏纤维素，食物残渣较少。

◆下床活动不便，许多产妇不习惯在床上用便盆排便。

◆有的产妇3～5天或更长时间不解一次大便，结果造成排便愈加困难，引起肛裂、痔疮、腹胀等多种不良后果。

爱 心 提 示

为预防和治疗腹胀与便秘，应注意适当增加活动量，加强腹肌与盆底肌的锻炼，如多做产褥保健操等，正确搭配饮食，多吃新鲜蔬菜、水果，也可睡前饮蜂蜜水一杯，严重者可在医生指导下，应用一些缓泻药，如果导、开塞露等。

27. 新妈妈产后便秘巧处理

◆用黑芝麻、核桃仁、蜂蜜各60克，先将芝麻、核桃仁捣成碎末，再磨成糊，煮熟后冲入蜂蜜，分两次1日服完，能够润滑肠道，通利大便。

◆用中药番泻叶6克，加红糖适量，开水浸泡代茶饮。

◆用上述方法效果不理想者，可服用养血润燥通便的"四物五仁汤"：当归、熟地各15克，白芍10克，川芎5克，桃仁、杏仁、火麻仁、郁李仁、瓜蒌仁各10克，水煎人两次分服。

◆严重者，可在医生指导下，应用一些缓泻药，如果导、开塞露等，还可以请护士进行温肥皂水灌肠。不要盲目用力，以防子宫脱垂及直肠脱出。

28. 新妈妈产后便秘重预防

适当活动，不要长时间卧床。产后头两天，产妇应勤翻身，吃饭时应坐起来。健康、顺产的产妇在产后第二天即可开始下床活动，逐日增加起床时间和活动范围。

在床上做产后体操，进行缩肛运动，锻炼骨盆底部肌肉，促使肛门部血液回流。方法是：做忍大便的动作，将肛门向上提，然后放松。早晚各做一次，每次10～30回。

产妇饮食要合理搭配，荤素结合，多吃一些含纤维素多的食物，如新鲜的蔬菜瓜果等，香蕉就有较好的通便作用。

少吃辣椒、胡椒、芥末等刺激性食物，尤其是不可饮酒。要多喝汤、饮水。

每日进餐时，应适当吃一些粗粮，做到粗细粮搭配，力求主食多样化。麻油和蜂蜜有润肠通便作用，产后宜适当多食用。

平时应保持精神愉快，心情舒畅，避免不良的精神刺激，因为不良情绪可使胃酸分泌量下降，肠胃蠕动减慢。

注意保持每日定时排便的习惯，以便形成条件反射。

每天绕脐按顺时针进行腹部按摩2～3次，每次10～15分钟，可以帮助排便。

29. 新妈妈谨防产后痔疮

产妇产后由于子宫收缩，直肠承受胎儿的压迫突然消失，使肠腔舒张扩大，粪便在直肠滞留的时间较长，容易形成便秘。加之在分娩过程中撕裂会阴，造成肛门水肿疼痛等。因此，产后注意肛门保健和预防便秘是预防痔疮发生的关键。

产后痔疮的 预 防 措 施

(1)勤喝水，早活动

由于产后失血，肠道津液水分不足，以致造成便秘，而勤喝水，早活动，可增加肠道水分，促进肠道蠕动，预防便秘。

(2)多吃富含粗纤维食物

少吃辛辣、精细的食物，多吃富含粗纤维食物，搭配芹菜、白菜等，这样消化后的食物残渣就比较多，大便容易排出。

(3)勤换内裤，勤洗浴

这样不但保持了肛门清洁，避免恶露刺激，还能促进肛门周围的血液循环，消除水肿，预防外痔。

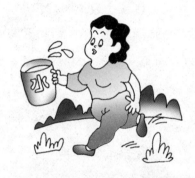

(4)产后应尽快恢复排便习惯

一般产后3日内一定要排一次大便，以防便秘。产后妇女不论大便是否干燥，第一次排便一定要用开塞露润滑，以免损伤肛管黏膜而发生肛裂。

30. 新妈妈产后为什么会出现排尿困难

许多产妇，尤其是初产妇，在分娩后会出现小便困难，有的产妇膀胱里充满了尿，但尿不出来；有的产妇即使能尿，也是点点滴滴地尿不干净；还有的产妇膀胱里充满了尿，却毫无尿意。这是怎么引起的？

这是因为产后腹压下降，腹壁松弛，加上妊娠期膀胱紧张度减低，膀胱容积大，对内部的张力增加不敏感，无法产生尿意。还由于分娩时产程过长，胎儿头部在产道内的位置不正常，胎儿的头部长时间压迫膀胱，使膀胱黏膜充血水肿，尤其尿道内口水肿，膀胱张力下降，收缩力差，尿意迟钝和逼尿肌无力，无力将尿液排出，造成排尿困难。产后膀胱失去子宫的承托作用，膀胱和尿道之间形成一定角度，增加了排尿阻力，产妇对尿胀不敏感，增加了排尿的困难。

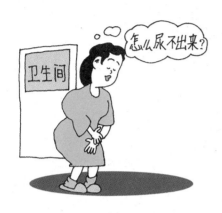

另外，会阴有伤口的产妇因害怕疼痛而主动抑制了排尿，而小便时尿液刺激伤口引起疼痛，会导致尿道括约肌痉挛，也是产后小便困难的原因。

有些产妇不习惯在床上小便，个别病人因精神紧张、怕人、不能下床或对自己排尿缺乏信心，而不能排尿。等到膀胱胀大到一定程度，就会出现麻痹，造成尿潴留。

31. 产后排尿困难巧应对

🌼 在产后6~8小时主动排尿，不要等到感到有尿意再解。解除产妇对小便引起疼痛的顾忌，并鼓励和帮助产妇下床排尿。排尿时要增加信心，放松精神，平静自然地排尿，要把注意力集中在小便上。

🌼 如不能排出尿液，可在下腹部用热水袋热敷或用温水熏洗外阴和尿道口周围，也可用滴水声诱导排尿。

🌼 为促进膀胱肌肉收缩，可用针刺关元、气海、三阴交等穴位。

🌼 可肌注新斯的明0.5毫克，也可取中药沉香、琥珀、肉桂各0.6克，用开水冲服。

🌼 如果以上方法都没有效果，就应该在严密消毒下导尿，并将导尿管留置24~48小时，先持续开放24小时，使膀胱充分休息，然后夹住导尿管每4小时开放1次，待其水肿、充血消失后，张力自然恢复，48小时拔除，一般都能恢复排尿功能。在留置导尿管期间应多饮水，使尿量增加，以减少尿路感染。每天冲洗会阴两次，保持外阴清洁。

32. 新妈妈产后为什么容易小便失禁

一些产妇产后在咳嗽、打喷嚏、大笑、走路急或跑步时不能控制小便而出现尿失禁。这可能只是一时尿道括约肌功能失调，但如果时间较久，就属于病态，叫做产后尿失禁。这是因为产妇在分娩过程中，胎儿通过产道时压迫盆底组织和韧带，造成损伤，致使盆底肌肉韧带松弛，膀胱和尿道括约肌功能不良，不能承受腹压向下的压力而造成张力性尿失禁。

33. 产后小便失禁巧应对

产妇出现尿失禁后不必害怕，不要经常下蹲，尽量避免重体力劳动，不要提重物，以免增加腹压。积极治疗咳嗽，多吃蔬菜水果，保持大便通畅，减少腹压。每天进行盆底肌肉功能锻炼，有节奏地收缩肛门和阴道，每次5分钟，每天2~3次，一个月后会有明显效果。

34. 新妈妈产后为什么容易手脚疼痛

经常发现有些妇女在产后出现手脚疼痛，很多人认为是因为在"月子"里受了风所致。其实这种认识是错误的。

妇女产后手痛常常发生在手腕和手指关节等处。现代医学认为，妇女在产后和哺乳期间，由于身体内部内分泌激素的变化，常使肌肉、肌腱的弹性和力量有不同程度的下降，关节囊和关节附近的韧带也会出现张力下降，因此导致关节松弛。在这种情况下，如果产妇不注意休息，从事较多的家务劳动，将会使本来已经薄弱的关节、肌腱、韧带负担过重而出现疼痛。如果产妇在家务劳动时使用冷水或受寒冷的刺激，就会出现手痛症状。

妇女产后脚痛常常发生在脚跟部，这是由于脚跟脂肪垫退化所引起的。产后产妇在月子里如果不注意下地活动，脚跟脂肪垫就会出现退化现象，这样一旦下地行走，由于退化的脂肪垫承受不了体重的压力和行走时的震动，就会出现脂肪垫水肿、充血等炎症，从而引起疼痛。

35. 产后手脚疼痛巧预防

注意充分休息，不宜做过多的家务劳动，要注意减少手指和手腕的负担。给孩子洗澡时，夫妻两人应相互配合。洗尿布时一定要用温水，避免寒冷的刺激。

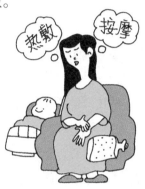

在休养的同时应适当下床活动。特别是坐月子后期，要经常下地走动，这样不仅能防止脚跟脂肪垫退化，避免产后脚痛的发生，而且能防止产妇体重过分增加，还可调节神经功能，对改善睡眠和增进食欲十分有利。

如果不慎患上产后手脚痛，可以进行热敷和按摩。热敷用热毛巾即可，如能加上一些补气养血、通经活络、祛风除湿的中草药，则效果更佳。若采用按摩手法，一般是在痛点处先轻压后重压，压30秒，放开15秒，交替进行，注意按压时不要揉捏，否则会使疼痛加重。

36. 产后颈背酸痛巧预防

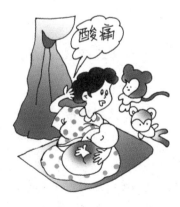

一些产妇在给小孩喂奶后，常感到颈背有些酸痛，随着喂奶时间的延长，症状更加明显，称为哺乳性颈背酸痛症。这主要是因为产妇不正确的哺乳姿势造成的。

一般乳母在给小孩喂奶时，都喜欢低头看着小孩吃奶，由于每次喂奶的时间较长，且每天数次，长期如此，就容易使颈背部的肌肉紧张而疲劳，产生酸痛不适感。

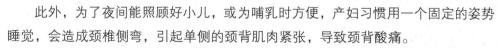

此外，为了夜间能照顾好小儿，或为哺乳时方便，产妇习惯用一个固定的姿势睡觉，会造成颈椎侧弯，引起单侧的颈背肌肉紧张，导致颈背酸痛。

一些乳母由于乳头内陷，婴儿吮奶时常含不稳乳头，这就迫使母亲要低头照看和随时调整婴儿的头部，加之哺乳时间较长，容易使颈背部肌肉出现劳损，从而感到疼痛或不适。

此外，如果产妇患有某些疾病，如颈椎病等，也会加剧神经受压的程度，导致颈背酸痛，以及肩、臂、手指的酸胀麻木，甚至还会出现头晕、心悸、恶心、呕吐、四肢无力等。

另外，颈背酸痛也与女性生理因素与职业因素有关。由于女性颈部的肌肉、韧带张力与男性相比显得相对较弱，尤其是那些在产前长期从事低头伏案工作的女性，如会计师、打字员、编辑、缝纫师等，如果营养不足，休息不佳，加上平时身体素质较差，在哺乳时就更容易引起颈、背、肩的肌肉、韧带、结缔组织劳损，从而引发疼痛或酸胀不适。

预防颈背酸痛的 措 施

● 及时纠正不正确的哺乳姿势和习惯，避免长时间低头哺乳。在给小孩喂奶的过程中，可以间断性地做头往后仰、颈向左右转动的动作。

● 夜间不要习惯于单侧睡觉，以减少颈背肌肉、韧带的紧张与疲劳，平时注意锻炼和活动。要防止乳头内陷、颈椎病等疾患，消除诱因。

● 注意颈背部的保暖，夏天避免电风扇直接吹头颈部。

● 要加强营养，必要时可进行自我按摩，以改善颈背部血液循环。

37. 产后腰腿疼痛巧预防

很多产妇产后会觉得腰腿疼痛，这是因为耻骨联合分离、骶髂韧带劳损或骶髂关节损伤所致。产妇在分娩过程中，骨盆的各种韧带会受到损伤，如果分娩时产程过长，胎儿过大，产时用力不当，姿势不正确或者腰骶部受寒等，再加上产后过早劳动和负重，都会增加骶髂关节的损伤机会，引起关节囊周围组织粘连，阻碍了骶髂关节的正常运动，或者当骨盆某个关节有异常病变，均可造成耻骨联合分离或骶髂关节错位，从而产生疼痛。

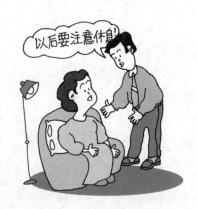

此外，当韧带尚未恢复时，由于受到了较强的外力作用，如负重下蹲、起坐过猛、过早做剧烈运动等，均易发生耻骨联合分离，从而产生疼痛。

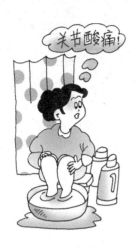

如果产后休息不当，过早长久站立和端坐，就会使产妇松弛的骶髂韧带无法恢复，从而造成劳损。另外，产后起居不慎，闪挫腰背，以及腰骶部先天性疾病，如隐性椎弓裂、骶椎裂、腰椎骶化等，都会诱发腰腿痛。

产后腰腿痛以腰、臀和腰骶部疼痛为主，部分患者伴有一侧腿痛。疼痛部位多在下肢内侧或外侧，可伴有双下肢沉重、酸软等症状。

该病的预防措施主要是注意休息和增加营养，不要过早长久站立和端坐，更不要负重，注意避风寒，慎起居，每天坚持做产后操。

一般来说，产后腰腿疼痛经过几个月甚至1年左右，疼痛会自然缓解。如果长期不愈，可采用推拿、理疗等方法治疗，并可服消炎止痛药，既可减轻疼痛，又可促进局部炎症吸收。

38. 产后关节酸痛巧预防

产后关节酸痛的 原 因

◆产后血虚，关节肌肉得不到足够的营养，以致肢体疼痛。

◆产后出汗较多，毛孔开张，容易感受风寒邪气，使血运不畅，肢体产生疼痛。

产后关节酸痛的 治 疗 措 施

◆老母鸡1只，去毛及内脏、桑枝60克，用布包好，加水适量共炖，至鸡烂汤浓，加适量调味品，吃鸡肉喝汤。

◆葱白100克，苏叶9克，桂枝6克，水煎后冲入红糖适量趁热服下。每天1次，连用3~5天。

◆消炎痛栓塞肛，每晚1次，连用7天。

39. 产后失眠巧纠正

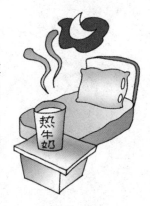

部分产妇产后会出现失眠现象,这是因为产妇的睡眠往往被婴儿不规律的生活扰乱,想睡觉的时候宝宝也许正在哭闹,而当宝宝睡着以后你反而没有了睡意,生物钟出现紊乱。产后失眠可通过改变生活习惯来纠正,比如减少甚至取消午睡,饭后多散步,增加每天的活动量,使白天稍微疲劳些,晚上又不要睡得过早,也许对纠正失眠有所帮助。

爱心提示

每晚睡前一杯热牛奶,既能补钙,又镇静安眠。

40. 妊娠合并心脏病的新妈妈产后注意事项

产妇如在产前已患有心脏病,心脏功能属于I级的(即可以从事正常生活劳动),产后一周后就会完全恢复正常。心脏功能属于II级的(即心脏病在轻度劳动之后即有症状出现的),病情可能由轻变重,严重时甚至出现心力衰竭。

分娩是对心脏的考验。因为在临产时,每一次子宫收缩,可将400~500毫升的血液从子宫排出,进入血液循环,增加心脏的负担。当产妇在用力屏气使胎儿娩出时,产妇的血压上升,肺部的循环压力加大,氧气的消耗量增加,但又得不到充分补充,这时产妇就会出现青紫现象。

当胎儿娩出,胎盘排出,子宫骤然缩小,原来与胎盘建立起来的血液循环也一下子停止,这时子宫内的血液突然都进入母体的血液循环,从而增加心脏的负担。

另外,原来下腔静脉受到的子宫压力也骤然减轻,由下腔静脉回心的血液大大增加。横膈下移,心肺的位置也相应地回到孕前的位置。这一系列的变化,一颗健康的心脏尚可胜任,但对心脏病患者来说,就往往是使病情加重的直接原因。

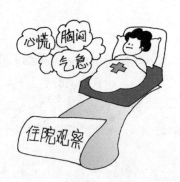

患有风湿性心脏病、先天性心脏病的产妇产后往往使病情加重,甚至发展到心力衰竭。

医师指点

　　妊娠合并心脏病的产妇产后会感到心慌、胸闷、不能平卧、气急等，一般在产后24～48小时症状最为明显，需住院观察，直到心脏恢复正常后方能出院。

41. 患妊娠期高血压疾病的新妈妈产后注意事项

　　妊娠期高血压疾病的症状有高血压、蛋白尿、水肿等，这些症状可以同时出现，也可以单独出现。因为妊娠期高血压疾病是由妊娠引起的疾病，一旦妊娠终止，症状一般会很快消失。但是，偶尔也会有个别病例仍有症状，特别是重度妊娠期高血压疾病，有可能遗留肾脏损害，出现蛋白尿持续很长时间，甚至造成慢性肾病。

　　因此，产后要注意休息和饮食，进行严密观察，如有症状应系统治疗，避免遗留永久性损害。另外，本次患有妊娠期高血压疾病的产妇，如果下次怀孕，还有可能再次患此病，而且病情会加重，所以应避免再次妊娠，或注意观察，出现症状及早治疗。

42. 新妈妈小心预防盆腔淤血综合征

　　妊娠期间，由于大量雄、孕激素的影响，再加上增大的子宫对子宫周围静脉的压迫，会引起子宫周围静脉扩张。便秘也会影响直肠的静脉回流。痔丛充血必然引起子宫阴道丛充血，从而引起盆腔淤血。

　　盆腔淤血综合征最主要的症状是下腹部疼痛、低位腰痛、性感不快、极度疲劳感、淤血性痛经和经前期乳房痛。不少病人是在产后或流产后不久就出现以上症状，疼痛往往是在月经前数天加重，来潮后第一天或第二天减轻，亦有少数持续疼痛的病例。当病人长时间站立及跑、跳或突然坐下时疼痛会加重，性交后亦会加重，下午比上午重。除疼痛外，白带多、便秘、膀胱痛、性情烦躁等，也是盆腔淤血综合征的常见症状。妇科检查时，宫颈、后穹隆、子宫体可有触痛，附件区有压痛，似有增厚感，后宫旁组织触痛亦多见。

医师指点

　　症状轻微的盆腔淤血患者一般不需要用药物治疗，可针对其有关病因，给予卫生指导，使病人对本病的形成及防治有充分的了解。如每日中午或晚上休息时，改仰卧位为侧俯卧位，纠正便秘，节制房事，做适当的体育锻炼，以增进盆腔肌张力，改善盆腔血液循环，一般效果较好。

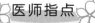

43. 产褥期常见问题的保健与用药

产妇分娩时，体力消耗较大，失血较多，身体比较虚弱。为了使产妇身体早日恢复，应及时给予保健护理或药物治疗，以便减轻产妇身体上的痛苦或不适，缓解精神上的紧张或不安。

新妈妈产褥期 用 药 原 则

(1)头晕、头痛

产妇在产褥期常觉头晕、头痛，这可能是由于分娩产程过长、感受风寒或某些精神因素引起的。家属和亲人要多体贴抚慰产妇，注意保暖防寒，让产妇安静休息。

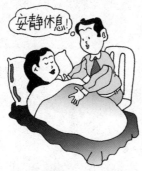

(2)乳房胀痛

乳房胀痛多发生在产后2~3天，乳腺开始分泌乳汁时。此时乳汁充盈，乳房的静脉血管与淋巴管急剧扩张，进而淤积阻塞，引起疼痛。取皮硝约150克研细，用纱布包裹后，敷于肿胀的乳房上，可使乳管通畅，乳汁顺利排出。如果以上方法仍不能使症状得到缓解，产妇继发急性乳腺炎，并伴有发热，那就必须请医生诊治，应用抗菌消炎药物。

(3)出血、腹痛、恶露

产后会出现少量出血、腹痛、恶露等现象，这是因为子宫还未完全复原。若子宫收缩不佳，则恶露难尽，持续腹痛。常用药物有益母草流浸膏，每次5毫升，每日口服3次，可以减少恶露量，止血，止痛，帮助子宫复原。恶露终止，则腹痛自消。

(4)便秘

产妇在产褥期整日卧床，加上饮食多为荤腥，因此常会出现便秘。如遇严重大便秘结，多天不解大便，切忌应用重泻药，可选择作用和缓、刺激性小的药品，如中成药麻仁丸，每次服5~10克，每日口服两次。或于睡前服果导片0.1~0.2克，但此药不宜经常使用。膳食中要注意补充新鲜蔬菜、瓜果和粗纤维食物，避免荤食过量，难以消化吸收。富含纤维素的绿色蔬菜能保持肠道通畅，促进肠管蠕动，帮助排便。

44. **新妈妈应慎用西药**

产妇在分娩后生病用药应十分慎重。大多数药物可通过血液循环进入乳汁，或使乳汁量减少，或使婴儿中毒，影响乳儿健康，如损害新生儿的肝功能、抑制骨髓功能、抑制呼吸、引起皮疹等。

产妇应慎用的 西 药

◆乳母服用氯霉素后，可使婴儿腹泻、呕吐、呼吸功能不良、循环衰竭及皮肤发灰，还会影响乳儿造血功能。

◆四环素可使乳儿牙齿发黄。

◆链霉素、卡那霉素可引起乳儿听力障碍。

◆乳母服用磺胺药可产生新生儿黄疸。

◆巴比妥长时间使用，可引起乳儿高铁血红蛋白症。

◆氯丙嗪能引起婴儿黄疸。

◆乳母使用灭滴灵，则可能使乳儿出血、厌食、呕吐。

◆麦角生物碱会使乳儿恶心、呕吐、腹泻、虚弱。

◆利血平使乳儿鼻塞、昏睡。

◆避孕药使女婴阴道上皮细胞增生。

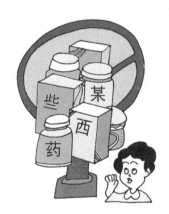

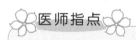

医师指点

产褥期应避免不必要的用药，以防止药物毒副作用影响母婴健康。

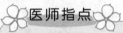

对新生儿、婴儿影响较大的 药 物

◆抗生素：如氯霉素、四环素、卡那霉素等。

◆镇静、催眠药：如阿米妥、安定、安宁、氯丙嗪等。

◆镇痛药：如吗啡、可待因、美沙酮等。

◆抗甲状腺药：如碘剂、他巴唑等。

◆抗肿瘤药：如5-氟尿嘧啶等。

◆其他：如磺胺药、异烟肼、阿司匹林、麦角、水杨酸钠、泻药、利血平等。

 医师指点

产妇用药、打针要在医生指导下进行。如果治疗需要上述药物，应暂时停止哺乳，使用人工喂养。

45. 新妈妈不宜滥用中药

产妇产后服用某些中药，可以达到补正祛瘀的作用，如产后保健汤，包括以下草药：当归、川芎、桃仁、红花、坤草、炙甘草、连翘、败酱草、枳壳、厚朴、生地、玄参、麦冬等，可以滋阴养血、活血化瘀、清热解毒、理气通下，可以改善微循环，增强体质，促进子宫收缩，促进肠胃功能恢复及预防产褥感染。但是，如果产妇一切正常，最好不要用中药，需吃药时，应在医生指导下进行。

产后用药的一个关键问题是要注意不影响乳汁的分泌，以免影响哺乳，对婴儿不利。产后一定要忌用中药大黄，大黄不仅会引起盆腔充血、阴道出血增加，还会进入乳汁中，使乳汁变黄。炒麦芽、逍遥散、薄荷有回奶作用，所以乳母忌用。

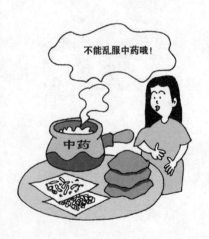

不能乱服中药哦！

中药

46. 哺乳期禁用药物

母亲服用的大多数药物成分都可以通过血液循环进入乳汁，影响乳儿。由于乳儿的肝脏解毒能力差，即使母体仅仅使用治疗剂量，仍可使婴儿蓄积中毒，对早产儿更是危险，因此，产妇服用药物时，应考虑对婴儿的危害。

对婴儿及乳汁有影响的药物有很多，以下仅是简单举例，这里提醒产妇不要滥用药物，如果必须用药，应在医生指导下使用。乳母在服用任何药物之前，应了解此种药物能否对孩子有影响，最好征求医生的意见。如果确需服药，可暂停哺乳或断奶。

产妇在哺乳期不能应用的 药 物

◆溴隐亭可以抑制泌乳。

◆抗肿瘤药物，如环磷酰胺、阿霉素、氨苯喋啶等，可抑制骨髓造血，并有致癌作用。

◆抗精神病药物可影响婴儿智力发育，使肝脏受损。

◆抗甲状腺药物，如他巴唑、D860等，可造成婴儿甲状腺功能低下，影响智力发育。

◆氯霉素可使婴儿出现灰婴综合征，表现为腹泻、呕吐、呼吸功能不良、循环衰竭及皮肤发灰等，还可影响婴儿骨髓造血，引起贫血。

◆链霉素、卡那霉素、庆大霉素可损伤婴儿的听神经和肾脏，引起听力障碍和肾脏功能损害。

◆喹喏酮类抗生素药物，如氟哌酸、诺氟沙星、氧氟沙星等，可影响婴儿骨骼发育。

◆四环素可影响婴儿牙齿和骨骼发育，造成牙釉质发育不全，婴儿牙齿发黄。

◆磺胺药可引起婴儿肝脏和肾脏功能的损害。

◆氯丙嗪和安定可引起婴儿黄疸。

◆灭滴灵可使婴儿出现厌食、呕吐现象。

◆利血平可使乳儿鼻塞、昏睡。

◆抗凝药物，如阿司匹林、潘生丁等，可引起小儿出血。

◆还有一些影响乳汁分泌的药物，如大剂量的雌激素、雄激素、麦芽、薄荷等有回奶的作用，乳母不宜服用。

新妈妈居家健康

1. 为新妈妈营造良好的产后休养环境

传统观念认为，无论是寒冷的冬季，还是炎热的夏季，产妇的居室都应窗户紧闭，避免产妇"受风"，留下"月子病"，其实这种说法是不正确的。不开窗通风，空气污浊，有利于病原体的生长繁殖，容易使产妇和新生儿患呼吸道感染。夏季室内气温过高，容易使产妇和新生儿中暑。因此，居室环境通风很重要。

产妇需要一个安静的休养环境，房间不一定大，但要安静、舒适、整洁、阳光充足、空气新鲜，要避免对流风。每天至少开窗通风1小时，新鲜的空气有助于消除疲劳，恢复健康，给母婴提供足够的氧气，但要避开风口。室温一般应保持在20～25℃，湿度为60%～65%。

在干燥的冬季，为保持室内的湿度，可在暖气或炉火上放个水盆，让水气蒸发出来。在炎热的夏季，可根据需要适当打开空调，但应注意出风口不要正对产妇和新生儿，以免冷气直接吹拂产妇和新生儿。其次，空调的温度不要太低，一般以28℃左右为宜，而且应间断使用，早晚定时开窗换气。

2. 新妈妈在产褥期要劳逸结合

产妇在产褥期要休养好身体，要做到劳逸结合，合理安排作息时间。首先要有充分的休息时间，否则产妇会感觉疲倦、焦虑、精神抑郁，还会影响乳汁的分泌。产妇要保证每天有10小时的睡眠时间，睡时要采取侧卧位，以利于子宫复原。

一般出院后两周内应以卧床休息为主，产后8小时可以在床上坐一会儿。如分娩顺利，产后12小时可以下床、上厕所。产后24小时可以随意活动，但要避免长时间站立、久蹲或做重活，以防子宫脱垂。

剖宫产的产妇产后头4小时需要绝对卧床休息，第二天可以在床上活动或扶着床边走，第三、四天可以下床活动，以后逐渐增加。

第二周，若恢复情况良好，便可下床做一般的事情，第三周起大致可以恢复正常生活了。但由于要照顾宝宝，睡眠常常不足，因此还必须注意休息，不可太疲劳，要学会把握机会多睡一会儿。休息不一定都在床上，下午小睡时可在沙发、躺椅上放松放松自己，可能会得到意想不到的松弛。还可在医生指导下做做产褥体操，帮助身体复原。产后8周可逐渐恢复正常工作。

 ### 3. 新妈妈产后不宜马上熟睡

经过分娩的过程，产妇消耗了大量的体力和精力。因此，当婴儿出生后，母亲就会大松一口气，紧接着疲劳就会袭来，很想痛痛快快地睡一觉。

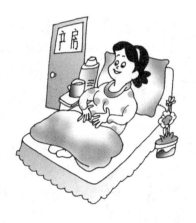

但医生主张，产后不宜立即熟睡，应先闭目养神，半坐卧，用手掌从上腹部向脐部按揉，在脐部停留，旋转按揉片刻，再按揉小腹，时间比脐部稍长。如此反复十余次，可有利于恶露下行，避免或减轻产后腹痛和产后出血，帮助子宫尽快恢复。闭目数小时后就可熟睡。

 ### 4. 产后头几天为什么起床会头晕

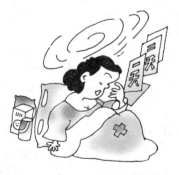

产妇突然起床下地时常有头晕现象，这主要是因为头部一过性缺血造成的。产妇身体一般都比较虚弱，加之较长时间卧床，不适应突然的直立状态，就会出现晕厥。若产后出血较多，则更易出现头晕症状。

因此，产妇在下地前，先要有一个适应的过程，在床上先坐一会儿，感觉没有不适时再下地活动，而且家人要注意搀扶和保护。

医师指点

一旦发生晕厥，不要惊慌，立即让产妇平躺，一会儿就可恢复，不需特别处理。

5. *新妈妈产后要及时下地活动*

受传统观念影响，很多妇女认为产褥期必须静养，过早下床活动就会伤身体，其实，产后进行适当的活动，身体才能较快恢复。只要产妇身体条件许可，产后24小时应下地活动。如觉体力较差，下床前先在床上坐一会儿，有一个适应的过程。若不觉得头晕、眼花，可由护士或家属协助下床活动，以后可逐渐增加活动量，在走廊、卧室中慢慢行走，循序渐进地做几节产后保健操，活动活动身体，这样有利于加速血液循环、组织代谢和体力恢复。

及早下床活动可以使产妇的体力和精神得到较快恢复，并且随着活动量的加大，产妇可以增进食欲，有助于乳汁分泌，促进肠道蠕动，使大小便通畅，可防止便秘、尿潴留和肠粘连的发生，这对剖宫产的产妇是很重要的。

及早下地活动还可以促进心搏和加快血液循环，有利于子宫复旧和恶露的排出。

产后血流缓慢，容易形成血栓。如果新妈妈产后活动不及时，易导致恶露排出不畅，子宫复旧不良，长时间卧床还会造成产妇下肢静脉血栓。及早下地活动可以促进血液循环与组织代谢，防止血栓形成，这对有心脏病及剖宫产的产妇尤为重要。

产妇及早进行活动，可以加强腹壁肌肉的收缩力，使分娩后腹壁松弛的情况得到及时改善，有助于产妇早日恢复苗条的身材，防止发生生育性肥胖。

医生鼓励产妇产后要及早下地活动，下地活动不是指进行大运动量的体育活动，更不是过早地从事体力劳动。活动的时间不要太长，以免过度疲劳。

6. *新妈妈产后为什么出汗多、排尿多*

产妇分娩后比正常人出汗多，这是正常的生理现象，不必担心，但要加强护理。

首先，室内温度不宜过高，要适当开窗通风，保持室内空气流通、新鲜。

其次，产妇穿着要合适，不要穿戴过多，盖的被子不宜过厚。出汗多时用毛巾随时擦干。每晚应洗淋浴或用温水擦洗身体，不要受凉。产妇的内衣裤要及时更换。

有人认为，产妇产后怕见风，要捂着，即使在炎热的夏天，也要门窗紧闭，穿厚衣、戴厚帽，实际上是没有科学根据的，容易使产妇产后中暑、虚脱，给易出汗的产妇"火上浇油"，应该避免这些不良习惯。

7. 新妈妈产后怕风吗

不少人以为产妇怕风，认为风是"产后风"（指产褥热）的祸首，因此将产妇房间的门窗紧闭，床头挂帘，产妇则裹头扎腿，严防风袭。

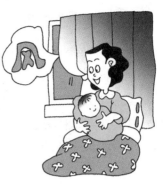

其实，自然界的风何罪之有？产褥热其实是产妇生殖器官受致病菌感染所致的产后发热，多是由于消毒不严格的产前检查或产妇不注意产褥卫生的结果。如果室内卫生环境差，空气混浊，反而更容易使产妇、婴儿患上呼吸道感染而发热。如果夏日里门窗紧闭，裹头扎腿，还会引起产妇中暑，实不可取。

8. 新妈妈应重视产后第一次大小便

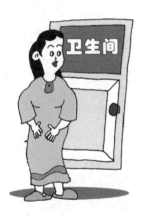

由于生理原因，新妈妈产后第一次排尿不像常人那样容易，有的产妇不习惯在床上排尿，容易造成精神紧张，解不出小便。产妇要重视产后第一次解小便，避免引起小便不畅或尿潴留。最好的方法是产后6~8小时主动排尿，不要等到有尿意方解。排尿时可尽量放松，最好在床上解尿，因为这时产妇要完全卧床休息。当然，无特殊情况也可以起床或入厕排尿。有的人只要用手按一按小腹部下方或使用温水袋敷小腹就会有尿意。大多数产妇经过这样的辅助措施是可以顺利地进行第一次排尿的，以后会更顺利。

生完孩子后，第一次大便也很重要。产妇应该多喝水，多喝稀饭，多吃带汤水的面条，不要吃容易导致上火的食物，以防便秘的发生。特别对于做过会阴侧切的产妇，本来就使不上劲，再加上便秘，结果十分痛苦，甚至影响伤口愈合。

医师指点

一旦发生便秘，也不要急，可多吃些蔬菜、水果，多喝些水，能使粪便软化，容易排出。也可采取食疗法，润肠通便，如睡前饮1小杯蜂蜜水，每天早晨空腹吃香蕉1~2根，每晚空腹吃苹果1~2个，三餐喝稀饭，均可缓解便秘。必要时，可在医生指导下服用果导片或用甘油栓、开塞露塞入肛门内，均可见效。

9. 剖宫产后自我护理

(1)采取正确体位

剖宫产后的产妇应采取正确体位，去枕平卧6小时，后采取侧卧或半卧位，使身体和床呈20～30度角。

(2)坚持补液，防止血液浓缩，血栓形成

所输液体有葡萄糖、抗生素等，可防止感染、发热，促进伤口愈合。

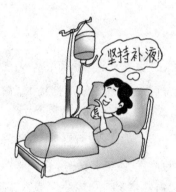

坚持补液

(3)合理安排产妇产后的饮食

术后6小时可进食炖蛋、蛋花汤、藕粉等流质食物。术后第二天可吃粥、鲫鱼汤等半流质食物。应注意补充富含蛋白质的食物，以利于切口愈合。还可选食一些有辅助治疗功效的药膳，以改善症状，促进机体恢复，增加乳汁的作用。

(4)产妇应及早下床活动

麻醉消失后，可做些上下肢收放动作，术后24小时应该练习翻身、坐起，并慢慢下床活动。这样可促进血液流动，防止血栓形成，促进肠蠕动，可防肠粘连。

(5)要注意阴道出血

如超过月经量，要通知医生，及时采取止血措施。当心晚期产后出血，剖宫产妇出院回家后如恶露明显增多，如月经样，应及时就医。最好直接去原分娩医院诊治，因其对产妇情况较了解，处理方便。

剖宫产后100天，若无阴道流血，可恢复性生活，但应及时采取避孕措施。因为一旦受孕做人工流产时，特别危险，容易造成子宫穿孔。

(6)防止腹部伤口裂开

咳嗽、恶心、呕吐时应压住伤口两侧，防止缝线断裂。

(7)及时排尿

手术留置的导尿管在手术后第二天补液结束后即可拔除，拔除后3～4小时应及时排尿。

(8)注意体温

停用抗生素后可能会出现低热，这常是生殖道炎症的早期表现。如超过37.4℃，则不宜出院。无低热出院者，回家1周内，最好每天下午测体温一次，以便及早发现低热，及时处理。

剖宫产的 保健知识

剖宫产是在产妇小腹部做一条长10厘米的切口，打开腹腔，切开子宫，取出胎儿，然后层层缝合。产科医生一般经慎重考虑后才会施行此项手术。剖宫产常见的并发症有发热、子宫出血、尿潴留、肠粘连，远期后遗症有慢性输卵管炎、宫外孕、子宫内膜异位症等。预防并发症一方面靠医生，另一方面需要病人的配合。所以术后加强自我保健与护理，对于顺利康复是很重要的。

10. 剖宫产前后四不宜

(1)剖宫产术前不宜进补人参

有人以为剖宫产出血较多，影响母婴健康，因而在术前进补人参以增强体质。这种做法很不科学。因为人参中含有人参甙，该物质具有强心、兴奋等作用，用后会使产妇大脑兴奋，影响手术的顺利进行。另外，食用人参后，会使产妇伤口渗血时间延长，有碍伤口的愈合。

(2)剖宫产术后不宜过多进食

因为剖宫产手术时肠管受到刺激，胃肠道正常功能被抑制，肠蠕动相对减慢，如进食过多，肠道负担加重，不仅会造成便秘，而且产气增多，腹压增高，不利于康复。所以，术后6小时内应禁食，6小时后也要少进食。

(3)剖宫产后不宜进食产气多的食物

产气多的食物有黄豆、豆制品、红薯等，食后易在腹内发酵，在肠道内产生大量气体而引起腹胀。

(4)剖宫产术后不宜多吃鱼类食品

据研究，鱼类食物中含有一种有机酸物质EPA，有抑制血小板凝集的作用，妨碍术后的止血及伤口愈合。

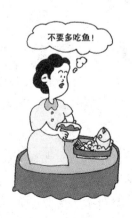

不要多吃鱼！

11. 新妈妈应保持良好的卫生习惯

◆良好的个人卫生习惯是产妇避免产褥期感染的重要措施。

◆要勤洗澡，勤换内衣，保持皮肤清洁与干燥。

◆产妇使用的卫生贴、会阴垫要经过消毒。

◆如有会阴切开，伤口尚未拆线，每日要冲洗一次外阴。

◆要破除产后不刷牙、不洗澡、不梳头等旧习惯。一个月不刷牙，牙齿肯定要得病。刷牙时用温水，牙刷不要太硬。如果您真的感觉牙齿松动，应请医生检查是否需要补钙。

◆洗澡尽量用淋浴。会阴伤口处不要用肥皂。刚刚洗浴完毕，不宜进入通风的环境，不要让空调和电风扇直接对着吹，不要用吹风机吹干头发。剖宫产的产妇可在两周后开始洗澡。

◆会阴护理：为使婴儿顺利产出，减少阴道裂伤，通常医生会做会阴侧切手术，伤口相对整齐，易愈合。术后为防止感染，应由护士每日冲洗会阴部两次，保持会阴干净，并观察出血情况。大小便后用温水冲洗外阴。

◆防止便秘和痔疮：便秘者可服用缓泻药物。痔疮患者局部可热敷，痔疮肿胀明显时，可用25%硫酸镁湿热敷，以上治疗均应听从医生指导。

◆恶露的处理：要注意保持会阴部清洁，预防感染。

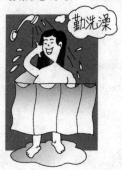

勤洗澡

12. 月子中刷牙漱口有讲究

有人认为月子里不能刷牙，这是不对的。产妇在月子中如果不刷牙，最容易坏齿，引起口臭和口腔溃疡。漱口刷牙能清除食物残渣及其他酸性物质，保护牙齿和口腔。

产妇应该每天早晚各刷一次牙，刷牙时要用温水，牙刷不要太硬。刷牙时，不能横刷，要竖刷，即上牙应从上往下刷，下牙从下往上刷，而且里外都要刷到。

中医主张产后用手指漱口。方法是：将右手食指洗净，或用干净的纱布裹住食指，再将牙膏挤于手指上，像用牙刷一样来回上下揩拭，然后按摩牙龈数遍。这样漱口能防止牙龈炎、牙龈出血、牙齿松动等。

13. 产后洗澡注意事项

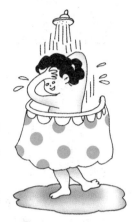

传统观念不主张产后洗澡,这种认识是不符合卫生要求的。

产后皮肤排泄功能旺盛,出汗较多,乳房还会淌乳汁,阴道不断有恶露排出,尤其是夏天,短时间内就会出现难闻的气味。不仅产妇本人感到不适,细菌也会乘虚而入,所以需要比平时更讲卫生,保持全身清洁,预防乳腺炎和子宫内膜炎。

与不洗澡的产妇相比,产后洗澡者皮肤清洁,会阴部或其他部位感染炎症的几率明显降低。

如果产妇身体健康,分娩顺利,完全休息好后,应该和正常人一样生活,完全可以照常洗澡。勤洗澡可以保持汗腺通畅,有利于体内代谢产物排出,还可以调节植物神经,恢复体力,解除肌肉和神经的疲劳。淋浴对乳腺分泌乳汁也有一定的促进作用,可以提高乳汁的质量,而且婴儿患鹅口疮的发生率也比较低。

产妇气血虚弱,表收不固,抵抗力差,易受邪气侵害,所以产后洗澡应特别注意寒温得当,严防风、寒、暑、热乘虚而入。

冬天洗澡时,浴室宜暖,浴水须热,不要大汗淋漓,汗出太多会伤阴耗气,易致头昏、胸闷、恶心等。夏天洗澡时,浴室空气要流通,水温应接近体温,不可贪凉用冷水,图一时之凉快而后患无穷。产后触冷会导致月经不调、身痛等病。

产妇宜采用淋浴,不宜盆浴,以免污水进入阴道,从而引起感染。每次洗澡时间不要太长,以15～20分钟为宜。

洗澡后,新妈妈应及时将身体和头发擦干,穿好衣服以后再走出浴室。最好将头发用干毛巾包起来,不要使头部受风着凉,否则,头部的血管遇冷会骤然收缩,有可能引起头痛。沐浴后,若头发未干,不要立即就睡,否则湿邪侵袭而致头痛。饥饿时和饱食后不宜洗澡,洗澡后应吃点东西,以补充损耗的气血。

14. 新妈妈产后要保护牙齿和眼睛

据调查,我国新妈妈几乎100%缺钙。产后钙质更易大量丢失,易导致腰酸背痛或关节痛,更易出现牙齿松动或视力减弱。所以产后及时补钙能减少这些症状出现。经常吃些动物肝脏、蜂蜜、胡萝卜、黄绿色蔬菜,能使新妈妈眼睛变得明亮,因为这些食物中都富含维生素A和维生素B_2。

15. 新妈妈穿着有讲究

(1)衣着应宽大舒适

有些产妇因体形发胖，就用紧身衣来束胸或束腰，这样的装束不利于血液流通，如果乳房受压迫，极易患乳痈(奶疖)。正确的做法是，衣着略宽大，贴身衣服应选择棉制品，腹部可适当用布裹紧，以防腹壁松弛下垂，也有利于子宫复原。

(2)衣着应厚薄适中

产妇产后抵抗力有所下降,衣着应根据季节变化注意增减。如果天气较热，就不一定要穿长衣长裤，不要怕暴露肢体。

(3)准妈妈衣服常换洗

衣着要常换，特别是贴身内衣更应经常换洗。

(4)准妈妈不必包裹头部

冬天如果屋子不漏风，就不用戴帽子或包裹头部。冬季外出时，可适当系上围巾，但不要包得太紧。

16. 新妈妈衣着巧选择

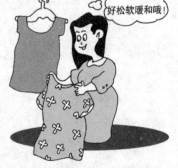

产妇产后衣着应整洁舒适、冷暖适宜，不要穿紧身衣裤，也不要束胸，以免影响血液循环或乳汁分泌。夏季注意凉爽、排汗，冬季注意保暖。产妇的衣着应随着四时气候变化而进行相应的增减调配。

夏天，产妇的衣着、被褥皆不宜过厚，穿着棉布单衣、单裤、单袜避风即可。被褥须用棉毛巾制品，才能吸汗去暑湿，以不寒不热为佳。若汗湿衣衫，应及时更换，以防受湿。冬天，产妇床上的铺盖和被盖要松软暖和，产妇最好穿棉衣或羽绒服，脚穿厚棉线袜或羊绒袜。后背和下体尤须保暖。春秋季节，产妇衣着被褥应较平常人稍厚，以无热感为好，穿薄棉线袜。

可以选择适当的收腹带来收紧腹部，以防腹壁下垂，但不可过紧，以免影响腹腔脏器的生理功能。

产妇应选择舒适透气的布鞋或软底鞋，不要穿高跟鞋，因为高跟鞋可使身体重心改变，加重肌肉的负担，易引起腰酸腿疼。即使在家里或夏天也不要赤脚，应穿棉线或毛袜，以防脚底痛。

17. 新妈妈内衣选择有讲究

产妇的生理状况较为特殊，毛孔呈开放状态，易出汗，又要喂养小宝宝，因此，内衣裤应选择吸汗、透气性好、无刺激性的纯棉布料，宜宽大舒适，不要过于紧身，避免选用化纤类内衣，每日应更换内衣裤。

胸罩能起到支持和扶托乳房的作用，有利于乳房的血液循环，对产妇来讲，不仅能使乳汁量增多，而且还可避免乳汁郁积而得乳腺炎。胸罩能保护乳头免受擦伤和碰痛，避免乳房下垂，减轻运动和奔跑时乳房受到的震动。

应根据乳房大小调换胸罩的大小和杯罩形状，同时保持吊带有一定拉力，将乳房向上托起。产后乳腺管呈开放状，为了避免堵塞乳腺管，影响宝宝健康，胸罩应选择透气性好的纯棉布料，可以穿着在胸前有开口的喂奶衫或专为哺乳期设计的胸罩。

18. 新妈妈穿戴莫过多

有的人认为坐月子时衣服穿得越多越好，甚至捂头捆腿，结果对产妇非常有害。

妇女产后体内发生许多变化，皮肤排泄功能特别旺盛，以排出体内过多的水分，所以出汗特别多，如果汗不擦干直接吹风或在穿堂风下休息，就容易感冒。有的产妇不管冷热，不分冬夏，总是多穿多捂，这样身体过多的热不能散发出去，结果出汗过多，变得全身虚弱无力，盛夏时还会发生中暑，导致高热不退，昏迷不醒，甚至危及生命。

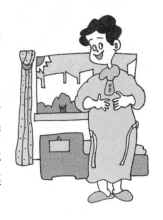

19. 新妈妈应经常梳头

梳头可以去掉头发中的灰尘、污垢，还可刺激头皮，对头皮起到按摩作用，促进局部皮肤血液循环，满足头发生长所需的营养，达到防止脱发的作用。另外，梳头还可使人神清气爽，面貌焕然一新，达到美容的效果。

产妇不要用新梳子梳头，因为新梳子的刺比较尖，不小心会刺痛头皮。最好用牛角梳，可起到保健作用。梳头应早晚进行，不要等到头发很乱，甚至打结了才梳，这样容易损伤头发和头皮。头发打结时，从发梢梳起，可用梳子蘸75%的酒精梳理。最好产前把头发剪短，以便梳理。

20. 产褥期如何招待来访者

产褥期内会有很多亲朋好友来探望你和小宝宝，但是你正处于产后恢复期的时候，无力也无暇去招待他们，那怎么办呢？

你可以依旧穿着睡衣在床上坐着或躺着。当看到你穿着睡衣的时候，大多数人都考虑到你的身体还没有完全恢复，就不会逗留很长时间。你的丈夫或者父母可以帮助你招待来访者，并且帮助你送客。别担心，这并不会被认为是无礼。不要把你的宝宝在客人中传来传去，因为来访者很可能将外界的致病菌传染给你的宝宝。像你一样，你的宝宝也需要时间去适应新环境。

21. 新妈妈要抓住每一个睡眠机会

新妈妈要学会创造各种条件，让自己多睡会儿。有时候，即便半个小时的睡眠也能让疲劳的新妈妈恢复精神。当宝宝终于安然入睡时，妈妈不必去洗洗涮涮，而要抓紧时间休息，哪怕只是闭目养神。

22. 新妈妈不宜长时间仰卧

经过妊娠和分娩后，维持子宫正常位置的韧带变得松弛，子宫的位置可随体位的变化而变化，如果产后常仰卧，可使子宫后位，从而导致产妇腰膝酸痛、腰骶部坠胀等不适。因此，为使子宫保持正常位置，产妇最好不要长时间仰卧。早晚可采取俯卧位，注意不要挤压乳房，每次时间20～30分钟，

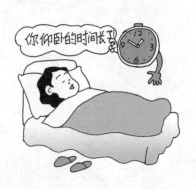

平时可采取侧卧位，这种姿势不但可以防止子宫后倾，还有利于恶露的排出。分娩后几天起，早晚各做一次胸膝卧位，胸部与床紧贴，尽量抬高臀部，膝关节呈90度。

23. 新妈妈不宜睡席梦思床

席梦思床虽然很舒服，但并不十分适合产妇。有报道，一些产妇因睡太软的席梦思床而引起耻骨联合分离，骶髂关节错位，造成骨盆损伤。为什么会这样呢？

这是因为在妊娠期和分娩时，人体分泌一种激素，使生殖道的韧带和关节松弛，有利于产道的充分扩张，从而有助于胎儿娩出。分娩后，骨盆尚未恢复，缺乏稳固性，如果产妇这时睡太软的席梦思床，左右活动都有阻力，不利于产妇翻身坐起，若想起身或翻身，必须格外用力，很容易造成骨盆损伤。

爱 心 提 示

建议产妇产后最好睡硬板床，如没有硬板床，则选用较硬的弹簧床。

24. 新妈妈不宜多看电视

在月子里产妇应注意休息，要适当控制看电视的时间，否则眼睛会感觉疲劳。一次观看电视的时间不要超过1小时，观看过程中，可以闭上眼睛休息一会儿，或起身活动一下。

另外，电视机放置的高度要合适，最好略低于水平视线。产妇要与电视机保持一定距离，距离应是电视机屏幕对角线的5倍，这样可以减轻眼睛的疲劳。

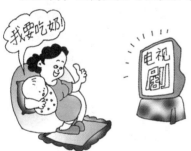

最好不要把电视机放在卧室内，不要边哺乳边看电视。因为这样会减少母亲和宝宝感情交流的机会，宝宝听到的是电视里发出的喧闹声，听不到母亲轻柔的话语，看不到母亲温馨的微笑，这对婴儿大脑的发育很不利。而且在观看电视时，母亲往往被电视情节所吸引，会影响乳汁的分泌。

25. 新妈妈不宜多看书或织毛衣

在产褥期，特别是产后1月内，产妇应多休息，适当活动，增加营养，以便恢复体力。有的产妇，尤其是职业女性，由于平时工作和家务十分紧张，很少有空余时间，就在产前准备了大量的书籍或毛活，想用产褥期多学点东西，看些小说或织点毛活，充分利用这难得的休息时间。但看书需要长时间盯着书本，会使眼睛过于疲劳，时间一久就会出现看书眼痛的毛病。织毛活也是如此，不但会使眼睛疲劳，而且由于必须长时间采取坐位，会影响颈项、腰背部肌肉的恢复，引起腰背疼痛。所以，产妇在产褥期不宜多看书或织毛活。

26. 巧妙对付产后变丑

女性生育以后，体形、面容都会发生不同程度的变化，好像变丑了。专家认为，可从五个方面采取措施，防止这种后果。

五种对付产后变丑的 措施

(1)面容

新妈妈产后需要日夜看护婴儿，往往睡眠不足，时间一长，面部皮肤就会变得松弛，眼圈容易发黑。此时，新妈妈每天应保证8小时以上高质量的睡眠。面部出现棕色或暗棕色蝴蝶斑的产妇，应避免过多日照，局部涂搽品质好的祛斑霜，可使蝴蝶斑自然消退。

(2)头发

新妈妈产后容易脱发，因此应注意饮食多样化，补充丰富的蛋白质、维生素和矿物质。新妈妈要养成经常洗头的习惯。发型要整齐，最好剪成易梳理的短发。

(3)牙齿和眼睛

产妇产后牙齿容易松动，牙龈容易发炎，应注意坚持刷牙，并适当补充钙质。为使眼睛秀美明亮，应注意预防眼病，并补充维生素A和维生素B_2，这些营养成分在动物肝脏、绿色蔬菜和水果中含量较高。

(4)体态

妇女会因生育引起生育性肥胖症。妊娠期间和产褥期间，妇女要注意饮食合理搭配，坚持适当运动，避免脂肪在体内堆积。

(5)精神面貌

新妈妈不要认为产后生活忙乱就可以忽略自己的形象，要始终保持向上的精神和愉快的心情，注意身体和衣着的整洁。新妈妈的衣着要得体，如果你现在有些发胖，就要更换衣服的尺码，不要将怀孕以前的衣服勉强裹在身上，因为这样会更加暴露你身材上的缺点。

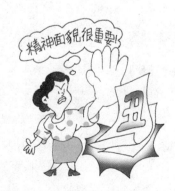

(1)保持愉快的心情

不急不躁不忧郁,保持平和的心态和愉快的情绪。产妇要保持积极开朗的心态,把烦恼和不愉快的事情忘掉。只有保持愉快的心情,皮肤才会好。

(2)每天要保证充足的睡眠

睡眠是女人最好的美容剂,要保证每天8小时以上的睡眠,要学会利用空闲时间休息。只有保证良好的睡眠,才会有好的气色。

(3)多喝开水

多喝开水,可补充面部皮肤的水分,加快体内毒素的排泄。

(4)养成定时大便的习惯

如果一天不大便,肠道内的毒素就会被身体吸收,肤色就会变得灰暗,皮肤也会显得粗糙,容易形成黄褐斑、暗疮等。

(5)选择适当的护肤品

选用天然成分及中药类的祛斑化妆品,可以用粉底霜或粉饼对色斑进行遮盖,选用的粉底应比肤色略深,这样才能缩小色斑与皮肤的色差,起到遮盖作用。避免日晒,根据季节的不同选择防晒系数不同的防晒品。和宝宝一起进行日光浴时,要用防紫外线的太阳伞遮挡面部,因为紫外线照射可引起面部色素沉着。

(6)注意日常饮食

多食含维生素C、维生素E及蛋白质的食物,如西红柿、柠檬、鲜枣、芝麻、核桃、薏米、花生米、瘦肉、蛋类等。维生素C可抑制代谢废物转化成有色物质,从而减少黑色素的产生,美白皮肤。维生素E能促进血液循环,加快面部皮肤新陈代谢,防止老化。蛋白质可促进皮肤生理功能,保持皮肤的弹性。少食油腻、辛辣、刺激性食品,忌烟酒,不喝过浓的咖啡。

(7)自制简便易用的面膜

将冬瓜捣烂,加蛋黄一只,蜂蜜半匙,搅匀敷脸,20分钟后洗掉。或将黄瓜磨成泥状,加入一小匙奶粉和面粉,调匀敷面,15~20分钟后洗掉。还可以将香蕉捣成泥状,直接敷于面部,20分钟后洗掉。

(8)利用手头上能够利用的东西进行美容

例如,在给宝宝蒸鸡蛋羹时,可将贴在鸡蛋皮上的蛋清刮下敷于面部,也可用黄瓜汁、冬瓜汁、柠檬汁等涂擦面部。若持之以恒,均会奏效。

28. 产后妊娠斑和妊娠纹能否消失

在妊娠的中期和末期，如果准妈妈的皮肤过度绷紧，超出了它正常的弹性范围，弹力纤维断裂，就会形成妊娠纹。体重过度增加也会引起妊娠纹。妊娠纹呈紫红色，易出现在大腿、腹部或乳房等部位。产后由于弹力纤维断裂不能恢复，使皮肤变薄，局部比怀孕前松弛。妊娠纹在产后很少能完全消失，颜色会逐渐变浅，成为有银色光泽的细条纹。妊娠纹是一种生理变化，一经出现，就无法消退，但不会损害健康。

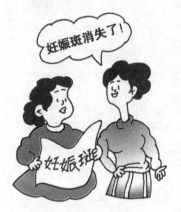

妊娠斑消失了！

妊娠斑

妊娠斑是由于孕期内分泌的变化引起的色素沉着。产后会逐渐减轻或消失。日光的照射会加重妊娠斑的颜色，因此，孕期应注意避免日光的直射。可选用对皮肤刺激少的护肤品，不宜浓妆艳抹。

怀孕前应注意皮肤护理和体育运动，良好的皮肤弹性有利于承受孕期的变化。怀孕期间，准妈妈应避免体重增加太快，不宜超过10～15千克。沐浴时用冷水和热水交替冲洗相应部位，促进局部血液循环。

29. 新妈妈产后祛斑的方法

在孕期出现的面部色素沉着称为黄褐斑，由于黄褐斑在鼻尖和两侧面颊最为常见，且对称分布，形状像蝴蝶，也称为蝴蝶斑。这是由于怀孕后胎盘分泌雌、孕激素增多而产生的。由于存在个体差异，有的孕妇黄褐斑明显一些，有的孕妇则比较淡。产后体内雌、孕激素分泌恢复到怀孕前的正常状态，大部分产妇脸上的黄褐斑会自然减轻或消失，但也有人依然如故，这就需要由内到外进行调节。

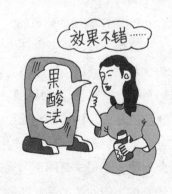

效果不错……

果酸法

目前流行的 祛斑方法

◆**激光法**：用先进的激光仪器除去色斑。

◆**果酸法**：用高浓度果酸剥脱表皮，较以往的化学剥脱安全可靠，可达到"换肤"目的。

◆**磨削法**：用机械磨削的方法，祛除表层色斑。

◆**针灸法**：通过调节经络，改善人体内分泌来达到祛斑的目的。

◆**药物法**：口服维生素C，并结合静脉注射。

◆**中草药法**：遵循中医学原理，服用具相应功能的中草药制剂，外加敷中草药面膜，由内而外治愈色斑。

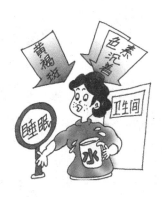

30. 新妈妈产后为什么容易掉头发

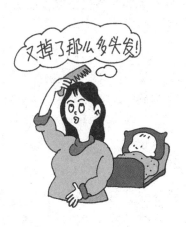

不少妇女原来有一头乌黑光亮的秀发，但在分娩后2～6个月头发会逐渐变黄，并有不同程度的脱发，医学上称为"分娩后脱发"。据统计，35%～45%的产妇会出现脱发。

头发和其他组织器官一样，也要进行新陈代谢。一般来说，人的头发每隔5年就要全部更换一次，平时头发的更新是分期分批进行的，人们不易觉察。产褥期妇女头发更换的速度较快，与女性体内的雌激素水平有关。雌激素水平高时，头发更新速度就会变慢；雌激素水平低时，头发的更新速度就会加快。妇女在妊娠期间，身体内分泌的"总管家"——脑垂体会出现生理性肥大，受其影响，孕妇分泌的雌激素也比平时多。这样一来，头发的寿命就延长了，脱发的速度也就变慢了，大量的头发"超期服役"。分娩之后，体内雌激素水平恢复正常，那些"超期服役"的头发便纷纷"退役"，于是就发生产后脱发。

此外，产后脱发还与精神因素有关。有的妇女头脑里有重男轻女的偏见，一心希望生男孩，一旦生了女孩，便情绪低落，郁郁寡欢，就会脱发。如果产妇受到了其他不良的精神刺激，大脑皮层功能失调，植物神经功能紊乱，控制头皮血管的神经也会失调，使头皮供血减少，以致毛发营养不良而脱落。有些妇女在怀孕期间饮食单调，不能满足母体和胎儿的营养需求，体内缺乏蛋白质、钙、锌、B族维生素，就会影响头发的正常生长，头发容易折断、脱落。如果产妇坐月子期间不常洗头，致使头皮上积聚一层油脂和灰尘，加之产后出汗又多，容易引起毛囊炎，就会加重脱发。

31. 新妈妈产后脱发巧预防

产后脱发大多属于生理现象，一般在6~9个月后即可恢复，重新长出秀发，不需要特殊治疗。

预防产后脱发的 注 意 事 项

妇女在孕期和哺乳期要保持心情舒畅、乐观，避免出现紧张、焦虑、恐惧等不良情绪，使头皮得到更多的营养。

注意平衡膳食，不要挑食、偏食，多食新鲜蔬菜、水果、海产品、豆类、蛋类等，以满足头发对营养的需要。

经常用木梳梳头，或用手指有节奏地按摩头皮，可以促进头皮的血液循环，有利于头发的新陈代谢。经常洗头可清除掉头皮上的油脂污垢，保持头皮清洁，有利于新发生长。

在医生指导下，产后适当服用一些维生素B$_1$、维生素B$_6$、谷维素、养血生发胶囊及钙片，对防止产后脱发也有一定的益处。

用生姜片经常涂擦脱发部位，可促进头发生长。用何首乌浸泡在醋液中，一个月后，取醋液与洗发水混合洗头，吹干后再将何首乌醋液喷一些在头发上，不仅可防止脱发，还有美发、养发的功效。

将黑芝麻炒熟、捣碎，加糖拌匀，每天2~3次，每次1~2勺，持续服用一个月，会有明显的效果。

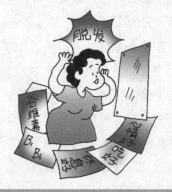

32. 新妈妈过早过度减肥危害多

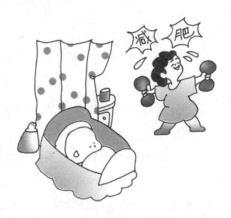

在正常情况下，妇女怀孕后，新陈代谢比较旺盛，各系统功能加强，食欲大增，所以怀孕后妇女的体重一定会有所增加，通常要比怀孕前增加 10～15 千克，而宝宝降生后，体重还要比怀孕前重 5 千克左右，而且有部分人会出现下丘脑功能轻度紊乱，导致脂肪代谢失调，引起生育性肥胖。

妇女怀孕后增加的体量包括增大的乳房、子宫和脂肪，这些重量在度过产褥期和哺乳期后会逐渐减少。

但有的妇女为尽早恢复体形而过早参加大运动量的运动，甚至节食减肥，反而适得其反。通常健美运动主要侧重于躯干和四肢的运动，在运动的过程中，腹肌紧张，腹压增加，使盆腔内的韧带、肌肉受到来自上方的压力，加剧了松弛的状态，容易造成子宫脱垂、尿失禁和排便困难。有的产妇为尽早恢复体形，在孩子刚满月时就开始跑步，而且每顿饭只吃一点羹汤，并早早地束腰，虽然体重明显下降，但随后会出现头晕、头痛、失眠、小便失禁等疾病，精神状态越来越差，甚至影响到工作。因此，产妇不宜过早过度减肥。

医师指点

只要保持积极的心态，采取科学合理的饮食，坚持母乳喂养，积极进行体育锻炼，大部分妇女的身材都可以恢复到未孕状态，所以新妈妈分娩后不要急于将这部分增加的体重减去。

33. 产后避免发胖的方法

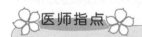

如何在产后避免发胖，尽快恢复苗条的体形是每一个产妇都关心的事情，下面列出各种避免产后发胖的方法，供新妈妈参考。

新妈妈产后避免发胖的 对策

(1)坚持母乳喂养

母乳喂养不但有利于婴儿的生长发育，还能促进乳汁分泌，将体内多余的营养成分输送出来，减少皮下脂肪的积蓄，从而达到减肥的目的。

(2)坚持合理饮食，不要暴饮暴食

产后食物结构应以高蛋白、高维生素、低脂肪、低糖为主，荤素搭配，多吃一些新鲜水果和蔬菜。不要过度补充营养，以免造成脂肪堆积。不要过多地吃甜食和高脂肪食物，可以多吃瘦肉、豆制品、鱼、蛋、蔬菜、水果等，这样既能满足身体对蛋白质、矿物质、维生素的需要，又可防止肥胖。

(3)睡眠要适中

睡眠过多是造成肥胖的原因之一。产褥期要养成按时起居的习惯，不要贪睡恋床。既要控制睡眠时间，又要保证睡眠质量。

(4)要勤于活动

如无身体不适，顺产后两天即可下床做些轻微的活动，随着时间的推移，应逐步增加运动量。满月后，适当做些家务劳动。随着体力的恢复，每天应坚持做健美操，促进腹壁肌肉、盆底组织及韧带的恢复，还可调节人体新陈代谢的功能，消耗体内过多的脂肪。

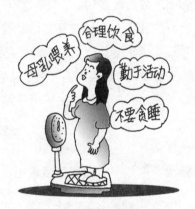

34. 不喂奶不一定就能快速减肥

在怀孕过程中，孕妇的体重都会有一定的增加。婴儿娩出以后，有些产妇认为不给婴儿喂奶就能尽快减肥，恢复体形。其实这种想法是错误的。婴儿对乳头的吸吮能反射性地促进母亲体内催产素和催乳素的分泌，从而促进宫缩，有利于子宫复旧。而且乳汁中的热能除了大部分由乳母饮食提供外，有20%由妊娠期体内储存的脂肪提供，因此哺乳有利于产妇体形的恢复。

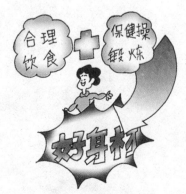

产妇要想尽快恢复体形,一方面要采取合理的饮食,另一方面则需要适当的产后体操锻炼。产妇在产褥期要避免整日卧床不动,在正常分娩后第二天就可进行适当的活动,这样不仅有利于消除体内多余的脂肪,而且能促进产道、子宫、会阴肌肉的恢复,还能预防便秘。

爱 心 提 示

孕妇要多吃一些营养丰富、易消化的高蛋白食物,需要注意的是不要增加脂肪的摄入,以免脂肪堆积。

35. 新妈妈产后束腰危害多

不少年轻的母亲产后为了恢复体形,常常束紧腰部。在产前就准备好腹带,等孩子一生下来,就将自己从腰部至腹部紧紧裹住,以至于弯腰都十分困难。其实这样做是不科学的。

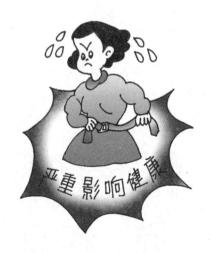

产褥期束腰,不仅无法恢复腹壁的紧张状态,而且会因腹压增加、产后盆底支持组织和韧带对生殖器官的支撑力下降,导致子宫下垂、子宫严重后倾后屈、阴道前后壁膨出等。因生殖器官正常位置的改变,使盆腔血液运行不畅,抵抗力下降,容易引起盆腔炎、附件炎、盆腔淤血综合征等各种妇科疾患,严重影响产妇健康。

妊娠期间,孕妇机体代谢功能旺盛,除供给自身和胎儿所需外,还需蓄积5千克左右的脂肪分布于胸部、腹部和臀部,为妊娠晚期、分娩及哺乳期提供能量,这些脂肪并不会因为产褥期束腰而消失。

36. 产后恢复月经周期的时间

由于产后内分泌的变化，大多数妇女卵巢不能立即恢复功能，因此在产后会有一个闭经阶段。

有人认为，妇女在产后哺乳期不排卵，也不来月经，这种说法并不正确。妇女产后不排卵的时间平均只有70天，约有40%的妇女产后第一次排卵发生在月经恢复以前。因此，尽管没有恢复月经，有的人已经恢复排卵，要注意避孕。

产后恢复月经的时间因人而异，一般在产后6个月左右恢复，哺乳对部分人有推迟月经恢复的作用。

据统计，在完全哺乳的妇女中，约有1/3的人在产后3个月恢复月经，最早可在产后8周恢复，但也有产后1年到1年半才恢复月经的，有的妇女甚至在整个哺乳期都不来月经。在产后不哺乳的妇女中，约有91%在产后3个月内恢复月经，个别人在产后4～6周时就来月经，在产后30～40天恢复排卵。

37. 产后开始性生活的时间

产褥期是产妇身体各个器官，尤其是生殖器官恢复到妊娠以前状态的时期。

在正常情况下，一般到产后6周，子宫才能恢复到接近妊娠以前的大小，而子宫腔内胎盘附着部位的子宫内膜需要6～8周才能恢复。如果恶露尚未干净，就表明子宫还没有复原，假如这时开始性生活，就会把男性生殖器和产妇会阴部的细菌带入阴道，引起子宫或子宫附近组织的炎症，有时还可能引起腹膜炎或败血症，严重地影响产妇的身体健康，甚至危及生命。

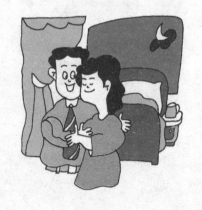

如果产妇的会阴或阴道有裂伤，过早开始性生活，还会引起剧烈的疼痛或伤口感染，影响伤口的愈合。同时，性生活的机械刺激会使未完全恢复的盆腔脏器充血，降低对疾病的抵抗力，引起严重

的产褥感染，阴道也很容易受伤，甚至引起致命的产后大出血。

因此，处于产褥期的产妇必须经过仔细的产后检查，确认已恢复健康后，方能开始性生活。产后康复顺利者，于产褥期过后可以恢复性生活，剖宫产者应于产后三个月后开始性生活。特别注意，在还有恶露的情况下，要绝对禁止性生活。

38. 产后性生活注意事项

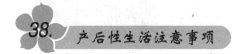

产后性生活刚恢复时，丈夫要特别体贴妻子，动作要轻柔。这是因为妻子产后由于卵巢分泌的性激素水平比较低，阴道黏膜的柔润度和弹性都差一些，润滑阴道的腺体的功能尚未恢复正常，此时应使用润滑剂或润滑膏。此时妻子的阴道组织比较脆弱，如果动作过于粗暴，就容易造成裂伤，甚至大出血。

产后第一次性生活持续的时间不宜过久，动作不宜过于激烈。另外，由于产后哺育婴儿的疲劳，初次性生活的紧张或局部的疼痛，都会使性生活难以出现以往的和谐，所以双方一定要互相谅解，"事前戏"很重要，要有耐心，引发妻子的激情。只要相互配合，相信很快就能找到往日的和谐。

约有 20% 的哺乳产妇月经虽未恢复，表现为闭经，但却可以排卵，甚至怀孕，故在产褥期仍需采取避孕措施。

39. 丈夫没有兴趣怎么办

孩子出生几个月后，刚当了爸爸的丈夫通常没有性交的欲望，这是正常的。特别是如果新生儿一同睡在卧室里，夫妻会经常受到干扰。因为妻子将大部分时间和精力都放到孩子身上，丈夫会感到受到忽视。夫妻双方都应为这一令人苦恼的事实做好准备，不要把一切都憋在心里，直接讨论这种情况是最好的解决办法。妻子在照顾孩子的同时，应该多关心丈夫，尽力配合丈夫共同享受性生活的乐趣。

如果产后几个月后丈夫仍不愿意过性生活，就应咨询专家。性学家曾调查发现，产后一年是婚姻问题的高峰期，虽然不能完全归咎于性生活的不和谐，但不可否认这一问题的重要性。

40. 产后阴道松弛怎么办

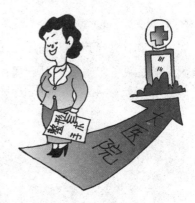

分娩时，由于胎儿经阴道自然娩出，使阴道和外阴极度扩张，常常造成阴道组织和会阴的裂伤，因此，产后妇女普遍会存在阴道松弛的情况。

经过产后休养，大多数妇女的阴道都能够恢复正常，但也有些妇女阴道的收缩力和紧握力会有所下降。在性生活时，空气进入阴道，会像拉风箱一样发出很大的响声。这不但会使人产生心理压力，而且性快感也不如从前，严重时还可能导致夫妻感情淡漠，甚至家庭破裂，因此需认真对待。

产妇产后可以进行一些"爱肌"的锻炼。如缩肛运动，用力收缩并上提阴道和肛门肌肉，停顿片刻，然后放松，每天反复做20～30次。还可以进行排尿中断训练，排尿时有意识使尿道括约肌收缩，中断尿线。还可用手指浅浅地插入阴道，训练阴道的吸吮动作。

还可以通过手术纠正阴道松弛，这种手术称为阴道紧缩术。在国外，阴道紧缩术是十分普遍的妇科整形术。近年来，随着人们对性生活质量要求的提高，国内也逐渐开展这种手术。很多人术后反映，性生活会有很大的改善。

 医师指点

选择做妇科整形手术，还需要提醒三点：

◆要到正规的大医院做手术。

◆术后要休息一星期，并注意会阴部的清洁。

◆一个月内禁止性生活。

41. 做过会阴侧切会影响以后性生活吗

据调查，产妇及其家属在分娩时最怕进行会阴侧切，原因是怕手术痛苦外，最大的担忧还是"动剪刀"会影响术后的性生活。

实践证明，做过会阴切开手术的产妇，在产后性生活中并未受到影响。阴道是进行性生活的主要器官，阴道具有黏膜皱襞和丰富的弹性纤维，弹性良好，在性交过程中能适应阴茎的插入和抽动。

有人担心会阴切开术会损伤"性神经"，留下的疤痕会影响性生活。其实，会阴侧切对阴道的损伤很小，伤口缝合后，阴道和会阴在5天左右就可愈合，阴道黏膜上的疤痕十分柔软，性生活时不会有异物感。随着阴道皱襞的出现和弹性的恢复，大部分女性可以恢复到未孕的状态，阴道仍然保持良好的弹性，性生活不会受到影响。

因此，产妇及其家属都应当消除做会阴切开手术的畏惧心理。在分娩后，大多数妇女经过3个月的调理，产道和外生殖器的损伤已经完全康复，卵巢开始排卵，月经也恢复正常，性欲逐渐增强，就可以过正常的性生活了。其实，只要夫妻双方用心营造，产后的性生活仍然会浪漫如初。

42. 产后还能找回从前的性快感吗

夫妻之间的性生活是夫妻交流感情的重要手段，是精神生活中无法替代的形式，也是追求身心快乐的好方法。资料表明，至今尚未发现生育一定会对性生活带来不利的影响。当然，妊娠期女性的性欲要求大大减少，有些妇女甚至从妊娠开始到分娩后的较长的一段时间根本没有性欲要求，这也是事实。不过，这种情况主要是心理因素影响所致。

分娩后的妇女自身情况各有不同，不少人只有到了这个阶段才会有较多的性欲和快感，但也有些人会对性生活失去曾有过的快感和向往。年龄和健康等因素会造成激素水平的改变，在一定程度上会影响性生活。但近年来研究表明，产后更能影

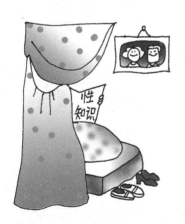

响性快感与性欲的是社会因素与心理因素，如夫妻关系、家庭状况、经济条件、婆媳关系等，其中最关键的是夫妻间调适性生活的能力。

产后夫妻相互间更应保持亲密的关系，统一对孩子的教育方式，消除生活中的分歧与误会，努力寻找性爱的欢悦，找回曾经拥有的甜蜜生活。夫妻双方不妨对性爱问题进行一次坦诚的交流，排除一些人为的障碍。另外，可读一些性知识读物，找到生育后从性生活中获得快感的新方法与途径。

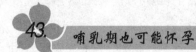

爱 心 提 示

　　一个新生命的诞生会激起一阵令人喜悦的浪花,同时也荡起一层层使人手忙脚乱的涟漪。怎样重新调整夫妻生活是对年轻父母感情的一大考验。通过这一考验,夫妇间将更加相知相惜,感情才会更加稳固。

43. 哺乳期也可能怀孕

　　刚刚分娩的女性,在哺乳期月经尚未恢复时进行性生活,如果不采取避孕措施,就有可能怀孕。哺乳确实能使某些妇女卵巢和子宫的功能受到抑制,从而停止排卵和行经。但是,这种作用并不持久,一段时间后就会恢复排卵和月经周期。有不少产妇在月经恢复以前就已经排卵了。在哺乳期不知不觉怀孕的现象被老百姓称为"暗怀"。

　　通常情况下,产后一个月,产妇如果不喂奶,卵巢的排卵功能就开始恢复。即使是哺乳的妇女,产后三个月也会恢复排卵。月经一般在排卵后半个月出现,在这期间如果不采取避孕措施,就有可能怀孕。因此,不能以月经是否来潮来决定是否避孕。

　　因此,哺乳期妇女最好在产后三个月就开始采取避孕措施。如果在此时不小心再次怀孕,不仅会使乳汁分泌减少,使婴儿的生长发育受到影响,而且对产妇尚未完全康复的身体又是一次有害的冲击,对妇女的身心均会造成伤害。因此,在哺乳期不要抱有侥幸心理,一定要坚持避孕。

44. 哺乳期避孕方法

　　哺乳期的妇女不宜口服避孕药,因为服用后不仅会减少乳汁分泌,避孕药物的某些成分还会通过乳汁进入婴儿体内,对婴儿造成不良影响。

　　延长哺乳期和体外排精并不可靠,因此产后一般选用工具或宫内节育器进行避孕。避孕工具有男用的阴茎套、女用阴道隔膜和宫内节育器等。

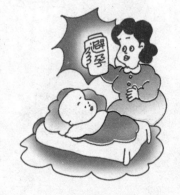

各种避孕方式的比较

使用阴茎套	使用方法比较简单，效果比较可靠，只要坚持正确使用，避孕成功率高于其他方法
使用阴道隔膜	虽然没有异物感，但使用技术要求比较高，必须先请医生指导，根据阴道的大小选配合适的型号
使用宫内节育器	效果也很理想，具有高效长期的特点，使用方便，不影响性感，是目前最受欢迎的女用避孕工具
如果不想再生育	可以采取绝育措施，做输卵管或输精管结扎手术。男方结扎后还得避孕一段时间，待精液检查确实未见精子时，才可以不避孕

新妈妈应重视哺乳期避孕

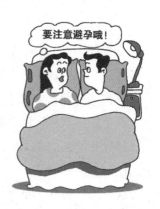

要注意避孕哦！

不少妇女产后利用哺乳期避孕，认为哺乳期不会怀孕，就不采取避孕措施，甚至用延长哺乳期的方法达到避孕的目的。其实这种方法很不可靠。据调查统计，完全哺乳者大约有40％的人在月经恢复以前就开始排卵，而不哺乳的人则有90％以上在来月经以前开始排卵，部分哺乳者与不哺乳者相似。由于排卵可发生在来月经之前，因此产妇在哺乳期间性交，随时都有可能因已恢复排卵而受孕。有调查表明，哺乳期内受孕的妇女中，有1/2是在来月经之前受孕的，所以利用哺乳期避孕是不可靠的，而且过度地延长哺乳期，可使子宫萎缩变小，甚至引起闭经。

产妇如果在产后不注意避孕，有可能很快受孕而需要做人工流产，这时子宫肌肉比较脆弱，对于人工流产手术和产妇身体健康均不利，尤其剖宫产者，子宫上的伤口刚刚愈合，如再行人工流产手术，技术上比较困难，对产妇的身体更是不利。因此，产妇在产后必须注意及时采取避孕措施。

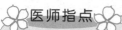医师指点

产后避孕方法一般以选用工具或宫内节育器避孕比较适宜。避孕工具有男用的阴茎套和女用的阴道隔膜（即子宫帽）。宫内节育器在产后3个月或剖宫产手术后6个月放置比较合适。哺乳的妇女不宜采用口服避孕药的方法避孕。

46. *新妈妈产后阴道松弛变紧法*

新妈妈分娩之后，阴道经过扩张而肌肉弹性往往减弱。这时如果不注意加强骨盆肌肉锻炼，就可能使阴道松弛。以下三种方式的锻炼方法，有助于加强阴道、肛门括约肌力量，让阴道变紧。

三种紧缩阴道的 锻 炼 方 法

(1)卧式锻炼

靠床沿仰卧，臀部放在床沿，双腿挺直伸出悬空，不要着地。双手把住床沿，以防滑下。双腿合拢，慢慢向上举起，向上身靠拢，双膝伸直。当双腿举至身躯的上方时，双手扶住双腿，使之靠向腹部，双膝保持伸直。然后，慢慢地放下，双腿恢复原来姿势。如此反复6次，每天一回，可常年不辍。

(2)立式锻炼

站立，双腿微分开，收缩两半侧臀部肌肉，使之相挟，形成大腿部靠拢，膝部外转，然后收缩括约肌，使阴道往上提。经过耐心锻炼，即可学会分清阴道和肛门括约肌舒缩，改善阴道松弛状态，提高阴道的夹缩机能，掌握夫妻同房时的舒缩能力，使性生活和谐、美满。

(3)凯格尔练习

凯格尔练习是一种练习耻骨尾骨肌收缩能力的方法。通过训练可以提高肌肉收缩能力，提高性快感。在进行凯格尔练习时，先要找到耻骨尾骨肌。耻骨尾骨肌在双腿之间，收缩直肠与阴道时就可以感受到这两块肌肉的存在。仰卧于床上，将一个手指轻轻插入阴道，此时尽量将身体放松，然后再主动收缩肌肉夹紧手指，在收缩肌肉时吸气，你能够感到肌肉对手指的包裹力量。当放松肌肉时，呼气，并反复重复几次。每次肌肉持续收缩3秒钟，然后放松3秒钟。

新妈妈健康饮食

 新妈妈产褥期饮食原则

产后的饮食非常重要，但不应无限度地加强营养，而是要注意科学搭配，原则是富有营养、易于消化、少食多餐、粗细夹杂、荤素搭配、多样变化。

(1)清淡少油，保证热量

月子里卧床休息的时间比较多，所以应采用高蛋白低脂肪饮食，如黑鱼、鲫鱼、虾、黄鳝、鸽子等，避免因脂肪摄入过多而引起产后肥胖。为了便于消化，应采用蒸、炖、焖、煮等烹调方法，少采用煎、炸的方法。有的产妇希望产后迅速恢复身材，在月子里就开始节食，这种做法是不对的。因为如果摄入的热量不足，就会影响妈妈的泌乳量，宝宝的"口粮"就得不到保证，那样会影响宝宝的生长发育。

产后最初几天应吃些清淡、易消化、营养丰富的食物。要多喝些汤类，如鸡汤、鱼汤、排骨汤、猪蹄汤、牛肉汤等，既味道鲜美，又可以促进食欲和乳汁分泌。哺乳的产妇还要多吃富含钙的食品或服用钙剂。每日热量的供给为2700～3000千卡，其中主食400克，牛奶250克，肉类100～150克，豆制品100克，蔬菜和水果400～500克。

爱 心 提 示

> 西红柿、黄瓜、油菜、白菜、茄子、胡萝卜、冬瓜、蘑菇、芸豆、扁豆、海带等蔬菜要多吃。新鲜水果如苹果、香蕉、桃子、柑橘、西瓜、梨等色鲜味美，不仅可以促进食欲，还可以帮助消化和排泄，补充人体需要的维生素。

(2)有荤有素，粗细搭配

在产褥期，产妇的食物品种要丰富，荤菜素菜要搭配着吃，经常吃些粗粮和杂粮，这对改善便秘有好处。竹笋、菠菜、苋菜中含有植物酸，会影响钙、铁、锌等矿物质的吸收。麦片、麦芽、大麦茶容易使产妇回奶，在月子里及整个哺乳期应避免食用。奶类及其制品含丰富钙质，可以预防骨质疏松和婴儿佝偻病。动物内脏含丰富铁质，可以预防贫血；红色肉类、贝壳类含丰富的锌，可以预防儿童呆小症、克汀病，对孩子的智力开发也有好处。这些营养成分都可以通过母乳传递给婴儿，在月子里及整个哺乳期应多吃一点。

(3)多吃流质或半流质食物

产妇的饮食要均衡，一定不要偏食，应根据医生的要求进食，多吃几天流质或半流质食物，不要多吃油腻味重的食品，以免加重胃肠负担，引起腹胀、腹泻等症状。

2. 剖宫产妈咪饮食原则

从营养方面来说，剖宫产的妈咪对营养的要求比正常分娩的产妇更高。手术中所需要的麻醉、开腹等治疗手段对产妇身体本身就是一次考验，因此，剖宫产的妈咪在产后恢复会比正常分娩者慢些。同时，由于手术刀口的疼痛，剖宫产妈咪的食欲会受到影响。

新妈妈产褥期的 饮 食 原 则

(1)术后饮食

在手术后，妈咪可先喝点萝卜汤，帮助因麻醉而停止蠕动的胃肠道恢复正常功能，以肠道排气作为可以开始进食的标志。

(2)术后第一天饮食

术后第一天，一般以稀粥、米粉、藕粉、果汁、鱼汤、肉汤等流质食物为主，分6~8次给予。

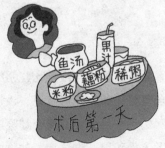

(3)术后第二天饮食

术后第二天，妈咪可吃些稀、软、烂的半流质食物，如肉末、肝泥、鱼肉、蛋羹、烂面、烂饭等，每天吃4~5次，保证充足摄入。

(4)术后第三天以后饮食

第三天后，妈咪就可以食用普通饮食了，注意补充优质蛋白质、各种维生素和矿物质，可摄入主食350~400克，牛奶250~500毫升，肉类150~200克，鸡蛋2~3个，蔬菜水果500~1000克，植物油30克左右，这样方能有效保证乳母和婴儿的营养充足。

3. 适合新妈妈食用的食物

(1)炖汤类

如鸡汤、排骨汤、牛肉汤、猪蹄汤、肘子汤等,轮换着吃,猪蹄能补血通乳,可治疗产后缺乳症,猪蹄炖黄豆汤是传统的下奶食品。营养丰富,易消化吸收,可以促进食欲及乳汁的分泌,帮助产妇恢复身体。莲藕排骨汤可治疗月子期间的贫血症状,莲藕具有缓和神经紧张的作用。

(2)鸡蛋

鸡蛋的蛋白质、矿物质含量比较高,蛋黄中的铁质对产妇贫血有疗效。鸡蛋可做成煮鸡蛋、蛋花汤、蒸蛋羹等。传统习俗中,产妇坐月子时每天至少要吃 8～10 个鸡蛋,其实 2～3 个鸡蛋已可满足营养需求,吃得太多人体也无法吸收。

(3)小米粥

小米粥富含 B 族维生素、膳食纤维和铁。可单煮小米或与大米合煮,有很好的滋补效果。

(4)红糖、红枣、红豆等红色食品

红色食品富含铁、钙等,可提高血色素,帮助产妇补血、去寒。但要注意红糖是粗制糖,杂质较多,应将其煮沸再食用。

(5)鱼

鱼营养丰富,通脉催乳,味道鲜美。其中鲫鱼和鲤鱼是首选,可清蒸、红烧或炖汤,汤肉一起吃。

(6)芝麻

芝麻富含蛋白质、铁、钙、磷等成分,滋补身体,多吃可预防产后钙质流失及便秘,非常适合产妇食用。

(7)花生

花生能养血止血,可治疗贫血出血症,具有滋养作用。

(8)蔬菜

蔬菜含有丰富的维生素 C 和各种矿物质,有助于消化和排泄,增进食欲。西芹纤维素含量很高,多吃可预防产妇便秘。胡萝卜含丰富的维生素,是产妇的理想菜肴。

(9)水果

由于产妇的消化系统功能尚未完全恢复,不要吃过多水果。冬天如果水果太凉,可先在暖气上放一会儿或用热水烫一下再吃。

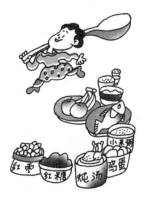

4. 适合新妈妈食用的蔬菜

(1)莲藕

莲藕含有大量的淀粉、维生素和矿物质，营养丰富，清淡爽口，健脾益胃，润燥养阴，行血化瘀，清热生乳，是祛瘀生新的佳蔬良药。产妇多吃莲藕，能及早清除腹内积存的淤血，增进食欲，帮助消化，促使乳汁分泌，有助于对新生儿的喂养。

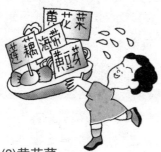

(2)黄花菜

黄花菜含有蛋白质及矿物质磷、铁、维生素A、维生素C及甾体化合物，营养丰富，味道鲜美，尤其适合做汤用。中医书籍记载，黄花菜有消肿、利尿、解热、止痛、补血、健脑的作用，产褥期产妇容易腹部疼痛、小便不利、面色苍白、睡眠不安，多吃黄花菜可消除以上症状。

(3)黄豆芽

黄豆芽含有大量蛋白质、维生素C、纤维素等，蛋白质是组织细胞的主要原料，能修复生孩子时损伤的组织。维生素C能增加血管壁的弹性和韧性，防止产后出血。纤维素能润肠通便，防止产妇发生便秘。

(4)海带

海带富含碘和铁，碘是合成甲状腺素的主要原料，铁是制造血细胞的主要原料，产妇多吃这种蔬菜，能增加乳汁中碘和铁的含量，有利于新生儿的生长发育，防止发生呆小症。

(5)莴笋

莴笋是春季的主要蔬菜之一，含有多种营养成分，尤其富含钙、磷、铁，多吃莴笋能够助长骨骼，坚固牙齿。中医学认为，莴笋有清热、利尿、活血、通乳的作用，尤其适合产后少尿及无乳的新妈妈食用。

爱心提示

产妇在产褥期的食物应多种多样，除多吃些肉、蛋、鱼等食品外，还要多吃一些蔬菜。据研究，产妇最好多吃莲藕、黄花菜、黄豆芽、海带、莴笋等，有利母子健康。

5. **新妈妈应注意摄入滋补性食品**

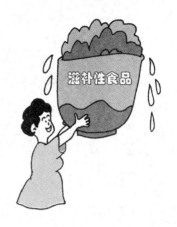

产后妇女的生殖器官将进行一系列退行性变化。产后3天内，子宫每隔30～50分钟产生一次宫缩，迅速变小复原。6周后子宫由1000克以上恢复到60～80克非妊娠状态。分娩后，血容量逐渐减少，脉搏血压渐趋正常，妊娠晚期潴留于体内的水分逐渐排出，故排尿增加，产后1～2天，常常渴而多饮。产褥期卧床较多，缺少运动，腹肌及盆底肌肉松弛，肠蠕动减弱，易患便秘。

因此，产妇在产褥期应补充高热量饮食，以补充分娩过程中消耗的大热量；多食用高蛋白饮食，可促进妊娠和分娩过程中身体疲劳的恢复和创伤修复；多吃一些富含维生素和矿物质的食物，可补充血液和钙质。

按照传统习惯，产妇要多食用红糖、芝麻、鸡蛋、小米粥、鸡汤、鱼汤、肉汤等，这些食物营养丰富，有利下乳，且符合产妇的生理要求。

准妈妈产褥期的 饮食安排

(1)正常分娩产褥期饮食安排

产后1～2天应进食易消化的流质或半流质食品。产后第一天应吃流质食物，如小米粥、豆浆、牛奶等，多喝汤水。第二天则可吃较稀软清淡的半流食，如水卧鸡蛋、鸡蛋挂面、蒸鸡蛋羹、蛋花汤、馄饨和甜藕粉等。以后可根据产妇具体情况，采用营养丰富的滋补性食品的普通饮食。

(2)会阴切开产妇及剖宫产妇女产褥期的饮食安排

分娩时，若有会阴撕裂伤，应给予流质或半流质等少渣饮食5～6天，不使形成硬便，以免再度撕伤缝合的肛门括约肌。行剖宫产者，术后待胃肠功能恢复后，应给予流质1天（忌食牛奶、豆浆、大量蔗糖等胀气食品），待产妇情况好转后，改用半流质饮食1～2天，再转入普通饮食。

(3)产褥期食物的选择

选择产褥期食品时，可比平时多吃些鸡、鱼、瘦肉和动物的肝、肾、血等，牛肉、猪肝、猪腰、鸡蛋中的蛋白质可促进乳汁分泌。豆类及豆制品虽不如动物性蛋白质，但也不可忽视。此外，还要吃些新鲜蔬菜。

爱心提示

　　产褥膳食应具备充足的热量、生理价值较高的蛋白质、丰富的矿物质和维生素以及充足的水分。

6. 坐月子食补小秘诀

　　◆鸡蛋蛋黄中的铁质对贫血的新妈妈有疗效。新妈妈每天吃1~2个蒸蛋或煮蛋，还可以补充足够的蛋白质。

　　◆莲藕排骨汤可治疗坐月子期间的贫血症状，莲藕还具有缓和神经紧张的作用。鸡汤、鱼汤、猪蹄汤、牛肉汤味道鲜美，又可以促进食欲和奶汁分泌。

　　◆干贝有稳定情绪的作用，可治疗产后忧郁症。

　　◆胡萝卜富含维生素，是新妈妈的理想菜肴。

　　◆猪腰有强化肾脏、促进体内新陈代谢、恢复子宫机能、治疗腰酸背痛等功效。

　　◆芝麻含丰富的钙质，多吃可预防产后钙质流失及便秘。

　　◆猪蹄能补血通乳，可治疗产后缺乳症。

　　◆花生能养血止血，可治疗贫血和出血症。

　　◆西芹纤维素含量较高，多吃可预防新妈妈便秘。

　　◆软烂的米粥有利于吸收。糯米性味甘平，补中益气，适合新妈妈食用。米粥还含有纤维素，有利于大便排出。

　　◆黑豆含有丰富的植物性蛋白质及维生素，对脚气、浮肿、肌肉松弛都有改善功效。

　　◆海参是零胆固醇的食品，蛋白质高，适合产后虚弱、消瘦乏力、肾虚水肿及黄疸者食用。

　　◆红糖含铁量比白糖高1~3倍，可以补血、活血，促进子宫复原。

7. 乳母应多吃健脑食品

　　从宝宝出生到1周岁期间，母乳是宝宝的主要食物和营养来源。在这一阶段，又是宝宝大脑发育的关键时期，因此为宝宝提供高质量的母乳是非常重要的。

据研究，0～1岁宝宝的脑重量几乎平均每天增长1000毫克。出生后6个月内平均每分钟增加脑细胞20万个。出生后第三个月是脑细胞生长的第二个高峰。为了促进宝宝的大脑发育，除了要保证母乳的充足以外，还要保证母乳的质量，因此新妈妈需要多吃健脑食品，以保证母乳能为宝宝大脑发育提供充足的营养。

在日常的饮食中，有许多食品都具有健脑益智的功能，如动物脑、肝、血；鱼、虾、鸡蛋、牛奶；豆腐、豆芽等各类豆制品；芝麻、核桃、花生；胡萝卜、菠菜、金针菇、黄花菜；香蕉、苹果、橘子；小米、玉米、红糖等。

8. 产后补血食物大搜罗

◆金针菜：金针菜含铁质较多，还具有利尿和健胃的作用。

◆龙眼肉：龙眼肉是民间熟知的补血食物，所含铁质丰富。龙眼汤、龙眼胶、龙眼酒等都是很好的补血食物，适合产后妈咪食用。

◆咸萝卜干：萝卜干含有丰富的铁质，咸萝卜干吃起来别有一番风味。

◆发菜：发菜色黑似发，质地粗而滑，内含铁质，常吃既能补血，又能使头发乌黑。妇女产后可用发菜煮汤做菜。

◆胡萝卜：胡萝卜富含维生素，且含有一种特别的营养素——胡萝卜素。胡萝卜素对补血极有益，用胡萝卜煮汤是很好的补血汤饮。

◆面筋：面筋的铁质含量相当丰富，是一种值得提倡的美味食品。

9. 新妈妈为什么容易发生消化不良

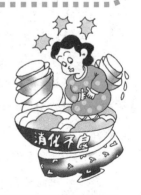

产后随着胃、小肠、大肠的位置恢复正常，胃肠道的功能也逐步恢复正常。但产妇常常卧床，如果再进食较多的油腻食物，较少的蔬菜水果，胃肠道的蠕动就会减少，常会出现胀气、食欲不振，甚至恶心、呕吐等症状。

爱心提示

产妇应少吃过于油腻和不易消化的食物，要多吃蔬菜水果。要少食多餐，适当活动。除此之外，还可服用一些助消化的药物，如多酶片、食母生等。另外，常喝酸奶也可助消化。

10. 产褥期饮食误区

误区一：产妇应忌口

产后需要充足而丰富的营养素，主副食都应多样化，仅吃一两样食物不仅无法满足身体的需要，也不利于乳腺分泌乳汁。

误区二：产后体虚，应多吃老母鸡

产后特别是剖宫产后，新妈妈胃肠道功能还未恢复，不能吃过于油腻的食物。老母鸡脂肪含量较高，不适合产后马上吃。产后体虚可进食一些易消化的流质或半流质食物，如虾仁煨面、红薯稀饭等。

误区三：产后马上多喝汤

从分娩到产奶中间有一个环节，就是要让乳腺管畅通。如果乳腺管未全部畅通，产妇又喝了许多汤，分泌的乳汁就会堵在乳腺管内，严重的还会引起发热。要想产后早产奶，一定要让新生儿早早吮吸妈妈的乳房，刺激妈妈的乳腺管多泌乳。待乳腺管全部畅通后，再喝些清淡少油的汤，如鲫鱼豆腐汤、黄鳝汤等，对妈妈下奶会有所帮助。

误区四：汤比肉有营养

产褥期应该常喝些鸡汤、排骨汤、鱼汤和猪蹄汤，以利于泌乳，但同时也要吃些肉类。肉比汤的营养要丰富得多，那种"汤比肉更有营养"的说法是不科学的。

误区五：产后出血多，吃桂圆、红枣、赤豆补补血

桂圆、红枣、赤豆是活血食物，产后马上食用会增加出血量。一般在产后两周以后或恶露干净后，才适合吃。

误区六：月子里不能吃水果

水果含有各种维生素和矿物质，除产后3~4天里不要吃特别寒性的水果，如梨、西瓜等，在接下来的日子里，每天应吃2~3个水果。有的产妇在吃水果时会用微波炉将其加热，这样做其实是不科学的。因为水果里的维生素很容易氧化，加热或久置都会使营养成分损失。

误区七：火腿有利于长伤口，要多吃

火腿是腌腊制品，含大量致癌物质亚硝酸盐。如摄入过多，人体不能代谢，蓄积在体内，会对机体产生危害。产妇如果吃火腿过多，火腿里亚硝酸盐物质会进入乳汁，蓄积在婴儿体内，给婴儿健康带来潜在危害。所以，产妇不宜吃火腿。

11. 坐月子吃的食物并非越多越好

一般人都知道在坐月子期间应该增强营养，以恢复分娩时消耗的体力，并且为宝宝提供高质量的乳汁，所以把好吃的东西统统拿出来，每顿都是蹄膀汤、鱼汤或大鱼大肉。其实这个时期吃东西很有学问。坐月子期间食物并非越多越好，应以充足的热量、高蛋白质、适量的脂肪、丰富的矿物质、维生素以及充足的水分为原则。

热量是保证泌乳量的前提，热能不足将导致泌乳量减少40%～50%，食物应以奶制品、蛋类、肉类、豆制品、谷类、蔬菜为主，配合适量的油脂、糖、水果。食物应清淡、易于消化，烹调时应少用油炸油煎的方法，每餐应干稀搭配、荤素结合，少吃甚至不吃生冷或凉拌的食物，以免损伤脾胃，影响消化功能。产后虽不要忌口，但要注意不食辛辣之物，如辣椒、大蒜、酒、茴香等，以免引起便秘或痔疮发作。

12. 新妈妈不宜急于节食

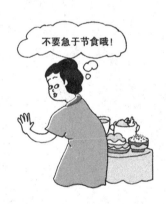

不要急于节食哦！

很多产妇生孩子后，为了迅速恢复苗条的身材，便立即节食减肥。这样做不仅有损身体健康，而且不利于哺育婴儿。

产妇在临产前增加的体重主要是水分和脂肪，产后哺育婴儿，拥有这些水分和脂肪不但很必要，有时还不够用。因此，产妇产后不仅不可立即节食减肥，而且应该多吃一些富含营养的食物，每天吸收不少于11704千焦（2800千卡）的热量。只有这样，才能保证哺乳和自身身体的需要。若想节食减肥，应过了哺乳期后再开始。

13. 新妈妈不宜过多吃鸡蛋和油炸食物

有的产妇为了加强营养，在分娩后和坐月子期间，常以多吃鸡蛋来滋补身体的亏损，甚至把鸡蛋当成主食来吃。吃鸡蛋并非越多越好，吃鸡蛋过多是有害的。

医学研究表明，分娩后数小时内，最好不要吃鸡蛋。在分娩过程中，体力消耗大，出汗多，体液不足，消化能力也随之下降。若分娩后立即吃鸡蛋，就难以消化，增加胃肠负担。分娩后数小时内，应吃半流质或流质饮食为宜。在整个产褥期间，根据国家对孕、产妇营养标准规定，每天需要蛋白质100克左右，因此，每天吃鸡蛋2~3个就足够了。研究还表明，一个产妇或普通人，每天吃十几个鸡蛋与每天吃3个鸡蛋，身体所吸收的营养是一样的，吃多了并没有好处，还会带来坏处，增加肠胃负担，甚至容易引起胃病。

同样道理，油炸食物也较难以消化，产妇也不应多吃。并且，油炸食物的营养在油炸过程中已经损失很多，比面食及其他食物营养成分要差，多吃并不能给产妇增加营养，反而增加了肠胃负担。

14. 新妈妈应少吃辛辣、生冷、坚硬的食物

新妈妈在产后1个月内饮食应以清淡、易于消化为主，食物品种应多样化。如果产后饮食护理得当，产妇身体很快就会康复。在月子里，产妇一定要忌食辛辣温燥和过于生冷的食物。辛辣温燥之食可助内热，使产妇上火，引起口舌生疮，大便秘结，或痔疮发作。母体内热可通过乳汁影响到婴儿内热加重。所以，新妈妈在产后1个月内应禁食韭菜、大蒜、辣椒、胡椒、茴香、酒等。

生冷、坚硬食物易损伤脾胃，影响消化功能。生冷之物还易致淤血滞留，可引起产后腹痛、产后恶露不尽等。如食坚硬之物，还易使牙齿松动疼痛。

15. 吃海鲜不一定会引起刀口发炎

刀口发炎，是由于刀口感染细菌而引起的炎症反应，局部表现为红肿、发热、疼痛，严重的可引起刀口化脓、愈合不好，甚至开裂。会阴部切口由于恶露的不断排出，局部不能保持干燥，容易受细菌污染，刀口感染发生率较高。因此，刀口感染与否与吃海鲜无关。

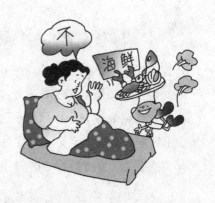

海鲜属于高蛋白食物，产后适当食用有利于身体的恢复和刀口的愈合。

16. 新妈妈产后不宜滋补过量

不少新妈妈认为，为了怀孩子、生孩子，自己的身体做了很大"付出"，吃了很大"亏"，孩子既已产下，可该好好滋补了。于是，天天鸡鸭鱼肉不离口，水果罐头不离手，大补特补。其实，滋补过度不仅是一种浪费，而且有损身体健康。滋补过量容易导致肥胖，而肥胖往往是患高血压、冠心病、糖尿病的诱因；滋补过量会使产妇奶水中的脂肪含量增高，造成婴儿肥胖或导致婴儿出现长期慢性腹泻，这都会影响婴儿的健康成长。

17. 新妈妈应适量摄入食盐

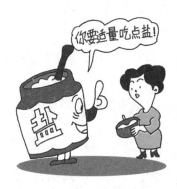

你要适量吃点盐!

在民间流传着一种说法，说乳母要忌食盐，因为乳母吃盐，婴儿会得尿布疹。这样产妇吃的许多食物中都不放盐，结果使产妇倒了胃口，食欲不振，营养缺乏。

盐吃多了不好，这是人们都知道的，但也不能不吃盐或吃盐过少。盐中含钠，钠是人体必需的物质，如果人体缺钠，就会出现低血压、头昏眼花、恶心、呕吐、无食欲、乏力等。所以在人体内应保证有一定量的钠。如果乳母限制盐的摄入，影响了体内电解质的平衡，不但影响乳母的食欲，而且会造成婴儿体内缺钠，对身体发育不利。

另一方面，乳母食盐过多也不好，会加重肾脏负担，对肾脏不利，也会使血压增高。因此，乳母不应过量食盐，也不能忌食盐。

18. 新妈妈不宜多喝茶

新妈妈不宜多喝茶，这是因为茶叶中含有鞣酸，它可以与食物中的铁相结合，影响肠道对铁的吸收，从而引起贫血。茶水浓度越大，鞣酸含量越高，对铁的吸收影响就越严重。茶叶中还含有咖啡因，饮用茶水后，使人精神兴奋，不易入睡，会影响产妇休息，还可通过乳汁进入婴儿体内，也会使婴儿精神过于兴奋，不能很好睡觉，容易出现肠痉挛和忽然无故啼哭的现象。

新妈妈不宜多喝黄酒

产后少量饮黄酒可以祛风活血，有利于恶露排出，子宫复旧，有舒筋活络的功效，但过量或饮用时间过长可助内热，使产妇上火，并通过乳汁影响婴儿，还会使恶露排出过多或持续时间过长，不利于产后恢复。饮用时间以产后一周为宜。

新妈妈不宜急于服用人参

有的产妇产后急于服用人参，想补一补身子。其实产妇急于用人参补身子是有害无益的。

人参含有多种有效成分，这些成分能对人体产生广泛的兴奋作用，服用者会出现失眠、烦躁、心神不安等不良反应。产妇刚生完孩子，精力和体力消耗很大，需要卧床休息，如果此时服用人参，反而会兴奋得难以安睡，影响精力的恢复。

人参是补元气的药物，服用过多会加速血液循环，促进血液的流动，这对刚刚生完孩子的产妇十分不利。产妇分娩后，内外生殖器的血管多有损伤，如果服用人参，就可能影响受损血管的愈合，造成流血不止，甚至大出血。

人参属热性药物，如果服用人参过多，还导致产妇上火或引起婴儿食热。

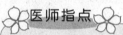
医师指点

> 产妇在生完孩子的一个星期之内，不要服用人参，分娩7天以后，产妇的伤口已经基本愈合，此时服用点人参有助于产妇的体力恢复，但不宜服用过多。

新妈妈不宜吸烟喝酒

吸烟不仅对常人不利，对产妇和新生儿更不好。母亲吸烟会使乳汁分泌减少。对婴儿来说，烟草中的尼古丁、一氧化碳、二氧化碳、焦油、吡啶等会随乳汁进入婴儿体内，影响婴儿的生长发育。被动吸烟容易使婴儿呼吸道黏膜受伤，引起呼吸道感染，抵抗力下降。

产妇饮酒后，酒精会通过乳汁进入婴儿体内，影响婴儿的生长发育，特别是大量饮酒后，可引起婴儿酒精中毒，出现嗜睡、反应迟钝、出汗、呼吸加深等现象，婴儿肝脏解毒的功能尚不健全，受损害的程度更大。另外，啤酒中的大麦芽成分还有回奶的作用，可使母亲乳汁减少。

22. 新妈妈不宜吃炖母鸡

在民间传统习俗中，产妇产后经常吃炖老母鸡，大家普遍认为老母鸡比较有营养。但很多产妇产后尽管营养很好，但奶水仍不足，达不到用母乳喂养婴儿的要求。产后奶水不足的原因很多，其中一个重要的原因是吃了炖老母鸡。

产妇产后吃炖母鸡，为什么会导致奶水不足或完全回奶呢？

这是因为只有催乳素才能起到促进泌乳的作用。产妇分娩后，血液中雌激素和孕激素的浓度大大降低，而母鸡的卵巢和蛋衣中含有一定量的雌激素，因而产妇食用炖老母鸡后，血液中雌激素的浓度增加，催乳素的效能就会因此减弱，从而导致乳汁不足，甚至完全回奶。

雄激素具有对抗雌激素的作用。公鸡睾丸中含有少量的雄激素。因此，产妇产后若吃一只清炖的大公鸡，连同睾丸一起食用，无疑会促进乳汁分泌。

当发现乳头不通，即乳房发胀而无奶时，切勿吃公鸡下奶，否则会引起乳腺炎。

23. 新妈妈不宜吃麦乳精

麦乳精由牛奶、奶油、鸡蛋、麦精等多种营养原料制成，麦乳精中除了含有以上营养成分外，还含有麦芽糖和麦芽粉。这两种从麦芽中提取的成分，虽然具有营养价值和药用价值，可以消化饮食积聚，补助脾胃，但会使产妇回乳。

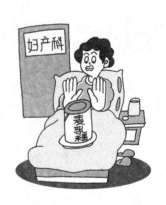

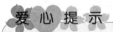

爱 心 提 示

产妇在哺乳期内最好不要吃麦乳精，以免影响乳汁的分泌。

24. 新妈妈不宜多吃味精

味精的主要成分是谷氨酸钠，在肝脏中的谷氨酸丙酮酸转氨酶的作用下，转化成人体需要的氨基酸，它对成年人没有什么危害，但对12周以内的婴儿不利。如果乳母食用过多味精，谷氨酸钠就会通过乳汁进入婴儿体内，与婴儿血液中的锌发生特异性结合，生成无法被机体吸收利用的谷氨酸，并随尿液排出体外，从而导致婴儿缺锌，使其出现味觉减退、厌食等症状，还会造成智力减退、生长发育迟缓、性晚熟等不良后果。

25. 新妈妈不宜喝高脂肪浓汤

刚生完孩子，新妈妈自然是全家的保护对象，大鱼大肉肯定少不了，至于老火浓汤更是家常便饭。但你是否知道，这样的饮食并不科学。

高脂肪的浓汤既容易影响食欲，还会使身体发胖，影响体形。同时，高脂肪饮食还会增加乳汁的脂肪含量。有不少的新生儿、婴儿不能耐受和吸收这种高脂肪的乳汁，而引起腹泻。因此，新妈妈不宜喝高脂肪的浓汤，可以喝些有营养的荤汤和素汤，如蛋花汤、鲜鱼汤、豆腐汤、蔬菜汤、面汤、米汤等，以满足母婴对各种营养素的需要。

26. 新妈妈不宜多吃红糖

适量吃些红糖对母婴都有利。红糖所含的营养成分有助于产妇产后恢复。红糖水有利尿作用，可使产妇排尿通畅，减少膀胱内的尿潴留，使恶露排泄通畅，有利于产后子宫收缩。

红糖有活血化瘀的作用，过多食用反而会引起恶露增多，造成继发性失血。因此，产妇吃红糖时间以7~10天为宜。红糖含较多杂质，应煮沸沉淀后再服用。

新妈妈心理健康

1. 新妈妈产后心理的变化

产妇经过十月怀胎，一朝分娩后，整个身心发生较大变化。

产妇体重减轻，腹部恢复平坦，但不会有轻松的感觉，你会感到特别劳累，因为你的宝宝夜晚经常哭闹。如果你亲自哺乳，还会感到整天被孩子纠缠，特别烦躁。如果是人工喂养，更会被孩子一天数次的吃、喝折磨得疲惫不堪。

由于长期抱孩子，产妇会感到背痛或其他部位的疼痛，常会出现产后心理适应不良、睡眠不足、照料婴儿过于疲劳等情况。

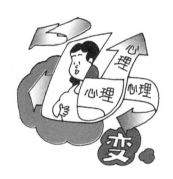

你会感觉没有人关心你，孤独、失望、委屈，经常无缘无故地流眼泪。

许多妇女产后会认为自己体态臃肿而失去魅力。如果你正处在哺乳期，乳头胀痛，奶水向外渗，很难感到性交的快乐，缺乏对性的欲望。有时会感到受挫、迷茫和无助，情绪低落，郁闷不乐。这是因为产后体内的雌激素和孕激素水平下降，与情绪波动有关的儿茶酚胺分泌减少，体内的内分泌调节处在不平衡状态，使产妇心绪和感情非常敏感，情绪容易波动。

2. 新妈妈产后情绪的调整

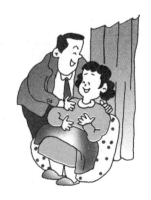

产妇家属应了解产妇产褥期这一特殊生理变化，体谅产妇，帮助调节产妇的情绪，对产妇给予照顾和关怀。特别是丈夫，应该拿出更多的时间来陪伴妻子，经常进行思想交流，设法转移产妇的注意力，帮助妻子料理家务或照顾婴儿。

新妈妈要学会自我调整，自我克制，试着从可爱的宝宝身上寻找快乐。这一时期要尽可能地多休息，多吃水果和粗纤维蔬菜，不要吃巧克力和甜食，少吃多餐，身体健康可使情绪稳定。尽可能地多活动，如散步、做较轻松的家务等，但应避免进行重体力运动。不要过度担忧，应学会放松。不要强迫自己做不想做或可能使你心烦的事。把你的感受和想法告诉你的丈夫，让他与你共同承担并分享。这样你会渐渐恢复信心，增强体力，愉快地面对生活。

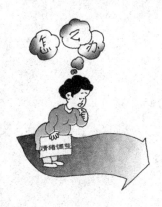

3. 新妈妈精神巧保养

(1)去嗔怒

外界的刺激无时不有，不快之事总会发生。遇到不快时，新妈妈应加以克制，应转换注意力，或看看风景、听听音乐等。

(2)断妄想

在产褥期，新妈妈应去除杂念，断妄想，不与人争，顺其自然，忘掉欲念则心自宁。

(3)节思虑

新妈妈产后须少思虑，纵有事业在身，也应暂时放下，待产假结束后再开始忙事业。

(4)除悲哀

悲哀太过则伤肺。新妈妈应做到事过不留、言过不思，不看情节悲惨的小说、电影等。

4. 为什么新妈妈产后易哭泣

经历了分娩的疼痛，大多数新妈妈产后都会感到很委屈，容易哭泣。一般把从开始分娩至产后第7天出现的一过性哭泣或忧郁状态，均归为产母郁闷。

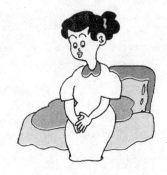

据调查，50%～70%的新妈妈均发生过产母郁闷。发生这种情况的原因是，分娩后体内孕激素和雌激素急速降低，引起情绪不稳。其诱因多种多样，如家属没有来探视，丈夫不够体贴；担心新生儿出现黄疸，担心孩子夜哭或乳汁分泌过少；产科方面的原因如想到分娩疼痛，拖延了出院的日期等。这些均可导致新妈妈情绪低落，以致哭泣。

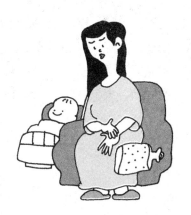

大多数新妈妈会在产后一周内出现上述症状，病程短暂，一般预后良好，但有的可发展为产后抑郁。因此，要做好新妈妈早期的心理调适工作，家属应了解新妈妈产褥期感情很脆弱，情绪容易波动这一特点，应给予足够的理解、关心、体贴和照顾，当新妈妈哭泣或发脾气时，要谦让、安慰，使新妈妈顺利度过这一时期。

5. 疲倦是产后情绪低落的主因

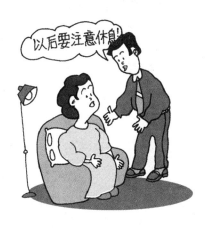

以后要注意休息！

疲倦是造成新妈妈产后情绪低落的主要原因。在护理新生宝宝阶段，新妈妈最缺乏的就是睡眠。

新生宝宝每天需喂食很多次，新妈妈晚上睡觉时，也要起来喂好几次奶。极度的疲乏往往使新妈妈感到生活没有乐趣，忙乱不堪，心情烦乱低落。

在这一阶段，新妈妈应在白天尽量多休息，在晚上尽早入睡，以保证足够的睡眠时间。可以配合宝宝的作息时间，趁宝宝睡觉时，妈妈也抓紧睡一会儿，而不要再去做家务。

6. 什么是产后抑郁症

据观察发现，约有 2/3 的产妇在产后会出现一定程度的焦虑、不安、情绪低落，容易发生产后抑郁。发生抑郁前，产妇常有产后心理适应不良、睡眠不足、照料婴儿过于疲劳等情况出现，但大多程度较轻，而且对产妇的生活及哺育婴儿等方面没有什么影响，属于一种正常的情绪反应。

而产后抑郁症则不同，它的程度比较重，是由生理、心理、社会等多方面因素作用而产生的情感性精神病。产后抑郁症多在产后两周发病，产后 4～6 周症状明显。

产后抑郁症的 主 要 特 征

● 常感到心情压抑、沮丧、情感淡漠。表现为孤独、害羞、不愿见人或伤心、流泪，甚至焦虑、恐惧、易怒，每到夜间加重。

● 自我评价较低，自暴自弃，自责，或对身边的人充满敌意或戒心，与家人关系不和谐。

● 创造性思维受损，主动性降低。表现为反应迟钝，注意力难以集中，工作效率和处理事物的能力下降。

● 对生活时常缺乏信心，觉得生活没有意义。

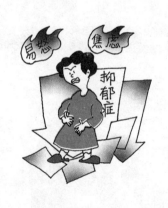

患有产后抑郁症的产妇会伴有厌食、睡眠障碍、易疲倦、性欲减退等症状，还可能伴有一些躯体症状，如头昏、头痛、恶心、胃部灼烧感、便秘、呼吸加快、心率加快、泌乳减少等。重者甚至会觉得绝望，出现自杀或杀婴的倾向，有时陷于错乱或昏睡状态。

大多数产后抑郁症患者可在 3～5 个月恢复。一般认为产后抑郁症的预后较好，约 2/3 的患者可在一年内康复，如再次妊娠，则有 20%～30% 的复发率。

7. **新妈妈为什么容易患产后抑郁症**

(1)分娩前后的紧张心理

由于分娩带来的疼痛与不适，会使产妇感到紧张与恐惧。出现滞产、难产时，如果产妇的心理准备不充分，紧张与恐惧的程度就会增加。如果产程持续时间较长，就会导致躯体和心理的应激增强，容易造成心理的不平衡，从而诱发产后抑郁。

(2)角色的突然变换

产妇往往对突然承担的母亲角色毫无心理准备，无法适应，照料婴儿的事务要从头学起，这会对产妇造成一定的心理压力。孩子出生后的头一年，母亲觉得日子非常难过，手忙脚乱，精疲力竭，尤其是睡眠不足。如果孩子经常哭闹，或缺少家人的情感支持，特别是缺少来自丈夫和长辈的帮助，加上大家关注的焦点也转向了婴儿，这对未成熟的女性是难以忍受的，那么就非常容易出现情绪困扰，从而诱发产后抑郁。

(3)有躯体疾病或残疾的产妇易发生产后抑郁

产妇感染、发热时，易引起产后抑郁症。有精神病家族史，特别是有家族抑郁症病史的产妇，产后抑郁症的发病率较高。这说明家族遗传可能影响到某一妇女对抑郁症的易感性。如果产妇此前曾经有过抑郁症，出现产后抑郁症的可能性就会增加。观察发现，产后抑郁症患者中约有 1/3 以前曾出现过抑郁症。

(4)产妇体内激素的变化

孕妇在怀孕期间，体内雌激素水平很高，一旦分娩，激素水平就急剧下降。这种突然改变与产后抑郁症的发生也有关系。怀孕期间，孕妇体内的内啡肽类物质也有所增加，而这些物质与人的愉悦感有关。一旦分娩，体内的内啡肽类物质骤然下降，使产妇患抑郁症的危险增加。产后抑郁症多见于以自我为中心、成熟度不够、敏感（神经质）、情绪不稳定、好强求全、固执、认真、保守、严守纪律、社交能力不良、与人相处不融洽和内向性格的人群中。

(5)产后抑郁症的社会因素

产后抑郁症还与产妇的年龄、民族、职业、文化程度、孕产期保健服务质量、产后母乳喂养、产妇成长过程中所经历的不幸事件等因素有关，居住环境差、家庭经济条件差、产后亲属冷漠等都是引发产后抑郁症的危险因素。

8. 新妈妈产后忧郁自我测试

产后抑郁的表现与一般的抑郁症有些不同，新妈妈不妨自我测试一下，近两周内自己是否有以下表现和感受：

产后抑郁的 表 现

◆白天情绪低落，夜晚情绪高涨，呈现昼夜颠倒的现象。

◆几乎对所有事物失去兴趣，感到生活无趣无味，活着等于受罪。

◆食欲大增或大减，新妈妈体重增减变化较大。

◆睡眠不佳或严重失眠，因此白天昏昏欲睡。

◆精神焦虑不安或呆滞，常为一点小事而恼怒，或者几天不言不语，不吃不喝。

◆身体异常疲劳或虚弱。

◆思想不能集中，语言表达混乱，缺乏逻辑性和综合判断能力。

◆有明显的自卑感，常常不由自主地过度自责，对任何事都缺乏自信。

◆有反复自杀的意念或企图。

产后抑郁的 诊 断

(1)第一种情况

如果这9道题的答案，你有5条答"是"的话，且这种状态持续了2周的时间，那么就要怀疑自己是否患有产后抑郁了。

(2)第二种情况

如果这9道题的答案只有1条答"是"，但每天都出现，那么也应该警惕自己患上产后抑郁。

9. 新妈妈应注重预防产后抑郁症

产后抑郁症不仅会影响产妇和婴儿的健康，而且会影响婚姻、家庭和社会。因此，对产后抑郁症应给予充分的重视，应该从多方面积极预防。

产后抑郁的 预防措施

🌸 不仅要重视围产期母儿的生理、生长发育的变化，还应十分关注孕产妇的个性特征和分娩前后心理状态的变化。

🌸 应根据不同的情况，运用医学心理学、社会学知识，采取不同的干预措施，解除致病的心理因素，减轻产妇心理负担和躯体症状。对具有抑郁倾向的妇女实施孕期干预，可明显降低产后抑郁症的发病率。

🌸 应加强围产期保健。在产前检查中，不仅要向孕妇提供与分娩相关的知识，帮助孕妇了解分娩的过程，还要教给孕妇一些分娩过程中的放松方法，以减轻孕妇在分娩过程中的紧张、恐惧心理。

🌸 应积极处理孕期异常情况，尽可能消除不良的精神与躯体刺激。积极开展孕产妇的心理卫生保健，了解孕妇的个性特点和既往病史，及时消除孕产妇的不良心理因素。

🌸 对于存在不良个性的孕妇，应给予相应的心理指导，减少或避免精神刺激。

🌸 对既往有精神异常病史或抑郁症家族史的孕妇，应定期请心理卫生专业人员进行观察，并让其充分休息，避免疲劳过度和长时间的心理负担。

🌸 对高龄初产妇及纯母乳喂养的产妇，应当给予更多的关注，指导和帮助她们处理、减轻生活中受到的应激压力。

🌸 对于有焦虑症状、手术产的产妇，存在抑郁症高危因素的孕产妇，应给予足够的重视，提供更多的帮助，使其正确认识社会，正确处理生活难题，树立信心，从而改善不良心理状态，提高其心理素质。

🌸 发挥社会支持系统的作用，尤其是要对丈夫进行教育和指导，改善夫妻关系和婆媳关系，改善家庭生活环境。

🌸 妇女在怀孕、分娩期间的部分压力来源于医护人员的态度。因此，医护人员在与产妇接触过程中，应格外注意自己的言行，用友善、亲切、温和的语言表达出更多的关心，让产妇保持良好的精神状态，顺利度过分娩期和产褥期，降低抑郁症的发生率。

10. 产后抑郁症对母子危害大

◆产后抑郁征会给产妇本人带来痛苦。她们情绪低沉，郁郁寡欢，有时则觉得有乌云压顶之感，严重者觉得生不如死。

◆一旦出现产后抑郁症，产妇往往不能很好地履行做母亲的职责。对于一个健康的产妇而言，养育孩子也是一件非常繁重的工作，若产妇患了抑郁症，则往往更难于应付，会有力不从心之感，有的产妇则根本无法照顾小宝宝，从而影响了宝宝的生长发育。

◆由于母亲终日情绪低落，也会对小宝宝的心理发育产生不良影响。

◆产妇一旦患了抑郁症，对夫妻关系也会产生不利影响。研究发现，产妇一旦患了抑郁症，就很难与丈夫进行有效的交流。

◆产后抑郁症可造成母婴连接障碍。母婴连接是指母亲和婴儿间的情感纽带，它通过母婴间躯体接触、婴儿的行为和母亲的情绪来传递。母婴情感障碍往往会对孩子造成不良影响。

◆研究表明，母婴连接不良时，母亲可能拒绝照管婴儿，从而影响婴儿的正常发育生长。据报道，孩子多动症就与婴儿时期的母婴连接不良有关。

◆患产后抑郁症的母亲常常不愿抱婴儿，或不愿给婴儿喂食，不愿观察婴儿温暖、饥饿与否。婴儿的啼哭无法唤起母亲注意。由于缺少母亲温柔的抚摸，婴儿会变得难以管理。母亲与婴儿相处不融洽，母亲往往厌恶或害怕接触孩子，甚至出现一些妄想。

◆母亲患产后抑郁症，会令孩子在出生后头3个月出现行为困难，婴儿较为紧张，较少满足，易疲惫，而且动作发展不良。

◆研究表明，母亲患产后抑郁症会影响婴儿认知能力和性格的发展。母亲产后抑郁症的严重程度与婴儿的不良精神和运动发展呈正比。在产后第一年有抑郁症的母亲，她孩子的运动能力和认知能力均显著低于健康妇女的孩子。

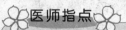

医师指点

一旦产后抑郁症的诊断成立，就应立即开始治疗。这不仅可以防止母亲病情加重，避免向产后精神病发展，也可使婴儿尽早地感受到母亲的慈爱和温暖，健康快乐地成长。

11. 积极应对产后抑郁症

通过对产后抑郁症患者的心理治疗，可增强患者的自信心，提高其自我价值意识，了解患者的心理状态和个性特征，给予患者足够的社会支持。

如果患者的病情比较严重，可以考虑采用药物治疗。现在可供选择的药物品种很多，患者可到专科医生处就诊，获得系统的治疗。对于有感染、贫血症状的产妇，应及时给予抗生素、铁剂、维生素C，以增强机体抵抗力。对于轻度抑郁症患者，可给予安定类药；对于重度抑郁症患者，主要采用抗抑郁治疗和对症治疗。

值得注意的是，许多母亲都不知道或害怕去看医生，她们害怕一旦接受治疗就会被迫与自己的宝宝分开，还有的人害怕服用药物会影响孩子，担心药物会通过乳汁进入孩子体内，因此贻误了病情。虽然治疗抑郁症的药物可通过乳汁进入孩子体内，但其含量极其低微，不会对孩子产生什么影响。

12. 忧郁妈妈容易抚养出暴力儿童

研究发现，产后患有忧郁症的妇女，其孩子到11岁时，与那些产后没有忧郁现象的妇女所生的同龄孩子相比，前者更易出现暴力行为，如在打架时使用凶器。研究还指出，母亲若反复受忧郁症困扰，会使孩子出现暴力行为的风险进一步升高。

研究人员说，问题儿童长大后往往会成为有问题的大人。研究人员对122个家庭进行了调查，在母亲怀孕、生产三个月后，以及孩子1岁、4岁和11岁时，定期询问母亲有无忧郁症状与孩子的行为特征。调查结果显示，大多数孩子没有出现暴力行为，但是生产三个月后患有忧郁症的母亲所生的孩子易出现暴力行为，特别是忧郁症反复发作的母亲所生的孩子更易出现暴力行为。

研究人员说，忧郁母亲抚养的婴儿日后之所以会面临较容易出现暴力行为的风险，可能是由于他们较难控制愤怒的情绪。抚养者为婴儿所做的最重要的事情之一，就是安抚他们，对他们讲话，使他们感到舒适，而这些都有助于使婴儿平静下来；而以前的研究认为，忧郁的母亲较难把精力集中在婴儿身上，或难以像正常成年人那样，用亲切逗趣的口气跟孩子讲话。忧郁母亲抚养的孩子可能较难学会如何平复自己不安的情绪，从而面临日后容易出现行为问题的风险。

新妈妈哺乳指导

1. 母乳是婴儿最理想的食物

母乳是婴儿最理想的食物，母乳含有丰富的蛋白质、脂肪、糖以及各种矿物质，而且营养比例最适合婴儿消化吸收，其成分及比例还会随着婴儿月龄的增长而有所变化，即与婴儿的成长同步变化，以适应婴儿不同时期的需要。

母乳中的各种 有 益 成 分

◆牛奶中酪蛋白的as成分在胃中容易形成凝乳，难以消化，母乳中只含微量as成分，所以母乳比牛奶更容易消化。

◆牛奶中β-乳球蛋白含量较多，β-乳球蛋白容易引起过敏反应，而母乳中则无此种成分。

◆乳铁蛋白可结合铁，对肠道内的某些细菌有抑制作用，可以预防某些疾病。乳铁蛋白在母乳中的含量比牛奶高。

◆溶酶菌有抗菌作用，母乳的抗菌力比牛奶高3000倍，这是其他任何食品不能比拟的。母乳中含有丰富的分泌型免疫球蛋白IgA，能保持婴儿免受各种病邪的侵袭，增强婴儿抗病能力。所以，母乳喂养的孩子在4～6个月之前很少得病，这种免疫作用是母乳所特有的。虽然牛奶中的IgG比母乳多，但有时可引起婴儿肠绞痛。

◆母乳中牛磺酸的含量是牛奶中的80倍，其作用是促进婴儿脑、神经、视网膜的发育，对神经传导进行调节，对细胞膜的恒定性等具有重要的生理作用。

◆母乳对早产儿的智力发育尤为重要。母乳喂养的早产儿脑功能的发育较为良好，智商较高。哺乳时，母婴间皮肤的频繁接触、感情的交流、母亲的爱抚与照顾都有利于孩子的心理和社会适应性的健全。

◆母乳既经济又卫生，温度适宜，不易造成肠道感染和消化功能紊乱。

爱 心 提 示

年轻的母亲都应该回归自然，用母乳来喂养自己的婴儿。

2. 初乳对宝宝很重要

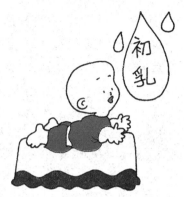

产妇在产后最初几天分泌的乳汁叫初乳，呈淡黄色。初乳的量很少，但与成熟乳汁相比，初乳中富含抗体、蛋白质、胡萝卜素，以及宝宝所需要的各种酶类、碳水化合物等，这些都是其他任何食品都无法提供的。

新生儿可以从初乳中得到母体的免疫物质，其中的免疫球蛋白A，宝宝吃后可以黏附在胃肠道的黏膜上，抵抗和杀死各种细菌，从而防止宝宝发生消化道、呼吸道的感染性疾病。此外，初乳中的巨噬细胞、T淋巴细胞和B淋巴细胞可吞噬有害细菌，具有杀菌和免疫作用。

初乳还有促进脂类排泄作用，可以减少黄疸的发生。妈妈一定要珍惜自己的初乳，一旦错过，对孩子将是巨大的损失。

早产儿妈妈的初乳中各种营养物质和氨基酸含量更多，能充分满足早产宝宝的营养需求，而且有利于早产宝宝的消化吸收，还能提高早产宝宝的免疫能力，对抗感染有很大作用，所以一定要喂给孩子吃。

爱 心 提 示

> 初乳被人们称为第一次免疫，对宝宝的生长发育具有重要意义，是任何营养保健品所无法替代的。

 3. 母乳喂养让宝宝更漂亮

母乳中的钙质最容易吸收，因此吃母奶的孩子骨骼发育较好。好的容貌与骨骼的发育有很大的关系，因为骨骼的发育决定了脸形和体形。那些窄小而紧缩的脸、拥挤的牙齿、凸起的前额、几乎没有下巴、圆的肩膀、凹陷的胸部，都是钙质吸收不足造成的，严重影响一个人的外貌美观。现在的饮食大多是精制的食物，也容易造成我们的后代牙床畸形、牙齿过于拥挤。

在一项研究中，通过仔细测量327个人的脸部骨骼，发现他们骨骼发育的情形与哺育母乳的时间长短有关，从来没有吃过母乳的人脸部的发育最差；只吃过3个月母乳的人比完全没有吃过的人好一些。吃母奶的时间愈长，脸形的发育愈好。专家强调，一个人即使超过25岁，吃母乳的优点仍然很明显。他们的结论是：出生后6个月内吃母乳可以决定日后的脸形。他们指出，吃母乳的孩子必须用力吸吮，脸部的肌肉运动量大，因此脸形比喝牛奶的孩子发育得更好。

4. 提倡母婴同室与按需哺乳

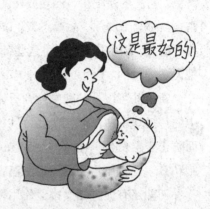

这是最好的！

所谓母婴同室，就是让母亲和孩子一天24小时在一起，这是建立母婴关系、母子感情的良好开端。除非新生儿因为早产、抢救等一些因素，原则上应该满足母婴同室的要求。

分娩后，应让孩子一直睡在母亲的身旁，或睡在母亲身边的小床上，孩子和母亲最好始终不要分离，因为母婴同室可以使母亲放松身心，才有可能分泌出大量的母乳喂哺婴儿。婴儿越早吸吮，奶就越多，而母婴同室恰恰方便了这种良性循环的喂哺方式。

另外，母乳喂养还能够促进子宫收缩，减少产后出血，减少妇科疾病的发生，如乳腺癌、卵巢癌等。

所谓按需哺乳，就是孩子饿了，就开始哺乳，不要硬性规定时间。母亲感觉乳房胀满或孩子睡眠时间超过3小时，就要把孩子叫醒予以喂奶。

为什么要这样做呢？因为产后一周是逐步完善泌乳的关键时刻。泌乳要靠频繁吸吮来维持，乳汁越吸才能越多。

此外，对新生儿来说，在最初一周内要适应与在子宫内完全不同的宫外生活，非常需要一种安慰，而吸吮乳头则是他们所渴求的最好安慰。

正因为婴儿的不断吸吮，才会使母亲泌乳功能不断完善，而乳汁大量分泌，既满足了孩子生理上的需要，又满足了心理上的需要。

让婴儿睡在母亲身旁，当母亲看到孩子各种可爱的表情，听到孩子的哭声时，便能促使喷乳反射的产生。

爱 心 提 示

宝宝经常看到母亲微笑的面容，闻到奶香的气息，听到母亲熟悉的声音，得到深情的爱抚，不但能增进食欲，而且有利于神经系统的发育。

5. **让宝宝尽早吸吮母亲乳头**

在婴儿出生后的30分钟内，当脐带一断，擦干净婴儿身上的血迹后，就应该马上让婴儿裸体趴在母亲胸前（背部要覆盖干毛巾，以防受寒），然后在助产士的帮助下让婴儿吸吮母亲的乳头。这样的接触最好能持续30分钟以上。

为什么要这么早就开始吸吮母亲乳头呢？而且还要持续一定的时间呢？

因为新生儿在出生后20～50分钟时正处于兴奋期，他们的吸吮反射最为强烈，过后可能会因为疲劳而较长时间处于昏昏欲睡的状态中，吸吮力也没有出生时那么强了。

因此要抓住这一大好时机，让孩子尽早地接触母亲，尽早地吸吮乳汁，这样会给孩子留下一个很强的记忆，过一两个小时再让他吸吮时，他就能很好地进行吸吮。未经早吸吮的孩子往往要费很大力气才能教会他如何正确吸吮乳汁。

由于尽早地让婴儿吸吮了乳头，可使母亲体内产生更多的泌乳素和催产素，而母婴间持续频繁的接触，使这些反射不断强化，从而达到了理想的程度。这样母亲的乳汁在婴儿出生后马上就开始分泌了。而没有经过早吸吮的母亲，大约在两天后才开始泌乳。

当母亲看到孩子学会了吸吮，自己的乳汁正源源不断地流入孩子的口中，心中无比欢欣，对进行母乳喂养一定会满怀信心。

6. **妈妈尚未开奶，宝宝怎么办**

有些妈妈生下小宝宝后没有马上开奶，或者奶水很少，这个时候如果宝宝饿了该怎么办呢？在很多爱婴医院里不允许喂宝宝除母乳外的任何东西，甚至连水也不允许喂，这是为什么呢？会不会饿坏了宝宝？

一般情况下，在宝宝出生后1~2周后妈妈才会真正下奶。但在宝宝出生的第一周必须让他多吸吮、多刺激妈妈的乳房，使之产生泌乳反射，才能使妈妈尽快下奶。如果此时用奶瓶喂宝宝吃其他乳类或水，一方面容易使宝宝产生乳头错觉，不愿再费力去吸妈妈的奶，另一方面因为奶粉冲制的奶比妈妈的奶甜，也会使宝宝不再爱吃妈妈的奶。这样本来完全可能母乳喂养的妈妈会因宝宝吸吮不足，而造成奶水分泌不足，甚至停止泌乳。

那么，宝宝一时吃不饱，会不会饿坏呢？不会的。因为宝宝在出生前，体内已贮存了足够的营养和水分，可以维持到妈妈开奶，而且只要尽早给宝宝喂奶并坚持不懈，那么少量的初乳就能满足新生宝宝的需要。年轻的妈妈千万不能因奶水暂时不多就丧失母乳喂养的信心。

7. 新妈妈要掌握正确的哺乳方法

乳汁分泌的多少与喂哺的技巧有着一定关系。正确的哺乳方法可减轻母亲的疲劳，防止乳头的疼痛或损伤。无论是躺着喂、坐着喂，母亲全身肌肉都要放松，体位要舒适，这样才有利于乳汁排出，同时眼睛注视着孩子，抱起婴儿，孩子的胸腹部要紧贴母亲的胸腹部，下颏紧贴母亲的乳房。

母亲将拇指和四指分别放在乳房的上、下方，托起整个乳房（成锥形）。先将乳头触及婴儿的口唇，在婴儿口张大，舌向外伸展的一瞬间，将婴儿进一步贴近母亲的乳房，使其能把乳头及乳晕的大部分吸入口内，这样婴儿在吸吮时既能充分挤压乳晕下的乳窦（乳窦是贮存乳汁的地方），使乳汁排出，又能有效地刺激乳头上的感觉神经末梢，促进泌乳和喷乳反射。只有正确的吸吮动作才能促使乳汁分泌更多。

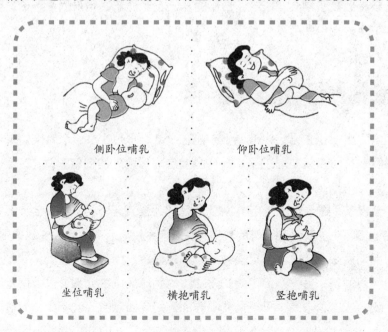

侧卧位哺乳　　　　仰卧位哺乳

坐位哺乳　　　横抱哺乳　　　竖抱哺乳

如果婴儿含接乳头姿势不正确，比如单单含住乳头，就无法将乳汁吸出来，婴儿因吸不到乳汁，就拼命加压于乳头，往往会造成乳头破裂、出血，喂奶时母亲会感到疼痛，从而减少哺乳次数，缩短哺乳时间，这样乳汁分泌就会减少。

 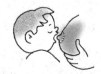

哺乳中婴儿的正确含接姿势

正确的吸吮姿势的口腔剖面图　　不正确的吸吮姿势的口腔剖面图

　　哺乳时间与次数不必严格限定，奶胀了就喂，婴儿饿了就喂，吃饱为止，坚持夜间哺乳。如果乳汁过多，婴儿不能吸空，就应将余乳挤掉，以促进乳房充分分泌乳汁。要树立母乳喂养的信心，不要轻易添加奶粉，那样容易使母乳越来越少。如果乳汁确实不足，就应补充配方奶粉，但仍要坚持每天母乳哺乳三次以上。

 8. 新妈妈不宜躺在床上给孩子喂奶

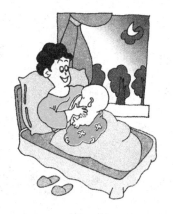

　　许多年轻的母亲有躺在床上给孩子喂奶的习惯，特别是夜间，这样做的更多。但是这种做法是不当的，会导致不良后果，很容易使婴儿发生急性化脓性中耳炎。

　　这主要与婴儿的免疫功能不健全、病菌容易侵入鼓室有关。由于婴儿的咽鼓管短，位置平而低，母亲躺着喂奶，很容易使细菌分泌物或呕吐物侵入婴儿耳道，从而引起急性化脓性中耳炎。

　　🌸 医师指点 🌸

　　　　正确的喂奶姿势应该是母亲坐在椅子上或床上，将婴儿抱起，左肘部抬高45°，将婴儿头部放在左肘部，再让婴儿吮吸母乳汁。人工喂养婴儿也是这样，一定要让婴儿头部抬高45°，这样可以防止乳汁流入耳道引起感染。

9. 新妈妈母乳是否充足巧判断

(1)观察孩子能否吃饱

如果婴儿吃饱了，就会自动吐出奶头，并安静入睡3~4小时，每天大便2~3次，金黄色，稠粥样。如果婴儿睡了1小时左右，就醒来哭闹，喂奶后又入睡，反复多次，大便量少，甚至便秘，说明婴儿没吃饱。

(2)排便次数

每天换尿布少于8次，大便次数少于1次，说明母乳不足。

(3)称宝宝体重

宝宝在出生后1周至10天的时间内，尚处于生理性体重减轻阶段，10天以后宝宝的体重就会增加。因此，10天以后起每周为宝宝称重一次，将增加的体重除以7，如果得到的数值在20克以下，就表明母乳不足。

(4)哺乳时间长短

如果哺乳时间超过20分钟，甚至超过30分钟，孩子吃奶时总是吃吃停停，而且吃到最后还不肯放奶头，就可断定奶水不足。

(5)哺乳间隔时间长短

出生两周后，哺乳间隔时间仍然很短，吃奶后才1个小时左右又闹着要吃，也可断定母乳不足。

(6)乳房胀否

产后两周左右，乳房很胀，表明母乳充足。

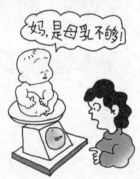

妈，是母乳不够！

10. 保证乳汁充沛的方法

母乳喂养的优越性和重要性已被大多数人所认识，如果产后没有奶或奶量不足，常会使产妇感到非常着急。为了使乳汁充足，产妇要保持精神愉快，情绪稳定，睡眠充足，营养丰富，掌握正确授乳方法，必要时可服用下奶药物。不要存在担忧，如怕乳汁不足，或者担心乳汁分泌在日益减少，要对坚持4~6个月的母乳喂养建立信心。只要掌握正确的哺乳方法，你的乳汁一定就能满足宝宝的需要。

母亲保持充沛的乳汁的 注意事项

在分娩后半小时内就让婴儿开始第一次吸吮。资料表明，婴儿吸吮刺激越早，母亲乳汁分泌就越多。即使母乳尚未分泌，吸吮乳头几次后就会开始分泌乳汁。哺乳时要按需哺乳，奶胀了就喂，婴儿饿了就喂，频繁吸吮可以增加乳汁分泌。喂奶时先让比较胀的一侧乳房吃空，然后再吃另一侧，吃不完的奶要挤出来，不要让乳汁郁积。

如果产妇乳汁郁积，没有及时排空，就会影响进一步泌乳，而且一旦乳头破裂，细菌侵入，就会引起乳腺发炎。发病后，病人有发热、患侧乳房胀痛、局部红肿、压痛等症状。倘若没有及时治疗，发生脓肿，需手术排脓，不但痛苦，而且影响哺乳。

不要随意给婴儿添加牛奶或糖水，不要给婴儿使用带有橡皮奶头的奶瓶。因为橡皮奶头可以使婴儿产生乳头错觉，会使其不愿意用力吸吮母乳，从而使母乳分泌越来越少。

饮食合理、营养丰富是母亲分泌乳汁的基础。母亲要多吃含蛋白质、脂肪、糖类丰富的食物，多吃新鲜水果和蔬菜，保证维生素的需要，同时汤类食物也必不可少。

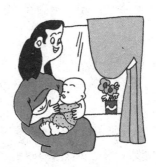

11. 让宝宝多吸吮可促进泌乳

促进产后泌乳最关键的一点在于母亲乳头接受婴儿吸吮动作的刺激。

被婴儿吸吮后，乳头产生的感觉冲动传入下丘脑，再分别刺激垂体前、后叶，促使泌乳素和催产素的合成和释放增加，共同作用于乳房，使乳汁大量分泌和喷射。泌乳素主要促使乳汁的分泌，催产素除了促进子宫收缩外，还促使乳汁的喷射(下奶)。由于婴儿频繁吸吮，乳汁分泌就会不断增多，完全能满足婴儿的需要，因此，要想使母乳充沛，就要让婴儿多吸吮乳头。

12. 常用的饮食催奶方法

一些中西药也有催奶功效，但其营养作用不大，甚至会有其他副作用。所以，产妇缺奶时，应以饮食催奶为主，既有利于下奶，又可增强体质。

新妈妈催奶 饮食疗法

🟤 猪蹄1只，通草2.4克，加水1500毫升同煮，待水开后，再用文火煮1~2小时，每日1次，分两次喝完，连用3~5天。

🟤 鲜鲫鱼500克，去鳞除内脏，清炖或加黄豆芽60克或通草6克煮汤，每日两次，吃肉喝汤，连用3~5天。

🟤 猪骨500克，通草6克，加水200毫升，炖12小时，1次喝完，每天1次。

🟤 豆腐150克，加红糖50克，加适量水同煮，待红糖化后加米酒50毫升，1次吃完，每日1次。

🟤 红小豆125克煮粥，早晨吃，连吃4~5日。或用红小豆250克煮汤，早晚饮浓汤数日。

🟤 干黄花菜25克，加瘦猪肉250克，同炖食。或用猪蹄1只，同干黄花菜同炖食。

🟤 牛奶果干品、瘦猪肉各60克，红枣5个水煎服，每天吃1次。

🟤 羊肉250克，猪蹄2只，加适量葱、姜、盐炖熟，每日服1次。

🟤 鸡蛋3个，鲜藕250克，加水煮熟，去蛋壳，汤、藕、蛋一起服，连用5~7日。

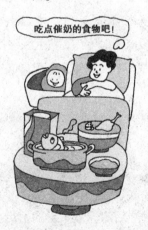

吃点催奶的食物吧！

13. 喝催乳汤的学问

为了尽快下乳，许多产妇产后都有喝催乳汤的习惯。但是，产后什么时候开始喝催乳汤和喝多少催乳汤都是有讲究的。

过早喝催乳汤，乳汁下来过快过多，新生儿又吃不了那么多，容易造成浪费，还会使产妇乳管堵塞而出现乳房胀痛。若喝催乳汤过迟，乳汁下来过慢过少，也会使产妇因无奶而心情紧张，分泌乳量会进一步减少，形成恶性循环。

产后喝催乳汤的 方 法

(1)掌握乳腺的分泌规律

一般来说，孩子生下来以后头7天乳腺分泌的乳汁比较黏稠，略带黄色，这就是初乳。初乳进入婴儿体内，使婴儿体内产生免疫球蛋白A，可以保护婴儿免受细菌的侵害。初乳的分泌量不是很多，应让婴儿反复吮吸乳头。大约在产后的第8天，乳腺开始分泌真正的乳汁。一般在分娩后的第3天开始给产妇喝鲤鱼汤、猪蹄汤等下奶的食物。

(2)注意产妇身体状况

若是身体健壮、营养好、初乳分泌量较多的产妇，可适当推迟喝催乳汤

的时间，喝的量也可相对减少，以免乳房过度充盈，从而引起不适。如果产妇身体比较差，就可早些服用催乳汤，喝的量也适当多些，但也要适可而止，以免增加胃肠的负担，而出现消化不良。

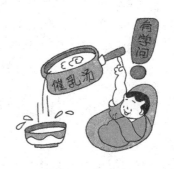

14. **新妈妈营养不良影响宝宝智力发育**

产后乳母营养不良主要影响宝宝神经细胞数目增殖和体积的发育。动物实验发现，断乳前营养不良可引起脑重量及脱氧核糖核酸含量的减少，其中小脑最为明显，而且这种损害在宝宝断乳后即使补充营养也无法弥补。

在对产后第1年内因严重营养不良而死亡的婴儿进行检查时发现：脑组织脱氧核糖核酸、核糖核酸和蛋白质含量及脑重量都明显低于正常婴儿。产后乳母早期营养不良，会严重影响宝宝大脑各部位细胞数量的增长，以及脱氧核糖核酸的堆积。此外，产后营养不良还可影响脑的髓鞘化及细胞内酶的成熟，影响宝宝的智力发育。

15. 新妈妈乳房胀痛巧处理

产后2~3天产妇往往会感觉乳房胀痛，体温会轻微升高，最早可在产后24小时就胀奶。这是因为乳房充血，腺泡里开始蓄积乳汁，乳腺管尚不通畅所致。有一部分产妇在腋窝下有副乳腺，腋下会出现肿胀、硬结、疼痛。如果乳房胀痛明显，如伴有持续体温超过38℃以上，乳腺局部有红肿，伴有头痛，就应注意有发展成乳腺炎的可能，应及早就医。

乳房胀痛的 处 理 方 法

(1)让孩子早吸吮

让孩子早吸吮是解除乳房胀痛的最好办法。产后30分钟就开始让孩子吸吮乳头，此时虽然还没有明显的乳汁排出，但吸吮动作可促使腺管开放，并及时将乳汁排出，减少乳汁郁积。

(2)挤奶

婴儿吸吮力不足时，可借助吸乳器把乳汁充分吸出。用吸乳器吸奶时手法要轻柔，负压不要过大，并随时变换角度。挤奶的同时进行乳房按摩，通过刺激与压力促进乳腺管的开放，将过多的乳汁挤出来。

挤乳汁的方法是：拇指与其余四指分开，四指并拢在乳房的下方或侧方，向胸壁方向轻轻用力，并使压力沿乳房基底部向胸壁方向逐渐按摩，有助于改善乳房的静脉回流，再由乳腺基底部逐渐移向乳晕部。如此反复可使乳腺泡中的乳汁移向乳窦。最后拇指与食指在乳晕处向胸壁方向挤压，一张一弛，并挤压各个方向。

乳腺管通畅后，乳房胀痛就会缓解或消失。

(3)服用散结通乳的中药

可以口服散结通乳的中药，如柴胡6克，当归12克，王不留行9克，漏芦9克，通草9克，水煎服。实践证明，这些中药可以改善乳汁郁积引起的乳房胀痛。

(4)冷敷法

用冷敷法也可缓解乳房胀痛。当乳汁分泌较多，乳腺管尚不十分通畅时，冷敷法是简便有效的治疗方法。用冷水或冰水敷在乳房的周围，可以止痛，并暂时收缩血管，减少乳汁的分泌，为乳房按摩或挤奶赢得时间。

(5)佩戴合适的乳罩

佩戴合适的乳罩，将乳房托起，有利于乳房的血液循环，可以减少疼痛。

16. 新妈妈哺乳期乳房细护理

◆准妈妈要注意乳房的清洁卫生，经常用温水清洗乳头。

◆第一次喂奶前后要注意进行乳房护理，用清洁的植物油涂在乳头上，使乳头的痂垢变软，再用4%的硼酸水擦洗乳房、乳头及乳晕，若无硼酸也可用温水清洗。这样做是为了彻底清除乳头内深藏的污垢和细菌，以免引起新生儿胃肠道感染。

◆产妇不要蓄指甲，因为指甲缝易存污垢，还易划伤婴儿娇嫩的皮肤，喂奶前要洗净双手。可以轻轻按摩或热敷乳房，以协助排乳，减轻乳房胀痛。每次喂奶先吃空一侧乳房，再吃另一侧，下次喂奶反顺序进行。

◆喂奶后用手挤空或用吸奶器吸空剩余的乳汁，以利乳汁分泌。挤出几滴乳汁涂抹在乳头和乳晕上，可起到保护作用。要选择纯棉质地的胸罩，注意不要太紧。

◆乳房胀痛有硬块时，可以轻揉乳房根部，由外向里揉，再把乳汁挤出或吸出，保持乳腺管通畅，防止发生乳腺炎。

◆喂奶后也要清洗乳房，以防小儿鼻咽处的细菌进入乳房，引起乳腺炎。再涂上润肤乳液，并轻轻按摩，如此可增加乳汁的分泌。

◆如果乳头破裂，可以用乳罩保护奶头，局部涂10%安息香酊。破裂严重时应暂停喂奶，等伤口长好后再喂奶。

◆乳汁的多少常与产妇饮食、睡眠、休息和精神状态有关。营养充足，生活规律，精神愉快都可促进乳汁分泌。乳汁不足时可多喝鸡汤、鱼汤、肉汤、蹄汤，也可服中药下奶。

◆如果有疾病或其他原因不能喂奶，应在产后24小时内开始回奶。口服己烯雌酚5毫克，每日3次，连服3天。炒麦芽水煎服代茶饮亦可，如果乳房胀痛明显，可用芒硝500克分包敷在乳房上，尽量少饮汤水协助回奶。

17. 新妈妈乳房疾病巧防治

母乳营养丰富，温度适中，最适合婴儿的营养、消化与吸收，所以，新妈妈应保护好乳房，防治乳房疾病，以保证母乳充沛。

新妈妈乳房疾病的 防 治 方 法

(1)定时哺乳

产后12~24小时即可哺乳，以后每隔3~4小时哺乳一次，不可使乳房过于充盈。随着宝宝长大，哺乳次数渐减。每次哺乳必须让宝宝吸尽。若产后不哺乳，应立即采取回乳措施。

(2)正确哺乳

睡觉时不可让宝宝含乳入睡，以免宝宝熟睡时鼻气相吹，邪毒随乳头袭入乳房。哺乳最好采取坐式，一次将宝宝喂饱，不可吃吃停停，边睡边吃。

(3)注意卫生

哺乳前应用温水擦洗乳头。喂奶前，应将自己和宝宝的双手洗干净，不要让宝宝养成一边吃奶一边揉乳房的习惯。

(4)保持心情愉快

哺乳期新妈妈应保持心情愉快。若过于悲哀、忧虑、愤怒，以致情志不畅，乳汁就会不通，导致乳结。所以，在哺乳期，新妈妈要调整好情绪，做到情性开朗，不与人争，遇事不过忧。

(5)热敷乳房

若乳结已成，乳房胀硬有包块，可用热毛巾外敷乳房，或轻轻按摩。

18. 新妈妈要小心乳腺炎

◆产前每月在乳头及乳晕上擦一次花生油，妊娠8个月后每日用酒精或温水洗擦乳头、乳晕，使乳头皮肤变韧耐磨，预防产后婴儿吸吮而皲裂。

◆每次喂奶前后用3％硼酸溶液或温水洗净乳头及乳晕。

◆每次喂奶时要完全吸空奶汁，如婴儿吸吮力不够，可用吸奶器或用手将乳汁挤出，不要让乳汁郁结在乳房内。

◆若发生乳汁郁结，可局部热敷或用吸奶器将乳汁吸出，用手从乳房四周向乳头方向轻轻按摩。

◆若乳头皲裂，可涂鱼肝油铋剂或蓖麻油铋剂，喂奶前则要将药擦净。皲裂严重时需暂停喂奶，用手将乳汁挤出或用吸奶器将奶吸出，伤口愈合后再喂奶。

◆如果切开排脓后伤口内有乳汁流出，影响伤口愈合，可服药、打针退奶。

◆急性乳腺炎有时症状不明显，会延误诊断。当哺乳妇女感到发冷、发热、全身不适、乳房局部红肿疼痛时，应及时就诊。早期如用冷敷治疗炎症块不消失，可行热敷促使其吸收，使乳汁畅通，并用抗生素治疗。

19. 保持乳房弹性的方法

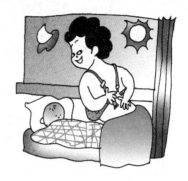

　　妇女在妊娠期和哺乳期受体内激素的影响，为适应孩子哺乳的需要，乳房会增大。这时你需要做的是保持乳房的弹性。

　　哺乳期应佩戴胸罩，将乳房托起。感觉奶胀就马上喂奶，这样不仅可促进乳汁分泌，而且防止支持组织和皮肤过度伸张而使弹性降低。哺乳时不要让孩子过度牵拉乳头。每次哺乳后，用手轻轻托起乳房，按摩10分钟。每天至少用温水清洗乳房两次，不仅有利于乳房清洁，而且能增强韧带弹性，防止乳房下垂。哺乳期不要过长，孩子满10个月即应断奶。

　　肥胖也是导致乳房松垂的重要原因之一，因此应适当控制脂肪的摄入量，多进食水果、蔬菜。同时，产后适当运动，做做产后胸部健美操，可以使胸部肌肉发达有力，对乳房弹性的恢复也会有帮助。

20. 哺乳并不会引起乳房下垂

　　一些妈妈担心哺乳会引起乳房下垂，这对爱漂亮、注重体形的现代女性来说可不是一件小事。专家介绍，哺乳是不会引起乳房下垂的。准妈妈如果从怀孕后即注意乳房的护理，使用宽带乳罩支撑乳房，同时注意通过按摩或局部使用特殊油脂增加皮肤及皮下组织的弹性，就能减少发生乳房下垂的可能。

　　另外，哺乳能够促进母体催产素的分泌，而催产素会增强乳房悬韧带的弹性。其实，哺乳还能减少皮下脂肪的蓄积，促进妈妈的新陈代谢。产后尽快恢复曼妙体形是每位女性所希望的，哺乳则是最直接的方式。

21. 细心辨别乳房湿疹的症状

　　发生急性乳房湿疹后，乳房皮肤常出现粟粒大的小丘疹或小水疱，潮红，瘙痒，抓搔后湿疹易破损，出现点状渗出及糜烂面，有较多浆液渗出，可伴有结痂、擦烂、脱屑等。亚急性乳房湿疹多由急性湿疹迁延而来。乳头、乳晕及其周围皮肤出现小丘疹、鳞屑和糜烂面结痂，皮损奇痒，有灼热感，夜间症状加重。慢性乳房湿疹可由急性、亚急性湿疹反复发作、迁延而成。乳头、乳晕部皮肤增厚、粗糙，乳头皲裂，色素沉着，表面覆盖有鳞屑，伴有渗出液及阵发性疼痒。

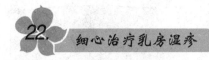

22. 细心治疗乳房湿疹

乳房湿疹应采用综合治疗。尽量避免各种不良刺激，如致敏和刺激性食物、剧烈搔抓、热水洗烫等。紧张、劳累、情绪变化、神经系统功能紊乱，往往和湿疹的发病有着紧密关系。能够调节神经功能障碍的药物对湿疹也有较好的疗效，如维生素 B_1、维生素 B_{12}、谷维素、利服宁等。

23. 新妈妈莫用香皂洗乳房

专家指出，使用香皂会洗去皮肤表面的角化层细胞，促使细胞分裂增生。如果经常去除这些角化层细胞，就会损坏皮肤表面的保护层，会使乳房局部过分干燥和细胞脱落，从而使表皮层细胞肿胀。若过多使用香皂等清洁用品清洗，可碱化乳房局部皮肤，破坏保护层。

香皂在不断地使皮肤表面碱化的同时，还可促进皮肤上碱性菌群增长，使得乳房局部的酸化变得困难。此外，用香皂清洗还会洗掉保护乳房局部皮肤润滑的物质——油脂。而乳房局部皮肤要重新覆盖上保护层，并要恢复其酸性环境则需要花费一定的时间。

因此，如果哺乳期妇女经常使用香皂擦洗乳房，不仅对乳房保健毫无益处，而且还会因乳房局部防御能力下降，乳头干裂而招致细菌感染。

要想充分保持哺乳期乳房局部的卫生，让宝宝有足够的母乳，最好还是用温开水清洗，尽量不用香皂。如果迫不得已需要香皂或酒精清洗消毒，就应注意尽快用清水冲洗干净。

24. 扁平四陷乳头巧矫正

扁平乳头可通过婴儿吸吮来矫正，也可做乳头拉伸练习，用拇指及食指捏住乳头两侧向外做牵拉。

凹陷乳头可通过做乳头十字操来纠正，用两手拇指平放在乳头两侧，慢慢地由乳头两侧向外牵拉，随后拇指平放在乳头上下侧，上下纵行牵拉，牵拉乳晕及皮下组织，目的是拉断使乳头凹陷的纤维组织，使乳头向外突出。

25. 乳房小并不会影响乳汁分泌

乳房主要由脂肪和腺体组成。乳房的大小主要与脂肪的多少有关，而泌乳量与腺体多少以及对乳头的刺激有关，与乳房的大小无关。因此，只要坚持母乳喂养，让婴儿多吸吮，坚持夜间哺乳，就会使乳量增多。产妇不必担心，乳房小并不会影响乳汁分泌量。

26. 副乳不一定需要治疗

有的妇女在哺乳期腋下会出现疙瘩，有时还会胀痛，还有液体溢出，去医院检查，医生说是副乳。什么是副乳呢？

副乳是指人在胎儿时期，长到约9毫米时，从腋窝一直到腹股沟这两条线上，有6～8对乳腺的始基，到出生前，除仅保留胸前的一对外，其余都退化了。少数妇女有多余的乳腺没有退化或退化不全的异常现象，可发生在单侧或双侧。常见的部位在腋窝，亦可见于胸壁、腹部、腹股沟、大腿外侧，偶见于面颊、耳、颈、上肢、肩、臀、外阴等处，易被误认为皮下结节、淋巴结或肿瘤。

凡具有腺体组织的副乳，和正常乳房一样，受各种性激素的影响，呈周期性变化，月经前肿胀，有胀痛感，哺乳时还会分泌出少量乳汁。停止哺乳后，副乳缩小，分泌亦消失。副乳不是病，无症状者不用治疗。

27. 患急性乳腺炎不一定要停止母乳喂养

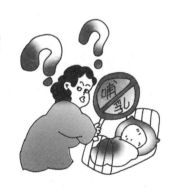

乳腺炎发病的基础就是因为乳汁没有及时从乳腺中排除，造成乳汁郁积。所以在感到乳房疼痛、肿胀甚至局部皮肤发红时，一般不要停止母乳喂养，而要勤给孩子喂奶，让孩子尽量把乳房的乳汁吃干净，否则可使乳腺炎继续加重。但在乳腺局部化脓时，不要让孩子吃患侧乳房，但可以吃健康一侧乳房的母乳。只有当化脓较严重，外科医生切开后仍不能治愈，并且在乳腺上发生乳瘘时，才有必要暂时停止母乳喂养，但这种情况是极少发生的。患急性乳腺炎时一般不要停止哺乳，或听从医生的意见。

28. 乳头皲裂巧处理

乳头皲裂多是由于哺乳时婴儿含接乳头的方式不正确，没有把大部分乳晕含入口中造成的。发生乳头皲裂后，会给母亲造成很大的痛苦，如果不及时治疗，容易引起乳腺炎。需要改进哺乳方法，加强乳头保护。

为预防乳头皲裂，要从孕期开始纠正扁平内陷乳头，常用温水擦洗乳头，然后涂上凡士林，使乳头变得坚韧。

哺乳前，先按摩乳房，并挤出少量乳汁涂在乳头和乳晕上，使之变软，以利于婴儿吸吮。如有轻度皲裂可继续哺乳，先让婴儿吸吮损伤较轻的一侧，再吸吮较重的一侧。

要注意纠正婴儿只过分用力吸住乳头的不正确吮吸方式，应让婴儿张大嘴将乳晕和乳头部分全部吸住，这样就不易引起乳头皲裂。

29. 哺乳期感冒能否喂奶

感冒是常见病，产褥期妇女易出汗，抵抗力降低，很容易患感冒。许多产妇不敢吃药，怕影响乳汁的成分对孩子不利，又怕把感冒传给孩子，应该怎么办呢？

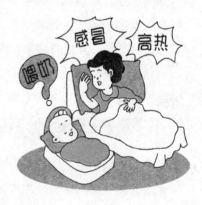

如果感冒了，但不出现高热，就应多喝水，多吃清淡易消化的食物，服用感冒冲剂、板蓝根冲剂等药物，同时最好有人帮助照看孩子，自己能有多点时间睡眠休息，仍可以哺乳孩子，由于接触孩子太近，可在戴口罩的情况下喂奶。刚出生不久的孩子自身带有一定的免疫力，不用过分担心会将感冒传给孩子而不敢喂奶。

如果感冒后伴有高热，产妇不能很好地进食，十分不适，应到医院看病，医生常常会给予输液，必要时给予对乳汁影响不大的抗生素，同时仍可服用板蓝根、感冒冲剂等药物。

高热期间可暂停母乳喂养1～2日，停止喂养期间，还要常把乳房乳汁吸出，以保证继续泌乳。产妇本人要多饮水或新鲜果汁，好好休息，很快就会好转。

30. 患肝炎的新妈妈能母婴同室并给婴儿喂奶吗

母乳是婴儿最理想的营养食品和饮料,含有婴儿4～6个月生长发育所需的全部营养要素,并且适合婴儿肠胃的消化和吸收。肝炎产妇能否与新生儿母婴同室,能否给婴儿喂奶,这是众多肝炎产妇较为关心的问题。

能否母婴同室取决于母亲是否会将疾病传染新生儿。如母亲在肝炎急性期或慢性急性发作期,就不能与新生儿同室。肝炎恢复期或肝炎病毒携带的产妇一般可实行母婴同室。

能否母乳喂养应视具体情况而定。孕妇感染甲肝病毒后,体内很快产生甲肝抗体,至今没有在甲肝产妇乳汁中发现甲肝病毒。我国新疆戊肝流行时,戊肝母亲用乳汁喂养婴幼儿未见感染发病,说明戊肝病毒不经母乳传播。乙肝产妇乳汁是否有传染性尚不能定论,只要母亲乳头不破溃出血,就可以母乳喂养。不过乙肝大三阳的母亲最好不要给婴儿喂奶,因为有可能传染婴儿。

研究表明,丙肝产妇和丙肝抗体阳性产妇的乳汁中存在丙肝病毒的可能性较小,可以给婴儿喂奶。

31. 为什么会一只乳房奶胀,另一只乳房奶少

有些新妈妈常常出现一只乳房奶水充足,而另一只较少的情况。这多是因为母亲往往喜欢让宝宝先吃奶胀的一侧乳房,当吃完这一侧乳房时,宝宝大多已经饱了,不再吃另一侧乳房,这样,奶胀的一侧乳房因为经常受到吸吮的刺激,分泌的乳汁越来越多,而奶水不足的一侧由于得不到刺激,分泌的乳汁就会越来越少。久而久之,就会出现妈妈的乳房一边大一边小,一边胀一边不胀,断奶以后再也难以恢复。

宝宝长期只吃一侧乳房的乳汁,时间长了,会造成偏头、斜颈、斜视,甚至宝宝的小脸蛋也会一边大一边小,后脑勺一边凸一边凹。这对宝宝的健康十分不利。

那么出现这种情况怎么办呢? 方法是:每次哺乳时,先让婴儿吸吮奶少的一侧,这时因为宝宝饥饿感强,吸吮力大,对乳房刺激强,奶少的那一侧乳房泌乳就会逐渐增多。大约经过5分钟,宝宝可以吃到乳房中大部分的乳汁,然后再吃奶胀的一侧。这样两侧乳房的泌乳功能就会一样强。

32. 不宜母乳喂养的情况

母乳是婴儿最理想的食品，但确有特殊的情况不能进行母乳喂养，这时，新妈妈应尽量先取与母乳成分比较相似的专业婴儿配方奶粉。

新妈妈不宜哺乳的 各 种 情 况

(1)乳房疾病

严重的乳头皲裂、乳房脓肿等，可暂时停止哺乳。

(2)感染性疾病

患上呼吸道感染伴发热，产褥感染病情较重者，或必须服用对孩子有影响的药物者。梅毒、结核病活动期也不宜哺乳。

(4)病毒感染

甲型肝炎病毒是经消化道传播，通过哺乳容易感染孩子，因此在急性期应暂停母乳喂养。可每日将乳汁吸出，以保持乳汁的持续分泌，待康复后开始哺乳。乙型肝炎单纯表面抗原（HBsAg）阳性者不必禁止母乳喂养，大三阳者，因传染力强，不应母乳喂养。如已确诊艾滋病病毒（HIV）感染，原则上也不宜母乳喂养。

(3)心脏病患者

心脏病Ⅲ～Ⅳ级患者（轻微活动即出现心慌、胸闷、憋气等症状）或孕前有心衰病史者不宜母乳喂养。

(5)癫痫病

由于抗癫痫药对婴儿危害较大，故多主张禁止母乳喂养，但小发作或用药量少的，也可母乳喂养。

33. 不要用奶瓶给宝宝喂奶喂水

在喂哺新生儿时，有时会出现一种异常现象，孩子虽然很饿，但是不愿吸吮母亲的乳头，刚吸一两口就大哭不停。细问根由，原来这些孩子往往都使用过橡皮奶头。这种现象医学上称为"奶头错觉"。

因为用奶瓶喂养与母亲哺乳婴儿口腔内的运动情况是不同的，用奶瓶喂养时，橡皮奶头较长，塞满了整个口腔，婴儿只需用上、下唇轻轻挤压橡皮奶头，不必动舌头，液体就会通过开口较大的橡皮奶头流入口内。而吸吮母亲乳头时，婴儿必须先伸出舌头，卷住乳头拉入自己的口腔内，使乳头和乳晕的大部分形成一个长乳头，然后用舌将长乳头顶向硬腭，用这种方法来挤压出积聚在乳晕下（乳窦中）的奶汁。

相比之下，橡皮奶头和人的乳头无论在形状、质地及吸吮过程中口腔内的动作上都截然不同。吸吮橡皮奶头省力，容易得到乳汁；而乳房必须靠有力的吸吮刺激才能促进泌乳和喷乳。如果婴儿拒绝吸吮母亲的乳头，就会严重地影响母乳喂养的顺利进行。

34. 不要宝宝一哭就喂奶

医生提倡按需喂哺宝宝，但这并不是说宝宝一哭就得喂。因为宝宝啼哭的原因很多，也许是尿湿了，也许是想要人抱了，也许是受到惊吓了，等等，妈妈应该做出分析判断。如果把宝宝抱起来走一走，或是给他换掉脏尿布，他就能安静下来，停止啼哭，那么就不必喂奶。喂奶过于频繁，一方面会影响妈妈休息，造成奶水来不及充分分泌，宝宝每次都吃不饱，过不了多久就又要吃的恶性循环；另一方面，频繁吸吮也会使妈妈的乳头负担过重，容易破裂，疼痛难忍，无法哺乳。

一般情况下，未满月的宝宝每天吃奶次数较多，为 10 ~ 12 次；1 个月左右的宝宝可以每隔 3 个小时喂一次；两个月以后宝宝就可以每隔 3 个半小时吃一次奶，这样比较符合宝宝胃肠排空规律。但这也不是绝对的，还是要根据宝宝和妈妈的实际情况来调整喂奶时间。

35. 上班妈妈如何坚持母乳喂养

许多妈妈在宝宝 4 ~ 6 个月以后，产假期满就得回单位上班，这时妈妈就不能按时给宝宝哺乳了，需要进行混合喂养。而此时宝宝正需要添加辅食，如果喂养不当，很容易引起消化不良。同时，这个时期宝宝体内从母体中带来的一些免疫物质正在不断消耗、减少，若过早中断母乳喂养，会导致宝宝抵抗力下降，消化功能紊乱，影响宝宝的生长发育。

这个时候的喂养方法，一般是在两次母乳之间加喂一次牛奶或其他代乳品。如果条件允许，妈妈在上班时仍按哺乳时间将乳汁挤出，或用吸奶器将乳汁吸空，以保证下次乳汁能充分分泌。吸出的乳汁在可能的情况下，用消毒过的清洁奶瓶放置在冰箱里或阴凉处存放起来，回家后用温水煮热后仍可喂哺。每天至少应泌乳 3 次（包括喂奶和挤奶），因为如果一天只喂奶一两次，乳房得不到充分的刺激，母乳分泌量就会越来越少，不利于延长母乳喂养的时间。总之，要尽量减少牛奶或其他代乳品的喂养次数，尽最大努力坚持母乳喂养。

新妈妈运动健身

1. 新妈妈应通过体育锻炼来恢复体形

产妇要想恢复原来体形，应在分娩后进行必要的身体锻炼，不能用少进食或不哺乳婴儿的方法来使自己变瘦。

进行锻炼可以使产妇尽早恢复全身肌肉的力量，减少脂肪，增加肌肉，提高腹肌及会阴部肌肉的张力，将全身的肌肉练得结实一些，消除腹部、臀部、大腿等处的多余脂肪，这对恢复产妇的健美身材是十分有益的。

适合新妈妈锻炼的 项 目

(1)腹部锻炼

产妇仰卧床上，将手放在肩上，做深吸气，使腹部膨胀，然后轻轻呼气，同时用力收缩腹部肌肉，使腹部下陷。从产后第二天做到第四周末。此活动有利于收缩腹部肌肉，有利于恢复松弛的腹部。

(2)上肢锻炼

产妇平卧床上，两腿稍稍放开，两臂平伸，与身体成直角，然后慢慢抬起两臂，保持肘部平直。当两手接触后，慢慢放下两臂。此活动从产后第二天做到第四周末。此活动有利于恢复双臂及胸部肌肉的力量。

(3)下肢腰背肌锻炼

产妇平卧床上，两臂放于身体两侧，与身体稍微离开，然后轻轻抬起双膝、臀部及后背，使身体呈弓

形。此法从产后第三天做到第四周末，有利于恢复大腿肌肉及腰背部肌肉的力量。

(4)腹肌及臀部锻炼

产妇仰卧床上，两膝及臀屈曲，用两肘及两足支撑，向内翘起骨盆部，在抬头的同时，用力收缩臀部。此法从产后第四天做到第六周末，有利于恢复松弛的腹部及臀部线条，减少脂肪。

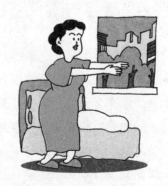

适合新妈妈锻炼的 项 目

(5)胸膝卧位锻炼

产妇跪于床上，并使脸及胸部尽量贴紧床面，两腿并拢，上身朝下，头转向一侧。如此动作保持每次10分钟左右，每天做2~3次，可防止子宫后倾，有利于促进恶露排出。此法从产后第14天做，不可过早进行。若产妇身体较弱，也可用俯卧30分钟代替。此法可做至产后8周。

(6)肛门与阴道肌肉锻炼

产妇平卧床上，两脚交叉，大腿并拢，尽量将会阴及肛门肌肉收缩。提起后稍坚持一会儿再放松。如此反复进行，对会阴部及阴道肌肉张力的恢复和预防子宫脱垂及增加性功能都十分有益。

2. 新妈妈随时可进行的锻炼方式

产后锻炼不一定要拿出完整的一块时间，生活当中随时都可以进行锻炼。

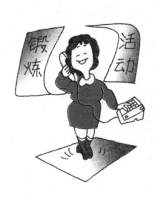

在等待红绿灯时，不要只是站着，可以做紧缩臀部的动作。打电话时，用脚尖站立，使腿部和臀部的肌肉绷紧。孩子睡着时，为避免发出声响，也可以踮着脚尖走路。拿着较重的物品时，可以伸屈手臂，锻炼臂部的肌肉。因为产后忙于换尿片及抱孩子，总是弯腰，所以有机会要深呼吸，伸直背，挺直腰杆。平时乘坐电梯时，尽量贴墙而立，将头、背、臀、脚跟贴紧墙壁伸直，这样做可以使你的身材保持挺拔。

3. 哺乳期不宜采用的锻炼方式

在哺乳期间，新妈妈的关节可能会变得松弛，这时应避免会给关节和腹部增加压力的锻炼方式，比如跑、跳、爬楼梯、打网球、举重等。

孕产妇保健全书

4. 哪些新妈妈不宜做体操

凡属于下列情况的产妇不宜做体操锻炼：

◆产妇体虚发热者。
◆血压持续升高者。
◆有较严重心、肝、肺、肾疾病者。
◆贫血及有其他产后并发症者。
◆做剖宫产手术者。
◆会阴严重撕裂者。
◆产褥感染者。

5. 产后锻炼注意事项

产后进行适当运动可以促进血液循环，增加热量消耗，防止早衰，恢复生育前原有的女性美。但要注意时间不可过长，运动量不可过大。根据个人的体质情况逐渐延长时间，适当加大运动量，逐步由室内走向户外，运动形式可选择散步、快步走、保健操等，动作幅度不要太大，用力不要过猛，要循序渐进，量力而行。

拆线后再活动！

采取剖宫产的产妇，应从拆线后开始运动。阴道或会阴有伤口的产妇，在伤口恢复以前避免进行影响盆底组织恢复的运动，应从轻微的活动开始，逐步进行运动。

如果你通过阴道分娩，可以尝试双膝并拢，摇动骨盆。如果你已适应了这种锻炼方式，再试着在户外缓慢行走，也可以推着你的宝宝散步，但是不要使你心跳加速，只需感觉血液循环加快就行了。逐渐把散步的时间延长到10～15分钟，然后再延长到30分钟。当你感觉身体能够承受这样的运动量时，在医生的允许下，可以选择安全的健身运动，逐渐加大运动量，千万不要太勉强或过于劳累，以自己精神愉快，不过度疲劳为限。

452

适合产后进行的健身运动有散步、脚踏车练习、游泳、运动量不很大的健身操等。运动前应当排空膀胱。腹直肌分离的产妇应带上束腹带后再进行运动。不要在饭前或饭后一小时内做。运动出汗后，要及时补充水分。每天早晚各做1次，至少持续两个月，时间由短渐长。

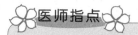

医师指点

在进行产后健身运动时，如果恶露增多或疼痛明显，一定要暂停运动，等身体恢复正常后再开始。

6. 新妈妈产后开始锻炼的时间

曾经有学者建议学习欧美国家的习惯，废除坐月子，产后尽早运动，尽早恢复正常饮食，但从我国的传统习惯来看，仍需要有近一个月的休养时间，并提倡用科学合理的方法调整产后生活。产后的运动应是适当、循序渐进和动静交替的。产后适当活动，进行体育锻炼，有利于促进子宫收缩及恢复，帮助腹部肌肉、盆底肌肉恢复张力，保持健康的形体，有利于身心健康。

产后12~24小时产妇就可以坐起，并下地做简单活动。生产24小时后就可以锻炼。根据自己的身体条件可做些俯卧运动、仰卧屈腿、仰卧起坐、仰卧抬腿、肛门及会阴部与臀部肌肉的收缩运动。

上述运动简单易行，可以根据自己的能力决定运动时间和次数。注意不要过度劳累，开始做15分钟为宜，每天1~2次。

7. 产后自我按摩

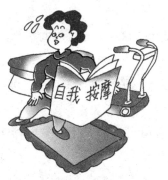

自我按摩是锻炼前的序曲，宜从产后第二天开始。产妇仰卧床上，在腹壁和子宫底部（约在肚脐下三寸处），用拇指进行按摩。在腹部两侧及中下部轻推按揉，沿结肠环走向进行按摩。每晚按摩一次，每次5~10分钟。按摩可以刺激子宫肌收缩，促使子宫腔内恶露顺利排出，同时增加腹肌张力，刺激胃肠蠕动，预防内脏下垂，防止静脉血液的滞留。

8. 产后保健操

健康的产妇在产后6~8小时即可坐起用餐，24小时便可下床活动。发生感染或难产的产妇可推迟2~3天以后再下床活动。下床后开始做产后保健操。

新妈妈产后 保 健 操

(1)呼吸运动

仰卧位，两臂伸直，放在体侧，深吸气，使腹壁下陷，内脏牵引向上，然后呼气，目的是运动腹部，活动内脏。

(2)举腿运动

仰卧位，两臂伸直，平放于体侧，左右腿轮流举高，与身体成一直角，目的是加强腹直肌和大腿肌肉的力量。

(3)挺腹运动

仰卧位，双膝屈起，双足平放在床上，抬高臀部，使身体重量由肩及双足支持，目的是加强腰臀部肌肉的力量。

(4)缩肛运动

仰卧位，两膝分开，再用力向内合拢，同时收缩肛门，然后双膝分开，并放松肛门。目的是锻炼盆底肌肉。

9. 产后第一周健美操

从产后的第一天开始，可以按以下方法锻炼：

●**盆底肌运动**：练习缓慢蹲下和站起，可以根据自己身体的具体情况，每天尽量多做几次。这项运动可以增强盆底肌，如果分娩时有缝合的伤口，还有利于伤口愈合。

●**脚踩踏板运动**：能改善血液循环，防止腿部肿胀。踝部用力向上弯，再向下弯，反复练习。

●**腹部肌肉运动**：仰卧，两臂上举，吸气收腹，然后两臂平放在身体的两侧，呼气，腹肌放松，反复做。

●**胸式呼吸**：面朝上平躺，双手放在胸前，慢慢吸气，呼气，每次10遍，每日2~3次。

●**腹式呼吸**：面朝上平躺，双手放在腹部，吸气至下腹部凸起，然后呼气，做深呼吸。每次10遍，每日2~3次。

🍃 **踝部操**：可以加速脚部血液循环，加强腹肌，有助子宫早日恢复。左右双脚相互交错做伸屈运动，脚踝左右交替转动，每次各做10遍，每日2~3次。

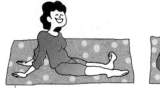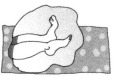

踝部操

🍃 **抬头操**：可以使头脑清醒。吸气慢慢抬头，抬头静止一会，呼气慢慢放下，不要使膝盖弯曲，每次10遍，每日3次。

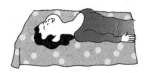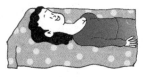

抬头操

🍃 **骨盆倾斜操**：可以使腰部变得苗条。面朝上平躺，脊背贴紧床面，双手放在腰上。右侧腰向上抬起，停顿两秒钟后再恢复初始状态，然后抬起左侧腰，左右交替进行，每次5遍，每日3次，注意不能屈膝。

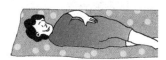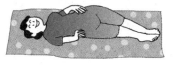

骨盆倾斜操

第二天产褥操有以下几种：

🍃 **双臂操**：可以促进血液循环，解除肩膀疲劳。面朝上平躺，手掌向上，双臂水平展开，两肩成一线。双掌向上抬，在胸前稍用力，两手掌合起，不能屈肘。每日3次，每次10遍。

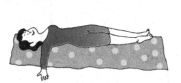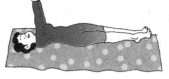

双臂操

🍃 **下肢操**：分娩后下肢容易疲劳，这项运动为促进下肢血液循环而编排。面朝上平躺，腿、胳膊自然伸直，然后两腿交替向上慢慢抬起，放下。每次5遍，每日3次，以不勉强为限。

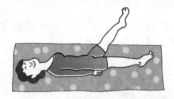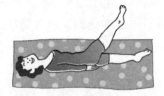

下肢操

第三天产褥操：

🔵 **骨盆和肛门操**：可以促进会阴和阴道的恢复。面朝上平躺，双腿屈起，双手放在腹部，仿照大便时的要领，提肛，然后放松，每次20遍，每日3次。

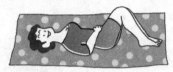

骨盆和肛门操

第四至五天产褥操有以下几种：

🔵 **腹肌操**：可以收缩腹部肌肉。面朝上平躺，双腿屈起，双手放在背下，使后背拱起。轻轻用力收缩腹部肌肉，不要憋气，用力使身体恢复平直，每次5遍，每日数次。

腹肌操

🔵 **加快恢复姿势**：为产褥期早日康复，在产后1周内可采用这种姿势，早晚各做几十分钟，可以防止子宫后位，促使子宫回到正确的位置上。面朝下趴下，枕头放在腹部，脸侧向一边，保持自然呼吸，即使这样睡着也没关系。

第六至七天产褥操有以下几种：

🔵 **抬腰操**：帮助收缩腰部肌肉。面朝上平躺，双手放在脑后，双膝弯成直角。用双肘和双足支撑住身体，抬腰，然后停住，随后边呼气边放下腰部，回到原来状态，每次5遍，每日3次。

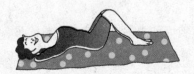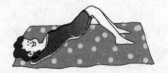

抬腰操

下肢操：可以收缩腿部肌肉，加强腹肌力量。面朝上平躺，双膝屈起，足底贴床，单腿抬起，大腿与床成直角，呼吸一次。大腿屈向腹部，腿与床成直角返回，同时绷直膝盖，呼吸，放下脚。左右腿交替进行，每次5遍，每日两次。

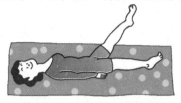
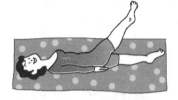

下肢操

10. 产后第二周到产后一个月健美操

产后第二周后，可逐渐再增加一些运动。每项运动都要重复多次，但都要以感到舒适为准。

向后弯曲运动：坐直，两腿弯曲并稍微分开，两臂在胸前合拢，然后呼气，与此同时你的骨盆稍向前倾斜，并将身体慢慢向后弯，直到你感觉腹部肌肉被拉紧为止。在你感到舒适的情况下，尽量将这种姿势保持长一些时间。在保持阶段，可以采取正常呼吸方式，然后放松，吸气坐直，准备再进行下一次练习。

向前弯曲运动：仰卧在床上，两腿弯曲，两脚少许分开，两手靠放在大腿上。呼气，抬起头部及两肩，身体向前伸，使两手尽可能地碰到双膝。如果你的双手一开始不能碰到两膝，也不要紧，继续做下去，做完吸气并放松。

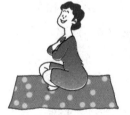
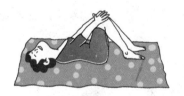

向后弯曲运动　　　　　　　　向前弯曲运动

侧向转体运动：仰卧在床上，两臂平放在身体两侧，手掌分别靠拢在大腿外侧，头部微微抬起，身体向左侧偏转，左手滑动到达小腿。再仰卧，然后向右侧重复上述动作，左、右两侧交替做2~3次。

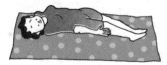

侧向转体运动

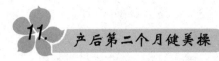

11. 产后第二个月健美操

经过一个月的锻炼后，可做以下动作，坚持锻炼两个月。

🌸 **仰卧抬臀运动**：屈膝仰卧，两腿外展，两脚掌相对，然后向上抬臀，收缩骨盆底肌。主要锻炼腰背部、大腿后侧、骨盆底肌，有利于子宫的恢复。

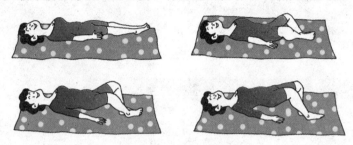

仰卧抬臀运动

🌸 **弓背挺胸运动**：跪立，两手撑地，然后收腹弓背，低头，收缩骨盆底肌，再抬头，挺胸塌腰，反复做。可以收缩骨盆底肌，有利于产道的恢复。

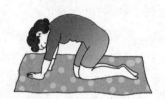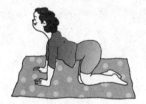

弓背挺胸运动

🌸 **跪坐直起运动**：跪坐在脚跟上，然后跪立，收缩臀肌和骨盆底肌，然后再坐下、起来，反复做。这项运动除可以锻炼骨盆底肌以外，还可以锻炼大腿前侧肌肉。

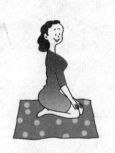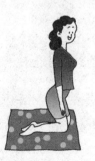

跪坐直起运动

🌸 **腰部环绕运动**：两腿分开站立，然后上身在双手的带动下，分别向顺时针和逆时针方向做环绕运动，幅度越大越好。可以增加腰部和腹部的柔韧性和灵活性。

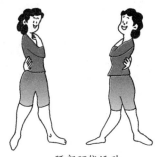

腰部环绕运动

🌸 **直立踢腿运动**：手扶椅背站立，然后两腿分别向前、向侧、向后踢腿，如此反复运动。可以增加髋关节的灵活性，增加大腿前侧、外侧、后侧的力量，保持健美的腿形。

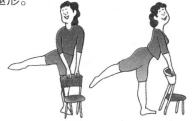

直立踢腿运动

12. **产后恢复局部曲线的运动**

🌸 **头颈部运动**

目的：收缩腹肌，使颈部和背部肌肉得到舒展。

时间：自产后第三天开始。

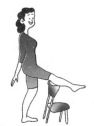

方法：仰卧床上，全身放平，手脚均伸直，将颈部抬起，尽量向前屈，使下颌贴近胸部，重复10次，每日做1次。做此运动时注意不要牵动身体其他部分。

头颈部运动

🌸 **胸部运动**

目的：可使背部挺直，乳腺管泌乳通畅，乳房弹性增强而渐趋坚挺，防止松弛下垂。

时间：自产后第六天开始。

方法：平躺，双手平放在身体两侧，将双手向前直举，双臂向左右伸直平放，然后上举至双掌相遇，再将双臂向下伸直平放，最后回前胸复原，重复5～10次。盘膝坐在床上，双手紧握脚跟处，头向后仰，做30次。

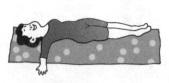
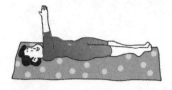

胸部运动

🔵 **腹部肌肉收缩运动**

目的：增强腹肌力量，减少腹部赘肉。

时间：自产后第 14 天部开始。

方法：平躺，两手掌交叉托住脑后，用腰部及腹部力量坐起，用肘部碰脚面两下后再慢慢躺下，重复做 5～10 次，待体力增强后可增至 20 次。

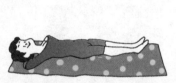
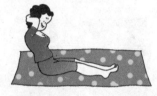

腹部肌肉收缩运动

🔵 **会阴收缩运动**

目的：收缩会阴部肌肉，促进血液循环和伤口愈合，减轻疼痛肿胀，改善尿失禁状况，帮助缩小痔疮。

时间：自产后第八天开始。

方法：仰卧或侧卧，吸气，紧缩阴道周围及肛门口肌肉，屏住气，持续 1～3 秒后再慢慢放松吐气，重复 5 次。平躺在床上，双腿弯曲，悬空，分开，双手抱住膝盖，向身体靠拢，同时收缩肛门，然后将双腿分开放到床上，并放松肛门，如此重复 5 次。平时在床上随时都可做收缩肛门及憋尿的动作，每天 30～50 次，以促进盆底肌肉张力的恢复。

会阴收缩运动

🔵 **阴道肌肉收缩运动**

目的：使阴道肌肉收缩，预防子宫、膀胱、阴道下垂。

时间：自产后第 14 天开始。

方法：平躺，双膝弯曲，大腿和小腿呈垂直角度，两脚打开，与肩同宽，利用肩部及足部力量将臀部抬高成一个斜度，并将两膝并拢，数 1、2、3 后再将腿打开，然后放下臀部，重复做 10 次。

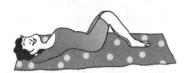
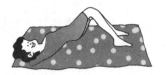

阴道肌肉收缩运动

🔵 腰部运动

目的：每天做数次腰部运动，2~3周后可使腰身变细，并增强阴道收缩力和肛门括约肌舒缩力，有恢复性感和防止便秘的功效。

方法：仰卧床上，两手臂齐肩平放，让骨盆连同脊背、腰、大腿抬高，然后左右反复地扭摆腰肢，扭摆前先吸气，随着转动再呼气。

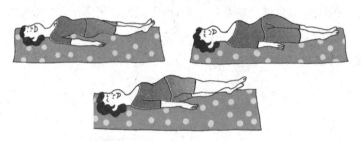

腰部运动

🔵 腿部运动

目的：可以促进子宫及腹肌收缩，可减少臀部和大腿的赘肉，使臀部恢复浑圆结实的线条，使两腿变得修长结实。

方法：平躺，举右腿，使左腿与身体呈直角，然后慢慢将腿放下，交替同样动作，重复5~10次。

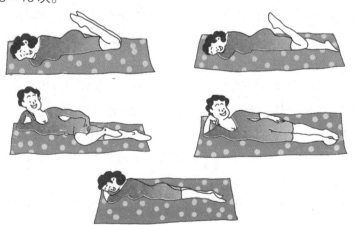

腿部运动

　　侧卧屈腿，然后两腿伸直，右侧卧，屈左腿。左侧卧，屈右腿，5～10次。

　　俯卧屈腿，俯卧，两腿伸直平放，然后，屈膝，脚跟靠近臀部，一侧做完再做另一侧，5～10次。站立，向后抬小腿，脚部慢慢贴近臀部，然后伸直、放下，再举起另一条腿，做同样动作，重复5～10次。

13. 剖宫产妈咪复原操

　　剖宫产的妈妈与阴道产的孕妇不同，为了避免在复原运动中伤口疼痛或不小心扯裂，产后的复原操最初是以呼吸为主，等到伤口愈合之后，再进行较大动作的肢体伸展。

剖宫产新妈妈 产后复原操

(1)产后深呼吸运动

　　仰躺床上，两手贴着大腿，将体内的气缓缓吐出。两手往体侧略张开平放，用力吸气。然后一面吸气，一面将手臂贴着床抬高，与肩膀呈一直线。两手继续上抬，至头顶合掌，暂时闭气。接着，一面吐气，一面把手放在脸上方，做膜拜的姿势。最后两手慢慢往下滑，手掌互扣，尽可能下压，同时吐气，吐完气之后，双手松开，恢复原姿势，反复做5次。

(2)下半身伸展运动

　　仰躺，双手手掌相扣，放在胸上。右脚不动，左膝弓起。将左腿尽可能伸直上抬，之后换右脚，重复做5次。

(3)腹腰运动

　　平躺床上，旁边辅助的人用左手扶住新妈妈的颈下方。辅助者将新妈妈的头抬起来，此时新妈妈暂时闭气，再缓缓吐气。辅助者用力扶起新妈妈的上半身，新妈妈在过程中保持吐气。最后，新妈妈上半身完全坐直，吐气休息，接着再一面吸气，一面慢慢由坐姿回到原来的姿势，重复做5次。

新妈妈断奶指导

1. 产后回奶的方法

因病或其他原因不能授乳或婴儿长至1岁左右需断奶者，就应回奶。回奶的方法很多，如果产后一开始就不计划喂奶，回奶宜早进行，尤其在乳房还没开始胀痛时进行效果为好。

新妈妈回奶的方法

◆在饮食方面要适当控制汤类，不要再让孩子吸吮乳头或挤乳。

◆在乳汁尚未分泌之前，用芒硝250克，分两包用纱布包好，分别敷在乳房处，再行包扎。24小时更换1次，连用3天。

◆用生麦芽90克，水煎服，两天1剂，连服3天。

◆己烯雌酚5毫克，每日两次，连服5天，同时紧束乳房，少进汤类。

用药期间减少对乳房的刺激，不做乳房按摩，不挤乳。此药易发生恶心、呕吐、头疼、头晕等副作用。

◆维生素B$_6$200毫克，每日3次。两天后改为100毫克，每日3次，共服3天。

◆溴隐亭0.25毫克，每日两次，口服，连用14日，对已有大量乳汁分泌而需停止哺乳者，效果较为理想。

2. 正确的断奶方法

婴儿长到10个月时就可以断奶。如果断奶时期正好赶上炎夏或寒冬季节，可以稍稍推迟一些，因为夏季断奶，婴儿易得肠胃病；严冬断奶，婴儿易着凉。断奶也不可太迟，最晚1周岁左右就应断奶。否则，由于婴儿月龄较大，其所需的营养物质会不断增加，单纯依靠母乳就不能满足要求，势必影响婴儿的生长发育。

给婴儿断奶应该逐步进行，不可采取强硬的方法，以免造成婴儿心理上的痛苦和恐惧。若突然改变婴儿的饮食习惯，婴儿的肠胃不能适应，会影响婴儿健康。断奶的方法是逐渐增加辅食，逐渐减少哺乳量，慢慢地过渡到新的喂食方式。待孩子对新的饮食习惯以后，就可自然而然地把奶断了。

3. 断奶应当选择适当时机

宝宝接近1周岁时，其消化功能和咀嚼功能已有很大提高，如果此时宝宝饮食品种和数量已明显增多，并形成一定规律，营养供应充足，能满足生长发育需要，那么就可以考虑准备断奶。

断奶时机的 选 择

必须选择宝宝身体状况良好时断奶，否则会影响宝宝的健康。开始断奶，改吃牛奶和辅食后，宝宝的消化功能需要有一个适应过程，此时宝宝的抵抗力有可能略有下降，因此断奶要考虑宝宝的身体状况，生病期间不宜断奶。

尽可能采用自然断奶法，逐步减少喂母乳的时间和量，代之以牛奶和辅食，直到完全停止母乳喂养。不要用药物或辛辣品涂在乳头上，迫使宝宝放弃母乳，以免给宝宝心理上造成不良影响。

断奶最好选择气候适宜的季节，避免在夏季炎热时断奶，选择春、秋、冬三季较为理想。如果母乳充足，宝宝的体质又不够好，那么迟一些断奶也是可以的，但不宜延长到1岁半以后。

4. 断奶后怎样预防身体发胖

有些年轻的母亲到了应该给孩子断奶的时候，却迟迟下不了决心，原因之一是她们认为，一旦断奶以后，奶水中的营养成分便会储藏于体内，会使自己发胖，这是错误的看法，是缺乏科学依据的。

引起肥胖的原因是摄入的热量多于消耗的热量，多余的热量便会转化成脂肪，储存在皮下，便导致了肥胖。哺乳期为了使奶水充足，许多乳母十分讲究营养，每天鱼、蛋、鸡、鸭不断，再加上忽视产后锻炼，就容易发胖。断奶后，夜间不需要再喂奶，睡眠情况变好了，人也就更容易发胖。

所以，产后产妇是否会胖起来，与是否断奶没有太大关系。及时给孩子添加辅食，为断奶做准备，有利于婴儿的健康成长。而无限制地延长哺乳时间，绝非良策，而且有害无益。要预防产后发胖，需从调整饮食结构和加强锻炼入手，要少吃高脂肪食物，主食和含糖量高的水果也应限制。同时，还应多做仰卧起坐运动，以锻炼腹部肌肉，每天上下午各锻炼1次，每次10~20下。这种锻炼法可防止脂肪在腹部积蓄，有利于恢复产后体形。

新妈妈滋补菜谱

1. 乌鸡汤

用料：乌鸡1只（约1500克），猪排骨2块，葱、姜、料酒、精盐、味精各适量。

制法：猪排骨洗净。乌鸡除去内脏洗净。将鸡、猪排骨和葱、姜、料酒、精盐同时放入开水锅内，用慢火焖煮（水以不沸腾为宜，使鸡肉和排骨肉中的蛋白质、脂肪等营养物质充分溶于汤中），约煮3小时，直至鸡肉脱骨，加入味精，即可食用。

功效：富含蛋白质和钙质，用于产妇产后滋补。

2. 营养牛骨汤

用料：牛骨1000克，胡萝卜500克，番茄、菜花各200克，洋葱1个，黑胡椒5粒，花生油、精盐适量。

制法：牛骨斩开，洗净，放入开水中煮5分钟，取出冲净。胡萝卜去皮切块。番茄切成4块，菜花切块，洋葱去衣切块。把锅烧热，下油1汤匙，慢火炒香洋葱，注入适量水煮开，加入各种用料煮3小时，下精盐调味即成。

功效：用于产妇补充钙质。

3. 香菇芋头肉丝粥

用料：白米两杯，干香菇6朵，瘦肉100克，芋头50克，芹菜50克，精盐、胡椒粉、花生油各适量。

制法：白米洗净，浸泡30分钟。香菇泡软，洗净，去蒂切丝。瘦肉洗净，切丝。芋头去皮洗净，切丁。芹菜去叶，洗净，切末。锅中放油烧热，炒香芋头丁，再加肉丝、香菇丝炒熟，加入白米及适量水，煮成粥后加入精盐、胡椒粉及芹菜末，烧开即可。

功效：富含蛋白质、纤维素以及各种矿物质，用于产后开胃、补血补铁，防治产后便秘。

4. 雪耳肉末羹

用料：雪耳25克，瘦肉150克，冬菇3只，鸡蛋1只，盐、生抽、糖、粟粉、上汤、香菜、姜片各适量。

制法：雪耳浸泡1小时，剪去脚，再剪成小朵。瘦肉剁碎，鸡蛋打散。冬菇浸软去蒂，切粒。锅烧热，下油爆姜片，加入上汤煮开，下雪耳、冬菇煮10分钟，放入瘦肉、调味料，加入鸡蛋搅匀，盛入汤碗中即成。

功效：开胃生津，滋润肌肤。用于产后进补。

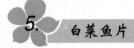

5. 白菜鱼片

● 用料：小白菜、鱼肉各400克，胡萝卜20克，蒜、酒、姜、蛋白、油、生粉、姜汁、盐、糖、芝麻油、胡椒粉各少许。

● 制法：将小白菜洗净，切开两边，用姜片、油及盐炒至八成熟，盛起沥干。把鱼肉洗净，对着直纹切厚片。胡萝卜切片。将鱼片用上述调味料拌匀，腌20分钟。锅烧热，下油，蒜末爆香，下胡萝卜片和鱼片，加酒、小白菜及生粉调成的芡汁，炒热即可。

● 功效：助消化，可预防产后胃肠功能减弱引起的便秘。

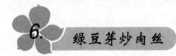

6. 绿豆芽炒肉丝

● 用料：绿豆芽250克，瘦肉100克，豆油40克，料酒、白糖、精盐各适量。

● 制法：将绿豆芽去根，洗净，控去水分。把猪肉切成丝。锅内放油，烧热，下入肉丝煸炒，再加入酱油、料酒、白糖翻炒均匀，待肉丝微卷，即可盛出。另起锅，放油，烧热，先放入精盐，随即把绿豆芽倒入翻炒，待豆芽半熟时，将肉丝倒入，炒到豆芽熟了，即可出锅。

● 功效：肉类富含蛋白质，绿豆芽富含维生素。此菜肴清新爽口，可促进产妇食欲，补充营养。

7. 青椒猪肝

● 用料：猪肝300克，青椒、红椒、色拉油、淀粉、酒、苏打粉、酱油、精盐、糖、胡椒粉、味精、花椒粒、水淀粉各适量。

● 制法：猪肝切薄片，入沸水中煮5分钟，捞出沥去水分。将猪肝片用上述各料拌匀，稍腌。取青椒洗净，对剖去子，切成大片，红椒切斜片（作配色用）。炒锅入油烧热，将青椒、红椒、猪肝一起倒入炒3分钟左右，加入调味料炒几下，用水淀粉勾芡即可。

● 功效：肝类营养丰富，含铁较多，青椒富含维生素C，同食可促进铁的吸收，是产后补血佳品。

8. 核桃山药炖乳鸽

● 用料：核桃仁30克，山药30克，乳鸽1只，料酒、姜、葱、精盐、胡椒粉各适量。

● 制法：将核桃仁用烫去皮，山药片放清水中浸泡，乳鸽去内脏及爪，洗净。姜拍松，葱切段。将乳鸽、姜、葱、核桃仁、山药片、料酒入炖锅内，加水适量，置武火烧沸，再改用文火炖煮35分钟，加入盐、味精、胡椒粉调味即成。

● 功效：补脾胃，美容颜。用于产后体弱贫血、脾胃虚弱、健忘、肌肤不润等。

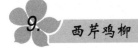

9. 西芹鸡柳

用料： 西芹、鸡胸肉各300克，胡萝卜片、姜片、蒜片、酒、精盐、糖、蛋白、生粉、生抽、芝麻油、胡椒粉、淀粉、花生油各适量。

制法： 鸡胸肉洗净切条，放入碗中，加入上述调味料拌匀，腌15分钟。西芹去筋切条，用油、精盐略炒盛起。锅烧热，下油1汤匙，爆香姜片、蒜片、胡萝卜片，加入鸡条、酒，放入西芹急炒，勾芡，淋入芝麻油即成。

功效： 含有丰富的维生素、纤维素、蛋白质。用于产后营养补充和防止便秘。

10. 柠檬鸡柳

用料： 鸡胸肉400克，鸡蛋1个，糖、醋、香油、柠檬汁、精盐、豆粉各适量。

制法： 将鸡胸肉洗净切条，加入豆粉及蛋白，腌拌后再加入蛋黄，滚干豆粉，放入油锅中炸熟。另起锅，调味料煮汁后，勾芡，再将鸡柳肉加入拌匀即可。

功效： 含有多种维生素和钙、铁、磷等矿物质，容易消化，酸甜适口，有助于开胃和产后补养。

11. 杂锦鸡丁

用料： 鸡肉300克，榄仁100克，青豆150克，胡萝卜、蒜蓉、酒、盐、蛋白、生粉、姜汁、酒、油、生抽、糖、芝麻油、胡椒粉各适量。

制法： 红萝卜去皮切粒，榄仁用温油炸至微黄色盛起，青豆洗净。将鸡肉洗净切粗粒，加入上述调味料拌匀，腌20分钟。烧热锅，下油两汤匙爆香蒜末，加入青豆、胡萝卜粒略炒，鸡肉入锅，加酒，下芡汁料及榄仁炒匀，淋上芝麻油即成。

功效： 含有丰富的蛋白质和维生素，容易消化吸收，可减轻精神疲劳和肌肉痉挛。

12. 龙眼贵妃翅

用料： 鸡翅250克，龙眼、葱各50克，味精、酱油、料酒、太白粉、花生油、白糖、汤、红葡萄酒各适量。

制法： 将鸡翅洗净，用精盐、酱油腌好，龙眼去皮核，取肉，葱破开后切段。将鸡翅放入热油锅内，炸至金黄色捞出。锅内留油少许，下葱段，爆出香味后，放入汤、红葡萄酒及鸡翅，调好色、味，将鸡翅烧熟后脱骨，整齐地排入盘中。将龙眼肉用汤烧热，围在鸡翅周围。将剩下的葱用油爆出香味，再把烧鸡翅的汁滤入，用太白粉勾芡，浇在鸡翅上即可。

● 功效：养血益气，壮筋健骨，补养脏腑，对产后气血虚弱有良好的补益作用。

13. 月母鸡

● 用料：小母鸡1只（约1000克），姜、精盐、葱段、料酒、胡椒粉、猪油、汤各适量。

● 制法：小母鸡宰后去毛、内脏及骨。将鸡肉剁成鸡块，放入开汤锅内焯，去血水，捞出。炒锅烧热，下猪油，烧至六成热时放入姜葱爆锅，再下鸡块翻炒，烹入料酒，加汤，下精盐、胡椒粉，用旺火烧至汤汁成白色时，拣去姜、葱，移小火煮烂即可。

● 功效：养五脏，益精髓，补气血，健脾胃，长肌肉。

14. 参炖乌鸡

● 用料：高丽参6克（参须亦可），乌骨鸡1只，老姜、葱、红米、高粱酒、精盐各适量。

● 制法：将乌鸡挖出内脏，洗净。全鸡切成块，或整只用滚水煮烫1分钟，取出再洗净。红米洗净放入鸡腹内，加进参、葱姜及足量水，将鸡放入锅中。加盖用大火煮滚，改用小火煮烂，加精盐和高粱酒即可。

● 功效：用于产后失血、虚寒及贫血、低血压、寒冷症。

15. 麻油鸡

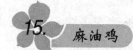

● 用料：鸡腿两只（或鸡半只），老姜、芝麻油、料酒、精盐、味精各适量。

● 制法：将鸡洗净，切成大块。老姜洗净拍扁。炒锅加入芝麻油，先把老姜投入爆香，再下鸡块，翻炒数下后淋入料酒和精盐等调味料，加盖焖煮20分钟即可。

● 功效：营养丰富，易消化。用于产妇进补。

16. 白汁牛肉

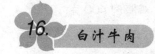

● 用料：牛肉500克，马铃薯、老姜、葱、精盐、酒、味精各适量。

● 制法：牛肉洗净切块，用滚水先烫煮1分钟，捞起冲洗干净。马铃薯去皮切块，用清水浸洗5分钟。取炒锅入油烧热，放入葱姜爆锅，加入牛肉块，翻炒，烹入酒，加精盐和适量水，大火煮滚，改用中小火煮半小时后加入马铃薯，续煮20分钟即可。

功效：补血益气，清淡不油腻，若以补血为主，宜改用牛腱肉，加红枣110克，炖1小时后食用。

17. 瑶柱鲜芦笋

用料：瑶柱8粒，芦笋500克，胡萝卜数片，上汤、姜、花生油、蚝油、生抽、糖、生粉、芝麻油、胡椒粉、蒸瑶柱水各适量。

制法：瑶柱洗净，放入清水中浸两小时取出，加入蒸料隔水蒸1小时，撕成细丝。芦笋剥去节皮，洗净，切长条。煮滚上汤，放入芦笋煮烂，捞起排放在碟中。锅烧热，入油，爆香姜片后弃去，加入胡萝卜片及芡汁料煮滚，放入瑶柱拌匀，淋在芦笋上即成。

功效：含有丰富的维生素和纤维素，能促进胃肠功能，防止便秘。

18. 银鱼青豆松

用料：银鱼干50克，青豆、瘦肉各200克，胡萝卜粒、酒、姜粒、生粉、生抽、盐、糖、油、芝麻油、胡椒粉各适量。

制法：银鱼洗净，用清水浸20分钟，沥干水分，放入油中炸脆。青豆洗净。瘦肉切小粒，加入调味料拌匀。锅烧热，下油1汤匙，爆香姜粒，放入青豆、胡萝卜炒熟，加入瘦肉急炒，加

酒烹锅，用生粉勾芡后上碟，再放上银鱼即成。

功效：银鱼含丰富钙质，炸脆后甘香松化。青豆含B族维生素、维生素C及植物蛋白质。此菜肴入口爽脆，是佐膳佳肴，可补充产妇缺失的钙质和蛋白质。

19. 清炖鲶鱼

用料：鲜鲶鱼1条（1000克），姜、葱、蒜、豆油、精盐、味精、鲜汤、米醋、酒、白糖、花椒水各适量。

制法：将鱼下唇扯开，取出内脏，洗净，剁成四大段。把葱、姜切成丝，蒜切成片。将锅烧热，加入豆油，烧至七成热时，放入葱、姜丝炝锅，加鲜汤，放入剁好的鱼段，加入精盐、米醋、白糖、花椒水，调好口味。烧开后改慢火炖，至鱼熟汤鲜时，放入蒜片和味精即可。

功效：鱼肉鲜嫩，易消化，富含优质蛋白和各种维生素。利水消肿，有利于产妇补充营养，还可治疗妊娠水肿。

20. 清蒸鳕鱼

用料：鳕鱼1片，葱丝、姜丝、精盐、酱油、酒、味精各适量。

制法：将鳕鱼片洗净，抹干水

分，移入沸腾的蒸锅中蒸4分钟，熄火但不可打开盖，闷5分钟后再开盖，取出，倒去鱼盘中的汁（因其腥味重）。炒锅入油烧热，放入葱、姜丝和调味料及水略煮滚，淋在鱼肉上即可。

🌸 **功效**：此菜肴蛋白质含量高，营养丰富，清淡少油，易消化，是产后滋补佳品。

21. 奶油鲫鱼

🌸 **用料**：鲫鱼1条（500克），熟火腿两片，白汤500克，豆苗15克，笋片25克，精盐、葱、姜片、味精、黄酒、猪油各适量。

🌸 **制法**：将鱼去鳃，剖去内脏，洗净，在鱼背上花刀，放入沸水中烫一下捞出。炒锅置旺火上烧热，加入猪油适量，烧至七分热，放入葱姜爆出香味，推入鲫鱼略煎，翻身，倒入黄酒略焖，随即放入白汤、冷水适量，盖牢锅盖滚3分钟左右，使汤白浓，调至中火焖3分钟，放入笋片、精盐、味精，调回旺火滚至汤呈乳白色，加入豆苗略滚，拣掉葱姜，起锅装碗即可。

🌸 **功效**：养血益气，强筋壮骨，清热明目。用于产后补血、补钙。

22. 豆芽生鱼片

🌸 **用料**：豆芽200克，生鱼肉300克，葱段、姜片、胡萝卜片、酒、姜汁、精盐、油、胡椒粉、糖、生抽、生粉、芝麻油各适量。

🌸 **制法**：豆芽洗净，沥干水分。炒锅烧热，下少许油爆香姜片，放入豆芽炒至八成熟盛起。鱼肉洗净，抹干，切片，放入碗内，加入上述调料拌匀略腌。锅烧热，下油两汤匙，加酒，加入芡汁料煮滚，放入鱼片煮至熟，加入豆芽、胡萝卜片用猛火烧滚即可。

🌸 **功效**：富含钙、锌、蛋白质和维生素。味道鲜美，易于消化吸收。用于产妇治疗便秘，增加营养。

23. 核桃明珠

🌸 **用料**：核桃肉50克，中虾400克，芦笋粒、胡萝卜粒、蒜蓉、酒、精盐、糖、生粉、蛋白、油、芝麻油、胡椒粉、蚝油各适量。

🌸 **制法**：核桃肉放入开水中煮3分钟，取出沥干，放入暖油中炸至微黄色盛起。虾去壳，去肠切双飞片。将虾肉用精盐腌一下，加入上述调味料拌匀。锅烧热，下油爆香蒜蓉，加入芦笋、胡萝卜略炒，放入虾，加酒，下芡汁料及核桃肉，急火炒至虾熟，淋入芝麻油即可。

🌸 **功效**：富含蛋白质和不饱和脂肪酸，有补血的功效。

新妈妈催乳菜谱

1. 鲜滑鱼片粥

🌸 **用料：** 优质粳米、草鱼净肉各100克，猪骨200克，腐竹40克，味精、精盐、姜丝、葱、太白粉、香菜、胡椒粉、芝麻油各适量。

🌸 **制法：** 将猪骨洗净敲碎，腐竹用温水泡软，粳米淘洗干净。把猪骨、粳米、腐竹放入沙锅，加水适量，先用大火烧开，改用小火慢熬1.5小时，放入精盐、味精调好味，拣出猪骨。草鱼(或鲩鱼)洗净，斜刀切成大片，厚以0.3厘米为宜，用精盐、太白粉、姜丝、芝麻油拌匀，倒入滚开的粥内轻轻拨散，待粥再滚起，离火，用碗盛起，撒上胡椒粉，淋入芝麻油即可食用。

🌸 **功效：** 健脾益气，养血壮骨，生精下乳，富含营养。有良好的生血、壮骨作用，能有效地促进乳汁的分泌。

2. 元宝肉

🌸 **用料：** 带皮猪肉、冬菇各100克，鸡蛋150克，酱油、料酒、葱、姜各适量。

🌸 **制法：** 将肉刮洗干净，切成5厘米长、1.5厘米厚的片，下油锅稍炒一下。鸡蛋放入开水中煮熟，剥去壳，用酱油浸泡几分钟，下油锅中炸一下，取出，切片。按一片肉、一片鸡蛋排放碗内，上锅蒸烂，做成元宝肉。冬菇洗净去蒂，炒熟，垫在盘底。将蒸好的元宝肉扣在上面即可。

🌸 **功效：** 养血益气，明目益肝，健脾益肺，补精益脏。产后食用既可养身体，又可促进乳汁分泌，还能预防及治疗维生素A缺乏症。

3. 鱼肉粥

🌸 **用料：** 鲤鱼肉250克，大米100克，姜、葱、黄酒、精盐各适量。

🌸 **制法：** 将鲤鱼肉切丁，放于碗中，拌入黄酒、姜末。将大米淘净，加清水适量，用文火熬煮成粥后，放入鱼肉再焖10分钟，撒上葱花和精盐即可。

🌸 **功效：** 提供较多优质蛋白、维生素和矿物质，有通乳、利水、消肿的作用，用于产后缺乳和脾虚。

4. 炖猪蹄

用料：猪前蹄两只，精盐、料酒、花椒各适量。

制法：猪蹄剁小块，用开水氽烫后洗净，沥干水。将精盐放在锅里加入花椒干炒，待冷后连同料酒一同抹在猪蹄块上。再将猪蹄块放入冰箱冷藏1～2天，取出，去除花椒粒，再加水（盖过猪蹄）煮烂即可。

功效：猪蹄富含蛋白和胶质，用于通乳滋补。

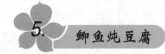

5. 鲫鱼炖豆腐

用料：鲜鲫鱼1条，豆腐250克，油、葱、姜、清汤、料酒、精盐、味精各适量。

制法：鲜鲫鱼去鳞、内脏、腮，洗净。豆腐切成方块。锅置火上，加底油，下葱段、姜片爆出香味，放入鲫鱼，加料酒、清汤烧开，撇去浮沫，放入豆腐，用旺火煮数分钟，转小火煨至肉烂，汤成乳白色，加入适量精盐、味精即可。

功效：健脾利湿，通乳，补脾益胃，生津润燥，清热解毒。用于治疗产后缺乳。

6. 荸荠鱼卷

用料：黄鱼200克，肥猪肉、荸荠、荠菜各25克，鸡蛋清30克，油皮50克，小苏打、精盐、味精、葱末、姜末、面粉、干团粉、料酒、香油、植物油各适量。

制法：将加工后的肥肉、黄鱼肉、荸荠、荠菜都切成细丝，放入大碗中，加入葱末、姜末、鸡蛋清、料酒、精盐、香油、味精调成肉馅。把油皮一切两半，铺平，撒上肉馅，卷成长卷，再切成3厘米长的小段，挂上用面粉、小苏打和清水调成的面糊，放在油锅中炸成金黄色，起锅食用。

功效：益气养血，强筋壮骨，健脑生髓、舒筋活血。对于产妇恢复及乳汁的分泌均有促进作用。

Part 4

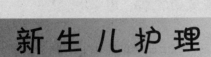

新生儿护理

　　新生儿降生后，生理调节和适应能力还不够成熟，容易发生一系列的生理和病理变化，所以特别强调新生儿期的护理。本章向年轻的父母讲解新生宝宝生长发育、保健护理、喂养、疾病防治等方面的知识。

- ◆ 宝宝常见问题应对技巧
- ◆ 精心照顾生病宝宝
- ◆ 用心哺育新生宝宝
- ◆ 新生宝宝护理要点
- ◆ 细心呵护新生宝宝

细心呵护新生宝宝

1. 细心观察新生宝宝的身体状况

新生宝宝的 **体 重 变 化**

新生儿在出生后2～4天内，由于胎粪的排出、胎脂的吸收、皮肤水分的蒸发、小便的排出，以及吸入的奶量有限，会出现暂时性的体重下降，比出生时的体重还要低，称为"生理性体重下降"。

到出生的第四至五日，体重减轻幅度可达到出生体重的6%～9%。例如出生时体重为3000克的新生儿，到出生后第四至五日时体重可以下降180～270克。此后随着吃奶量的增加，机体对外界环境适应性的调整，体重逐渐增加，首先达到出生时的体重，以后继续增加，到满月时可增重800～1000克。

如果体重下降的幅度超过出生体重的10%，并且到出生后第十日尚未恢复到出生时的体重，那就不是生理性体重下降，应该从各方面寻找原因，例如喂养是否得当、母乳是否足够、有无疾病存在等。

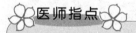 医师指点

出生第一周时大多数宝宝体重会暂时下降，一般下降不超过400克。

新生宝宝的 **呼 吸 状 况**

新生儿鼻腔短，无鼻毛，后鼻道狭窄，血管丰富，易感染，发炎时鼻腔易堵塞，易发生呼吸与吮吸困难。新生儿呼吸时肺不能充分扩张，易因缺氧及二氧化碳潴留而出现青紫。孩子年龄愈小，呼吸频率愈快。新生儿期由于呼吸中枢尚未完全发育成熟，会出现呼吸节律不齐现象，尤以早产儿更为明显。

新生宝宝的 小便状况

新生儿出生时肾单位数量已和成人相同，但发育不成熟，滤过能力不足，肾脏浓缩能力差，故尿色淡黄清亮，每天排尿10余次。新生儿出生后12小时应排第一次小便。如果新生儿吃奶少，或者体内水分丢失多，或者进入体内的水分不足，可出现少尿或无尿现象。这时应该让新生儿多吸吮母乳，或多喂些糖水，尿量就会多起来。

新生宝宝的 大便状况

新生儿大多在出生后12小时内开始排泄墨绿色的黏稠大便，称为胎便。如果超过24小时仍无胎便排出，就应到医院检查有无先天性肛门闭锁症或先天性巨结肠症。

开始喂奶后，一般2~4天胎便可排干净。由于喂奶的缘故，大便逐渐转为黄色糊状，一般每日3~5次。母乳喂养的新生儿大便次数较多，有的每次喂奶后均有大便排出，而且很软，有时会出现黏液或排出绿色大便。

喂牛奶的宝宝大便次数则较少，有的甚至2~3天才排便1次，大便较干，颜色淡黄，只要新生儿吃奶好，体温不超过37.5℃，都属于正常。

爱心提示

吃母乳的宝宝大便次数比吃牛奶的宝宝多，需要妈妈更多的照料。

新生宝宝的 体温状况

新生儿的体温调节中枢发育不完善，皮下脂肪薄，保温能力差，散热快，易受外界温度的影响，所以体温不稳定，应注意保暖。特别是在出生时，随着环境温度的降低，新生儿的体温1小时内可以下降2℃，以后逐渐回升，12~24小时内应稳定在36~37℃之间。

少数新生儿在出生后的3~4天有一过性的发热，体温骤然升高，有时可以达到39℃左右。于夏季多见，一般没有其他不适，如果及时补充水分，体温可以在短时间内恢复。

新生宝宝的 睡眠状况

孩子的睡眠习惯具有一定的遗传倾向，睡眠时间长短因人而异。不能单纯以睡眠时间长短来判断孩子的发育是否正常，也不要在孩子毫无睡意时强迫其睡觉。

一般新生儿每天大部分时间都在睡觉，有 18～22 小时是在睡眠中度过的，只有在饥饿、尿布浸湿、寒冷或者有其他干扰时才醒来。也有少部分"短睡型婴儿"，出生后即表现为不喜欢睡觉，或者说睡眠时间比一般婴儿少。

只要孩子睡眠有规律，睡醒后精力充沛、情绪愉快、食欲良好，其体重、身长、头围、胸围等在正常的范围内增长，就说明孩子睡眠状况良好。

❀ 医师指点 ❀

新生宝宝睡眠姿势很重要，最好让宝宝面朝上，仰卧入睡。如果让宝宝面朝下睡，口鼻易被堵住，容易影响呼吸，出现窒息。

新生宝宝的 脐带状况

正常情况下，脐带会在结扎后 3～7 天干燥脱落，血管闭锁变成韧带，外部伤口愈合向内凹陷形成肚脐。由于新生儿脐带残端血管与其体内血管相连，如果发生感染是很危险的，容易发生败血症而危及生命。

新生儿出生后脐带即由医护人员给予消毒并结扎，24 小时之内要密切观察有无出血，每天洗浴后用 75% 的酒精消毒，而且用无菌纱布包扎。

爱心提示

如果宝宝的肚脐发红，有分泌物排出，可用75%的酒精棉球擦拭，然后涂一些抗生素软膏，2～3天即可治愈。如果感染严重，分泌物有臭味，应及早找医生治疗。

2. 新生宝宝的居家护理要点

新生儿期是宝宝脱离母体后开始独立生活的第一阶段，母亲要为孩子做一些必要的准备，以适应新的环境。

◆室温应保持在 18～22℃，洗澡时可以达到 26℃，湿度以 60%～65% 为宜。

◆阳光充足，空气新鲜，每日坚持开窗通风换气两次，每次30分钟，保持室内空气清新。

◆新生儿的卫生很重要，衣服要勤换勤洗，每日沐浴一次，洗浴时要关闭门窗，注意保暖。

爱 心 提 示

刚刚出生的宝宝喜欢被被子或毯子包裹起来，这样会让他感到像在妈妈的子宫中一样温暖、安全。

3. 1周新生宝宝护理要点

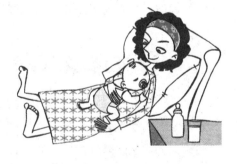

当医生为你的宝宝剪断脐带，处理妥当，让他趴伏在你温暖的胸前，和你肌肤相亲时，你是不是已经暂时淡忘了刚刚经历的分娩过程？那种奇妙的感觉是否让你终身难忘？欢喜、惊异、疼爱、恍如梦中等种种感情交织一起，还有几分陌生、几分不知所措。那种做了妈妈的体验变得真实而立体，因为与你血脉相连的宝宝就在你的眼前、你的怀中，触手可及。

刚刚出生的宝宝皮肤红红的、凉凉的，头发湿润地贴在头皮上，四肢蜷曲着，小手握得紧紧的，哭声响亮。新生儿头部相对较大，由于受产道挤压可能会有些变形。头顶囟门呈菱形，大小约2厘米×2厘米。头顶囟门是由于头骨尚未完全封闭形成的，要防止被碰撞。宝宝的小脸看上去有些肿，眼皮厚厚的，鼻梁扁扁的，每个宝宝都有些相像。

4. 2周新生宝宝护理要点

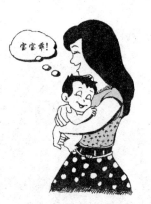

宝宝正在继续努力适应这个新的环境。对他来说，外面的世界与妈妈的子宫相比，又喧闹又明亮，有些不习惯。但是你会发现宝宝每天都在进步，他的适应能力是相当强的。

出生第一周时宝宝体重大多数会暂时下降，医学上称为"生理性体重下降"，一般下降不超过400克。随着吃奶量的增加，宝宝的体重从第四至五天开始回升，一周之内即可恢复到出生时的体重。同时你会发现宝宝的四肢运动是不自主的，会出现无意识的条件反射，比如受到较大声音的惊吓时，四肢会下意识地向胸前抱拢，这就是新生儿特有的拥抱反射。到第一个月的月末，你将会发现随着宝宝肌肉控制能力的发展，他的动作逐渐变成有意识的行为。从出生到56天，宝宝还具有一种神奇的本领——行走反射，从宝宝出生第八天开始，可以利用这一先天能力加以训练，不仅能使宝宝提前学会走路，还能促进大脑发育成熟和智力发展。

有的宝宝呼吸时会发出"呼哧呼哧"的声音，这是因为宝宝盖的毯子、衣物上脱落的棉绒和灰尘阻塞了宝宝的鼻腔和上呼吸道。你不用担心，宝宝不是患了感冒，这个时候的宝宝患伤风感冒的可能性还不大，宝宝只是在努力地呼吸。

5. 3周新生宝宝护理要点

此时的宝宝已建立多种条件反射。当你分开宝宝紧握的小手，用一个手指轻触他的掌心时，他就会紧紧地握住你的手指不松手；当妈妈把宝宝抱在胸前，准备喂奶的时候，或是宝宝因饥饿而啼哭时，他都会把头左右摇摆，张开小嘴，拱来拱去地寻找妈妈的乳头，他已经可以很熟练地掌握吃奶的本领，小嘴一下一下吸吮得十分有力；当你把手慢慢凑近宝宝眼前，达到一定距离时，宝宝就会不由自主地眨眼睛。

现在的宝宝已经能够和你对视，但持续的时间还不长。当宝宝注视你的时候，你也应该很专注地看着他，给他一个充满爱意的笑脸，向他点点头，轻轻地呼唤宝宝的名字，这些都会让宝宝感到快乐。

宝宝现在还不会有意识地去触摸物体，但是他喜欢你给他做按摩操，喜欢妈妈温柔的触摸、亲切的声音、和蔼的笑脸。

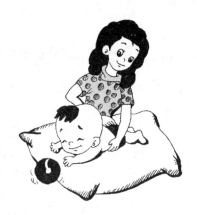

如果宝宝经常不明原因地啼哭和烦躁不安，怎么哄也不管用，严重的会出现阵发性的剧哭，每次持续数分钟后才能安静下来，那么宝宝有可能是患了肠绞痛。一般说来，大约有20%的宝宝在出生后2～4周的时候，会出现肠绞痛的症状。发作的时候，宝宝不仅会长时间啼哭，而且看上去很难受。如果你的宝宝有这种现象的话，你恐怕就要很辛苦，因为这种腹痛是功能性的，经常会发作，没有特别好的治疗方法，等宝宝长大些自然会好。

 6. **4周新生宝宝护理要点**

此时，宝宝颈部力量已有所加强，可以趴在床上或大人胸前，以腹部为支撑，把头稍稍抬起一会儿，而且还能左右转动脑袋。如果你把宝宝抱起来或靠坐在你身上，宝宝的头已可以直立片刻，但时间不要长，以免宝宝疲劳。宝宝胳膊和腿的动作也协调了一些，说明他控制肌肉的能力有所增强。

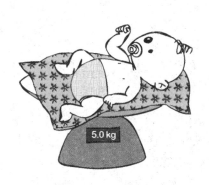

现在宝宝已初步形成自己的睡眠、吃奶和排便习惯。宝宝之间的差异很大，有的宝宝夜里已能睡4～6小时的长觉，有的宝宝夜里还需要妈妈喂2～3次奶。因为母乳比较好消化，母乳喂养的宝宝吃奶间隔时间比喝牛奶的宝宝短，一天的大便次数也比喝牛奶的宝宝多。这时的宝宝已能辨别妈妈的声音和气味，即使妈妈不在眼前，只要听到妈妈的声音，宝宝就会表现出很兴奋的样子。

如果你给宝宝进行过胎教，现在试试给宝宝播放胎儿时期常听的音乐或故事，宝宝很可能会有明显的反应呢！此时的宝宝已能判断声音的来源，听到不同方向传来的声音，宝宝的头就会转向声音所在的方向，但声音的距离不宜太远，应在50厘米以内。宝宝的眼睛此时已能看清近距离的人和物，目光也会跟随眼前的物体水平移动，特别喜欢看线条较粗、图案简单、颜色鲜明的图画，尤其是人脸的图案。

与前几周相比，宝宝已经有了明显的进步，看起来更加招人喜爱。

7. 哪些新生宝宝要特别加强护理

　　哪些新生儿需要特别加强护理呢？早产儿（指妊娠不足37周）、低体重儿（出生体重在2500克以下）、过期产儿（指妊娠超过42周）、小样儿（体重低于同龄儿的第10百分位值以下）、巨大儿（出生体重超过4000克）都需要特别加强护理。在分娩过程中胎儿出现窒息者，娩出时出现皮肤紫绀、呼吸暂停、颅内出血、抽搐、昏迷或其他严重畸形者也需特别加强护理。

　　在分娩过程中出现难产（如横位、臀位）、剖宫产，有羊膜早破，羊水过少或过多，羊水发绿、发臭，前置胎盘、胎盘早期剥离、脐带脱垂或打结；孕妇在妊娠前或妊娠时患有糖尿病、高血压或严重贫血等疾病；在分娩过程中曾用过哌替啶（杜冷丁）、吗啡、抗惊厥药等，所分娩出的新生儿都应特别加强护理。

　　对于上述特殊的新生儿除了加强保暖、注意呼吸等情况外，其他方面的护理也至关重要。因为这些新生儿本身存在先天发育不足、生理功能的不完善或病理变化；或者由于母体本身的疾病，服用的药品影响胎儿，这样出生的宝宝不容易适应新的环境，容易发生意外，所以从医疗、护理的角度应该特别重视。

8. 怎样测量新生宝宝的体温

　　新生儿测体温常用的部位有腋下、口腔和肛门。一般肛门温度最高，正常范围在36.3～37.5℃；口腔温度低于肛门温度0.5℃；腋下温度较肛温低1℃。肛温比较恒定可靠。口腔温度受外界温度影响较大，尤其是喝热水后不久测量，影响会更大。腋下温度可因夹得松或紧、摩擦、出汗等而有所变化，应该以夹紧、不摩擦、无汗为准。一般认为，新生儿腋下体温高于37.5℃为发热，低于35.5℃为体温不升。

　　测量新生儿体温常取腋下。测前先把温度计内的水银柱甩到35℃以下，用棉花蘸酒精擦拭消毒后再用。将体温计尖端放入腋窝内，经3～5分钟后取出。看温度计的刻度时，应横持温度计，缓慢转动，便可看清温度计所示的刻度。体温计用完后，要用75%的酒精消毒后存放备用。

　　若是没有体温计，可以通过触摸小儿的额头或身体来确定是否发热或体温过低，这就全凭大人的感觉了。早产儿、重病小儿不但不发热，还可出现低体温。可触摸小儿的小腿和腋窝来判断，如发冷，常预示体温不升。有时小儿包裹不当，手脚也会发凉。小儿体温在40℃以上为超高热，应当及时采取降温措施。

9. 不必担心新生宝宝打嗝

新生宝宝的身体非常敏感，很多原因可以使宝宝打嗝。喝太多的奶、尿布湿了、换尿布等，都会引起打嗝。打嗝是由于刺激了膈肌的神经而产生。一般来说，换完尿布、吃完奶以后拍一拍、抱一抱，使孩子很快安静下来，就不会打嗝了。

10. 选择宝宝尿布有讲究

应为新生宝宝选择细致柔软的棉布作尿布，如大人的旧棉毛衫、棉毛裤、旧棉被里、旧床单等，剪成合适的大小，洗干净后用开水一烫，在太阳下晒干后即可使用。目前使用的一次性尿布也很方便，一般不会损伤宝宝肌肤，只是价格较贵，在外出时或临时应急使用较好。

11. 莫忘给尿布消毒

清洗尿布时，最好不要用碱性太强的肥皂，更不要用洗衣粉，以免刺激婴儿肌肤，引起过敏，出现湿疹、瘙痒等症状。清洗尿布时可以加几滴醋，洗净的尿布在晾晒前用沸水烫一烫，既干净又消毒。

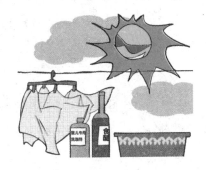

12. 勤换尿布以防尿布疹

婴儿的尿布被大小便污染后，如果没有及时调换，长时间与婴儿皮肤接触，就会刺激皮肤，可在新生儿臀部看到尿布覆盖的区域皮肤发红，并伴有斑疹、丘疹、糜烂、水脓疱等，称为新生儿尿布疹。因此，为预防宝宝患尿布疹，应勤换尿布。

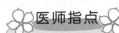 医师指点

当新生儿患尿布疹时，要注意保持新生儿臀部皮肤干燥、清洁，保持局部透气，很快就会痊愈。必要时可以在局部涂上护臀膏或红霉素眼膏，如出现脓疱，则需要医生处理。

13. 为新生宝宝准备合适的衣物

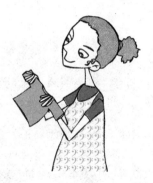

新生儿的衣服应保暖、方便换洗、质地柔软、不伤肌肤。颜色以浅色为宜，最好反穿，将缝口朝外。式样要简单，衣袖宽大，易于穿脱，便于小儿活动。内衣最好不要有衣领，因为婴儿的脖子较短，衣领会磨破婴儿下巴及颈部的皮肤。

新生儿的内衣开口要在前面，不要有纽扣，以免误被小儿吞入，用布条做成带子即可。外衣要宽松，不要过紧，以免影响血液循环。新生儿不必穿裤子，因为经常尿湿，可以用尿裤。

新生儿穿的衣服一般要比妈妈多一层。如果婴儿的胸部、背部起鸡皮疙瘩，或者脸色发青、口唇发紫，就说明宝宝衣服穿得过少；如果婴儿皮肤出汗，就说明宝宝衣服穿多了。

爱 心 提 示

最好为新生儿选用由软棉布或薄绒布制成的衣物，这两种面料不仅质地柔软，还容易洗涤，保温性、吸湿性、通气性也很好。

14. 宝宝衣物忌放樟脑丸

樟脑丸的主要成分是萘酚，萘酚会通过皮肤进入血液。正常成人体内红细胞中含有葡萄糖－6－磷酸脱氢酶，这种酶会很快与具有挥发性的萘酚结合，形成无毒物质，随小便排出体外，对身体不会产生不良反应。

出生后不久的新生儿，如果红细胞内缺乏这种酶，或者这种酶的活力还不成熟，会使红细胞的膜发生改变，使其完整性受到影响。当宝宝穿上了用樟脑丸贮藏过的衣服，萘酚就进入红细胞，红细胞膜的完整性受到破坏，会出现急性溶血，主要表现为进行性贫血、严重的黄疸及浓茶样小便、心力衰竭。重度黄疸可发展为核黄疸，危及生命，或者留有不同程度的后遗症，如智能落后、运动障碍、听觉障碍等。

因此，新生儿出生后准备穿的衣服只需放在干燥的衣柜内，切忌放樟脑丸。如果已经放了樟脑丸，应在阳光下晒上几小时，让萘酚蒸发掉，然后再放在衣柜内。成人穿着的衣服如果放置过樟脑丸，也应在阳光下吹晒一会，待气味蒸发尽后再穿，然后再护理新生儿。

15. 不宜将新生宝宝裹成"蜡烛包"

我国北方一般采用棉被包裹新生儿，为了防止新生儿蹬脱被子而受凉，家长还常常将包被捆上几道绳带，像个"蜡烛包"，认为这样包裹既保暖，又可以使孩子睡得安稳。其实这种包裹法对新生儿生长发育不利。新生儿离开母体后，四肢仍处于伸展屈曲状态，"蜡烛包"强行将婴儿四肢拉直，紧紧包裹，不仅会妨碍新生儿四肢运动，还会影响其皮肤散热，还可能造成髋关节脱位。同时新生儿被捆绑后，手足不能触碰周围的物体，不利于新生儿触觉的发展。

16. 新生宝宝应该睡什么样的床

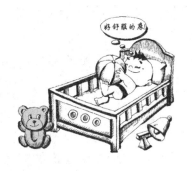

新生儿最好睡婴儿床，这样可以确保安全。床的高度以便于父母照看为宜。一般说来，婴儿床应离地高约76厘米，长约120厘米，宽约75厘米（可以用到5岁左右）。床的四周应有床栏，两侧可以放下，栏杆之间距离不宜过大，也不宜过小，以防夹住孩子的头和脚。床栏的高度离床褥70厘米，小儿站立时肩部应在栏下。床的四周要求为圆角，无突出部分。

婴儿床可以紧挨着墙，或者放置在离墙50厘米左右的地方，以防止婴儿跌落后夹在墙壁和床之间而发生窒息。床的涂料中不要含铅，以防婴儿用嘴咬床栏后发生铅中毒。

17. 新生宝宝不宜看电视

新生儿时期，宝宝的身体正处于生长发育最快的阶段，眼角膜比较薄嫩，眼球前后径很短，眼肌力量较弱，晶状体也没有发育成熟。如果让新生儿看电视，尤其是长时间看，角膜容易受到刺激，眼球的前后径被拉长，眼肌过度疲劳，改变晶状体凸度的睫状肌弹性减弱，调节能力降低，眼睛的视力将变差，甚至导致各种眼病。

此外，新生儿随大人看电视会影响其睡眠，可以导致生长激素的分泌减少，妨碍其生长发育。看电视时，小儿处于坐视的静止状态，身体活动减少，会限制其他活动的进行，还会影响新生儿下肢血液循环，使下肢骨骼的生长减慢，影响身高正常增长。

18. 仔细为新生宝宝洗浴

为新生宝宝洗浴前的 准 备

关闭门窗,避免空气对流,室温最好在24~26℃,水温最好在38~40℃之间。如果没有温度计,可将水滴在前臂或手背上,以感觉水温不冷不热为宜。

洗澡时间应选择在婴儿吃完奶两小时后,以减少吐奶。洗澡前要备好用品,如浴巾、毛巾、纱布、棉棒、尿布、换洗衣服、婴儿肥皂、浴液、爽身粉等。

洗澡前还要清洗双手,清洁浴盆等。

为新生宝宝洗浴的 程 序

先倒凉水,再倒热水,直至水深达10厘米为止。然后用温度计或肘部测水温,感觉温暖为合适。为宝宝脱去衣服,用一只手臂托住宝宝的头,手掌托住腋下,另一只手托着双足,轻轻放入盆中,注意先让臀部入水。

先洗头发,再洗身体。把洗发水均匀涂抹在宝宝的头上,轻轻揉搓,然后用海绵或纱布将头冲干净,再用沐浴液洗净全身。

新生儿洗澡时间不要超过2~3分钟。浴后一只手紧托其腋下,另一只手紧托下身,用双手小心紧抱宝宝离开浴盆,小心手滑。用浴巾包裹宝宝,将爽身粉轻轻抹于宝宝全身,尤其是颈下、两腋窝、两侧大腿内侧等有皱褶的地方,然后穿好衣服,换上干净的尿布。

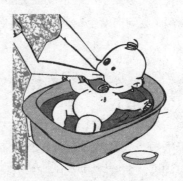

爱心提示

注意洗澡时要紧抱宝宝,边洗边和宝宝说话,面带微笑,让孩子有安全和轻松的感觉。

宝宝常见问题与应对技巧

1. 什么样的新生儿黄疸要引起重视

正常新生儿有50%～70%在出生后2～3天出现黄疸，4～5天达到高峰，10～14天消退。

需要引起重视的 黄 疸 症 状

新生宝宝若出现下列黄疸症状，就要引起重视：

◆出生后第一日就出现黄疸，并且明显加深。

◆到出生后两个星期，黄疸还没有退尽。

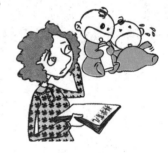

◆黄疸很深，例如黄得像黄金瓜那样，此时化验血清胆红素超过205.2微摩/升。

◆与黄疸出现的同时，新生儿不吃、不哭、体温不升，甚至出现抽搐等。

◆大便为陶土色，或者外观为黄色，内部为灰白色。

出现以上任何一种病理性黄疸，就应去医院诊治，查清楚是什么疾病引起的黄疸。另外，深度的黄疸会对脑细胞造成损害，将来会严重影响智力发育，故应及时治疗。

病理性黄疸的病因较复杂，常见的有新生儿溶血、感染、先天性胆道闭锁等。近年来，母乳性黄疸的发生率呈增高趋势，本病发病稍晚，于出生后5～6天出现黄疸，持续时间较长，可达4～12周。

医师指点

大部分新生儿生后2～3天出现生理性黄疸，于4～6天最重，足月儿在生后7～10天消退，不超过半月。早产儿持续时间稍长，但不超过3～4周。

目前认为母乳性黄疸的病因可能是母亲乳汁中葡萄糖醛酸苷酶水平较高，加重了宝宝肠道胆红素的再吸收。宝宝患母乳性黄疸时，除黄疸持续时间稍长外，无其他症状。

母乳性黄疸较轻者不必处理，重者可暂停哺乳2~3天，看黄疸是否减轻，而后恢复母乳喂养，绝对不能因母乳性黄疸而长期停喂母乳。

如新生儿生后24小时内即有黄疸，或是黄疸程度较重并持续两周以上，早产儿延至4周以上仍未消退，或是消退后再次出现黄疸，多为病理性，应送医院检查治疗。

黄疸是新生儿期常见的临床症状，由于发病机制不同，它既可能是生理现象，又可能是病理现象。

❀医师指点❀

生理性黄疸不需要治疗，适当提早喂奶或糖水，促进胎粪排出，减少胆红素的再吸收，可以减轻黄疸的程度。

2. 宝宝出现产伤家长莫惊慌

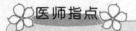

胎儿产伤的 种 类

(1)产瘤（先锋头）

胎儿经过产道时，由于挤压而使头部某个部分形成肿胀，大部分发生于头顶部，出生时即可见到，触摸有囊性感，数天后即会消失，不必特殊处理。

(2)头颅血肿

存在于头骨与骨膜之间的血肿，称为头颅血肿，类似产瘤。不同之处在于血肿限于一块骨头，不超越骨缝。出生后数小时至数天有增大趋势。

头颅血肿危害不大，有的患儿因血肿吸收，可加重黄疸。一般不必处理，大约数月后自行消失。

❀医师指点❀

新生宝宝出现产伤一般不必特殊处理，只需注意保护皮肤，不要使其感染。

给出现产伤的新生宝宝洗头时动作要轻柔，不要使劲揉搓，避免宝宝头部受到碰撞。

如果产伤导致新生儿颅内出血，出血部位脑细胞血液循环受阻，容易使细胞变性坏死，从而影响孩子智力。

3. 谨防新生宝宝窒息

新生儿窒息指婴儿出生时无呼吸或呼吸抑制，是围产儿死亡或导致远期并发症和伤残的重要原因之一。年轻的父母们应针对以下几种容易导致新生儿窒息的因素，严加防范，避免宝宝因窒息而对身体产生不良影响。

引起新生儿窒息的 因 素

(1)母亲因素

母亲患全身性疾病，如糖尿病、心肾疾病、严重贫血、急性传染病等；或患产科疾病，如妊娠期高血压疾病、胎盘早剥、前置胎盘等；或母亲吸毒、吸烟等。

(2)分娩因素

脐带绕颈、打结、受压，分娩过程中麻醉药、镇痛剂或催产药物使用不当，手术产不顺利，都可引起新生儿窒息。

(3)胎儿因素

胎儿因素包括胎儿过小、过大、早产、畸形，羊水或胎粪吸入致呼吸道阻塞，宫内感染引起神经系统受损等。

如果新生儿出现重度窒息，就需要产科、儿科和麻醉科医生协作进行复苏。注意监护体温、呼吸、心率、血压、尿量、肤色和窒息所致的神经系统症状，还应注意防止酸碱平衡失调、电解质紊乱、大小便异常、感染及不正确喂养等问题。

医师指点

如果新生儿出生后一度没有呼吸或心跳很慢，若抢救及时，恢复较好，就不会影响日后的智力；若抢救不得力，则会因脑部缺氧而引起脑损害。如果脑缺氧引起的脑损害能在早期得到诊断和治疗，大多数孩子都能正常学会坐立或行走，不会终生致残。

4. 谨防新生儿败血症

新生儿败血症主要表现为厌食、拒奶、精神反应差、口周发绀、皮肤发花、体温不升、哭声低弱或不哭等，可伴有黄疸或原有黄疸加重。此病属儿科重症，应送医院。

防治与护理新生儿败血症的 措 施

◆母亲孕期有感染时应及早治疗。产妇如有较重感染性疾病，应禁止哺乳，应把乳汁挤出消毒后喂给宝宝，母子最好隔离。

◆保护宝宝口腔黏膜，严禁挑"马牙"或用布擦洗口腔。

◆每天用新洁尔灭或双氧水擦洗脐部，并保持脐部干燥。一旦发现脐部、皮肤等部位有感染，应及时处理。

❀医师指点❀

由于新生儿机体抵抗力低下，皮肤黏膜娇嫩，再加上脐部开放或生产消毒不严等，容易使细菌进入血液繁殖，产生毒素引起感染。如果感染后症状不典型，再加上观察不仔细，很容易使败血症病情延误。

5. 什么是"脐带风"或"七日风"

"脐带风"是新生儿破伤风的俗称，由破伤风杆菌引起。破伤风杆菌广泛存在于土壤内，对外界环境的抵抗力极强，需要煮沸1小时，高压消毒，或用含碘的消毒剂或环氧乙烷才能将其杀灭，而一般的消毒剂无效。本病是由于接生时消毒不严，破伤风杆菌经脐部而侵入机体所造成。新生儿破伤风多数在出生后4~7日内发病，所以常常称为"七日风"。

新生儿得了破伤风后，起初的症状是不能张口，表现为不肯吃奶，母亲的乳头不容易塞进小儿口内。病情发展下去，牙关紧闭，眼裂变小，口角歪斜，呈现一副苦笑的样子。重症病例头后仰，腰背强直如板状，全身像一只弓，故称为"角弓反张"。随着病情的进展，肌肉痉挛越来越严重，发作越来越频繁，任何光、声、触动等刺激均可引起抽搐发作。反复抽搐使体温升高，常并发肺炎或败血症而死亡。

确诊新生儿破伤风后，应立即住院治疗。提倡新法接生，接生时严格消毒是防止新生儿破伤风发生的关键。在紧急情况下无法进行严格消毒接生时，需将脐带残端留得长一些结扎，然后按严格消毒处理。出生后需立即肌肉注射破伤风抗毒素1500~3000单位，每日肌注青霉素3000单位，共3~4日。

6. 新生儿假月经是怎么回事

有些女婴在出生后5~7天会出现少量阴道流血，1~3天后自行停止。这是由于母亲妊娠后期雌激素进入胎儿体内，新生儿出生后激素突然中断而形成类似月经的出血，一般不用处理，可自行消失。如果阴道出血量很多，则按新生儿出血症处理。

7. 新生儿包茎怎么办

刚出生不久的男婴因包皮口狭小，紧紧地包住阴茎头，使包皮不能向后翻露出阴茎头，就称为包茎。

包茎分先天性和后天性两类。先天性包茎是指新生儿出生时就存在包茎，包皮和阴茎头之间有粘连。随着年龄的增长，阴茎和阴茎头也在发育，包皮和阴茎之间的粘连逐渐吸收，并因阴茎的勃起等因素，使包皮自然而然地向后退缩，逐渐露出阴茎头，包茎随之消失。后天性包茎是由于长期屡发包皮炎，包皮口形成瘢痕性挛缩，包皮不能向后退缩，这种包茎是不会自愈的。

平时家长将小儿的包皮拉起，将包皮口向外轻轻拉，经一段时间之后包皮口会逐渐放松，包皮向上易于翻出。

另外，可以将小儿的包皮反复向上翻，也可起到逐渐扩大包皮口的作用。当阴茎头已能露出于包皮口后，要清除积聚的包皮垢。一次清除不了，可以下次再清除。涂些金霉素或红霉素药膏，然后将包皮复原，操作时手法要轻。

如果包皮口红肿，说明有炎症，需用1∶5000的高锰酸钾溶液每日浸泡两次，每次10~15分钟，待炎症完全消退后再进行上述手法。否则，操作时小儿会感觉疼痛，甚至会有少量出血，下次再操作时会遭到小儿的拒绝。

少数小儿因为上述手法进行得较迟，包皮和阴茎头之间的粘连无法剥离，或者为后天性包茎，反复发作的阴茎头包皮炎、嵌顿性包茎需立即手术，否则会造成阴茎头坏死。

包茎如不手术，会限制阴茎的发育，另外还会使成年后阴茎癌的机会增多。

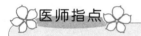 **医师指点**

犹太民族有出生后即行包皮切除的习惯，所以阴茎癌的发病率明显降低。

8. 耐心对待宝宝哭闹

正常情况下，宝宝哭闹时，只要妈妈抱抱、哄哄，宝宝很快便可停止哭闹，但如抱他仍然痛哭不止时，便应找出哭闹的原因。

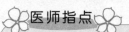
宝宝哭闹的 各 种 原 因

● 宝宝持续啼哭，抱他、喂他仍不停止，且脸色不好、想吐或发现粪便混有血液或黏液时，有可能发生肠套叠，要带孩子去医院治疗。

● 宝宝夜啼的原因很多，如太热、太冷、口渴、皮肤痒、异物刺痛皮肤等。此外，由于宝宝边吃奶边睡觉，吸进大量的空气，嗝打不出来也会哭。习惯于被抱着睡的婴儿，晚上独自睡觉时也会哭。佝偻病、肠痉挛、蛲虫病也是宝宝夜啼常见的原因。

● 宝宝哭闹时，如果脚朝腹部蜷缩，像虾一样弓着身体，通常提示肚子痛，如肠痉挛、肠套叠、肠道蛔虫等，应去医院请儿科医生诊断治疗。

● 孩子发热，摸到耳朵就哭，常摇头或吐奶，可能是中耳炎的症状，应去医院就诊。突然痛哭后停止呼吸几秒钟，起初脸色红润，渐渐变成紫色，精疲力竭，是剧哭晕厥的症状。这种发作只是一下子，常见于情绪不稳的婴儿。

● 孩子发热，分开大腿换尿布时大哭，则可能是股关节炎的症状，应去就诊。孩子卧床不哭，抱起即哭(拒抱)和移动肢体时哭，应考虑肢体疼痛，如骨关节脱位、扭伤、维生素C引起的坏血病等。如排便时哭闹，应考虑是否患结肠炎、尿道炎、肛裂、便秘等疾病。

医师指点

　　如果宝宝的哭闹异于平常，要注意观察孩子的状态，觉得不太对劲时，应及早去医院就诊。

9. 细心护理多汗的宝宝

出汗是一种神经反射活动，通过出汗可调节体温，促进水、盐代谢。由于婴幼儿新陈代谢旺盛，活泼好动，故出汗较成人更多。

在安静、睡眠情况下，孩子多汗有可能属于病理现象。很多疾病均可表现为多汗，常见的有先天性心脏病、佝偻病、结核病、疼痛及某些药物反应（如退热药）等。如果孩子多汗伴有口周发紫、身体发育慢，应去医院就诊；如果孩子多汗伴有夜啼、枕秃、方颅等，可能是低钙性佝偻病的症状；如果孩子出汗伴阵发性哭闹，可能是肠套叠、肠痉挛引起的疼痛所致；如果孩子多汗伴随有面色苍白、疲乏无力，则可能是低血糖。

病理性多汗护理的重点在于治疗原发病，同时应给宝宝勤洗澡，勤换衣服，保持皮肤干燥，以防感染。

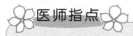

> 婴幼儿多汗最常见的原因是低钙性佝偻病，应给宝宝长期服用维生素D制剂，人工喂养儿更应补充维生素D制剂。

 宝宝腹泻莫惊慌

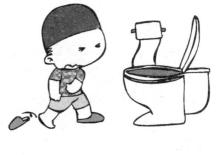

通常婴儿的粪便较软，一天排便次数较多，一般每天可达4~5次，甚至可达8~9次。只要宝宝精神好，体重正常，没有食欲不振的现象，父母就不必担心。

宝宝刚开始添加新的辅食，有可能出现腹泻的情况，这时家长不要再添加以前未添加过的辅食或增加食物的量。通常过了2~3天后，腹泻会自然痊愈。如情况仍未改善，可去医院检查。

家长可请教儿科医生，了解喂牛奶时是否要对牛奶进行稀释或脱脂处理。给宝宝喂牛奶的时间要间隔4小时以上，尽量减少宝宝肠胃的负担。

如果婴儿的粪便发出恶臭，且掺杂着许多血丝、脓液或黏液，并有发热或呕吐的症状，就要马上带宝宝去医院诊治，最好用干净的小瓶装些粪便一同带去。

如果宝宝发生较严重的腹泻，有时会因体内暂时失去水分而造成脱水的现象，表现为口唇干燥，尿量减少，甚至无法排尿，眼窝凹陷，哭时泪少或无泪，嗜睡或惊厥、昏迷等。此时，父母要多为宝宝补充水分，及时带宝宝去医院就诊。

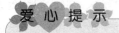

> 为了避免宝宝因腹泻导致脱水，要为宝宝补充盐水、茶、饮料等，或者喂苹果汁，但注意橘子汁等柑橘类饮料会使腹泻加重，应避免给宝宝饮用。

11. 积极预防宝宝便秘

宝宝便秘的 辨 别 方 法

婴幼儿便秘主要看质和量以及对宝宝有无不良影响，而不是以大便次数来确定。每个宝宝排便情况都不一样，同时与宝宝进食的乳类、食量等有关系。一般情况下，母乳喂养婴儿一天大便次数较喂牛奶儿多，牛奶喂养儿大便硬度较母乳喂养儿高。如果宝宝2~3天无大便后，轻轻松松排一次一般硬度的粪便，量也正常，又无任何其他不适，就不能认为是便秘，父母不必担心。

宝宝便秘的 应 对 技 巧

◆注意饮食多样化，多饮水，多食含纤维素较多的蔬菜汁或蔬菜泥，如南瓜汁、菠菜汁、胡萝卜汁等。奶粉的调配应遵照产品说明，不可随意提高浓度。

◆生活要有规律，养成早晨起床后大便的习惯。

◆发生便秘时，可做纸捻蘸上少许香油或石蜡油，插入肛门1厘米处，刺激肛门，使粪便排出。把肥皂烫软，捏成子弹头状，用手塞入肛门保留2~3分钟，也会收到良好效果。必要时在医生指导下用开塞露或生理盐水灌肠。

◆如系肛裂、巨结肠、甲状腺功能低下所导致的便秘，应去医院就诊。

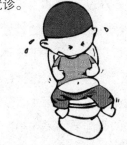

12. 宝宝边吃边玩怎么办

有些孩子食欲尚好，却有边吃边玩的坏习惯，不肯坐着吃，喜欢四处走动。这是因为孩子爱动，有引起他兴趣的东西，他就会去碰它。所以吃东西时，要给他好的环境，不要把会引起他注意的东西放在旁边。当宝宝真正肚子饿时，应该不会乱动才对，既然边吃边玩，也许并不是真正饿了，父母可试着把一天三次的辅食时间延后看看，让孩子在真正饥饿时吃，也许会好一些。

13. 注意避免宝宝体重异常

婴幼儿食欲旺盛，很容易发胖。有些父母对此非常担心，尤其是家庭有肥胖病患者时。可用考普指数简单判断3岁以下孩子的肥胖程度：

考普指数＝体重（千克）/身高（厘米）×10

3岁以下孩子肥胖程度考普指数判断法

考普指数	肥胖程度	考普指数	肥胖程度
20以上	太胖	18～20	胖
15～18	正常	13～15	瘦
13以下	太瘦		

对于肥胖儿，除了纠正偏食、防止零食或甜食太多以外，还应多让肥胖儿做运动，尤其是集体活动，防止发生自卑心理。平时少穿些衣服，做做按摩，但绝不可因此降低孩子的饭量。

只有在考普指数未达13时，才算是瘦。应查清消瘦原因，区分对待。若是病症所致，应去医院查明原因，治疗疾病；若是喂养不当所致，应调整饮食，加强营养；如为体质性消瘦，父母不应勉强让其增胖，若强行喂食，反而会造成孩子食欲不振。

14. 孩子打喷嚏、流涕、鼻塞怎么办

有些宝宝动不动就打喷嚏、流涕、鼻塞，让全家人手忙脚乱，甚至会兴师动众，去医院打针、吃药，这就大可不必。因为小儿鼻腔非常狭窄，鼻旁窦尚未发育，鼻黏膜血管丰富敏感，加上自身免疫力较差，会经常出现上述症状，大人不必惊慌。

如果宝宝只是打喷嚏、流涕，感冒程度不重，没有发热，可用热敷的方式治疗。把拧干的热毛巾敷到宝宝的鼻子到口的部分，鼻黏膜湿润后，宝宝就会感到舒服，或让他喝温开水或热牛奶，过一会儿鼻子就会通畅。如流鼻涕时间较长，超过一个星期以上，或鼻涕由清变成黄色时，要去找医生就诊。

另一种情形是过敏体质的孩子引起的过敏性鼻炎，表现为打喷嚏、流涕、鼻塞等，也不必担心，待孩子稍大些，体质增强后会自然痊愈。

小儿鼻塞会引起呼吸困难，张口呼吸，甚至拒乳、烦躁，遇到这种情况时，除热敷外，可滴1滴0.5%呋麻液。

15. 宝宝眼屎多怎么办

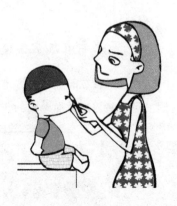

由于婴儿鼻泪管阻塞，眼泪流不到鼻腔，致使细菌感染。大多数婴儿一般会自然痊愈，因此不必担心。孩子眼屎多时，妈妈可用消毒棉签蘸凉开水为孩子擦拭。另外，要让孩子多饮水，也可吃些蜂蜜，必要时点些眼药水。

宝宝有时会在眼睛周围长湿疹，也会分泌眼屎。伴发热、出疹的症状时，可能是咽结合膜热、麻疹或其他疾病，应立刻去医院就诊。

此外，如果宝宝感染了淋菌，眼屎多而脓，严重者会导致失明，应立即去医院诊治。

16. 宝宝咳嗽怎么办

 注意保暖防寒，夏天不要让宝宝长时间吹风扇，有汗要及时擦干。

 孩子的饮食要清淡，不吃辛辣刺激性食物，可用莲子、玉竹、沙参、百合等润肺止咳的药材煲汤给孩子喝。

 若咳嗽较重，时间较长，则应请医生给予治疗，不得滥用止咳药物，以免抑制排痰反射。如痰液较多，为黄色黏痰，且有发热，多为各种炎症，如肺炎、气管炎、肺脓肿、支气管扩张等。如痰呈粉红色泡沫样血痰，可能为肺水肿。犬吠样咳嗽常见于喉炎。

 可用热水袋敷背部或用其他理疗方法，以促进患儿早日康复。

爱 心 提 示

污浊的空气容易导致宝宝咳嗽，要经常给孩子的房间通风换气。另外，可以采用加湿器或把湿毛巾放在室内晾干等方法来保持室内的湿度。

17. 宝宝喉鸣怎么办

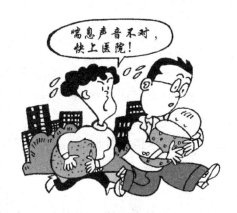

许多婴儿在吃奶或睡眠时出现喘鸣，像是在打呼噜。只要吃奶正常，呼吸平稳，体重增加，父母就不必过于担心。

有时宝宝在早晨起床时会像有痰卡在喉咙般喘鸣，这是睡觉时分泌物积存在喉咙，又未咳出所致。轻轻推背或喝点温开水，即刻便会消失。还有部分婴儿经常喉鸣，喉头凹陷，医学上称为先天性喉喘鸣，多由低钙所致，大多数到了1岁左右就自然痊愈，不妨一边向医生咨询，一边观察情形，必要时可适当补充钙剂。

如果宝宝喘鸣突然发作，伴有频繁痉咳，可能是呼吸道有异物阻塞，要立刻去医院。阻塞呼吸道的异物常见的有豆类、瓜子、花生、纽扣等，因此要把这些东西放在宝宝拿不到的地方。

此外，高热、咳嗽、喘息或伴有犬吠样咳嗽、声音嘶哑，大多是患有肺炎或急性喉炎，应立刻去医院就诊。

医师指点

> 哮喘发作时会突然喘息，呼吸困难。继发感染时伴有发热、咳嗽，应去医院处理。

18. 细心护理发热的宝宝

发热是父母最常遇到的问题，对此有的父母非常焦急，甚至乱用退热药，这是非常不科学的。

医师指点

> 孩子一旦发热，经常会出汗，家长应勤用干净的毛巾给孩子擦干。如果衣服被汗浸湿，要给孩子换上干爽的衣服。如果孩子的体温超过38.5℃，或平时有高热惊厥史，应去医院诊治。

宝宝发热的 护理方法

◆多让孩子饮水，给予清淡、易消化的流质饮食，避免辛辣、刺激或油炸食物。

◆保持室内通风，适当松开宝宝的衣服，宝宝有汗时应及时擦干，防止风吹。

◆体温在38.5℃以下时，应用温水或40%～50%的酒精擦拭患儿颈下、腋窝、大腿根部等处，避免擦拭胸部和腹部，以免着凉，而诱发腹痛或腹泻。也可用冷敷或口服退热药等。

◆肌注退热药应在医生指导下进行，并观察效果。如大汗淋漓，应多喂淡盐水，以防虚脱。新生儿、体弱儿用退烧药要谨慎，防止降温过快而引起体温不升。

◆注意不要把肾上腺皮质激素类药作为常规退热药应用。

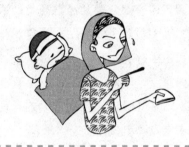

19. 宝宝呕吐怎么办

宝宝呕吐后，将宝宝头偏向一侧，拍背引流出呕吐物，如鼻腔内有残余物，应及时清除。

宝宝呕吐后精神好，食欲好，正常活动，可能由于过饱、进食或吃奶过急咽下空气所致。应限制食量，养成好的饮食习惯。乳母可在吃完奶后将宝宝竖抱，轻拍背部，打嗝排出咽下的气体，轻放床上，并让其右侧卧片刻。

如果宝宝呕吐物酸臭，并伴有腹痛、腹泻，可能是急性胃肠炎或消化不良，可在医生指导下服一些助消化药，并补充水分，防止脱水。

如果宝宝发生频繁喷射状呕吐，并伴有头痛、烦躁等，应警惕颅脑疾病，应去医院就诊。

如果呕吐物混有粪便或血迹，伴发热等，可能是外科急腹症，应立即送医院就诊。

呕吐完要用温开水漱口，转移宝宝注意力，让其安静休息。

20. 宝宝腹痛怎么办

婴幼儿由于语言功能发育欠完善,腹痛时无法表达,但有其独特的表达方式,如持续或阵发性哭啼和下肢屈曲不伸展等。腹痛可由多种疾病引起,多见于腹部炎症、肠痉挛、肠套叠、肠扭转、蛔虫等。

宝宝腹痛的 护 理 方 法

🌸 如腹痛、拒按、下肢屈曲,多为炎症或器质性病变所致,应立即送医院就诊。

🌸 如下腹坠痛、发热、脓血便,多为菌痢,应去医院就诊。

🌸 婴幼儿期最常见的腹痛为肠痉挛,表现为阵发性、无规律痛,脐周疼痛明显,触摸腹部柔软,无明显压痛或肌肉萎缩,无包块,如分散孩子的注意力多能缓解。可用热敷的方法缓解症状,并嘱咐孩子饭前饭后注意休息,进食时精力集中,避免边说边吃、边看电视边吃以及边跑边吃。疼痛明显时可用解痉药,如口服普鲁卡因或颠茄合剂等。

🌸 部分孩子大便干燥、发硬,也可致左下腹痛。要督促孩子定时大便,多喝水,多吃水果和蔬菜。

🌸医师指点🌸

不论哪种腹痛,不能自行缓解时,应到医院进行检查诊治,不要延误,以免病情加重。

21. 宝宝抽风怎么办

惊厥(抽风)是婴幼儿时期常见的急症。孩子突然抽风时,父母应冷静,要明白,抽风必须迅速得到控制,因为抽风一旦超过30分钟,就会引起脑细胞的损伤。

爱 心 提 示

由于惊厥可能造成脑组织缺氧,时间久了会引起大脑损伤,所以对惊厥的患儿要细心护理。

宝宝抽风的 护理方法

◆孩子抽风时，家长应带孩子速去医院或拨打120，请医生治疗。

◆孩子抽风时，全家人都不要乱动孩子，先把孩子的头偏向一侧，防止孩子将呕吐物、分泌物吸入气管中。

◆将勺子把或筷子缠上纱布，放在孩子的两牙之间，以免孩子抽风时咬伤舌尖。

◆用手捏患儿的人中、合谷、涌泉等穴，刺激使其惊厥停止。

◆一旦发生窒息，必须马上清理呼吸道分泌物，行人工呼吸或口对口呼吸。

◆如果家中有氧气袋，可给孩子吸氧气。

◆当孩子发热时，先将衣服脱掉，但注意把肚子盖好，用酒精进行物理降温，切不要把孩子裹起来给孩子发汗。

22. 宝宝患外耳道疖肿怎么办

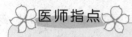

在炎热的夏天，由于宝宝出汗较多、洗澡不当或因泪水进入外耳道等原因，容易导致孩子外耳道发炎。一旦外耳道皮肤发炎，化脓便会形成疖肿。随着疖肿的加重，外耳道皮下的脓液逐渐增多，其产生的压力直接压迫在耳道骨壁上，此处神经对痛觉尤为敏感，所以婴儿感到特别疼痛，且在张口、咀嚼时疼痛加重。

发生疖肿时，应用抗生素控制感染，给予氯霉素、甘油滴耳液或1%～3%酚甘油滴耳，一日3次。若外耳道有分泌物，必须用3%双氧水洗净后再用氯霉素或酚甘油滴入。若疖肿有波动，应到医院进行手术，切开排脓。

🌸医师指点🌸

处在哺乳期的外耳道疖肿患儿往往有拒乳、抓耳、摇头、夜间哭闹不能入眠等表现。若外耳道疖肿明显肿胀，睡眠时压迫患侧耳朵，会因疼痛加剧而哭闹。

23. 宝宝患外耳道湿疹怎么办

婴儿期外耳道易患湿疹，在急性期合并感染时可使用抗生素，严重者服强的松或地塞米松。患儿耳部应保持清洁干燥，病变部位不要用水洗，忌局部滴药，有渗出者可用生理盐水或3%硼酸水湿敷1～2天，待湿疹少时再用上述药物治疗。

为预防外耳道湿疹，应保持外耳道清洁干燥，及时治疗头面部湿疹。为中耳炎患儿冲洗脓液时，如果脓液流到耳部或面部，要用药棉擦干，以免刺激皮肤发生湿疹。

24. 宝宝患口疮怎么办

溃疡性口腔炎俗称口疮，多见于婴儿期，多发于夏秋季节，是一种常见病。开始时，孩子的口腔黏膜上出现米粒大小的圆形小泡，继之破溃，呈黄白色溃疡，轻者数粒，多则数十粒，有的可蔓延到咽喉部。患儿往往疼痛难忍，哭闹，不思饮食，进食困难，甚至拒食，每逢进食哭闹不止，家人甚为苦恼。

对患有溃疡性口腔炎的婴儿的 护理

◆多给婴儿饮温开水，可少量多次，吃一些无刺激性的流质或半流质食物。

◆溃疡面上可涂思密达，以保护口腔黏膜及止痛，一日数次。

◆锡类散可解毒化腐，用于咽喉糜烂肿痛，将药粉少许涂于口腔糜烂处，每日两次。

◆六神丸有清热解毒、止痛消炎的作用，每日口服两次，每次半粒到1粒。

◆牛黄解毒丸有消炎解毒作用，每日口服两次，一次 1/4～1/2 片。

医师指点

孩子患口疮时，口腔中的水疱后期会成为溃疡，会伴随疼痛感，口水较多。父母应为口疮患儿准备容易消化、润滑喉咙的食物。另外，要注意预防宝宝脱水，不要忘记给孩子补充水分。

25. 宝宝异食癖是怎么回事

有些家长诉说孩子经常捡墙皮、泥土、纸屑、烟头等异物吃。医学上称这种现象为异食癖。为什么会发生这种现象呢？怎么办呢？

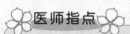
宝宝发生异食癖的 **原 因**

(1)孩子体内缺锌

锌是体内十分重要的微量元素，参与体内多种酶的代谢活动，也参与味觉的形成。缺锌时可引起很多器官、组织的生理功能异常，从而出现异食癖、厌食症、口腔溃疡等。一般要经过实验室检查才能明确。

(2)孩子存在营养性贫血

贫血可使组织、器官缺氧而功能减退，也可出现异食癖。

(3)孩子患有肠道寄生虫，如蛔虫、钩虫等

蛔虫分泌毒素，直接刺激肠管，或钩虫寄生引起贫血，也可导致异食癖。

🌸 **医师指点** 🌸

孩子的日常饮食应多样化，避免食品单一，保证营养素均衡摄入。讲卫生，饭前便后洗手，不吃不洁食物和瓜果，避免病从口入。

26. 及时纠正宝宝口吃
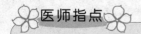

纠正口吃必须尽早开始。首先要清除环境中的不良因素，如周围人模仿、嘲笑、谈论等，解除小儿的紧张心理，积极鼓励小儿多说话，主动练习。

🌸 **医师指点** 🌸

家长一定要及时纠正宝宝口吃，否则会影响孩子良好性格的形成。

引起宝宝口吃的 原 因

◆由精神因素造成，如受惊、突然改变环境、严厉的惩罚、突然强烈的声音刺激等。

◆模仿他人学说话。

◆口吃也常见于衰弱或特别兴奋的小儿。

◆周围人嘲笑，常使口吃加重，小儿怕说话，变得孤独、羞涩、自卑。

27. 及时改善宝宝营养不良的状况

宝宝营养不良的 主 要 症 状

孩子逐渐消瘦，体重下降，皮下脂肪变少，生长发育停滞，皮肤皱纹多，逐渐缺乏活力，懒得动，眼神迟钝，起初有饥饿感，渐渐食欲低下。孩子的各种生理功能减退，抵抗力变弱，易引发肺炎或消化不良症。

宝宝营养不良的 常 见 原 因

◆喂养不当：包括长期喂养的质和量不适当，饮食习惯不良，导致蛋白质和热量摄入不足。

◆疾病影响：孩子所患疾病会使孩子食欲低下，摄入营养不足，消化吸收障碍或消耗过多。

◆先天异常：先天异常会使孩子消化吸收能力差，再加上喂养护理不当，更易造成营养不良。

宝宝营养不良的 防 治 措 施

◆提倡母乳喂养，及时添加辅食，积极防治各种传染性疾病。

◆合理膳食，尤其断奶后须供给含蛋白质丰富的食物。新鲜蔬菜及水果是矿物质与维生素的主要来源。避免偏食、挑食或零食过多。

◆加强体格锻炼，增强抵抗力。

🌸 医师指点 🌸

孩子如果营养不良，常伴有贫血、维生素缺乏症，重者智力迟钝。为避免孩子营养不良，一定要孩子营养均衡，保证主食、蔬菜与水果、富含蛋白质的食物都全面摄取。

28. *如何治疗小儿肥胖症*

3岁以下考普指数超过22就属于肥胖。婴儿期的肥胖大约在1岁后即可矫正。

小儿肥胖症的 防 治 措 施

(1)饮食管理

在保证孩子基本热能与营养素的需要、保证正常生长发育的前提下，减少热能供给，限制脂肪和糖类摄入量，以蔬菜、水果、米面食品为主，多进食粗粮与糙米面，少进食精米白面；保证维生素与矿物质的供给量；供给适量蛋白质，如蛋、瘦肉、豆类等，使蛋白质供应量每天不少于1~2克/千克体重。

应选择热能少、体积大的食物，如蔬菜类，以避免饥饿感，限制体重速增。

(2)增加运动

制定适合孩子年龄的运动方案，要让孩子持之以恒地进行运动。

(3)精神治疗

要教育孩子正确对待肥胖，既注意饮食控制，又不过度紧张，消除自卑心理。

(4) 做好预防

从孩子出生起，父母就要注意科学喂养，避免孩子过胖。

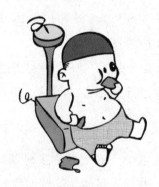

爱 心 提 示

对于肥胖的婴幼儿，添加面食的时间不宜过早，牛奶加糖不宜过多，少喝糖水及含糖多的饮料，少食油脂类食品。较大的肥胖儿童不宜进食含糖和含脂肪过多的食品，每日吃一定量的粗粮、蔬菜、水果，膳食平衡，每日保证有足够的户外活动。

29. 宝宝长湿疹怎么办

湿疹又称为过敏性皮炎，多因过敏体质所引起。湿疹大多出现在孩子的面额部、眉毛、两颊部、头皮及耳廓周围，有时也可蔓延全身。

湿疹起初为散发或密集的红斑丘疹或血疹，后渐增多，并有渗出、糜烂，最后结痂脱屑，反复发生，经久不愈。

宝宝长湿疹的 防 治 措 施

(1)局部用药

可选用呋锌膏、氧化锌软膏涂抹，痒感明显时，可擦用炉甘石洗剂。不宜用肥皂清洗，防止患儿搔抓而继发感染。

(2)全身用药

主要应用抗组胺类药，如扑尔敏、非那根等。急性期可短期应用强的松，因其副作用较大，停药后易复发，应慎用。此外也可用钙剂、维生素C等。

(3)饮食护理

避免喂食过量，如怀疑为牛奶过敏，可将牛奶煮沸，使蛋白变性后再让宝宝喝。

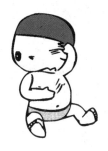

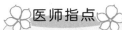 **医师指点**

湿疹患儿常因瘙痒烦躁不安，夜不能眠，家长应细心照顾患儿。为湿疹患儿喂完奶后，一定要清洁宝宝嘴巴周围和脸颊，可以用蘸温水的纱布擦拭。如果湿疹患儿的皮肤出现溃烂，应及早到医院就诊。

30. 宝宝屏气发作怎么办

屏气发作又称呼吸暂停症，婴幼儿因发怒或轻微外伤而发作。轻者出现呼吸暂停，重者面色紫绀（或苍白），意识丧失，角弓反张，可有短暂强直性抽搐或尿失禁。此病症与亲子关系不协调有关，父母往往对孩子过分保护或遇事过分紧张，而许多宝宝对父母刻板的喂养法及过早训练大小便表示抗拒。也有人认为与缺铁有关，当缺铁性贫血被纠正后，屏气发作可改善或消失。

宝宝屏气发作的 防 治 措 施

◆本病无需特殊治疗，但需向父母解释发作的性质，消除他们对预后的顾虑。如频繁发作，可口服阿托品治疗。如与缺铁有关，则应给予铁剂治疗。

◆父母不要对孩子过分溺爱或百依百顺，让孩子从小养成 良好的性格。

31. 孩子烫伤细护理

如果烫伤比较轻微的话，可先用大量冷水冲洗，快速降低伤处的热度。冲洗的时间至少需要20分钟。也可用白酒涂患处。烫伤的处置方法因烫伤的程度不同而不同，由烫伤的深度与面积来决定。全身性的烫伤就不能用水冲洗。

烫伤以后一般会形成水疱，应赶紧连着衣服泡入水中，等安顿后再脱衣服，勉强脱或撕开衣服常会加重损伤。如果没有把握的话，去医院请医护人员脱衣服。伤面已经起泡时最好不要挑破，以免细菌感染，让其慢慢吸收，也可用无菌注射器穿刺抽吸，局部也可用涂有烫伤膏或凡士林的纱布包扎。如果是脸部烫伤，可用湿毛巾冷敷。为了避免伤及眼角膜，不可擦拭眼睛。如果出现大面积严重烫伤，应尽早送医院治疗。

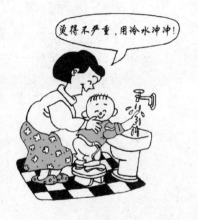

烫得不严重，用冷水冲冲！

32. 孩子皮肤损伤细护理

皮肤破裂伤的 特点

皮肤破裂伤除了疼痛、伤口破裂、活动障碍外，还有出血较多、较急的特点。若出血颜色鲜红且不易停止，多为动脉出血；若出血持续、缓慢、颜色暗红，多为静脉出血；若血一滴一滴向外渗，为毛细血管出血，会自行凝结停止。

皮肤擦伤的 特点

孩子皮肤擦伤后常会出现红肿、青紫、疼痛。可用温开水将伤口冲洗干净，患处可涂碘酒，几天后自行愈合。对于青紫、肿胀面积较大、较深的挫伤，先用毛巾浸冷水湿敷，24～48小时后改用温开水热湿敷。也可用消炎止痛膏，但不要弄破无裂伤的皮肤，不要用手揉搓，使损伤加重。适当休息，抬高患肢。

孩子皮肤损伤的 急救处理措施

◆若是动脉出血，要立即止血，以免因失血过多而危及生命。常用简易止血方法有两种：一是指压法，即在伤口上方有动脉搏动处，用手指或止血带用力压向骨骼，阻止血流以止血；二是包扎法，用消毒纱布或干净的手帕直接压在伤口处，再用绷带或毛巾包扎。如果用这两种方法仍止不住出血，应立即紧扎伤口，抬高伤部，速送医院治疗。

◆小伤口一般较浅，只伤及皮肤，可用红药水涂抹，保持干燥，避免沾水，几天后就会愈合。如伤口较脏，尤其伤及面部或颈部，一定要立即用消毒生理盐水或冷开水轻轻擦洗干净，否则会影响伤口愈合，还会继发感染。

◆大的伤口周围用75%的酒精消毒。先由伤口边缘开始，逐渐向外扩大消毒区，伤口内部用生理盐水擦净，不要涂药，再用消毒纱布包扎。千万不要用脏棉花、破布、卫生纸、灰土等覆盖伤口，以免感染。

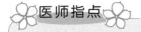 医师指点

凡是脏的、深的、大的皮肤伤口，都要迅速送医院处理。

33. 如何清除孩子眼内异物

容易进入孩子眼内的异物多是灰尘、细沙等物，会出现异物刺激感、局部疼痛、流泪等，眼睛无法睁开。应告诉宝宝不要用手或手帕去揉，可叫其用力眨眼，利用泪水冲刷出异物。如无效，可滴入较多的抗生素眼药水，将异物冲出；或翻开上下眼睑，找到异物后，用浸有温凉开水的棉签轻轻粘掉；如仍无效，立即送医院。

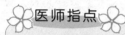 医师指点

当异物进入孩子眼中时，切勿用手揉擦眼睛，应让分泌的眼泪将异物冲洗出来。还可将脸部浸入干净的水中，在水中眨几下眼睛，也能把异物冲出。

34. 如何清除孩子耳内异物

多数耳内异物是宝宝玩耍时自行放入，或由别的孩子放入，有时是小昆虫爬入。

◆对较小的异物，可先用稍粗的线绳在其头端蘸点胶水，慢慢伸入耳道，把异物粘出来，也可用小钩子或镊子取出。

◆如果是昆虫爬入耳道，可在黑暗的地方把灯放在耳外，虫子趋光，自然会爬出来，不要用油或酒精滴入耳内。

◆如果是豆类掉入耳内，不应滴水，因为豆类遇水涨大，应送医院处置。

35. 如何清除孩子鼻腔内异物

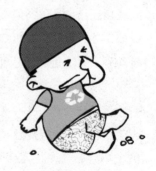

出现鼻腔内异物的大多数情况是宝宝将花生米、豆类、小玩具、纽扣等塞进自己的鼻孔，鼻腔黏膜受到刺激，出现打喷嚏、流涕、鼻塞等不适症状，往往此时父母或宝宝急于用手掏，但越掏越深，加之一些豆类异物经鼻腔分泌物浸泡，体积涨大，会堵塞鼻道。有些异物存留很久，直到患侧鼻臭，流出脓血性分泌物，去医院就诊时才被发现。

当孩子将花生米、豆类、纽扣等异物塞入鼻孔后，不要用手去掏，可将小儿另一侧鼻孔压紧，抿住嘴，用力让鼻孔出气，异物多能擤出。

对于难以取出的鼻腔异物，应立即带孩子去医院经黏膜麻醉后取出。

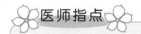 **医师指点**

凡遇一侧鼻塞、鼻炎、流脓血性分泌物时,家长就应想到鼻腔异物的可能。

36. 如何清除孩子食道内异物

宝宝常常把小玩具放到嘴里啃,如有不慎便会吞下。有时是由于孩子饮食不慎,误吞枣核、骨头、鱼刺等。异物多嵌在食管入口下方狭窄处,表现哽咽、疼痛,接着出现流涎、吞咽困难、进食后呕吐等症状。

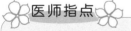 **孩子食道进入异物的 处 理 方 法**

◆异物如能通过食管,进入消化道,2～7天后可随粪便排出,无任何症状。

◆小儿吃鱼时不慎被鱼刺卡住,能看到的可用镊子夹出,看不到的可用食醋慢慢吞吸,或用威灵仙30克煎吸。如仍无效,要送医院处理。

◆如果孩子吞下某些锐利的异物,如针头、玻璃等,应立即送医院。

医师指点

较大的食道异物可压迫气管,发生刺激性咳嗽,甚至窒息。尖锐的异物可穿破食管,刺入邻近器官,甚至形成瘘管。

37. 如何清除孩子气管内异物

当宝宝把纽扣、小笔帽、小玩具等放在口中玩弄时,或咀嚼花生米、豆类食物时大笑、哭闹或惊恐而深吸气时,会将这些东西吸入气管。一旦吸入气管,必然引起呛咳、气急或呼吸困难。异物停留在气管中,可随呼吸移动,引起剧烈的阵发性咳嗽。

如果异物较小,可通过气管落入支气管,这时咳嗽、呼吸困难反而减轻。由于一侧支气管堵塞而产生肺不张,另一侧吸入气体增加,从而出现代偿性肺气肿,时间一长,可并发气管炎、肺炎等。

孩子气管进入异物的 处 理 方 法

◆气管进入异物非常危险，应尽快送医院救治，千万不要用手去掏，以免异物越陷越深，更不易取出。

◆平时要加强预防，防止幼儿往小婴儿嘴里塞东西。

◆不要给婴幼儿吃花生米、瓜子、豆类及有核的食物。

◆教育宝宝不要把玩具放在嘴里，吃饭时不要逗乐、大笑、看电视等。

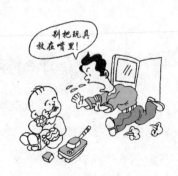

别把玩具放在嘴里！

医师指点

如果孩子突然咳嗽或变得呼吸困难，脸色突然变得很难看，就可能是有异物误吞入气管，就应尽快采取急救措施。

38. 孩子食物中毒如何应对

小儿食物中毒大多是因为食物被有毒的物质污染或食入了含有毒性的物质。

孩子食物中毒的 处 理 方 法

◆对中毒物质不明者，如果宝宝意识清醒，应饮用大量的淡盐水，每次30~60毫升（5~6匙），不可饮牛奶，然后用食指刺激其咽部，促使呕吐。

◆收集呕吐物，送医院进行毒性鉴定，明确诊断后尽快应用特效药物。

◆如果家长知道孩子食入何种有毒物质，应马上做一些简单的处理。若误食强碱，应用食醋中和；若误食强酸，则需饮用较稀的肥皂水中和。

◆经过催吐和中和处理后，可给牛奶或蛋清、稠米汤等保护胃黏膜，而且能对金属中毒起沉淀作用。

医师指点

孩子食物中毒后，家长做好简单的保护处理后，就尽快送医院，否则，毒物的腐蚀破坏作用继续加大，将使孩子的生命受到威胁。

39. 孩子被动物咬伤如何应对

最常见的动物咬伤主要来自狗、猫和其他家庭宠物，被蛇咬伤较少见。如在户外活动，也会被蜂、蝎、蚊虫等咬伤。被动物或昆虫咬伤后，动物的唾液以及附着在皮肤上的细菌会进入伤口，引起感染。

孩子被动物咬伤的 处理方法

◆被狗、猫咬伤后，伤口若流血，不要立即止血，流出的血可以冲掉伤口内一些细菌和毒素。

◆被咬的伤口应用自来水反复冲洗，然后涂以2.5%碘酒，用纱布包扎。如果出血不多，也可不包扎。

◆孩子被狗咬伤后，应在2~3小时内注射狂犬疫苗。如2~4天后再注射疫苗，多数起不到预防狂犬病的效果。

◆如果是被蜂蜇伤，切忌挤压蜂蜇处，也不要马上冲洗或涂碘酒，应先用无菌针头把蜇针挑出，涂擦食醋（黄蜂蜇伤）或肥皂水（蜜蜂蜇伤）。出现浮肿时，可冷敷患处。

◆如系毒蛇咬伤，应先挤出毒液，系紧伤口距心脏最近的地方，防止毒液随血液流到心脏。接着用干净的剪刀或刀片在伤口部位切成2厘米长的"十"字形，然后挤出毒液或吸出毒液（蛇的毒液在血中具有强烈毒性，而在唾液中无毒）。让小儿保持安静，注意保暖，然后送医院，接受抗血清注射。

医师指点

孩子被蚊虫咬伤后，一般症状较轻，可涂抹抗组织胺类软膏，防止孩子搔抓。

40. 孩子鼻出血如何应对

小儿鼻出血较常见，有些因外伤所致，也可能因高热致鼻黏膜干燥，毛细血管扩张出血所致。

孩子鼻出血的 处理方法

(1)抬高头部

鼻血流出较多时，会进入口中，甚至堵住气管，应抬高头部，面部朝上。

(2)冷敷鼻部

松开衣服，鼻孔内塞入脱脂棉，静躺4～5分钟，即可止血。也可用冷毛巾敷在鼻子上加以冷却，非常有效。

(3)接受诊治

如果一直无法止血，可能是由于血液疾病或局部异常，必须到医院检查治疗。

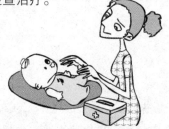

41. 孩子中暑和晕厥如何急救

孩子中暑晕厥的 处理方法

(1)冷敷头部

让小儿静躺在通风凉爽处或空调房间，解开衣服，用湿毛巾冷敷头部。

(2)饮用凉水或糖水

可用纸条刺激鼻孔帮助意识恢复，恢复后，让其饮用少量淡盐水或糖水。若意识一直不能恢复，则应立即送医院。

(3)保持体温

降温要循序渐进，不得降温太快。一旦降温过快，皮肤血管会痉挛收缩，使体内热量不能散发或因刺激而发生虚脱。

(4)预防中暑

夏季气温太高时，尽量不让小儿到户外烈日下活动。如果一定要活动的话，应在阴凉处，或戴上遮阳帽或草帽，防止阳光直射头部。

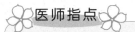
医师指点

　　为预防晕厥，平常应注意营养，三餐有规律，生活节奏正常，适度运动，保证睡眠，避免过度疲劳、长时间站立、过度惊吓等。

42. 孩子触电如何急救

　　电击可引起局部皮肤严重烧伤，还可引起全身反应，表现为头晕、心慌、惊恐、面色苍白等，严重者会发生昏迷及抽风，呼吸、心跳停止。

　　触电是严重的意外事故，应加强防范。孩子从学会走路开始，就应该反复教育其不许玩灯头、电插座、电线和各种交流电器。孩子从小养成不玩带电物品的习惯，可预防发生触电事故。

　　家长要有较强的安全防范意识，电插座应放置在孩子摸不到的地方。教育孩子不要在雷雨天气站在大树下或电线杆旁避雨，以防电击。遇有刮落或断裂的电线，不可走近电线，更不可用手去拿，要通知有关人员进行修理。

孩子触电的 处 理 方 法

　　🔵 一旦触电，触电的小儿还贴在电源上，应尽快让小儿脱离电源。如小儿触及插座，应立即关掉电源开关；如触及垂下或刮断的电线，可用干燥的木棒、竹竿等绝缘工具将电线挑开；如小儿倒在电线上，附近又无法切断电源，可用绳子或将衣服拧成带子套在小儿身上，将其拉开。

　　🔵 在送往医院或等救护车到来之前，如果小儿心跳、呼吸停止，一定要及时做人工呼吸和胸外心脏按摩（参考溺水急救处理方法）。

爱 心 提 示

　　平时一定要向孩子灌输安全意识，及时制止孩子触摸插座、开关等危险举动。在营救触电小儿时，救护者一定要注意自身安全。